AF558939

Dr. med. Achim Eckert

TAO TRAINING

Schönheit und Persönlichkeitsentwicklung durch selektives Körpertraining

naturaviva

Impressum

4 3 2 1 | 2014 2013 2012 2011

Abbildungsnachweis:
Stefan Huger: Fotos auf den Seiten 4 oben (alle bis auf links), 5 oben (alle bis auf Mitte), 47–52, 62, 63, 71–73, 81–83, 89–92, 96–99, 108–113, 126, 133, 134, 137, 140, 145, 155, 159 unten, 165, 166, Umschlagvorderseite und Umschlagrückseite (1. und 2. von oben). **Achim Eckert:** Fotos auf den Seiten 4 (links), 5 oben (Mitte), 5 unten, 6 (1. von links), 7 oben (rechts), 7 unten (links und Mitte), 10–16, 27–37, 54, 64, 67, 74, 80, 84, 94, 95, 100, 117, 121, 130, 131, 139, 147, 153, 170, 172, 176–180, 183, 185–192, 194–203, 207, 213, 215, 219, 226, 229, 247, 259, 266 und 267 unten. **Werner Gerhardt:** Fotos auf den Seiten 7 oben (1. von links und Mitte), 24, 77, 78, 114, 122, 142, 148, 193, 244, 267 oben und 269. **iStockphoto:** Fotos auf den Seiten 7 oben (2. von links: YinYang); 7 unten (2. von links) und 21 (traveler 116); 7 unten (2. von rechts) und 38 (Giorgio Fochesato); 53 (Robert Simon); 146 (Brianna May); 150 von links nach rechts (MegapixelMedia, Les Byerely, Silvia Boratti, Nikolay Suslov); 159 oben (Alberto Pomares); 160 (Vladimir Kolobov); 174 (ZU_09); 175 (martin painhart); 184 (Paulina Lenting-Smulders); 206 (Chuck Schmidt); 211 (Amy Waight); 214 (Lise Gagne); 220 (MichaelSvoboda); 224 (Wouter van Caspel); 231 (Niko Guido); 6 (Mitte), 236 und Umschlagrückseite unten (marc fischer); 7 unten (rechts) und 248 (KingWu); 250, 252 und 253 (Juanmonino); 254 (DenGuy). **Katja Vergeiner:** Foto auf Seite 18. **Johanna Stöffelmayr:** Fotos auf den Seiten 6 (2. von links), 225 und Umschlagrückseite (2. von unten). **Photodiscs:** Fotos auf den Seiten 6 (2. von links), 182, 227, 260 und Umschlagrückseite (Hintergrundmotiv). **Michael Kemeter:** Fotos auf den Seiten 6 (2. von rechts) und 234. **Alle Zeichnungen Robert Scheifler und Andreas Schwirtz,** außer Seite 22 (doc-stock/BSIP).

Fachliche Beratung des Lektorats:
Silvia Sauter, Physiotherapeutin und Masseurin

Satz und Gestaltung: Julia Graff, Produktion & Design, Stuttgart

ISBN 978-3-935407-07-6 · Printed in Germany 2011

Hinweis
Die Erkenntnisse über die Anwendungen in diesem Buch wurden nach bestem Wissen und Gewissen wiedergegeben. Die Informationen ersetzen auf keinen Fall die Hilfe und den Rat eines erfahrenen Therapeuten, Arztes oder Heilpraktikers.
Der Verlag übernimmt keine Haftung für Schäden, die sich durch unsachgemäße Anwendungen der dargestellten Übungen ergeben, und übernimmt keinerlei Verantwortung für medizinische Forderungen.

Danksagung

Ich danke Robert Scheifler für seine zeichnerischen Darstellungen und Stefan Huger, dem Photokünstler, für seinen guten Blick und seine Bereitschaft, auch im Nachhinein noch an den Details zu feilen.

Ich danke den Modellen Sanna Tobias, Tini Peterek, Veronica Wunderlich, Praipha Borosut, Pablo Aldunate und Bertram Schäffler.

Ich danke Veronica Wunderlich für ihre Unterstützung bei der Abfassung der Yoga-Asanas.

Ich danke Susi Kopp und Sabine Wolfrum für ihr genaues Lektorat der erweiterten zweiten Auflage und ihre inspirierenden Ideen.

INHALTSVERZEICHNIS

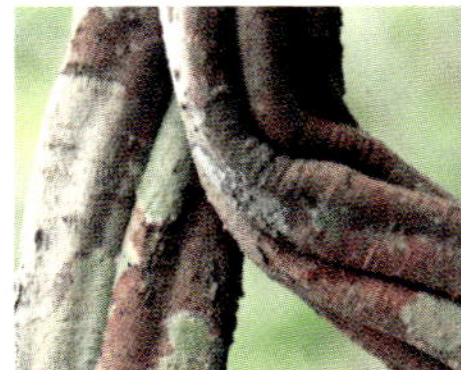
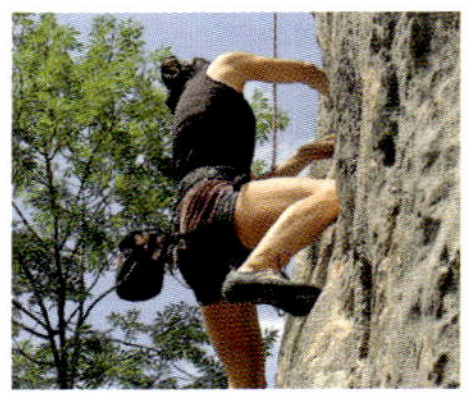
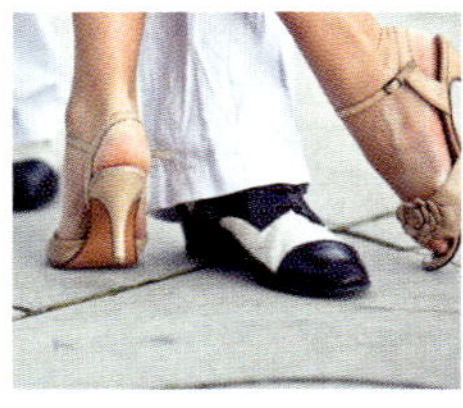
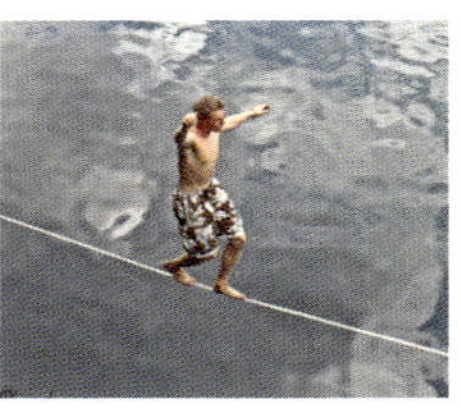
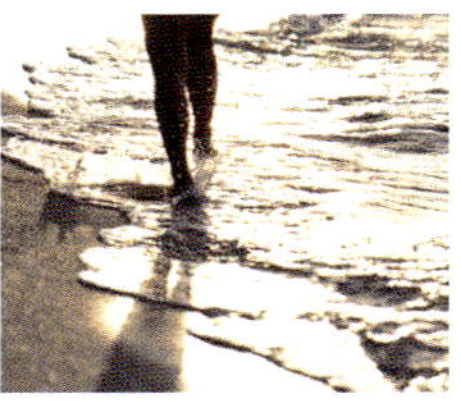

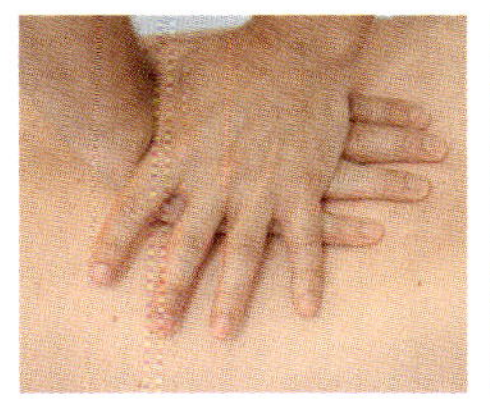
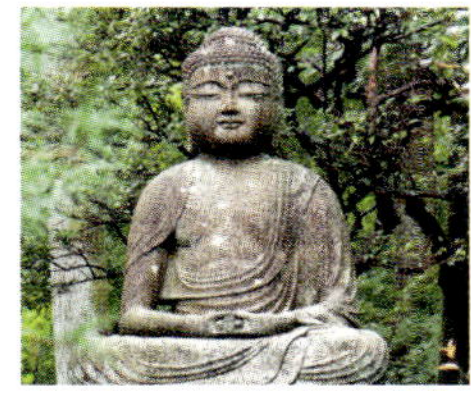
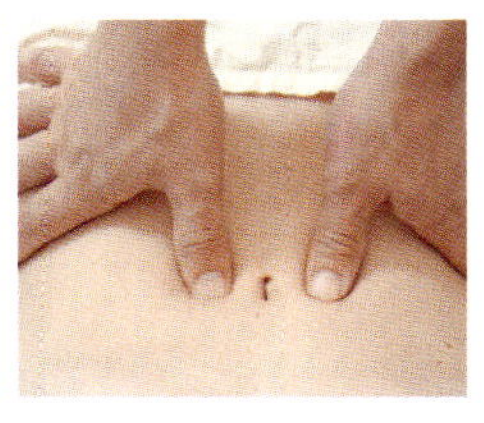
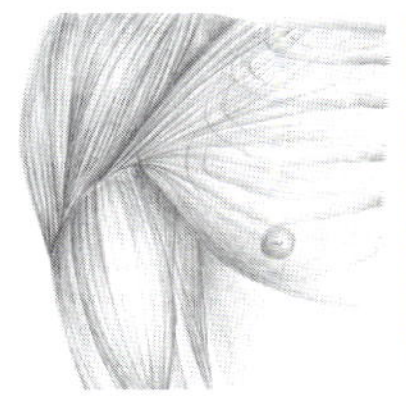
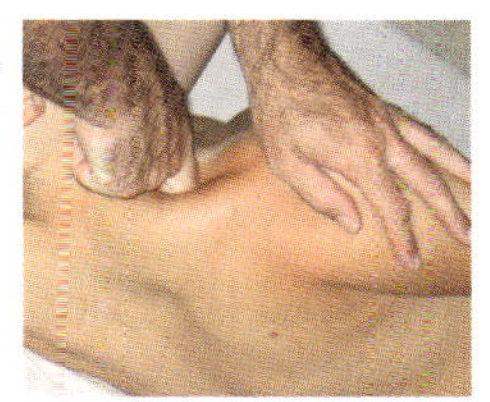

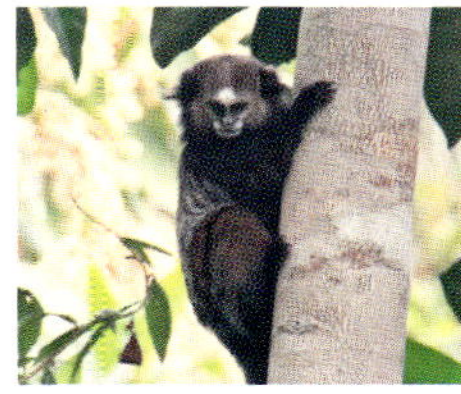
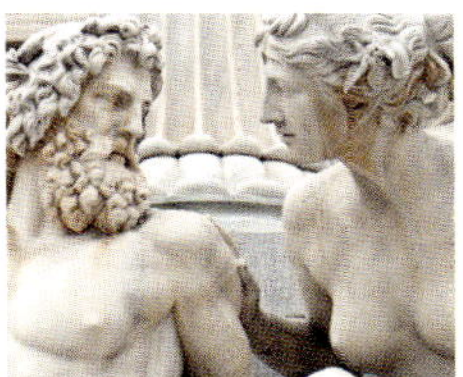
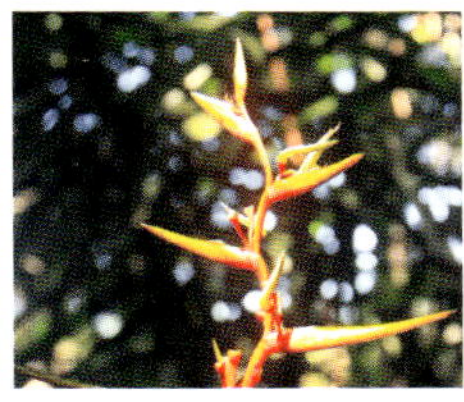
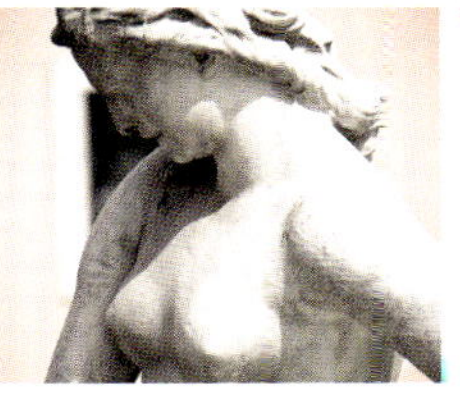
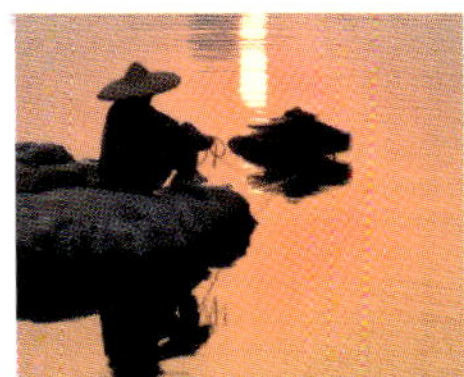

„Wenn du die Absicht hast, dich zu erneuern,
tu es jeden Tag."

Konfuzius

„Warte niemals, bis du Zeit hast."

Chinesische Volksweisheit

Vorwort

Dieses Buch bietet Informationen über psychosomatische Zusammenhänge zwischen der Muskulatur, den mit ihr verbundenen Bewegungsmöglichkeiten und körperlichen wie geistigen Haltungen eines Menschen.
Darüber hinaus kann es als Handbuch für ein ganzheitlich ausgerichtetes Körpertraining verwendet werden.

Das vorliegende Buch ist die neu bearbeitete und erweiterte Neuausgabe des 2001 vom Falken Verlag in Niedernhausen bei Frankfurt herausgegebenen Titels TAO TRAINING.

Da sich psychosomatische Aspekte bei verschiedenen Körperbereichen überschneiden und ich davon ausgehe, dass die meisten Leser das Buch zum Trainieren verwenden und es nicht in einem Zug durcharbeiten, wiederholen sich einige Fakten in verschiedenen Zusammenhängen.

Ich danke den vielen Lesern, die sich über die Jahre ständig nach dem Buch erkundigt und damit gezeigt haben, dass sie das Thema eines psychosomatisch durchdachten Körpertrainings interessiert.

Dr. med. Achim Eckert, Wien, im Oktober 2010

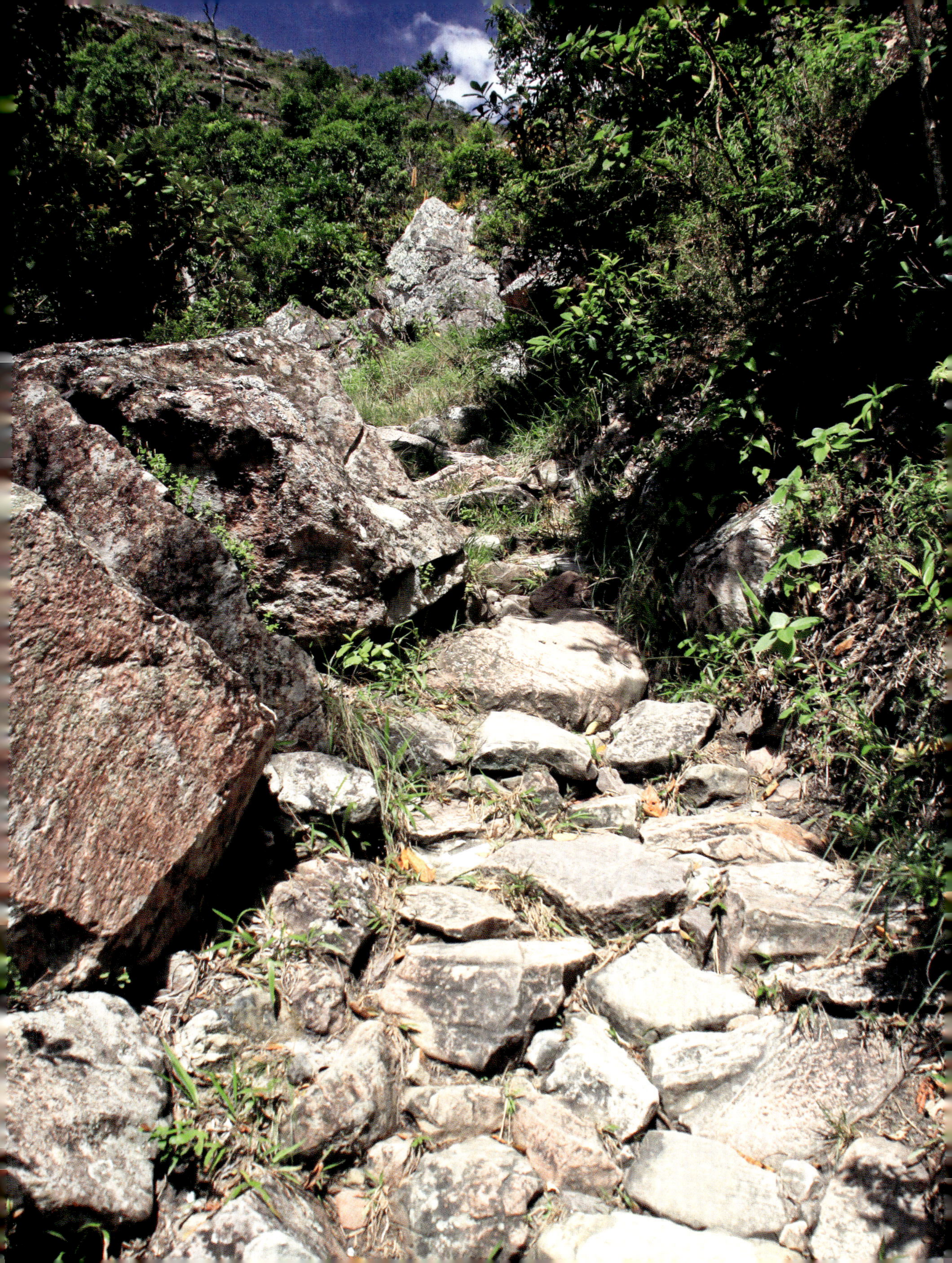

1 Was ist Tao Training?

TAO TRAINING ist eine ganzheitliche Methode, um den Menschen zu unterstützen, fit und gesund zu werden und zu bleiben.

Das chinesische Schriftzeichen dào bedeutet Weg, Pfad – und das ist sowohl in der Alltagsbedeutung von Weg und Straße, als auch im übertragenen Sinne als Lebensweg zu verstehen. Das Zeichen dào[1] ist aus zwei Zeichen zusammengesetzt. Das eine stellt einen Kopf mit Haaren dar und bedeutet Kopf oder Meister. Das andere Zeichen stellt gehen dar. Zusammen bedeuten sie den Weg der Tugend – Kopf und Füße wandeln auf dem gleichen Pfad. Da das zwar einfach, aber deshalb selten ist, heißt es: „An das Tao zu glauben ist leicht; das Tao zu leben ist schwierig."

TAO TRAINING umfasst verschiedene Methoden, dem Menschen eine Hilfestellung zu geben, seinen Lebensweg zu gehen.

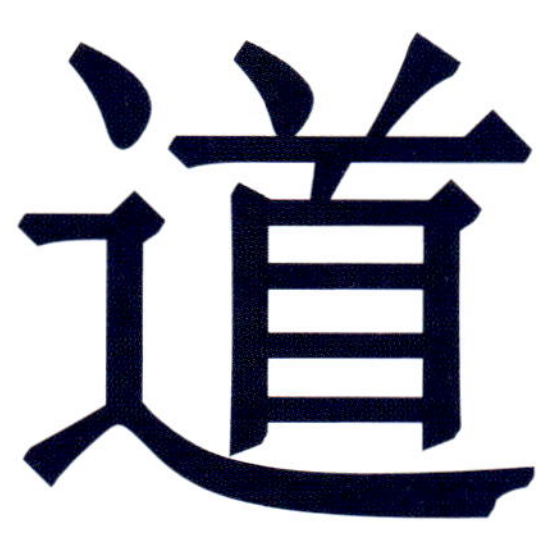

Dào

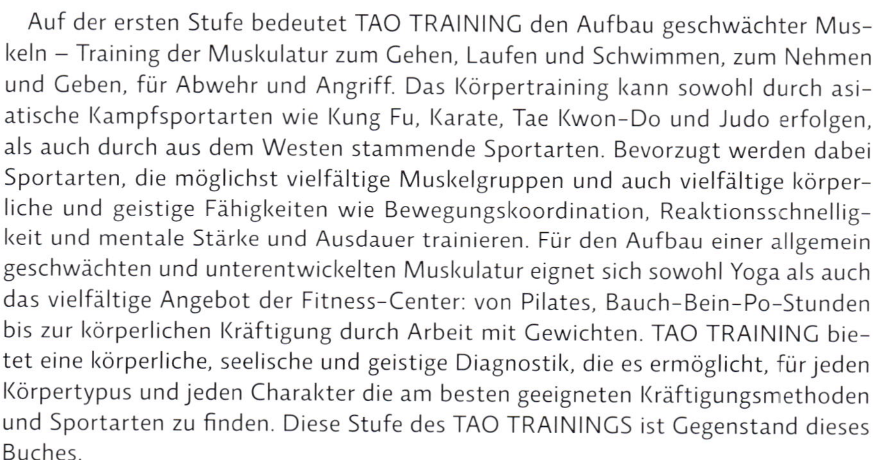

Auf der ersten Stufe bedeutet TAO TRAINING den Aufbau geschwächter Muskeln – Training der Muskulatur zum Gehen, Laufen und Schwimmen, zum Nehmen und Geben, für Abwehr und Angriff. Das Körpertraining kann sowohl durch asiatische Kampfsportarten wie Kung Fu, Karate, Tae Kwon-Do und Judo erfolgen, als auch durch aus dem Westen stammende Sportarten. Bevorzugt werden dabei Sportarten, die möglichst vielfältige Muskelgruppen und auch vielfältige körperliche und geistige Fähigkeiten wie Bewegungskoordination, Reaktionsschnelligkeit und mentale Stärke und Ausdauer trainieren. Für den Aufbau einer allgemein geschwächten und unterentwickelten Muskulatur eignet sich sowohl Yoga als auch das vielfältige Angebot der Fitness-Center: von Pilates, Bauch-Bein-Po-Stunden bis zur körperlichen Kräftigung durch Arbeit mit Gewichten. TAO TRAINING bietet eine körperliche, seelische und geistige Diagnostik, die es ermöglicht, für jeden Körpertypus und jeden Charakter die am besten geeigneten Kräftigungsmethoden und Sportarten zu finden. Diese Stufe des TAO TRAININGS ist Gegenstand dieses Buches.

Um einen langen Weg zu gehen, braucht man sowohl die entsprechende Muskulatur als auch ausdauernde Energie, die von den inneren Organen erzeugt wird. Daher ist der nächste Schritt auf dem Weg die Lehre vom *Qì* – die Lehre vom Aufbau, der Erhaltung und dem Zirkulieren von Lebensenergie im Organismus – und die Lehre der Gesunderhaltung und Vitalitätsstärkung durch den Energieausgleich der Zwölf Organmeridiane und Acht Wundermeridiane.[2] Die Wirkungsweisen von Akupressur und Meridianmassage werden im Kapitel 6.1 näher beschrieben.

---

[1] Die Schreibweise Tao ist im Westen seit Anfang des 20. Jahrhunderts gebräuchlich; in der modernen Pinyan-Umschrift wird die Schreibweise dào verwendet – beides meint dasselbe Zeichen.

[2] Diese wird in anderen Büchern des Autors erläutert: „Das heilende Tao" (Müller & Steinicke, München 2008), „Das Tao der Akupressur und Akupunktur" (Medizinverlage Stuttgart, 2009) und „Acht Wundermeridiane" (Eigenverlag des Autors, 2006).

Der Verlauf der Meridiane folgt zum einen den großen Gefäßen und Nerven, zum anderen fließt das *Qì* durch hauchdünne Spalten und Kanäle des Bindegewebes. Diese Spalten werden durch die verschiedenen Faszien der einzelnen Muskeln und Muskelgruppen sowie durch ganze Körperteile einhüllende straffe Bindegewebsschichten (wie zum Beispiel die *Fascia thoracolumbalis* im Lendenbereich) gebildet. Durch Unfälle und Traumen, aber auch schon durch chronische Anspannung und undifferenzierte, stereotype Verwendung der Muskulatur über längere Zeiträume verbacken die Faszien nebeneinander liegender Muskeln miteinander, wodurch nicht nur die Muskeln verkürzt, sondern die Meridiankanäle des *Qì* auch in ihrem Durchmesser verkleinert oder ganz blockiert werden. In der Folge fließt weniger *Qì* durch den entsprechenden Meridian, was weniger Lebensenergie in dem entsprechenden körperlichen, seelischen und geistigen Bereich bedeutet. In der *Shén Dào Körperarbeit* werden die einzelnen Muskelfaszien voneinander getrennt, sodass die Muskeln wieder dehnbar und geschmeidig und die Meridianverläufe für den Fluss des *Qì* wieder durchlässig werden. Die *Shén Dào Körperarbeit* wird in Kapitel 6.2 näher beschrieben.

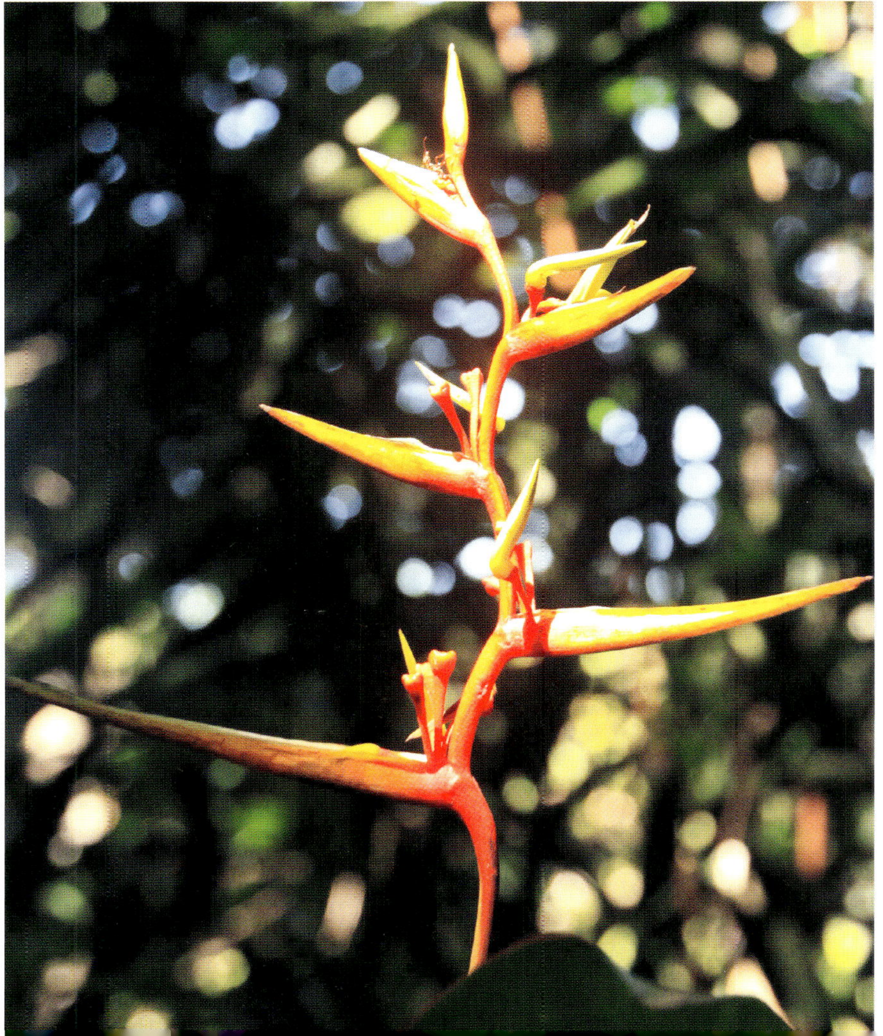

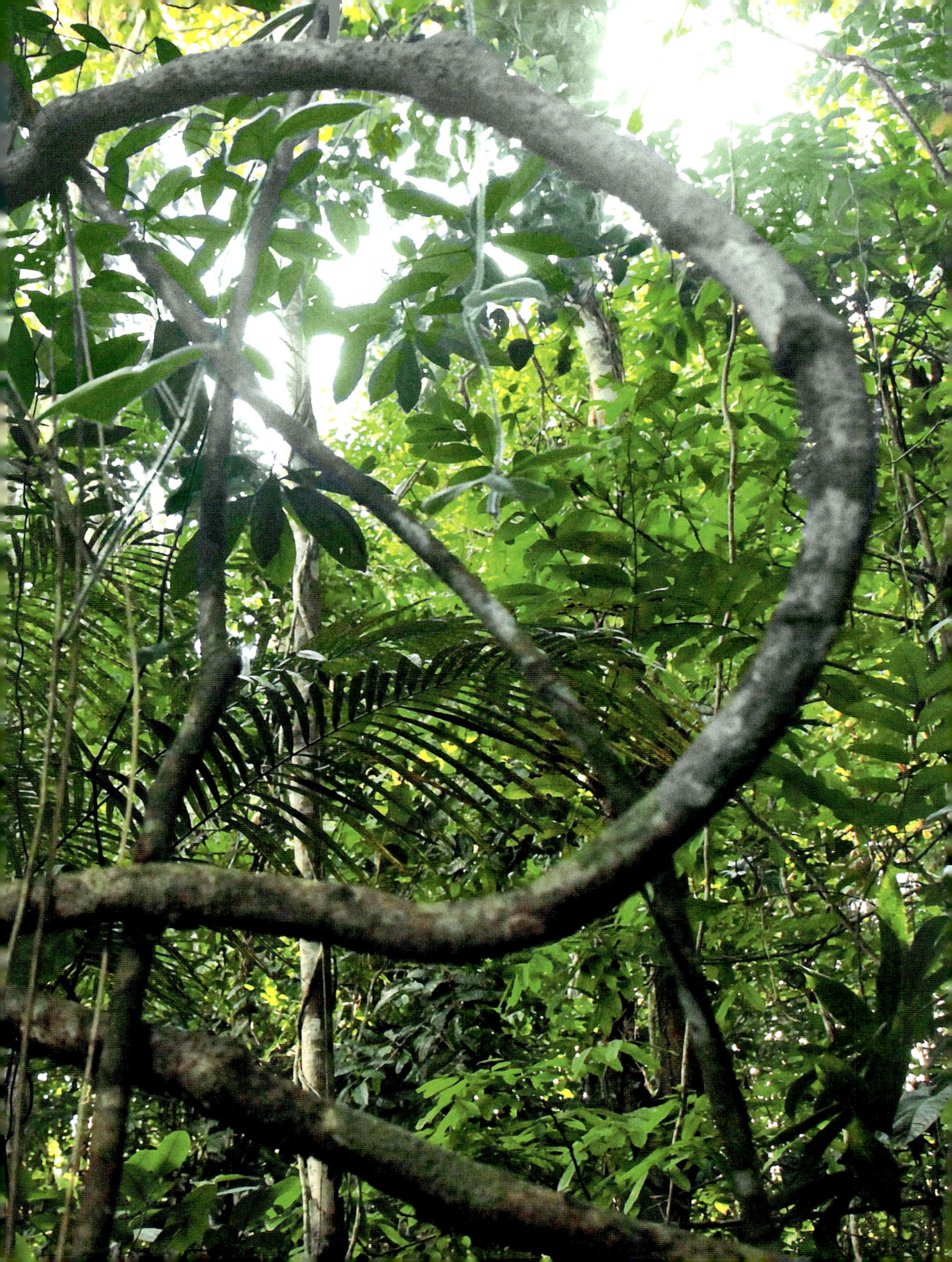

2 Emotionale Funktionen und Training verschiedener Körperregionen

Dieses Buch verbindet zwei Themen, die in der vielfältigen Literatur über Fitness und Schönheit kaum vorkommen: Emotionen, die einem Muskel innewohnen, und den Zusammenhang zwischen Muskelaufbau und Körperhaltung. Da ist zum einen die **emotionale Bedeutung der einzelnen Muskeln.** Jeder Muskel hat neben seiner physiologischen auch eine psychologische Funktion, was den meisten Menschen, darunter auch den meistern Sportlern und Fitnesstrainern, nicht bekannt ist. Wenn man einzelne Muskeln mehr als andere trainiert, hat man daher auch einen Einfluss auf die Gesamtgestalt der Persönlichkeit. Die differenzierte Darstellung der emotionalen Funktionen einzelner Muskeln ist das eine Hauptthema dieses Buches.

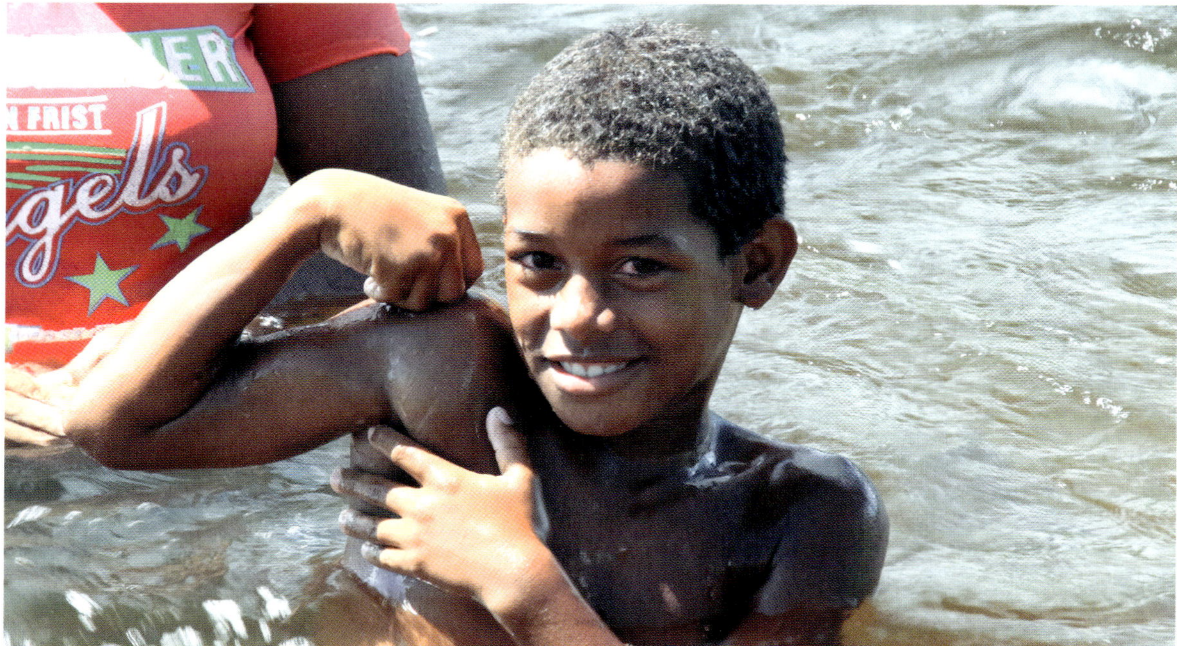

Im Fitness-Boom der letzten Jahrzehnte wurde die emotionale Veränderung, die vor sich geht, wenn man seinen Körper stählt und seine Muskeln aufbaut, meist wenig beachtet oder ganz übersehen. Erst in der Wellness-Bewegung der letzten Jahre orientiert sich das Körpertraining nicht nur an Leistungswerten, sondern auch an einer Erhöhung des Wohl- und Lebensgefühls. Nach wie vor gibt es meinem Informationsstand nach keine Trainingsmethode oder Publikation, die ein differenziertes Wissen vermittelt, welcher Körperbereich und welcher Muskel welche seelischen und mentalen Funktionen stärkt oder schwächt. Da ein Zusammenhang zwischen einzelnen Muskeln und bestimmten Gefühlsbereichen, Denkgewohnheiten und geistigen Funktionen besteht, kann ein Fitness- oder Körpertraining so individuell auf eine Person zugeschnitten werden, dass es ihrer seelischen und geistigen Eigenart entspricht, vorhandene Schwächen ausgleicht und zur Abrundung der Persönlichkeit beiträgt.

Das Buch macht es sich zur Aufgabe, die einzelnen Körperbereiche und ihre emotionale Funktion und Bedeutung für den trainierenden Laien darzustellen. Der Trainierende erfährt hier nicht nur, welche Muskeln er wie trainiert, sondern vor allem auch, welche seelischen und mentalen Funktionen er durch das Training unterstützt und stärkt. So könnte zum Beispiel eine Person, der es an Selbstbewusstsein mangelt, dieses Grundgefühl durch ein gezieltes Training des großen Brustmuskels und Deltamuskels in einer positiven Weise verändern - mit einer starken Brust und kräftigen Schultern fällt es schwer, sich auf die Dauer niedergeschlagen, deprimiert, pessimistisch, mutlos, zaghaft und schüchtern zu fühlen. Diese differenzierte Darstellung des Zusammenhangs zwischen Muskelaufbau und Psyche macht in weiterer Folge auch eine klare Aussage in Richtung der klassischen, rein verbal orientierten Psychotherapiemethoden, denen es auch in jahrelanger Arbeit oft nicht gelingt, Mutlosigkeit und Schüchternheit in Mut und Selbstausdruck zu verwandeln – was wiederum schwer möglich ist mit hängenden Schultern und eingefallener Brust.

Das zweite Thema des vorliegenden Werkes ist der **Zusammenhang zwischen Fitnesstraining, Muskelaufbau und Körperhaltung.** Jeder im Aufbautraining gekräftigte Muskel hat die Tendenz sich zu verkürzen, wenn er nicht vor und nach dem Training ausreichend gedehnt wird. Da viel mehr Menschen heutzutage an Kraftmaschinen Aufbautraining betreiben, als es fachkundige Anleitung gibt, entwickeln viele Trainierende die einen oder anderen verkürzten Muskeln oder Muskelgruppen – zum Beispiel die vordere Oberschenkelmuskulatur (auch *Quadriceps* genannt), oder die Rückenstrecker.

Eine Verkürzung der beiden in diesem Beispiel genannten Muskeln bedeutet die Fixierung und Verstärkung eines schon vorhandenen Hohlkreuzes – oder die ersten Schritte zur Entwicklung eines solchen. In fast allen Fitness-Centern der Welt kann man beobachten, dass Trainierende ihren Quadriceps an der „Leg Extension" genannten Maschine oder mit Kniebeugen unter dem Gewicht einer Langhantel stärken, ohne sich dabei bewusst zu sein, dass ein trainierter Quadriceps die Knie ganz durchstreckt und das Becken nach vorn gekippt hält. Ebenso kann man häufig mitverfolgen, dass Menschen mit Hohlkreuz von Trainern das „Lower Back" genannte Gerät empfohlen wird – welches den unteren Teil der Rückenstrecker verkürzt.

Der Einfluss der einzelnen Muskeln auf die Gesamtstruktur des Körpers und insbesondere auf Fehlhaltungen wie O-Beine, X-Beine, Hohlkreuz und Rundrücken wird im dritten Kapitel des Buches behandelt. In auch für den Laien verständlicher Form werden die anatomischen Strukturen so weit erläutert, dass der Leser sich einen individuellen Trainingsplan zusammenstellen kann, durch den es ihm möglich ist, die Muskeln nicht zu trainieren, die seine Fehlhaltungen verstärken, sondern jene Muskeln besonders aufzubauen, die eventuelle Fehlhaltungen verringern. Das führt zu einem selektiven und individuellen Trainingsstil, der nebenbei noch eine recht beträchtliche Zeitersparnis bedeuten kann.

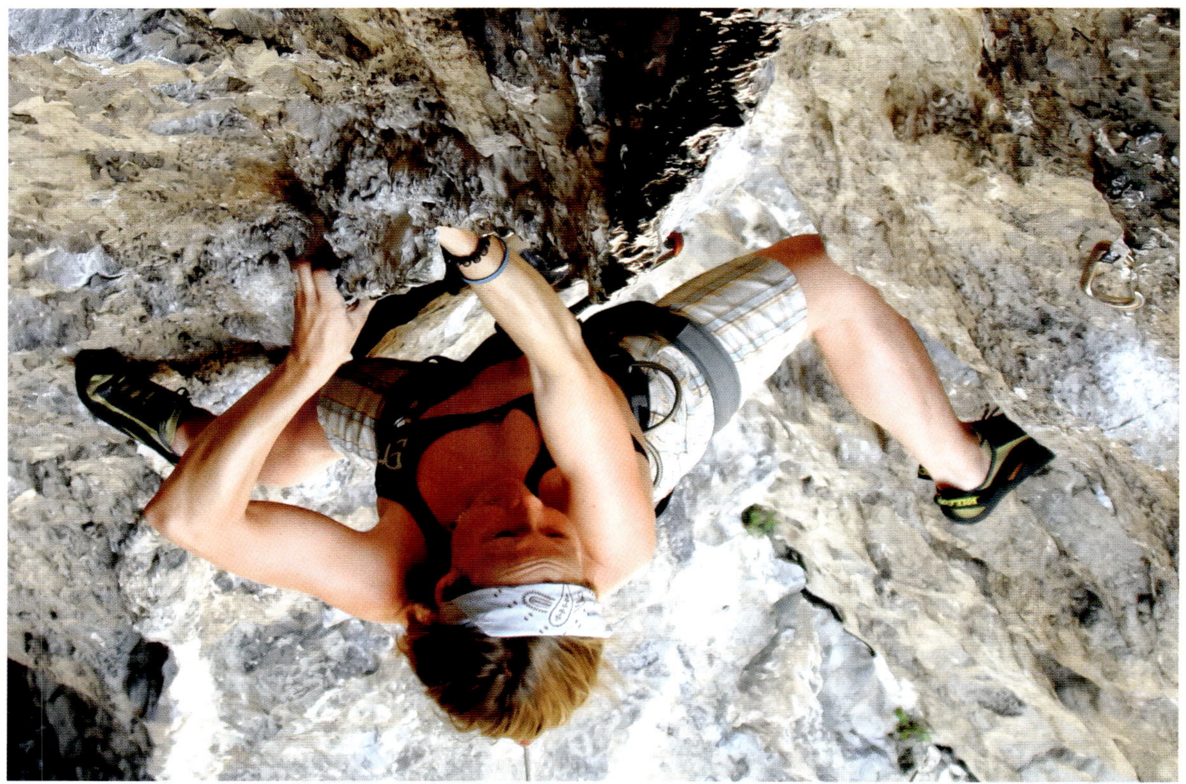

TAO TRAINING richtet sich sowohl an Sportler und Fitnesstrainer als auch an alle anderen, die ihre Muskeln durch bestimmte Sportarten, gezielte Übungen und/oder an Kraftmaschinen trainieren und aufbauen. Es enthält zahlreiche Photos zur Illustration von Kräftigungsübungen, die mit Geräten oder Hanteln ausgeführt werden, und zu Dehnungs- und Kräftigungsübungen, für die man keine Geräte benötigt. Zudem machen Zeichnungen über verschiedene Körperformen, zum Beispiel verschiedene Formen der Schultern oder Beine, und eine Fülle anatomischer Zeichnungen das Training der beschriebenen Muskeln auch für den Laien leicht verständlich und nachvollziehbar.

Da Körpertraining und Fitness für breite Bevölkerungsschichten wichtige Themen sind und die Wellness-Bewegung zeigt, dass den Menschen nicht nur Fettabbau und Leistungssteigerung, sondern auch Entspannung, Sensibilität und persönliches Wohlgefühl wichtig sind, versucht das vorliegende Werk, die vielfältigen Zusammenhänge zwischen Muskeln und Psyche sowohl für Amateure als auch für Sportlehrer und Fitnesstrainer eindrücklich darzustellen.

Allgemeine Richtlinien für den Muskelaufbau mit Hanteln und Fitnessgeräten

Wenn Sie einen Muskel aufbauen – das heißt: seine Kraft und sein Volumen vergrößern möchten –, müssen Sie das Gewicht der Hanteln, wie bei den Geräten, so wählen, dass Sie sie langsam zehn bis fünfzehn Mal heben und senken können – aber nicht öfter. Wenn Sie ein Gewicht ohne große Mühe öfter als fünfzehn Mal heben können, dient es der Kondition, aber nicht dem Aufbau des Muskels. Die Abfolge, ein Gewicht zehn bis fünfzehn Mal hintereinander zu bewegen, wird *ein Satz* genannt. Für den Muskelaufbau werden im Allgemeinen bei Geräten wie mit Hanteln drei Sätze pro Training empfohlen. Zwischen jedem Satz sind kleine Pausen vorgesehen, damit sich der Muskel erholen kann.

Diese Art des Krafttrainings regt die Neubildung von Kapillaren und in der Folge von Arteriolen und Venolen im trainierten Muskel an, wodurch die Blutversorgung und damit die Zufuhr von Nährstoffen für den weiteren Aufbau von Muskelfasern verbessert werden. Die durch das Training an den Muskel gestellte Anforderung, neue Kapillaren zu bilden, hält in etwa drei Tage an. Wenn man in dieser Zeit den Muskel nicht wieder entsprechend belastet, bilden sich die neugebildeten Kapillaren wieder zurück und man beginnt von vorn. Es ist daher für einen ästhetischen Muskelaufbau sinnvoll, an jedem zweiten oder dritten Tag ein Krafttraining einzuplanen. Wie bei anderen Dingen im Leben auch, haben regelmäßige kleinere Trainingseinheiten mehr Erfolg als vereinzelte Mammuttrainings mit wochenlangen Pausen dazwischen.

Der Vorteil des Hanteltrainings ist, dass Sie zu Hause trainieren können und sich den Weg ins nächste Fitness-Center sparen können. Hanteltraining reicht aus, um Brust, Schultern, Arme und Rücken vollständig zu trainieren. Wenn Sie nicht viel Zeit für Körpertraining haben oder sich jedes Mal jemanden suchen müssen, der auf die Kinder aufpasst, ist es sinnvoll, sich zu Hause seine eigene Trainingsdisziplin zu schaffen. Regelmäßiges Training ist dann auch leichter zu verwirklichen, ebenso wie der auf Atemfluss und Innenwahrnehmung gerichtete Aspekt des *Power Qì*.

Power Qì

Die von mir entwickelte Form des Krafttrainings nenne ich Power Qì. Dabei werden in den zwei Pausen zwischen den drei Sätzen Übungen des Meridian Qì Gong durchgeführt. Es werden Meridiane ausgewählt, die durch oder über den gerade trainierten Muskel führen und diesen mit Qì versorgen. Diese Übungen regen den Qì Fluss in dem entsprechenden Muskel an. Die verbesserte Energieversorgung unterstützt den Muskelaufbau. Außerdem bleibt der Muskel geschmeidig und wird nicht hart und unflexibel, wie es bei reinem Krafttraining oft der Fall ist.

Wesentliches Kriterium des Power Qì sind Atemtiefe und Atemort – das ist jener Bereich, der sich bei der Einatmung am meisten ausdehnt. Die Bewegung mit Gewichten gibt dem Atem Kontur. Der bewusste tiefe Atem ist wichtiger als das Heben des Gewichts. **Im Power Qì ist Krafttraining Atemübung mit Gewicht.**

Wenn Sie drei Muskeln mit den entsprechenden Meridianübungen auf diese Art trainieren, dauert das 30 bis 45 Minuten. Setzen Sie sich danach 15 Minuten aufrecht hin, nehmen Sie bei geschlossenen Augen Ihr Körpergefühl nach dem Training wahr sowie die Bewegungen, die der freie Fluss des Atems im Körper bewirkt. Wenn Sie merken, dass Ihre Gedanken abschweifen, richten Sie Ihre Aufmerksamkeit auf die Beobachtung des Atemflusses durch die Nasenwurzel.

Im Bereich des Meridian Qì Gong gibt es in der Literatur für jedes Organ und jeden Meridian ganz unterschiedliche Übungen. Sie können jede Übung wählen, die den entsprechenden Meridian anregt. Da die Übungen des Meridian Qì Gong in der Lehre der fünf Elemente und der zwölf Organe wurzeln, ist der Gesamtzusammenhang mit den von den einzelnen Elementarkräften erzeugten Grundgefühlen und geistigen Funktionen komplex. Der anatomische Verlauf der Meridiane wird in meinem Buch „Das Tao der Akupressur und Akupunktur"[3] genau beschrieben und in Abbildungen illustriert. Diese Abbildungen werden auf den „Tafeln der traditionellen chinesischen Medizin" im Anhang des Buches noch einmal zusammengefasst.[4] Eine detaillierte Beschreibung des Meridian Qì Gong, das sich mit den Hantelübungen zum Power Qì kombinieren lässt, findet sich in meinem Buch „Das heilende Tao".[5] Welche Meridiane welche Muskeln mit Lebensenergie (Qì) versorgen, wird bei den einzelnen Muskeln in den folgenden Kapiteln angeführt.

[3] Achim Eckert: „Das Tao der Akupressur und Akupunktur" (Medizinverlage, Stuttgart 2009)

[4] Die Abbildungen sind auch als Poster über den Leserservice gegen Rechnung zu beziehen: Leserservice in der NaturaViva Verlags GmbH, Postfach 1203, 71256 Weil der Stadt/Deutschland, Fax +49 (0) 70 33/138 08 17.

[5] Achim Eckert: „Das heilende Tao" (Müller & Steinicke, München 2008).

2.1 Die Brust

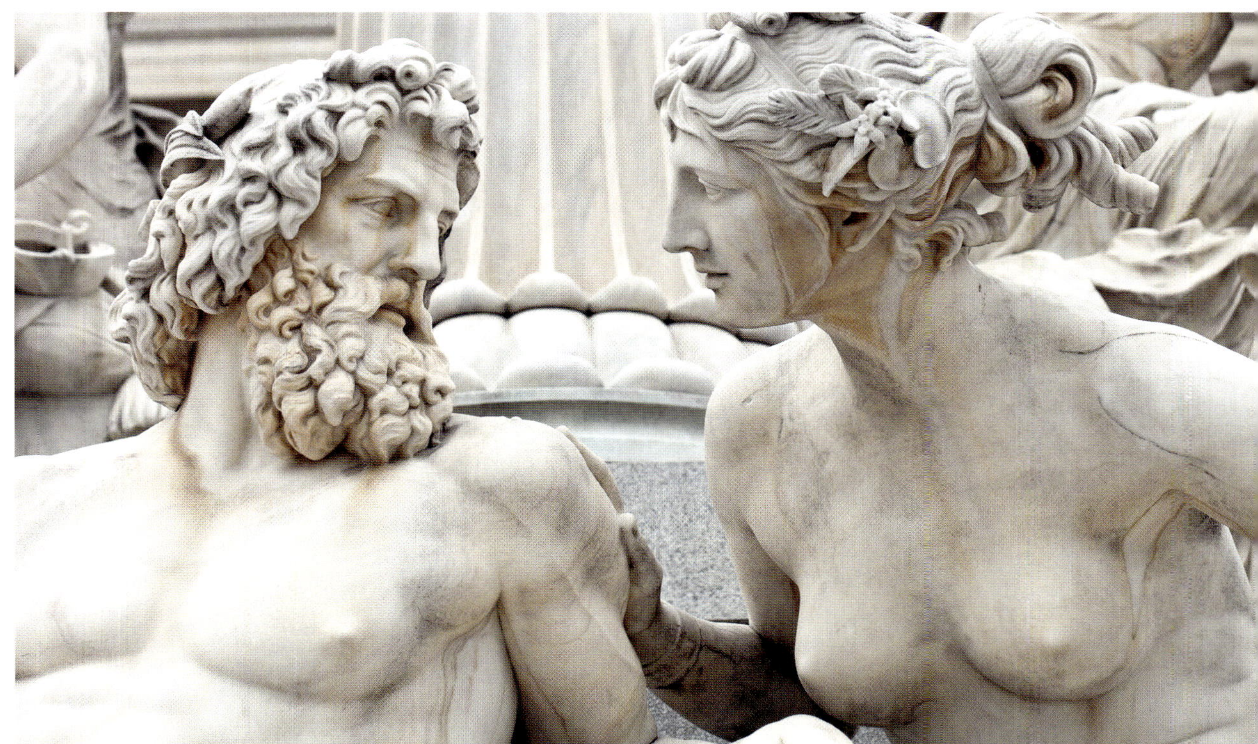

ATEMMECHANIK

Der Brustkorb *(Thorax)* schützt Herz und Lunge, spannt aber auch die Lungen auf. Sein Skelettteil besteht aus zwölf Brustwirbeln, zwölf Rippen und dem Brustbein. Schlüsselbein und Schulterblatt bilden die knöcherne Grundlage der Schulter, das Schlüsselbein dient aber auch als Schutz der oberen Thoraxöffnung und das Schulterblatt als zusätzlicher Schutz von Herz und Lungen nach hinten.

Die Muskeln des Brustkorbs funktionieren wie ein Blasebalg. Alle Muskeln, die eine Erweiterung oder Verengung des Brustkorbs und damit Einatmung *(Inspiration)* oder Ausatmung *(Exspiration)* bewirken, werden als Atemmuskulatur bezeichnet.

Zwischen den Rippen gibt es zwei Muskelschichten, die äußeren und inneren Zwischenrippenmuskeln *(Musculi intercostales externi et interni)*. Bei der **Brustatmung** ziehen sich die **äußeren Zwischenrippenmuskeln** zusammen und heben die Rippen an. Dadurch wird der Brustraum vergrößert, die Lungen werden gedehnt, in ihnen entsteht ein Unterdruck und sauerstoffhaltige Luft wird angesaugt.

Die Lungen werden vom Lungenfell *(Pleura pulmonalis* oder *Pleura visceralis)* überzogen – die Pleura ist eine glatte, dünne, feuchte Haut. Die Brusthöhle wird vom Brustfell *(Pleura parietalis)* ausgekleidet; auch auf der Lungenseite des Zwerchfells sowie über dem Herzen und den großen Gefäßen befindet sich Pleura. Lungen- und Brustfell kleben aneinander; zwischen ihnen befindet sich Flüssigkeit, die das Verschieben der Lungen ermöglicht, damit sich die Lunge mit dem Brustkorb ausdehnen kann, ohne zu reißen. Zwischen den beiden Pleurablättern herrscht Unterdruck. Dringt Luft durch eine Verletzung der Pleura in den Pleuraspalt, können sich die Pleurablätter voneinander lösen und die Lunge kann aufgrund ihrer Eigenelastizität zur Lungenwurzel hin kollabieren (zusammenfallen). Das kann bei einem Stich oder einer Injektion in den Brustkorb vorkommen, oder auch bei einem offenen Rippenbruch, deren scharfe Bruchstelle die Pleura aufreißen kann. Die kollabierte Lunge wird *Pneumothorax* genannt.

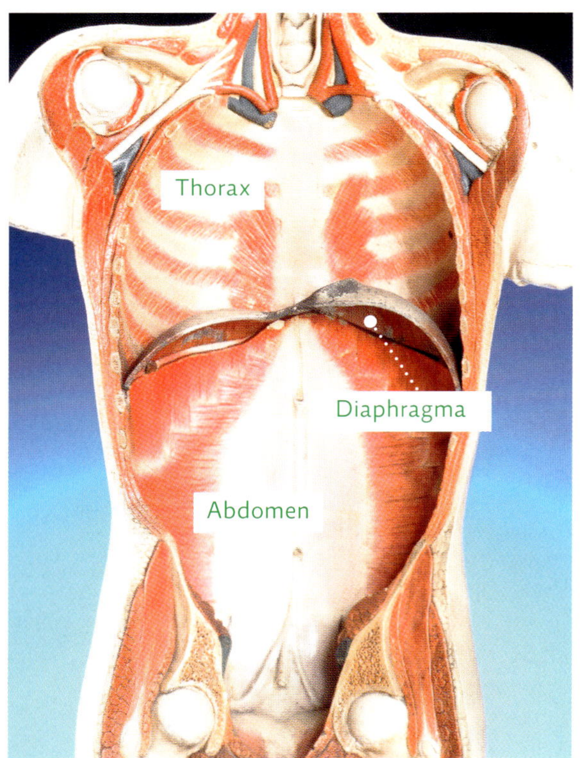

Das **Zwerchfell** *(Diaphragma)* trennt den Brustraum *(Thorax)* von der Bauchhöhle *(Abdomen)* und reicht als hoch aufragende Doppelkuppel in den Brustkorb hinein.

Bei der normalen Ausatmung erschlaffen die äußeren Zwischenrippenmuskeln, die elastischen Fasern des Lungengewebes ziehen den Brustkorb wieder zusammen, in den Lungen entsteht ein Überdruck und kohlendioxidhaltige Ausatemluft wird aus den Lungen gepresst.

Das **Zwerchfell** *(Diaphragma)* trennt den Brustraum *(Thorax)* von der Bauchhöhle *(Abdomen)* und reicht als hoch aufragende Doppelkuppel in den Brustkorb hinein. Die Muskelfasern des Zwerchfells haben ihren Ursprung an der Lendenwirbelsäule, an der Innenseite der sechs unteren Rippenpaare und am Schwertfortsatz des Brustbeins. Das Kuppeldach wird von einer Sehnenplatte gebildet, die von dem auf ihr liegenden Herzen eingedellt wird, sodass sie zur Doppelkuppel wird. Einige Organe des Oberbauchs wie Leber, Milz und Bauchspeicheldrüse befinden sich im Inneren der Zwerchfellkuppel und werden auf diese Weise nach außen von den Rippen geschützt.

Wenn sich die ringförmig angeordneten Muskelfasern des Zwerchfells verkürzen, sodass die zentrale Sehnenplatte abgesenkt wird und dadurch die Lungenbasen nach unten gedehnt werden, spricht man von **Bauchatmung.** Dabei werden die Baucheingeweide nach unten gedrückt und die Fortbewegung der Flüssigkeiten im Verdauungskanal durch die darmeigene

Peristaltik[6] unterstützt. Die rhythmischen Kontraktionen des Zwerchfells bei der Bauchatmung bewirken eine Massage der Bauchorgane – der Leber und Milz, von Magen und Darm, bis hin zu Blase, Gebärmutter und Eierstöcken. Durch diese Massage werden Durchblutung, Stoffwechsel und Ausscheidung in den Bauchorganen gefördert.

Bei erhöhtem Sauerstoffbedarf erweitern **Atemhilfsmuskeln** den Brustkorb nach allen Seiten, sodass noch mehr Luft in die Lungen strömen kann. Die wichtigsten Atemhilfsmuskeln sind

- der **große und der kleine Brustmuskel** *(Musculi pectoralis maior et minor)* sowie der **vordere Sägemuskel** *(Musculus serratus anterior)* für die Atmung in die vorderen Lungenbereiche,
- der **Kopfwender** *(Musculus sternocleidomastoideus)* und die **Treppenmuskeln** *(Musculi scaleni)* für die Atmung nach oben in die Lungenspitzen,
- der **hintere obere Sägemuskel** *(Musculus serratus posterior superior)* für die Atmung in die hinteren oberen Lungenbereiche.

Bei der für erhöhten Gasaustausch erforderlichen verstärkten Ausatmung wie auch bei manchen Lungenerkrankungen (wie Asthma) wird der Brustkorb zusätzlich zum elastischen Zug der Lunge durch die Kontraktion der inneren Zwischenrippenmuskeln zusammengezogen.

Weitere **Hilfsmuskeln für die Ausatmung** sind

- die Bauchmuskeln,
- der hintere untere Sägemuskel *(Musculus serratus posterior inferior)*,
- der quadratische Lendenmuskel *(Musculus quadratus lumborum)*,
- der breite Rückenmuskel *(Musculus latissimus dorsi)*, der das plötzliche und starke Zusammenziehen des Brustkorbs beim Aushusten bewirkt.

Von der Kraft der Inspirationsmuskulatur sowie von der Geschmeidigkeit und Ausdehnungsamplitude des Brustkorbs hängt die Tiefe der Einatmung und damit das Ausmaß der Sauerstoffversorgung des Organismus ab. Eine größere Sauerstoffaufnahme bedeutet mehr Energie – natürlich nur solange, als es Nahrung oder körpereigene Depots an Fett, Glykogen (die Speicherform von Zucker) oder Eiweiß zu oxidieren gibt. Wenn jemand Müdigkeit und Erschöpfung verspürt, ist daher

[6] Kontrahierende, wellenförmige Bewegung von Hohlorganen wie dem Darm zum Weitertransport des Verdauungsbreis.

der erste Schritt zur Behebung des Energiemangels die tiefere und vollständigere Einatmung. Gähnen ist eine instinktive Form des tiefen Atemholens und zeigt an, dass der Energiepegel sinkt.

Bei der Oxidation in den Organen und Geweben wird Kohlendioxid (CO_2) gebildet. Dieses gelangt über das venöse Blut zum Herzen und wird von den Lungen bei der Ausatmung ausgeschieden. Müdigkeit und Erschöpfung können auch bedeuten, dass sich CO_2 – bedingt durch eine ungenügende Ausatmung – in den Geweben angereichert hat, dort eine teilweise Lähmung der Stoffwechselprozesse und schleichende CO_2-Vergiftung bewirkt.

ATMUNG UND ENERGIEGEWINNUNG

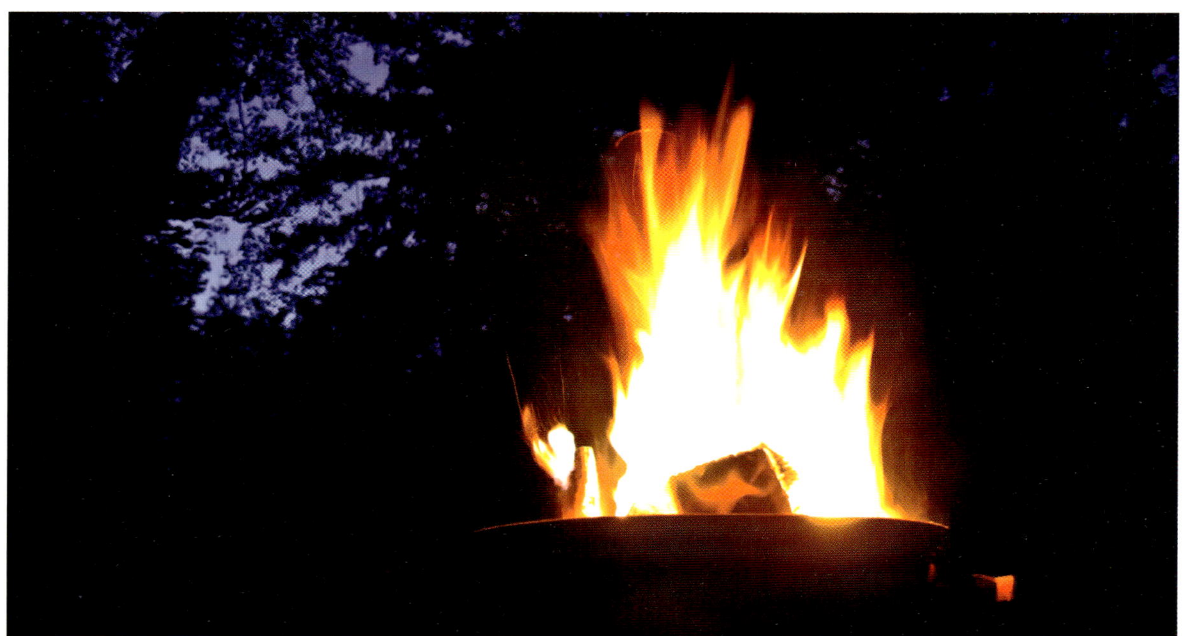

ÄUSSERE ATMUNG

Die Luftröhre verzweigt sich über dem Herzen in die zwei Stammbronchien; diese verzweigen sich weiter in die Bronchien und diese wiederum in kleine und immer kleinere Bronchialäste und Bronchiolen. An den Bronchiolen hängen traubenartig die Lungenbläschen *(Alveolen).* In der Lunge gibt es etwa 300 Millionen Alveolen. Der Sinn der alveolären Lungenstruktur liegt in der Vergrößerung der Membranfläche, an welcher der Gasaustausch zwischen relativ sauerstoffhaltiger Luft und relativ sauerstoffarmen Blut stattfindet. Die Gesamtgasaustauschfläche der Alveolen entspricht etwa der eines Fußballfelds.

Der grundlegende Mechanismus des Gasaustauschs ist Diffusion – ein natürlicher Ausgleich des Konzentrationsgefälles von Gasen. Dieses physikalische Gesetz besagt, dass Substanzen ganz von alleine die Tendenz haben, sich von Räumen mit hoher Konzentration zu Räumen mit niedrigerer Konzentration auszubreiten, bis im Idealfall überall die gleiche Konzentration herrscht.

Das sauerstoffarme, venöse Blut, das aus der rechten Herzkammer in die Lunge gepumpt wird, zirkuliert in Kapillarnetzen, die außen an den Alveolarmembranen anliegen. Sauerstoff (O_2) diffundiert aus den luftgefüllten Alveolen ins Blut. Kohlendioxid diffundiert aus dem Blut in die Lungenbläschen. Von der Lunge fließt das Blut zur linken Herzkammer und wird von dort über die Aorta (die Hauptschlagader) in den Körper gepumpt.

Der **Gasaustausch in der Lunge** hängt unter anderem von folgenden Faktoren ab:

- Diffusionsfläche: Je größer die Membranflächen sind, durch die Sauerstoff und Kohlendioxid diffundieren können, desto größer ist der quantitative Gasaustausch[7]. Die Gasaustauschfläche hängt von der Anzahl der funktionierenden Alveolen ab. In der Atemluft enthaltene Schadstoffe, die nicht durch die Membranen diffundieren und aufgrund ihrer Größe auch nicht wieder ausgeatmet werden können, werden in den Alveolen abgelagert und verstopfen sie allmählich, wodurch diese schließlich für den Gasaustausch unbrauchbar werden. Abgelagerte Teerstoffe des Zigarettenrauchs führen zur Raucherlunge, eingeatmeter Asbest zur Asbestlunge. Deutlich fühlbar wird die Verminderung der Atemeffizienz bei plötzlicher Reduktion der Gasaustauschfläche – zum Beispiel bei einer Lungenteilresektion[8] oder einem Pneumothorax[9]. Körpertraining im Allgemeinen und eine Vergrößerung des Brustkorbs durch Aufbautraining im Besonderen sind physiologische Reize, um neues Lungengewebe – und damit neue Alveolen und mehr Gasaustauschfläche – zu bilden.

- Diffusionsstrecke: Die Alveolarmembranen sind für Sauerstoff und Kohlendioxid normalerweise gut durchlässig. Sind die Membranen jedoch verdickt, ist der Gasaustausch erschwert. Das ist zum Beispiel bei einer Lungenentzündung, einem Lungenödem oder einer Lungenfibrose der Fall.

- Die Größe des Druckgefälles der Gase zu beiden Seiten der Membranen bedingt die Schnelligkeit des Gasaustausches. Die Einatemluft enthält im Durchschnitt 21 % Sauerstoff, die Ausatemluft 17 %. Die Einatemluft enthält 0,02 % Kohlendioxid, die Ausatemluft 4 %. Bei großem Druckgefälle der Gase (sogenannter großer Partialdruckdifferenz) vollzieht sich der Gasaustausch rascher, bei geringem Druckgefälle langsamer. Bei geringer Atemfrequenz (Anzahl der Atemzüge pro Minute) sinkt der

[7] Die mögliche Menge des ausgetauschten Kohlendioxids durch Sauerstoff.

[8] operative Entfernung eines Teils der Lunge

[9] Das Kollabieren einer Lungenhälfte zur Lungenwurzel hin, wodurch diese Lunge für die Atmung ausfällt.

Sauerstoffgehalt des Blutes zwischen den Atemzügen stärker, während der CO_2-Gehalt stärker steigt, daher ist das Druckgefälle zu beiden Seiten der Membranen größer. Eine langsame und tiefe Atmung bedeutet daher nicht weniger Energie, vor allem da die Gase eine Zeit brauchen, um durch die Membranen zu diffundieren. Ist diese Zeit – wie zum Beispiel bei hechelnder Atmung – verkürzt, sind Gasaustausch und damit Atemeffizienz vermindert.

Sauerstoff wird im Blut zu 97 % an das Hämoglobinmolekül der Erythrozyten (roten Blutkörperchen) gebunden und so in die verschiedenen Körperbereiche transportiert. Durch Diffusion gelangt der Sauerstoff von den Kapillaren des Blutkreislaufs in den interzellulären Raum der Gewebe (auch Zwischenzellgewebe genannt), von dort in die Zellen und innerhalb der Zellen in deren Mitochondrien. Etwa 70 % des Kohlendioxids diffundiert vom Körpergewebe im venösen Teil des Blutkreislaufs ebenfalls in die Erythrozyten, verbindet sich dort mit Wasser zu Bicarbonat und wird mit den Erythrozyten zur Lunge transportiert.

INNERE ATMUNG

Unter innerer Atmung oder Zellatmung versteht man

- als ersten Schritt die Aufspaltung eines energiereichen Moleküls durch die Verbindung mit Sauerstoff (Oxidation) zu Wasser und Kohlendioxid und
- als zweiten Schritt die Bildung energiereicher Moleküle durch die bei der Oxidation freigesetzte Energie.

Die Oxidation findet in speziellen Zellorganellen, den Mitochondrien, statt.

Energiereiche Moleküle, die oxidiert werden, sind vor allem Kohlenhydrate, Fette und Eiweiße – organische Substanzen, deren Grundstruktur durch eine oder mehrere Kohlenstoffketten gebildet wird. Bei der Oxidation von einem Molekül Glukose ($C_6H_{12}O_6$) durch 6 Moleküle O_2 entstehen 6 Moleküle Wasser (H_2O), 6 Moleküle CO_2 und 0,82 Volt. Dieses sogenannte Redoxpotenzial[10] von 0,82 V wird in den Mitochondrien zur Bildung von Adenosintriphosphat (ATP) aus Adenosindiphosphat (ADP) verwendet. ATP ist der bedeutendste Energiespeicher des Körpers, daher werden die Mitochondrien als Kraftwerke der Zelle bezeichnet.

Bei ausreichender Grundversorgung mit energiereichen Substraten (Kohlenhydraten, Fetten und Eiweißen) gilt: Je tiefer und vollständiger die Atmung, desto mehr ATP wird in den Mitochondrien gebildet und desto mehr Energie steht in Folge dem Körper zur Verfügung.

[10] Eine Redoxreaktion ist die Oxidation eines energiereichen Substrates unter Reduktion von Elektronen aufnehmendem Sauerstoff.

ATMUNG UND GEFÜHLSWELT

Die Atmung verbindet verschiedene Ebenen in uns, auch wenn wir uns dieser Tatsache meist nicht bewusst sind. Unsere Atmung hält nicht nur die Lebensprozesse auf der körperlichen Ebene in Gang, sie ist auch untrennbar mit unseren Gefühlen und unserem Bewusstsein verknüpft. Jedes Gefühl und jede Verhaltensweise ist mit einem bestimmten Atemmuster verbunden, das eine bestimmte Qualität besitzt: einen bestimmten **Rhythmus,** einen bestimmten **Atemort,** eine bestimmte **Atemtiefe** und eine bestimmte **Atemfrequenz** im Verhältnis zum Herzschlag.

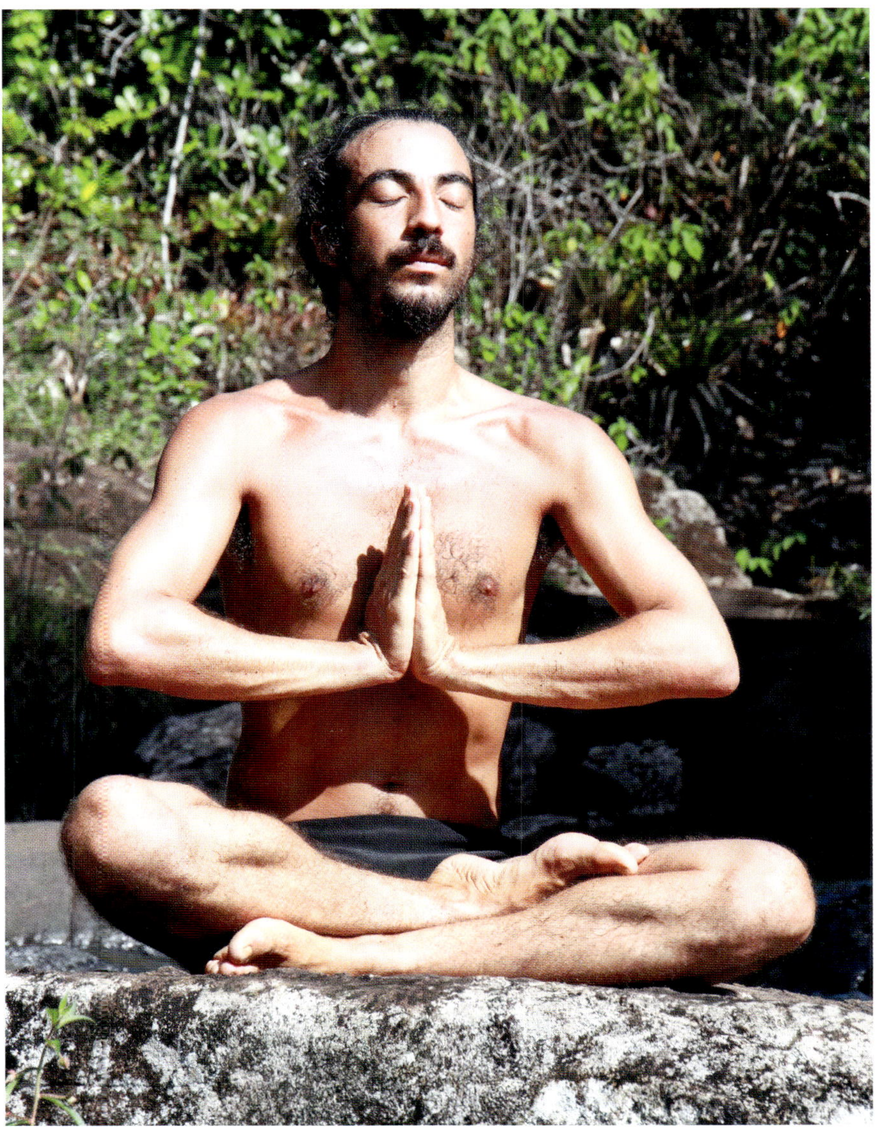

ATEMRHYTHMUS

Der Atemrhythmus wird durch die vier Phasen der Atmung bestimmt:

- die Länge und Tiefe der Einatmung,
- das Anhalten des Atems,
- die Dauer und Vollständigkeit der Ausatmung,
- das Nichtatmen.

Im Pranayama, das sind Atemübungen aus dem Hatha Yoga, werden diese vier Phasen bewusst unter Kontrolle gebracht: zum Beispiel vier Schläge einatmen – zwei Schläge anhalten – vier Schläge ausatmen – zwei Schläge nicht atmen. Versuchen Sie die folgende Übung!

ÜBUNG ZUM ATEMRHYTHMUS

Setzen Sie sich aufrecht hin, am Boden im Schneidersitz oder auf einen Stuhl, schließen Sie die Augen und konzentrieren Sie sich circa fünf Minuten lang auf Ihren natürlichen Atemfluss; dann atmen Sie für 10 oder 15 Minuten in obigem Rhythmus: ***4 – 2 – 4 – 2****. Nehmen Sie die Veränderung in Ihrem Geist und in Ihrer Gefühlswelt nach Beendigung der Übung wahr.*

Wenn Sie diesen Rhythmus mit Leichtigkeit ausführen können, machen Sie die gleiche Atemübung mit sechs Schlägen Einatmung statt mit vier: ***6 – 2 – 4 – 2****. Nehmen Sie die inneren Veränderungen nach Beendigung der Übung wahr. Vergleichen Sie die beobachtete Wirkung mit der der vorigen Übung.*

ATEMORT UND ATEMARTEN

Der Atemort kennzeichnet den Bereich, der sich bei der Einatmung am meisten ausdehnt. Da unterschiedliche Gefühle und Emotionen in unterschiedlichen Muskeln und Körperbereichen wohnen, hat die Atmung je nach Region, in die hauptsächlich geatmet wird, ganz unterschiedliche Wirkungen auf das Gefüge von Körper, Seele und Geist. Die wichtigsten Atemtypen sind Brustatmung, Zwerchfell- oder Bauchatmung, Schlüsselbeinatmung. Flankenatmung und Atmung in den Bereich zwischen den Schulterblättern.

Über die obere Körperhälfte sind wir mit der Welt in Verbindung. In ihr sind Auge und Ohr, Nase und Mund, Lunge und Hirn, Herz und Hand. **Brustatmung,** vor allem in reiner Form ohne Bauchatmung, bringt Energie in die obere Körperhälfte. Akzentuierte Brustatmung schärft unsere Sinneswahrnehmungen, unsere Wahrnehmung der Welt, sie stärkt unseren Geist und Intellekt, sie fördert unseren Selbstausdruck und stärkt den Impuls zu kommunizieren, sie fördert Geben wie Nehmen, Selbstdurchsetzung und Abgrenzung. Die Brustatmung macht uns extrovertiert.

Bei der **Schlüsselbeinatmung** werden die Schlüsselbeine durch Kontraktion des Kopfwenders und der Treppenmuskeln, die an der ersten und zweiten Rippe entspringen und an den Querfortsätzen der Halswirbel ansetzen, bei der Einatmung gehoben. Die Schlüsselbeinatmung entfaltet und belüftet die oft unbenutzten oder gar verkümmerten Lungenspitzen und wird deshalb auch **Lungenspitzenatmung** genannt. Schlecht belüftete Lungenspitzen sind der Boden für Mangel an Zuversicht und eine pessimistische Lebenseinstellung, für chronische Trauer und Depression. 90 % der Tuberkulose ist und war Lungenspitzentuberkulose; sie befiel und befällt vor allem Menschen, die bei schlechter Ernährung in schwierigen sozialen Bedingungen mit schlechten Zukunftsaussichten leben. Wenn man mit willentlicher Schlüsselbeinatmung beginnt, wird es eine Weile dauern, bis man die Schlüsselbeine so weit heben kann, dass die Lungenspitzen vollständig belüftet werden, denn der Kopfwender und die Treppenmuskeln sind diese Arbeit meist nicht gewohnt und werden erst durch die wiederholte Verwendung der Schlüsselbeinatmung entsprechend gekräftigt. Eine gute Lungenspitzenatmung ist die physiologische Grundlage für Zuversicht und eine optimistische Grundhaltung dem Leben gegenüber sowie eine Verringerung der oft unterschiedlichen energetischen Ladung von Kopf und Körper, denn bei der Schlüsselbeinatmung gleichen sich Herz und Hirn wieder mehr aneinander an.

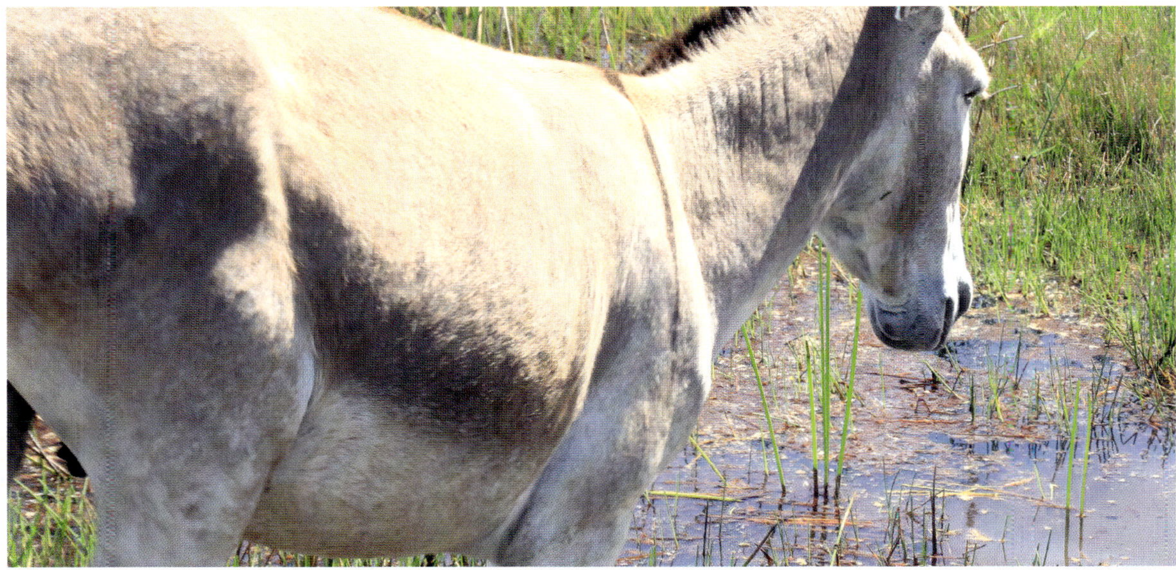

Bei der **Flankenatmung** werden die seitlichen Rippenpartien durch die äußeren Zwischenrippenmuskeln gehoben, sodass sich die Flanken zur Seite ausdehnen. Wenige Menschen nützen den Atemraum der Flanken. Flankenatmung macht Mut und stärkt die Selbstdurchsetzung; man wird sich des Herzraums und damit der Stimme seines Herzens deutlicher bewusst – eine Grundlage dafür, dass man wieder mehr dem Herzen folgt als Erziehung, Tradition oder dem Kopf.

Die **Atmung in die Lungenbereiche hinter dem Herzen und in den Bereich zwischen den Schulterblättern** wird durch die Kontraktion der hinteren oberen Sägemuskel und der äußeren Zwischenrippenmuskeln der hinteren Rippenabschnitte bewirkt. Der Bereich zwischen den Schulterblättern ist die Rückseite unseres Herzens. Die Vorderseite steht für das, was aktuell ist, das was bewusst ist – die Rückseite der Dinge enthält das, was wir hinter uns gelassen zu haben meinen, das, was wir vergessen haben, das, was wir verdrängen. Die Muskeln zwischen den Schulterblättern, vor allem die Rautenmuskeln und die Rückenstrecker zwischen dem zweiten und dem siebenten Brustwirbel, sind oft der Speicher für vergangene, dem Bewusstsein entschwundene, aber aus dem Unterbewusstsein noch immer wirksame Enttäuschungen in der Liebe und verletzte Herzgefühle. Mir fiel auf, dass einige Akupunkturpunkte dieser Region[11] sowohl bei Akupressur als auch Akupunktur entsprechende Erinnerungen bewusst machen. Ich nenne diese Gegend die „Rumpelkammer des Herzens". Manche Menschen haben in diesem Bereich einen hartnäckigen Schmerz (oft in B 43 oder B 44), der sich auch oft von Massage und Physiotherapie nicht wegbehandeln lässt. Oft gelingt es erst durch das Bewusstmachen der ursächlichen Herzgefühlsverletzung, den entsprechenden Schmerz aufzulösen.

Die untere Körperhälfte ist unser Fundament. Sie ist der Ort unserer tiefen, oft sprachlosen Grundgefühle und Haltungen – wie wir stehen und im Leben vorwärtsgehen, wie wir einen Standpunkt einnehmen, geschmeidig oder starr, welchen Stand wir im Leben haben und wie wir „auf-treten", wie wir mit anderen „umgehen", wie wir mit jemand gehen und wie wir auf ihn/sie stehen. Bei der Shén Dào Körperarbeit (siehe Kapitel 6.2) macht man immer wieder die Erfahrung, dass Füße und Beine der Speicher von Gefühlen und Erlebnissen unserer Kindheit und Jugend sind. Die untere Körperhälfte ist der Boden unserer persönlichen Geschichte, sie ist der Ort des Privaten, der tiefen Bauchgefühle, die wir nur mit wenigen teilen. Die energetische Funktion der unteren Körperhälfte ist unsere Verbindung zur Erde, unsere Geschlechtlichkeit und Fruchtbarkeit. **Bauchatmung,** vor allem in reiner Form ohne Brustatmung, regt die untere Körperhälfte an; sie stärkt Gesundheit und Vitalität und macht uns introvertiert. In den traditionellen Kulturen von China und Japan, in denen weniger Wert auf Selbstausdruck und Selbstverwirklichung des Einzelnen, sondern mehr auf Einfügen in die Gemeinschaft und Respekt vor der Autorität gelegt wird, wird Bauchatmung in den Bewegungs- und Kampfkünsten wie Qì Gong, Tài Jí Quán und Karate gelehrt – sie macht vital, schweigsam und still, man wendet sich seinem Inneren zu.

[11] Vor allem Punkte des Blasenmeridians B 14, B 15, B 43, B 44 sowie Punkte des Gouverneursgefäßes Du 10 und Du 11 – sie werden im Buch des Autors „Das Tao der Akupressur und Akupunktur" (Medizinverlage, Stuttgart 2009) in ihren genauen Indikationen beschrieben.

Der Stein vor der Ulme –
ein feines Lächeln
im Silberhaar des Herbsts.

Ein Naturgegenstand, eine Jahreszeit, siebzehn Silben, geboren aus tiefem langem Verweilen, in das man durch Bauchatmung mit langen Pausen nach der Ausatmung gelangt – das ist die Gedichtform des Haiku.

Eine Atemübung, bei der man die verschiedenen Atemarten miteinander kombiniert, ist die **Akkordeonatmung.** Durch die ziehharmonikaartige Bewegung des Rumpfes werden einerseits tiefe Atmung und andererseits Massage und Entgiftung der inneren Organe besonders gefördert.

AKKORDEONATMUNG

Liegen Sie mit aufgestellten Beinen auf dem Rücken. Tasten Sie mir der einen Hand Ihr Schlüsselbein, mit der anderen Ihr Schambein, damit Sie sich der beiden Körperorte bewusst sind, denn Schlüsselbein und Schambein sind die beiden Enden der Ziehharmonika. Dann legen Sie beide Arme seitlich des Körpers ab. Heben Sie beim Einatmen die Lendenwirbelsäule vom Boden, sodass der untere Rücken ein Hohlkreuz bildet, und wölben Sie den Bauch durch tiefe Bauchatmung. Heben Sie gleichzeitig die Schlüsselbeine Richtung Ohren und senken Sie das Schambein Richtung Oberschenkel. Dadurch verwenden Sie Brust-, Schlüsselbein- und Bauchatmung zur gleichen Zeit. Durch das Vergrößern des Abstands zwischen Scham- und Schlüsselbeinen bekommt der Innenraum des Rumpfs mehr Platz, die Lungen werden optimal entfaltet, ein Unterdruck entsteht und Luft wird vermehrt angesaugt. Dabei werden durch das Absenken des Zwerchfells die Organe des Bauchraums – Magen, Dünn- und Dickdarm, Leber und Gallenblase, Milz und Bauchspeicheldrüse, Gebärmutter, Eierstöcke und Blase – bewegt und massiert. In Hohlräumen stagnierende Flüssigkeiten werden somit weiterbewegt, Ausscheidung und Entgiftung werden gefördert.

Beim Ausatmen senken Sie die Lendenwirbelsäule und drücken Sie sie ein wenig in die Unterlage, rollen Sie dabei das Becken zurück, sodass sich das Schambein hebt. Senken Sie gleichzeitig die Schlüsselbeine, atmen Sie vollständig in Brust und Bauch aus. Wenn das Schambein gehoben und die Schlüsselbeine Richtung Becken gesenkt werden, wird der Innenraum verkleinert, ein Überdruck entsteht und verbrauchte Luft wird vermehrt ausgeatmet.

Führen Sie die Ziehharmonikaatmung mindestens fünf Minuten pro Tag durch.

ATEM UND BEWUSSTSEIN

UNBEWUSSTER, UNWILLKÜRLICHER ATEM

Den meisten Menschen ist ihre Atmung in den meisten Situationen nicht bewusst. Sie wird vom Atemzentrum im verlängerten Rückenmark gesteuert und erfolgt unwillkürlich. Das Atemzentrum wurde früher *Nodus vitalis* oder *Lebensknoten* genannt. Chemorezeptoren messen den CO_2-Gehalt des Blutes. Übersteigt dieser einen gewissen Wert, setzt der Atemreiz ein. Rezeptoren, die auf einen Sauerstoffmangel reagieren, haben nur eine zweitrangige Bedeutung als Atemreiz.

Ein Teil der Neuronen (Nervenzellen) des Atemzentrums regelt die Ein-, ein anderer Teil die Ausatmung. Da die eine Neuronengruppierung die andere hemmt, kommt es abwechselnd zur Ein- und Ausatmung. Die Nervenzellen des Atemzentrums gehören zur *Formatio reticularis* – einem lockeren Netzwerk von Neuronen, das viele Gehirnteile durchzieht und dessen Aktivität die Bewusstseinshelligkeit bestimmt.

Erst wenn die Luft bei großer Anstrengung, bei Erkrankung oder im Alter knapp wird, beginnen die Menschen den Atem bewusst wahrzunehmen.

BEWUSSTER, GELENKTER ATEM

Der geführte oder gelenkte Atem, wie er zum Beispiel im klassischen Gesang, im autogenen Training oder im Pranayama des Hatha Yoga verwendet wird, wird vom Willen und vom Denken regiert und ist zweckgerichtet – als Hilfstechnik für Sprecher und Sänger, um mehr Sauerstoff für künstlerische oder sportliche Leistungen zu haben, um automatisierte Gefühls- und Verhaltensmuster zu durchbrechen, um sich selbst und seine Gefühle deutlicher zu spüren, um zu mehr Harmonie und unerschütterlicher Ruhe zu kommen. Er bedeutet Dekonditionierung, Deautomatisierung und Übergang zum freien Fluss.

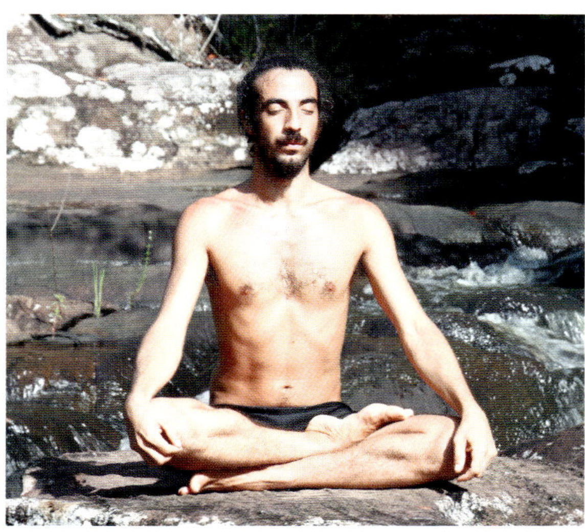
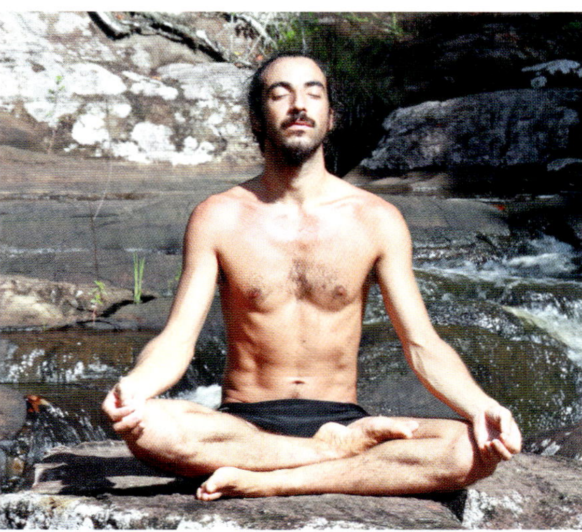

Pranayama-Atmung

Viele spirituelle und auch einige therapeutische Traditionen benutzen die Konzentration auf die Atmung und die Lenkung der Atemenergie im Organismus als Technik der Meditation und Bewusstwerdung. Für sie ist der Atem unsere Verbindung mit dem Universum und sein bewusster Gebrauch ein Mittel, mit Himmel und Erde in Harmonie zu leben. Die Atmung nimmt eine Mittlerstellung zwischen unserem bewussten und unbewussten Leben ein. Der Atemrhythmus wird einerseits von Zentren des autonomen Nervensystems gesteuert, kann aber auch bewusst gelenkt werden. Dadurch ist die Atmung der erste wichtige Schritt zur Bewusstwerdung der bei den meisten Menschen unbewusst ablaufenden Funktionen der inneren Organe.

Da Gefühle und Gedanken eng mit der Atmung verknüpft sind, liegt es nahe, durch die Atmung auf Gefühle und Gedanken einzuwirken. Das kann auf zweierlei Weise geschehen: einmal, indem außer Rand und Band geratene Gefühle oder Gedanken durch strukturierte Atmung unter Kontrolle gebracht werden, zum anderen, indem durch forcierende oder auch den Gasaustausch stark reduzierende Atemtechniken Gefühle und Gedanken aus dem Unbewussten freigesetzt werden, die an der Entstehung von Lebensunlust oder Krankheiten beteiligt sein können.

Beispiele für forcierende Atemtechniken, die entwickelt wurden, um das Bewusstsein für die eigene Gefühlswelt und das Unbewusste bis zurück zur Geburt und manchmal sogar darüber hinaus zu erweitern, sind das Holotrope Atmen nach Stanislav Grof sowie Atemtechniken des Rebirthing und der Bioenergetik.

Ein Beispiel für eine reduzierende Atemtechnik ist die Gourishankar[12]-Meditation von Osho[13] (Übung siehe Seite 34).

BEWUSSTER, FREI FLIESSENDER ATEM

Die ganz unterschiedlichen Formen des gelenkten Atems sind zur Erreichung eines körperlichen oder emotionalen Ziels von Nutzen. Da sie ideellen oder gedanklichen Ursprungs sind, können sie einen Teilaspekt des komplexen Gefüges von Körper, Seele und Geist verändern (wenn jemand Platzangst oder unkontrollierbare Wutanfälle hat, ist das von Bedeutung), sind aber nicht imstande, den eigenen Lebensfluss in seiner Gesamtheit zu erfassen; mit der Entwicklung innerer Achtsamkeit kann man mit den frei fließenden Veränderungen des Atems in Bereiche der Seele gelangen, die einem bei gelenktem Atem verschlossen bleiben.

Prof. Ilse Middendorf, Gründerin der Atemschule des „Erfahrbaren Atems", sagt dazu: „Wir lassen unseren Atem kommen, wir lassen ihn gehen und warten, bis er von selbst wiederkommt."

---

[12] Bennant nach dem Berg Gaurishankar, einem besonders schwer zu besteigenden Siebentausender der Khumbu-Region des Himalayas.

[13] Osho „Das orangene Buch" (Osho Verlag, Köln 1994).

ÜBUNG ZUR REDUZIERENDEN ATMUNG

In der ersten fünfzehnminütigen Phase der Meditation verlängert man mit geschlossenen Augen die vier Phasen der Atmung (einatmen, Atem anhalten, ausatmen, nicht atmen), so lange wie möglich. Dadurch kommt man durch Reduzierung des Sauerstoffs im Gehirn in einen Gefühlszustand ähnlich des Höhenrauschs, der sich beim Bergsteigen in großen Höhen einstellt. In der zweiten fünfzehnminütigen Phase blickt man, ohne genau zu fokussieren, mit weichem Panoramablick in eine ungefähr zwei bis drei Meter entfernt stehende Kerzenflamme; man stellt sich dabei vor, aufkommende Empfindungen, Gefühle und Gedanken der Flamme zur Reinigung zu übergeben. Die dritte fünfzehnminütige Phase ist Latihan, eine indische Technik des Geschehenlassens. Man steht auf, lässt sich stehen, bleibt locker, unterlässt Willkürmotorik. Nach einer Weile wird man spüren, wie sich der Körper von alleine zu regen beginnt; vielleicht spürt man ein Zittern, einen Energiefluss, der stärker wird und zu einer Bewegung führt. In der vierten fünfzehnminütigen Phase legt man sich auf den Rücken, schließt die Augen und beobachtet die frei fließende Atembewegung im Körper, ohne den Atem in irgendeiner Weise zu lenken. Diese Meditationstechnik verwendet in der ersten Phase den gelenkten Atem, um das eigene unbewusste Atemmuster zu verlassen, und lässt in den drei folgenden Phasen Raum für die Bewusstwerdung des frei fließenden, nicht willkürlich beeinflussten Atems und seines Zusammenhangs mit dem wahrgenommenen Energiefluss im Körper und autonomer, von tieferen Gehirnzentren gesteuerter Bewegung.

Der gelenkte Atem ist ein wirksames Mittel, um unangenehme und unerwünschte Grundgefühle und Gefühlsabläufe zu durchbrechen – zum Beispiel depressive und trübe Grundstimmungen aufzuhellen oder Angst, chronischer Reizbarkeit und Jähzorn ihr zugrunde liegendes charakteristisches Atemmuster zu entziehen und es damit zu erleichtern, ein festsitzendes Gefühls- oder automatisiertes Verhaltensmuster zu verlassen.

Durch die Lenkung des Atems ändern Sie das Muster der Ereignisse, das Ihnen „zustößt". Wenn Sie bedenken, wie oft es im Leben von Bedeutung ist, zur richtigen Zeit am richtigen Ort oder auch zur falschen Zeit am falschen Ort zu sein, könnten Sie mit der Hypothese experimentieren, ob die Art des Atmens als grundlegender Parameter der körperlichen Vitalität, des seelischen Empfindens und der Effektivität des Denkens nicht möglicherweise die Art und Weise des Lebens und Erlebens stark vorstrukturiert. Vielleicht können Sie herausfinden, inwieweit Sie Menschen und Ereignisse „herbeiatmen" – und nicht die Ereignisse auf Sie zustoßen wie ein Falke auf die Maus.

Die Königsdisziplin des Buddhismus, einer der vollständigsten Wege der Selbsterkenntnis und Erleuchtung, ist die Konzentration auf den freien Fluss des Atems durch die Nasenwurzel. Bei dieser Technik, die Vipassana genannt wird, geht es um das Üben der ständigen Anhaftung der Aufmerksamkeit an den freien Fluss des Atems durch die Nasenwurzel, ohne das Ausmaß oder den Rhythmus des Atems in irgendeiner Weise zu beeinflussen. Das Wesen des Buddhismus besteht in der Entwicklung nicht handelnder, sich nicht einmischender Bewusstheit. Viel von der Energie, die wir normalerweise auf geistiger wie emotionaler und körperlicher Ebene zum Handeln benötigen, wird Schritt für Schritt zurückgezogen und dem Bewusstsein für seine Entwicklung zur Verfügung gestellt.

HERZ UND LUNGE IN DER CHINESISCHEN TRADITION: SHÉN UND ZONG QÌ

In der traditionellen chinesischen Kultur wird das Herz als Zentrum des Bewusstseins, des Fühlens und Denkens betrachtet, als oberster Herr der Organe. In der Ansichtsweise des alten China regiert im Herzen *Shén* – ein Wort, das man mit „Geist", „Esprit", „Seele", „Gott", „göttlich" und „wirksam" übersetzen kann.

Shén hat zwei Wohnsitze. Der untere Wohnsitz ist das Herz, von dem aus er für eine Ausgewogenheit der Gefühle und für eine klare, ehrliche Redeweise sorgt. Sein oberer Amtssitz ist die Hypophyse oder das dritte Auge, von dem aus er Klarheit des Denkens und Bewusstheit in der Lebensführung bewirkt. Wenn diese Eigenschaften in einem Menschen vorhanden sind, ist sein *Shén* kraftvoll und gesund. Man erkennt dies an einem Glanz, einem Licht in den Augen.

In der chinesischen Tradition wurde die Lunge mit dem ersten Minister eines Staates verglichen, welcher der oberste Hohepriester war und sakrale Funktionen erfüllte, die für die Aufrechterhaltung der Ordnung im Gemeinwesen nötig waren. Die Lunge „empfängt die Lebenskraft, das *Qì* des Himmels". *Qì* ist das chinesische Wort für Lebenskraft oder Lebensenergie. Das japanische Wort dafür ist *Ki;* im Yoga wird die vitale Essenz *Prana* genannt. Die meisten alten Kulturen haben das Konzept einer universell vorhandenen Lebenskraft, die in der Luft, im Wasser, in der Erde, in Pflanzen, in Tieren und ebenso im menschlichen Organismus zirkuliert. Es handelt sich um eine vitale Essenz jenseits der subatomaren Strukturen – einer Energie, die in allen Formen der Materie vorhanden und in lebenden Organismen konzentriert ist. Wilhelm Reich hat diese Lebensenergie in seinen Forschungen entdeckt und sie *Orgon* genannt. Die Quantenphysik kennt sie unter dem Begriff des *Quantenfelds.*

Mit jedem Ausatmen erfüllt die Lunge die wichtigste Ausscheidungsfunktion des Körpers: die Abgabe von Kohlendioxid (CO_2), das bei der Verbrennung in der Zelle zur Energiegewinnung entsteht. Ausatmen bedeutet die Befreiung von Giftstoffen und die Schaffung von Raum für neue Energiegewinnung. Die beiden Hauptfunktionen der Lunge sind daher Aufnehmen und Abgeben. Durch die Lunge sind wir ständig mit unserer Umwelt verbunden – wir teilen uns mit vielen anderen Lebewesen die Atmosphäre, wir atmen die Luft, die andere Menschen, Tiere und Pflanzen ausgeatmet haben. Die Lunge gestaltet unsere Beziehung zum Universum. Die komplementären Fähigkeiten des Aufnehmens und Ausscheidens oder Loslassens bilden die Basis der geistigen und körperlichen Gesundheit. Wenn man nicht gut aufnehmen kann, wird der Organismus Mangel leiden, abgeschnitten sein. Wenn man nicht gut loslassen kann, wird der Organismus vergiftet sein und stagnieren. Eine gestörte Lungenfunktion weist daher meist auf einen Mangel an Verbundenheit mit der Umgebung hin. Solche Menschen sind oft einsam und zurückgezogen. Sie wirken hart, kalt, von ihrer Umgebung isoliert und zeigen wenig Gefühl. Andere sind ehrgeizig, haben hohe, meist unerreichbare Ideale.

Wieder andere sind auf eine starre und dogmatische Art religiös. Sie haben eine große Sehnsucht nach dem „Himmel". Sie kennen viele Techniken, sich zu reinigen, und versuchen häufig, auch andere zu einem reinen Leben und zu ihren hohen Idealen zu bekehren, sind aber selbst nicht imstande, die Reinheit der Natur (oder auch die Unreinheit der Städte) zu empfinden, wozu uns eine gesunde Lunge befähigt.

Bei flacher Atmung und somit ungenügender Ausscheidung von Kohlendioxid wird die Sehnsucht nach innerlicher und äußerlicher Reinigung sehr groß sein. Sauberkeits- und Hygienefanatiker, Ernährungsfetischisten, extreme Makrobioten wie religiöse und politische Dogmatiker kompensieren mit ihrem Verhalten oft eine schlecht belüftete Lunge.

Aus dem Gesagten wird deutlich, wie wichtig eine tiefe und vollständige Atmung ist – und wie jeder die Welt zu einem besseren Ort machen kann, wenn man sich selbst wie auch andere zu einer tieferen und vollständigeren Atmung animiert.

Ist die Atmung tief und die Lunge gesund, hat ein Mensch genug Energie, um auch schwierigen Zeiten und Situationen mit Selbstvertrauen entgegensehen zu können. Ein solcher Mensch ist optimistisch und zuversichtlich, er hat Vertrauen in das Leben und ist kein Kind von Traurigkeit. Flache und ungenügende Atmung dagegen sind eine Hauptursache und Grundbedingung übermäßiger Sorgen um die eigene Zukunft (oder auch um die Zukunft der Welt), einer ständigen und überfließenden Neigung zu Weinen und Trauer, von Pessimismus und Depression.

Als ich begann, Shiatsu und Shén Dào Körperarbeit zu unterrichten, wurde mir schnell klar, wie wesentlich – im wahrsten Sinne des Wortes – die Kraft in unserem Brustkorb für unser Leben und für unsere Gesamtpersönlichkeit ist. Die Tiefe der Liebe, die jemand zu fühlen imstande ist, die Fähigkeit, Lob, konstruktive Kritik und Liebe zu geben und Lob, Kritik und Liebe anzunehmen, die Kraft gerechten Zorns über Unwahrheit und Ungerechtigkeit, der Mut, sich ohne lange zu zögern einer schwierigen Situation oder einem hartnäckigen Gegner zu stellen, die Fähigkeit, mit volltönender Stimme zu sprechen, zu singen und Lebensfreude durch Lachen und Lächeln auszudrücken, werden bestimmt von der Kraft, die in der Brust wohnt – in unserer Brust-, Schulter- und oberen Rückenmuskulatur, in unserem Herzen und in unserer Lunge.

Diese Kraft haben wir zum Teil von den Eltern und Großeltern mitbekommen, zum Teil haben wir sie erworben. Ohne Kraft in der Brust und im Herzen ist das Leben Mühsal und Plage, hat man zu wenig Energie für Lebensfreude und Liebe.

Die Kraft und das Selbstvertrauen in der Brust, in Herz und Lungen wird *Zong Qì* genannt. Nach traditioneller chinesischer Vorstellung ist *Zong Qì* eine von den Eltern ererbte Qì-Form, deren Kontingent durch Ernährung und Atmung immer wieder erneuert und aufgefüllt werden muss.

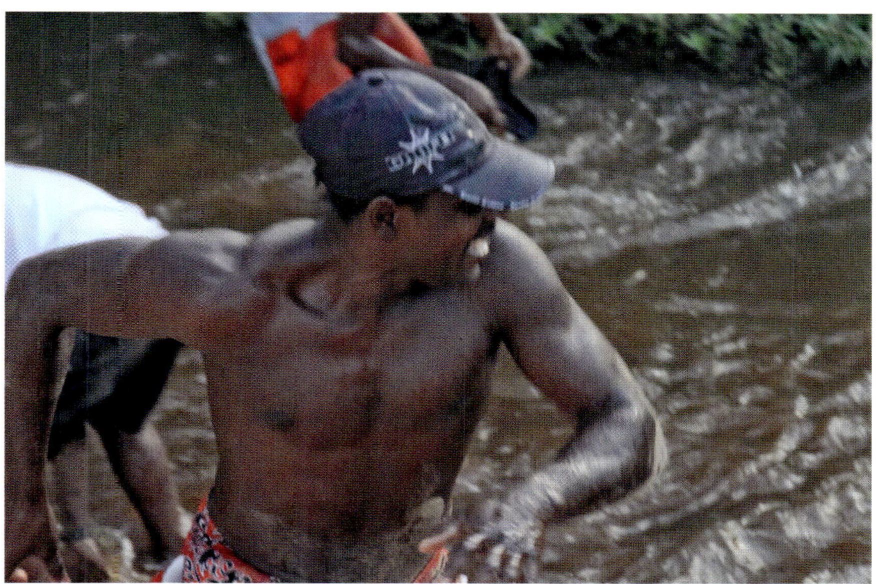

Da das *Zong Qì* seinen Sitz im Brustkorb hat, wird es auch Atmungs-Qì oder Brust-Qì genannt. Durch das Zeichen Zong wird ein Mensch charakterisiert, der von seinen Vorfahren Kraft und Selbstvertrauen in der Brust für seinen Lebensweg bekommen hat – durch das Brust-Qì besitzt er die Würde und den Adel des Herzens.[14]

PSYCHOSOMATISCHE FUNKTIONEN DER BRUST

Die Brust hat in unserem Körper eine Mittelstellung zwischen oben und unten inne, zwischen den Sinneswahrnehmungen des Kopfes einerseits und den tieferen Gefühlen und Impulsen von Bauch und Becken andererseits. Die Brust bündelt Gefühle, verstärkt sie, leitet sie weiter zum Hals und zum Mund, zu den Schultern und Armen, wo sie zum Ausdruck kommen können. Viele Menschen begreifen die Brust als ihr Zentrum des Fühlens, weil dort ihr Herz schlägt. Vor allem Männer trainieren die Brustmuskeln, um sich stark und mächtig zu fühlen. Eine kräftige Brust bedeutet, dass wir Mut und Selbstvertrauen haben, Optimismus und Zuversicht und dass wir uns von Rückschlägen nicht so leicht verunsichern und entmutigen lassen.

Frauen gibt die kräftige Brust eines Mannes häufig das Gefühl der Sicherheit und Stabilität, des Sich-Anlehnen-Könnens. Vielen Frauen ist eine kräftige Brust bei Männern wichtig und ich meine, das ist einer der Hauptgründe, warum Männer sie trainieren

[14] aus Achim Eckert: „Acht Wundermeridiane" (Kapitel 1.2.1.3 Zong Qì)

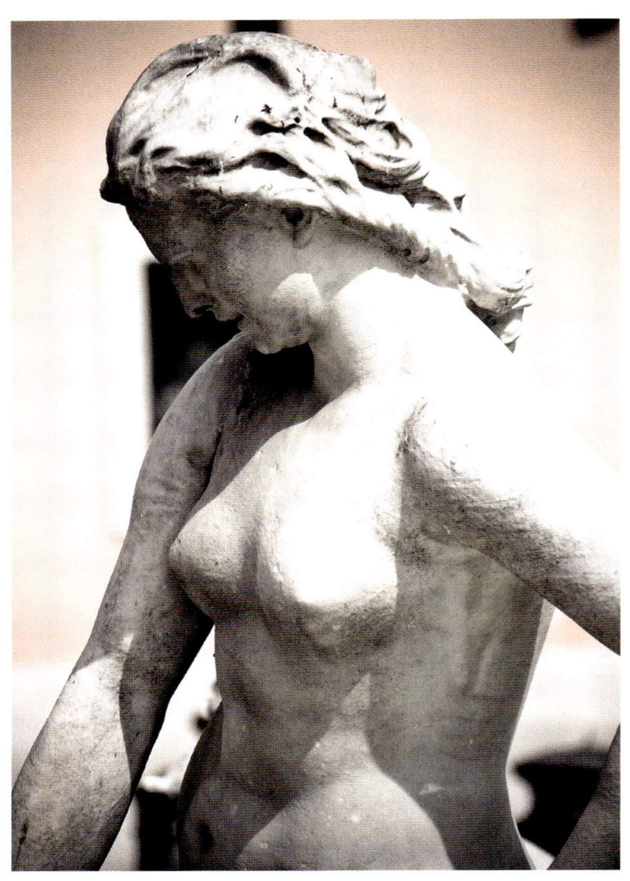

Es ist sicherlich keine eigene Abhandlung erforderlich, um darzulegen, wie wichtig die Form und das Aussehen der weiblichen Brust für die Frau selbst, aber auch für die Männer, die sie begehren, ist. Mindestens ebenso wichtig wie es für Männer ist, eine starke und breite Brust zu haben, ist ein wohlgeformter und straffer Busen für viele Frauen ein Fundament ihres Selbstvertrauens. Die Form der weiblichen Brust sagt nicht nur viel über die Jugendlichkeit und Vitalität der Frau aus, sondern wird auch seit jeher – von Männern wie von Frauen – als Ausdruck ihrer Sexualhormone und damit ihrer Fruchtbarkeit, ihres Geben- und Nährenkönnens betrachtet. Der Busen ist der Teil des weiblichen Körpers, der in seiner Form und Gestalt den meisten Schwankungen ausgesetzt ist. Es ist bekannt, dass er sich während des Monatszyklus verändert und gegen Ende voller wird. Viele Frauen machen jedoch auch die Erfahrung, dass ihr Busen zunimmt und wächst, wenn sie in ihrem Leben eine Zeit der Zärtlichkeit und Liebe erleben, und dass er die Tendenz hat, welker und schlaffer zu werden, wenn sie sich über längere Zeit nicht geliebt fühlen. Die Form der weiblichen Brust zeigt also nicht nur das ungefähre Alter der Frau und die Phase ihres Zyklus an, sondern auch, wie viel Liebe sie bekommt, bekommen hat und was sie zu geben verspricht.

Interessanterweise trainieren wenige Frauen ihre Brustmuskeln, obwohl der große Brustmuskel, richtig trainiert, die Brust in natürlichen Grenzen schön zu formen vermag. Doch ist es mit dem Muskeltraining allein nicht getan. Eine schon im Altertum angewandte Technik, die Brust jugendlich und straff zu erhalten, ist die Wechseldusche: kalt-heiß-kalt-heiß-kalt.

Die alten orientalischen Techniken der Schönheits- und Gesundheitspflege wie Brustmassage und Bauchtanz können uns heute lehren, dass Schönheit nicht nur ein Resultat von Anstrengung ist, sondern, dass, wenn wir unserem Körper etwas Gutes tun und ihm Gefühle der Zärtlichkeit und Lust erlauben, der Körper in Anmut und Schönheit zu strahlen beginnt. Umso mehr ist es daher von Bedeutung, ein Leben zu führen, in dem der eigene Körper von einem anderen immer wieder ausgiebig gestreichelt und verwöhnt wird, und dafür zu sorgen, dass man genug liebevolle Berührung bekommt und auch Liebe zu geben vermag.

Dem Zeitgeist entsprechend sind diese Themen im Bereich der Fitness-Center weitestgehend tabu. Massenweise strömen Frauen in Step-Aerobic und zu „Bauch-Bein-Po" – und auf den meisten Gesichtern liegt ein Schleier der Anstrengung, eine coole Attitüde und eine Härte zu sich selbst. Interessanterweise ist die Formung des Busens in der überwiegenden Mehrzahl der Fitness- und Bodystyling-Lehrbücher und auch in den Übungsprogrammen der Fitness-Center kein Thema. Offenbar wird die Form des Busens eher fatalistisch betrachtet und es gibt in diesem Umfeld kein Bewusstsein zu den oben aufgeführten Zusammenhängen der Brust mit Fruchtbarkeit und Sexualität, Zärtlichkeit und Liebesfähigkeit. Viele

BRUSTMASSAGE FÜR FRAUEN

Eine im alten China entwickelte Form ist die kreisförmige Selbstmassage der Brüste mit einem tonisierenden Öl. Die Kreise werden gegenläufig ausgeführt.

Massieren Sie Ihren Busen leicht mit den Fingerspitzen an seiner Innenseite abwärts, unterhalb der Brustwarzen nach außen und an der Außenseite der Brüste wieder nach oben, bis sich der Kreis schließt.

Eine Rezeptur für tonisierendes Öl auf Basis von 30 ml Mandelöl (oder einem anderen natürlichen, für die regelmäßige Massage geeigneten Öl) ist: 4 Tropfen ätherisches Lemongrassöl, 10 Tropfen ätherisches Muskatellersalbeiöl, 11 Tropfen ätherisches Geraniumöl und 14 Tropfen ätherisches Ylang-Ylang-Öl. Das Gemischt einige Tage stehen lassen, bis sich die Essenzen mit dem Basisöl verbunden haben. Wenn Sie das Brustmassageöl nicht regelmäßig anwenden und aus praktischen Gründen nicht im Kühlschrank aufbewahren möchten, fügen Sie etwa 5 ml Jojobaöl hinzu, um es haltbar zu machen.

Die Massage der Brüste führen Sie am besten täglich für etwa 5 bis 10 Minuten durch, am besten sind Sie dabei nackt. Sie atmen tief in Akkordeonatmung (siehe Seite 31) durch den leicht geöffneten Mund. Taoistische Schriften äußern sich diesbezüglich, dass die Massage solange andauern sollte, bis Sie eine sanfte oder – je nach Belieben – stärkere sexuelle Erregung verspüren, denn das bedeutet, dass die Produktion der Sexualhormone angeregt worden ist, die ja ein Hauptfaktor für Schönheit und Jugendlichkeit der Brüste sind.

leben heute in dem Glauben, dass Schönheit das Resultat von Anstrengung, Disziplin und Chirurgie sei, aber nicht der natürliche Ausdruck einer ausgewogenen Lebensführung mit ausreichend Bewegung, Entspannung, Zärtlichkeit und Glücksgefühlen. Immer mehr Frauen entschließen sich bei der Formung ihrer Brust zur chirurgischen Lösung, die aber nicht so viel Anerkennung und Bewunderung bringt, wie sie verspricht, weil sie vorspiegelt, was nicht ist – ganz abgesehen davon, dass Silikon unser in diesen chemie- und giftstoffreichen Zeiten ohnehin schon stark gebeuteltes Immunsystem vollends aus dem Gleichgewicht bringen kann.

PSYCHOSOMATISCHE FORMEN DER BRUST

DIE KRÄFTIGE UND WOHLGEFORMTE BRUST

Hauptmerkmal einer kräftigen Brust ist ihre Fähigkeit, tief ein- und auszuatmen. Sie kann sich sowohl beim Einatmen ausdehnen und weit werden, als auch beim Ausatmen in sich zusammensinken und nachgeben. Sie ist in ihrer Bewegungsfreiheit nicht behindert, Muskeln und Rippen sind elastisch.

Eine kräftige Brust erfüllt die Funktion, Gefühle, die vor allem aus Bauch und Becken kommen, zu bündeln, zu verstärken und einerseits über die Arme und Hände und andererseits über die Stimme und Augen zum Ausdruck zu bringen. Eine kräftige Brustmuskulatur ermöglicht eine tiefere Einatmung – der große Brustmuskel ist ein wichtiger Atemhilfsmuskel – und stellt dem Körper damit mehr Sauerstoff, und das bedeutet mehr Verbrennungsprozesse mit freiwerdender Energie, zur Verfügung.

Eine kräftige Brustmuskulatur schützt das Herz und die Lungen vor unruhigen, nervösen und aggressiven Energien unserer Mitmenschen, aber auch vor Stadthektik, Verkehrs- und Maschinenlärm. Menschen mit athletisch geformter Brust lassen sich nicht so leicht aus der Ruhe bringen, nehmen nicht gleich alles persönlich und ertragen Stress und Hektik besser. Die emotionale Ruhe und das Selbstvertrauen, die eine gut ausgebildete Brustmuskulatur zu geben in der Lage ist, kann durch noch so umfangreiche psychotherapeutische Behandlungen kaum auf mentalem Wege erworben werden.

DER VERENGTE BRUSTKORB

Eine schmale, schwächliche Brust ist ein Brustkorb im Zustand verstärkter Ausatmung. Menschen mit einem engen Brustkorb atmen zeitlich länger aus als ein. Ihre unterentwickelte Brustmuskulatur und meist auch die Enge und Unflexibilität der Rippen und Rippenknorpel befähigt sie nicht zu einer tiefen und vollständigen Einatmung. Diesem Atemmuster liegt ein tiefer Mangel an Selbstwertgefühl zugrunde, dass man nämlich nicht das Recht hat, etwas – und wenn es auch nur Luft ist – zu sich zu nehmen und (in der Pause zwischen Ein- und Ausatmen) für eine Weile zu behalten.

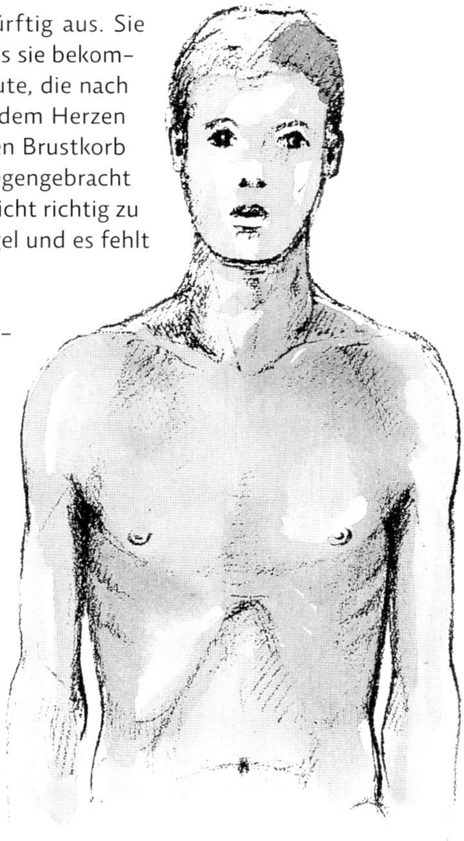

Dementsprechend sehen solche Menschen schwach und bedürftig aus. Sie wollen zwar oft viel, bekommen oft auch viel, können aber das, was sie bekommen, schlecht behalten, geben es gleich wieder ab. Es sind die Leute, die nach einem Lob und einer Anerkennung hungern, diese aber nicht mit dem Herzen aufnehmen können, wenn sie sie einmal bekommen. In einem engen Brustkorb ist zu wenig Raum, emotionale Geschenke und Liebe, die uns entgegengebracht werden, aufzubewahren. Da sie sich durch Zuwendung und Liebe nicht richtig zu nähren vermögen, leiden sie an ständigem Kraft- und Energiemangel und es fehlt ihnen an Durchhaltevermögen.

Um nachempfinden zu können, wie sich jemand mit einem verengten Brustkorb fühlt, atmen Sie mehrmals hintereinander doppelt so lange aus, wie Sie einatmen. Machen Sie nach jedem Ausatmen eine längere Pause. Nach einer Weile verharren Sie in der Ausatmung und nehmen Sie Ihre körperliche Haltung und Ihren Gefühlszustand wahr. Mit großer Wahrscheinlichkeit werden Sie sich schwach und unsicher fühlen, vielleicht auch lebensmüde und depressiv.

Wenn ein Körper allgemein schwach und die Muskulatur unterentwickelt ist, wie es beim oralen Charakter der Fall ist (siehe Kapitel 4.3), drückt sich die vorherrschende Energielosigkeit auch in einem geringen Fluss der Gefühle im Brustbereich aus. Wenn nur die obere Körperhälfte – Brustkorb, Schultern und Arme – eng und schmal ist, Becken und Beine aber weitaus mehr Substanz haben, wie das den hysterischen Körpertypus (siehe Kapitel 4.7) charakterisiert, sammeln sich Gefühle über längere Zeit in Bauch und Becken an. Diese werden durch den verengten Brustkorb, durch die schwachen Schultern und Arme an ihrem fließenden Ausdruck in der oberen Körperhälfte gehindert. Vor allem Gefühle der Hingabe und weiche Herzgefühle sind in ihrer Strömung durch den kleinen und starren Brustkorb eingeschränkt. Die sich im Bauchraum über längere Zeit ansammelnden Emotionen führen dann zu plötzlichen, heftigen Gefühlsausbrüchen und hysterischen Reaktionen, wenn das Gefäß überläuft oder der Damm bricht.

ATEMÜBUNG BEI VERENGTEM BRUSTKORB

Das Ziel der Übung besteht darin, das Grundmuster verlängerter und akzentuierter Ausatmung durch Betonung der Einatmung aufzulösen und dadurch die Pole von Ein- und Ausatmung auf lange Sicht hin gleichwertig und ausgewogen zu machen. Menschen mit verengtem Brustkorb haben entweder eine allgemein flache, kaum wahrnehmbare Atembewegung oder verwenden nur Bauchatmung.

ÜBUNG BEI VERENGTEM BRUSTKORB

Atmen Sie tief und lange nach vorne in die Brust sowie nach oben in die Lungenspitzen ein, halten Sie den Atem ein wenig an, atmen Sie kurz und wenig aus, dann füllen Sie den Brustkorb erneut tief mit Luft und atmen Sie auf die beschriebene Weise weiter, mindestens eine Viertelstunde lang, ein- bis zweimal pro Tag.

Um ein tiefsitzendes Grundmuster der Atmung zu verändern, ist es erforderlich, diese Übung regelmäßig zu machen. In den ersten Tagen empfiehlt es sich, folgenden Rhythmus einzuhalten: vier Schläge einatmen – vier Schläge Luft anhalten – zwei Schläge ausatmen – ohne Pause gleich wieder vier Schläge einatmen, und so fort. Nach einigen Tagen können Sie die Sequenz verdoppeln: acht Schläge einatmen – acht Schläge anhalten – vier Schläge ausatmen.

Erweitern Sie die Einatmung nach vorne in die Brust und nach oben in die Lungenspitzen in der zweiten Woche um die Atmung in die Flanken, in der dritten Woche zusätzlich um die Atmung in den Bereich zwischen den Schulterblättern. Um die Wirkung der verschiedenen Atemorte differenzierter wahrzunehmen, empfiehlt es sich, nicht von Anfang an mit Atmung in die Flanken und die hinteren Lungenbereiche zu beginnen, aber natürlich können Sie auch von Anfang an versuchen, den Brustkorb beim Einatmen nach vorne, nach oben, zur Seite und nach hinten hin zu erweitern.

Führen Sie diese Übung einen Monat lang jeden Tag durch und notieren Sie Ihre Wahrnehmungen in einem Tagebuch. Dann ziehen Sie Bilanz, was in dieser Zeit geschehen ist. Falls Sie den Eindruck haben, dass die tiefere Atemweise hilft, neue Seiten in Ihnen zu entdecken und zu entwickeln, setzen Sie diese drei Monate lang fort.

Machen Sie sich diese Übung auch in Alltagssituationen zur Gewohnheit. Sie können sie auch ausführen, während Sie mit anderen Dingen beschäftigt sind: wenn Sie Musik hören, Auto fahren (auch im Stau gibt sie Ihnen Ruhe und Gelassenheit und das Gefühl, etwas Sinnvolles mit der sonst vertanen Zeit anzufangen), Geschirr spülen, Zeitung lesen, auf einer Party plaudern (das erfordert die meiste Übung), tanzen oder mit den Kindern spielen. Wenn Sie sich diesen Atemrhythmus bei den eben beschriebenen Tätigkeiten aneignen, werden Sie mehr Selbst-Bewusstsein entwickeln und nach und nach die Essenz einer meditativen Haltung entdecken: mit sich selbst in Kontakt sein, während der Strom der Ereignisse an einem vorüberzieht.

Falls Sie aber Mühe haben, diese Übung in einer Alltagssituation eine Viertelstunde lang durchzuhalten, dann atmen Sie in diesem neuen Rhythmus, wenn Sie ungestört sind und sich voll darauf konzentrieren können.

Seien Sie sich klar darüber, dass eine grundsätzliche Veränderung des Atemrhythmus eine einschneidende Veränderung Ihres Lebensgefühls bedeutet. Neue Lebensmöglichkeiten werden sich ergeben, von denen Sie vielleicht geträumt haben, die Sie aber nicht verwirklichen konnten, Perspektiven werden sich eröffnen, von denen Sie nicht einmal geahnt haben, dass sie existieren oder dass sie auch einem Menschen wie Ihnen offen stehen. Das mag phantastisch klingen, wird aber nachvollziehbar, wenn man bedenkt, dass unser Atemrhythmus, gekoppelt mit unserem Herzschlag und unserem Blutdruck, das Fundament unserer geistigen und körperlichen Leistungsfähigkeit und unseres seelischen Erlebens darstellt. Jede auch noch so geringe Schwankung in der Sauerstoffversorgung unseres Gehirns und der Organe und Gewebe verändert unser Energieniveau – und sofort verändern sich die Möglichkeiten unseres Denkens, Fühlens und Handelns. Die grundlegende Änderung der eingefleischten Gewohnheit, wenig und flach zu atmen, bedeutet daher, dass sich das Potenzial unserer geistigen und körperlichen Leistungs- und Erlebnisfähigkeit wesentlich erweitert.

Da die meisten von uns unbewusst an dem einmal Erprobten und Gewohnten festhalten, seien es auch Missmut und Misere, und diese Atemübung auf längere Sicht hin Ihre Persönlichkeit erweitert und Sie dynamischer und energetischer macht, werden unter Umständen auch innere Widerstände auftauchen, diese Atemübung regelmäßig durchzuführen – denn das Unbekannte, und mag es noch so verheißungsvoll aussehen, macht uns Angst. Lassen Sie sich von ihnen nicht beirren oder von dem einmal eingeschlagenen Weg abbringen! Wenn es keine tieferen Widerstände gäbe, würden Sie schon längst tiefer atmen.

DER AUFGEBLASENE BRUSTKORB

Der Brustkorb wirkt aufgeblasen, wenn er im Ausdehnungszustand der Einatmung fixiert ist und nicht soweit nachgeben und zusammensinken kann, dass eine vollständige Ausatmung möglich wird. Menschen mit einem solchen Brustkorb wirken von ihrer Persönlichkeit her mächtig, unangreifbar und aufgeblasen. Sie stolzieren mit geschwellter Brust durch die Welt und stellen gerne ihre Kraft zur Schau. Sie halten fest was sie haben: ihr Image von „Ich bin okay. Ich kann für mich selbst sorgen. Ich brauche Euch nicht." Es fällt ihnen schwer, dieses Image loszulassen und sich schwach zu zeigen. Sie haben gelernt, dass sie bewundert und geliebt werden, wenn sie stark sind. Sie nehmen dafür eine etwas starre und rigide Haltung in Kauf. Ihr Stolz und ihre Ehre sind ihnen wichtig, sie können kaum nachgeben. Ihr Leben hat etwas Statisches und vielleicht haben sie sich schon gefragt, warum sie bei aller Kraft und Stärke und bei aller Bewunderung die ihnen zuteil wird, nicht voll zufrieden sind.

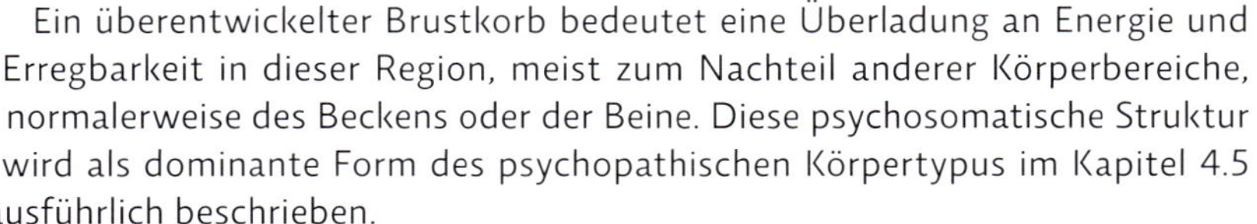

Ein überentwickelter Brustkorb bedeutet eine Überladung an Energie und Erregbarkeit in dieser Region, meist zum Nachteil anderer Körperbereiche, normalerweise des Beckens oder der Beine. Diese psychosomatische Struktur wird als dominante Form des psychopathischen Körpertypus im Kapitel 4.5 ausführlich beschrieben.

Um eine Vorstellung davon zu bekommen, wie es sich anfühlt, mit einem mächtigen und starren Brustkorb durchs Leben zu schreiten, atmen Sie mehrmals hintereinander doppelt solange ein, wie Sie ausatmen. Machen Sie nach jedem Einatmen eine längere Pause. Dann halten Sie die Luft an und spüren Sie die verschiedenen Bereiche Ihres Körpers. Wahrscheinlich fühlen Sie sich in Brust und Armen stark und mächtig, gleichzeitig ist der Bauch eingezogen und das Zwerchfell blockiert. Die Energie konzentriert sich automatisch in der oberen Körperhälfte, die Beine werden zu unlebendigen Stützen degradiert. Achten Sie auch darauf, wie sich die Wahrnehmung Ihrer Gefühle aus Bauch und Becken verändert, und stellen Sie sich vor, wie es sich anfühlt, mit einer solchen Haltung Liebe und Zuwendung von einem anderen Menschen anzunehmen und zu erwidern.

ATEMÜBUNG BEI AUFGEBLASENEM BRUSTKORB

Atmen Sie tief und lange aus, machen Sie eine lange Pause bis zur nächsten Einatmung, dann atmen Sie kurz und wenig ein, atmen gleich wieder tief und lange aus und so fort. Am Anfang empfiehlt es sich, folgenden Rhythmus einzuhalten: vier Schläge ausatmen – vier Schläge nicht atmen – zwei Schläge einatmen – ohne Pause gleich wieder vier Schläge ausatmen. Machen Sie diese Übung ein- bis zweimal pro Tag etwa eine Viertelstunde lang. Nach einigen Tagen können Sie die Sequenz verdoppeln: acht Schläge ausatmen – acht Schläge nicht atmen – vier Schläge einatmen.

Für diese Übung gelten die gleichen Anregungen und Prinzipien wie bei der Atemübung zum verengten Brustkorb. Machen Sie sich den neuen Atemrhythmus auch in Alltagssituationen zur Gewohnheit. Nach einigen Tagen oder Wochen werden Sie bemerken, dass es Ihnen leichter fällt andere Menschen näherkommen zu lassen und dass Sie Lob und Tadel im Herzen mehr berührt. Wahrscheinlich werden Sie auch bemerken, dass es nicht nötig ist, ständig mächtig und unnahbar zu wirken, um von anderen respektiert zu werden. Möglicherweise werden Sie sich in manchen Situationen auch natürlicher, bescheidener und zwangloser fühlen.

Machen Sie diese Übung einen Monat lang jeden Tag und führen Sie ein Tagebuch darüber. Dann ziehen Sie Bilanz, inwiefern Sie Veränderungen an sich und im Umgang mit anderen Menschen wahrnehmen können. Falls Sie den Eindruck haben, dass der Atemrhythmus mit Betonung auf dem Ausatmen Ihnen hilft, neue Verhaltensweisen und Möglichkeiten des Empfindens zu entdecken und zu entwickeln, machen Sie sich diese Übung drei Monate lang zur täglichen Gewohnheit.

DER GROSSE BRUSTMUSKEL
(MUSCULUS PECTORALIS MAIOR)

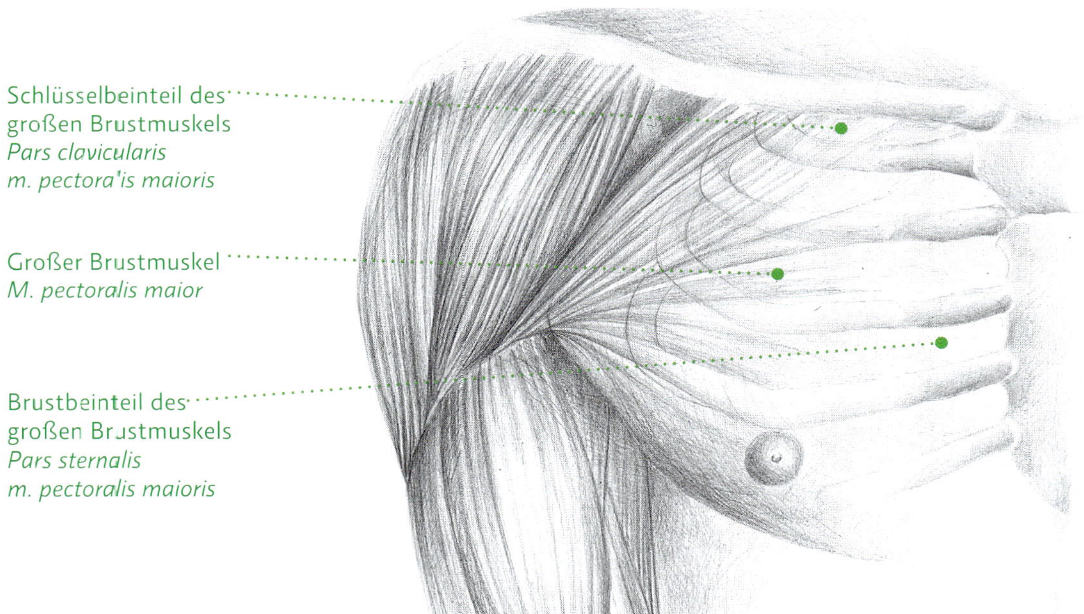

Der große Brustmuskel bedeckt die ganze Brust. Er entspringt breitgefächert von

- der inneren oder medialen Hälfte des Schlüsselbeins,
- dem Brustbein und den Rippenknorpeln,
- der derben Bindegewebshaut über dem geraden Bauchmuskel (dem vorderen Blatt der Rektusscheide).

An der Außenseite des Kopfes des Oberarmknochens können Sie eine Verdickung des Knochens unter dem mittleren Deltamuskel tasten, die großes Höckerchen *(Tuberculum maius)* genannt wird. Sie können diesen Höcker mit eher festem Druck durch den Deltamuskel hindurch ertasten. Wenn Sie die Finger am Oberarm einige

Zentimeter abwärts wandern lassen, können Sie vielleicht auch eine eher scharfe Knochenkante ertasten, die wie ein Berggrat zum großen Höckerchen hinaufführt. Diese Kante oder Leiste *(Crista)* wird *Crista tuberculi maioris* genannt und ist die gemeinsame Ansatzstelle der drei Teile des großen Brustmuskels, dessen Fasern zu diesem recht schmalen Ansatz konvergieren. Wenn Sie ihre Finger ein bis zwei Zentimeter vor diese Kante wandern lassen, einen einigermaßen festen Druck ausüben und dabei den Oberarm nach innen drehen, werden Sie in der Tiefe unter dem Deltamuskel die Kontraktion des großen Brustmuskels spüren.

Der Teil des großen Brustmuskels, der seinen Ursprung am Schlüsselbein hat, zieht den Arm zum Körper – diese Bewegung wird Adduktion genannt.

Jener Teil des Pectoralis maior, der vom Brustbein kommt, führt den Arm, vor allem aus einer rückwärtigen Position, nach vorne, adduziert und dreht den Oberarm nach innen. Seine unteren Fasern ziehen den Arm aus einer erhobenen Position nach unten; sie wirken synergistisch mit dem breiten Rückenmuskel *(Musculus latissimus dorsi)* und werden mit diesem gemeinsam durch Klimmzüge trainiert.

Die Fasern des Pectoralis maior, die ihren Ursprung in der Rektusscheide haben, ziehen den Arm aus einer erhobenen Position nach unten und drehen den Oberarm nach innen.

Die Meridiane der Lunge, des Herzens und der Herzhülle versorgen den großen Brustmuskel mit Qì. Dementsprechend sind die psychologischen Funktionen dieses Muskels Selbstvertrauen, Mut und Durchsetzungskraft. Mit einem kräftigen großen Brustmuskel ist es sehr unwahrscheinlich, dass man in Pessimismus, Zukunftsangst und Depression versinkt. Kräftige Brustmuskeln machen ruhig und verlässlich, sie schützen das Herz und seine Gefühle, man wird weniger leicht angreifbar und nervös.

Butterfly mit Hanteln

Diese Übung dient vor allem der Stärkung des mittleren Brustbereiches und der Dehnung des Brustkorbs. Sie liegen in Rückenlage mit aufgestellten Beinen auf dem Boden oder auf einer Bank und haben beide Arme mit den Kurzhanteln zu den Seiten hin ausgestreckt, jedoch in den Ellbogen ganz leicht gebeugt, um die Gelenkflächen der Ellbogengelenke zu schonen. Mit dem Ausatmen heben Sie die Hanteln jeweils in einem Viertelkreis von den Seiten zu einem Punkt über der Brustmitte – bis die Hanteln sich fast berühren. Mit dem Einatmen senken Sie die Hanteln wieder langsam zur Seite – langsam deshalb, um den großen Brustmuskel sich auch beim Senken der Hanteln anstrengen zu lassen. Dehnen Sie beim Einatmen die Brust nach vorne und seitlich zu den Flanken hin aus.

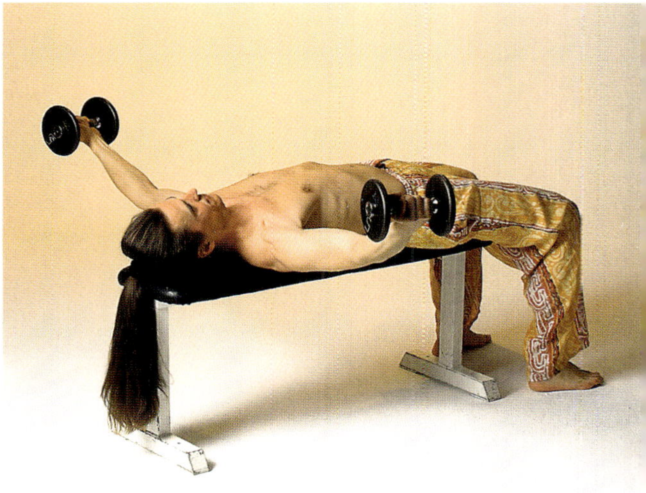

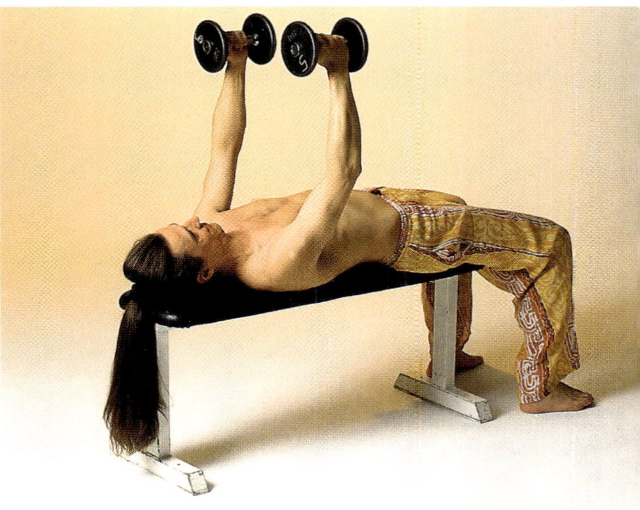

Wie schon eingangs beschrieben, sollte das Gewicht der Hanteln so gewählt sein, dass Sie die Bewegung zehn bis fünfzehn Mal durchführen können – aber nicht mit verkrampftem Gesicht. Wenn Sie die Bewegung öfter als fünfzehn Mal durchführen können, sind die Gewichte zu leicht, um den Muskel zu einem Aufbau zu stimulieren – in diesem Falle dient die Übung lediglich der Stärkung der Ausdauer. Wenn Sie die Bewegung schon beim dritten oder vierten Mal als sehr anstrengend empfinden, sind die gewählten Gewichte zu schwer. Wichtig bei dieser Übung ist auch, dass die Arme nie ganz durchgestreckt werden. Diese Grundlage gewöhnen Sie sich am besten schon beim Training mit leichten Gewichten an, auch wenn es da noch nicht unbedingt erforderlich ist.

Wenn Sie den Butterfly auf einer Matte am Boden ausführen, ist es am besten, dabei die Beine aufzustellen. Wenn Ihre Fußsohlen auf der Matte sind, haben Sie durch eine bessere Erdung (siehe Seite 148) mehr Kraft zur Verfügung.

Butterfly im Sitzen auf der Schrägbank

Diese Übung wird wie der gewöhnliche Butterfly ausgeführt. Durch das zurückgelehnte Sitzen auf der Schrägbank werden nicht nur die mittleren, sondern auch die oberen Fasern des Großen Brustmuskels trainiert.

Liegestützen und Bankdrücken

Diese klassischen Übungen sind die einfachste Art, den großen Brustmuskel zu trainieren.

Bei Liegestützen legen Sie sich bäuchlings auf den Boden, legen die Handflächen unter den Schultern auf den Boden und stemmen den Körper mit dem Ausatmen langsam hoch. Dabei halten Sie den Körper gerade. Mit dem Einatmen lassen Sie den Körper wieder langsam hinuntersinken, ohne dass die Vorderseite Ihres Rumpfes den Boden berührt. Dann stemmen Sie den Körper wieder nach oben und machen so viele Wiederholungen, wie Sie schaffen.

Am besten machen Sie nach einer kleinen Pause noch ein oder zwei Serien von Liegestützen.

Wenn das eigene Körpergewicht am Anfang zu schwer ist, lassen Sie Ihre Knie am Boden und drücken so ein geringeres Körpergewicht nach oben.

Um verschiedene Anteile und Fasern des großen Brustmuskels zu trainieren, können Sie die Stellung der Hände am Boden verändern – zum Beispiel die Handflächen weiter als Schulterbreite oder mit den Fingerspitzen nach innen Richtung Brustbein.

Beim Bankdrücken legen Sie sich am besten mit aufgestellten Beinen auf den Rücken und stemmen ein Gewicht, zum Beispiel eine Bank oder einen kleinen Tisch, so oft es geht in die Höhe. Füllen Sie dabei beim Einatmen die vorderen Lungenbereiche mit Luft, sodass sich das Brustbein nach vorne hebt.

Mit Hanteln können Sie den großen Brustmuskel sowohl im Liegen als auch im Sitzen und im Stehen trainieren.

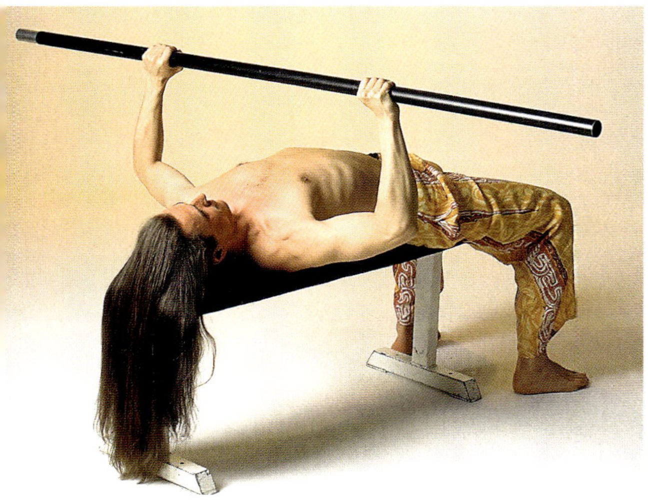

Bankdrücken mit der Stange oder einer Langhantel

Sie liegen in Rückenlage auf einer Bank und haben die Stange quer über der Brust liegen, ungefähr in Höhe des zweiten Zwischenrippenraums. Stützen Sie die Stange so mit den Händen ab, dass das Gewicht der Stange nicht auf den Brustkorb drückt. Mit dem Ausatmen heben Sie die Stange oder Langhantel senkrecht in die Höhe, mit dem Einatmen lassen Sie das Gewicht wieder langsam auf die Brust herabsinken.

Kurzhanteldrücken auf der Schrägbank

Auch diese Übung stärkt vor allem die oberen Fasern des Pectoralis maior. Sie sitzen zurückgelehnt an die Schrägbank und halten die Kurzhanteln bei gebeugten Armen in etwa vor den Schultergelenken. Mit dem Ausatmen stemmen Sie die Hanteln in die Höhe, sodass durch die Bewegung ein A geformt wird. Heben Sie den Blick und die Hanteln bis zu einem Punkt senkrecht über den Augen. Mit dem Einatmen senken Sie dann die Kurzhanteln wieder langsam zurück zur Ausgangsposition vor die Schulter.

Pull-Over mit der Kurzhantel

Diese Übung dient zur Stärkung des oberen Brustbereichs und zur Dehnung der oberen Öffnung des Brustkorbs. Sie liegen in Rückenlage auf einer Bank und halten eine Kurzhantel gleichzeitig mit beiden Händen hinter dem Kopf. Mit dem Ausatmen heben Sie die Hantel in einem Viertelkreis bis zu einem Punkt über der Brustmitte, mit dem Einatmen senken Sie die Hantel wieder **langsam (!)** nach hinten, soweit es eben geht, um Achseln und Schultergelenke zu dehnen. Füllen Sie beim Einatmen die vorderen Lungenbereiche und die Lungenspitzen mit Luft, sodass sich das Brustbein nach vorne und die Schlüsselbeine nach oben heben.

Auch bei dieser Übung sind die Arme nie ganz durchgestreckt, sondern im Ellbogen leicht gebeugt. Sie können die Übung auch in Rückenlage auf dem Boden mit leicht aufgestellten Beinen ausführen (siehe Abbildung).

Eine Variation dieser Übung ist, dieselbe Bewegung auf einer Schrägbank auszuführen.

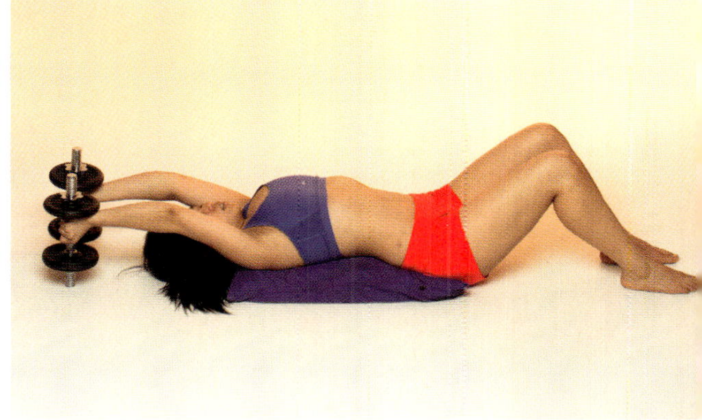

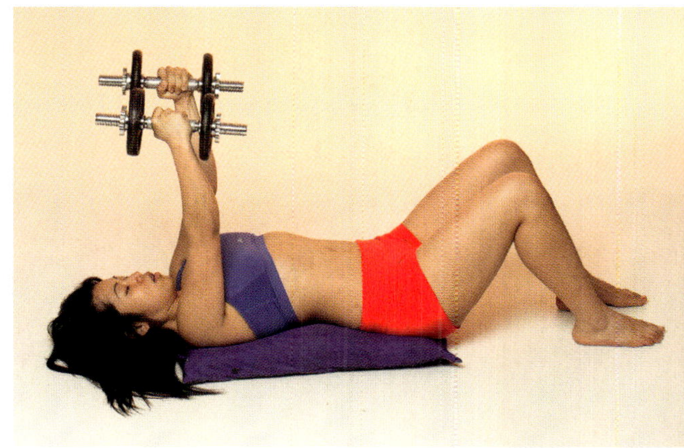

Pull-Over mit Kurzhantel (Variation auf dem Boden)

Einarmiger Bandit

Diese Übung erlaubt es, die oberen, die mittleren und die unteren Fasern des großen Brustmuskels zu trainieren. Das ist vor allem deshalb wichtig, weil die zur Verfügung stehenden Geräte oft nicht imstande sind, dem Muskel die Formvollendung zu geben, die man ihm zu geben wünscht.

Sie üben im Stehen und mit nur einer Kurzhantel für jeweils eine Seite. Der Oberkörper ist in einem Winkel von 45 bis 60 Grad nach vorne geneigt. Halten Sie den Rücken gerade, die Füße stehen hüftgelenksbreit und Ihre Beine sind leicht gebeugt. Der Kopf bildet mit dem Oberkörper eine Linie. Die Fingerspitzen der freien Hand liegen auf den Ursprungssehnen der jeweils trainierten Fasern am Brustbein und ertasten das richtige An- und Entspannen.

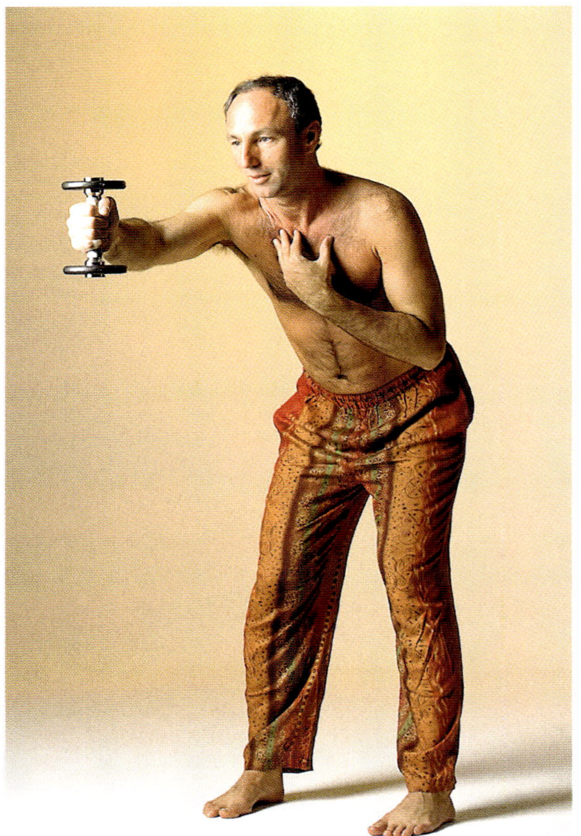

Training der oberen Fasern des großen Brustmuskels

Für diese Übung suchen Sie sich eine Kurzhantel mit einem geringen Gewicht. Halten Sie die Kurzhantel mit dem fast ausgestreckten Arm auf Höhe der Schulter der gleichen Seite. Mit dem Ausatmen führen Sie die Hantel mit dem gestreckten Arm waagrecht zur Gegenseite, soweit es geht. Mit dem Einatmen führen Sie die Hantel wieder waagrecht in die Ausgangsposition zurück. Füllen Sie beim Einatmen die vorderen Lungenbereiche und die Lungenspitzen mit Luft, sodass sich das Brustbein nach vorn und die Schlüsselbeine nach oben heben. Machen Sie diese Bewegung langsam 5- bis 15-mal, dann trainieren Sie die gleiche Muskelpartie der anderen Seite.

Training der mittleren Fasern des großen Brustmuskels

Suchen Sie sich für diese Übung eine Kurzhantel mit mittlerem Gewicht. Halten Sie die Kurzhantel mit dem fast ausgestreckten Arm auf Höhe des Oberbauchs, in der gleichen Sagittalebene (genau vor dem Schultergelenk) wie bei der vorigen Übung. Führen Sie die Hantel mit dem Ausatmen waagrecht zur Gegenseite und mit dem Einatmen langsam wieder zur Ausgangsposition zurück. Dehnen Sie beim Einatmen die Brust nach vorne und seitlich zu den Flanken hin aus. Führen Sie die Übung 5- bis 15-mal für jede Seite durch.

Training der unteren Fasern des großen Brustmuskels

Suchen Sie sich für diese Übung eine Kurzhantel mit größerem Gewicht. Halten Sie die Kurzhantel in etwa senkrecht unter der Schulter des trainierenden Armes. Führen Sie die Hantel mit dem Ausatmen zuerst waagrecht und dann einen leichten Aufwärtsbogen beschreibend zur Gegenseite, sodass die unteren Muskelfasern zur vollen Anspannung kommen. Lassen Sie die Hantel mit dem Einatmen langsam wieder zurück zur Ausgangsposition sinken. Dehnen Sie beim Einatmen die Brust nach vorne und seitlich zu den Flanken hin aus. Führen Sie die Übung 5- bis 15-mal auf jeder Seite durch.

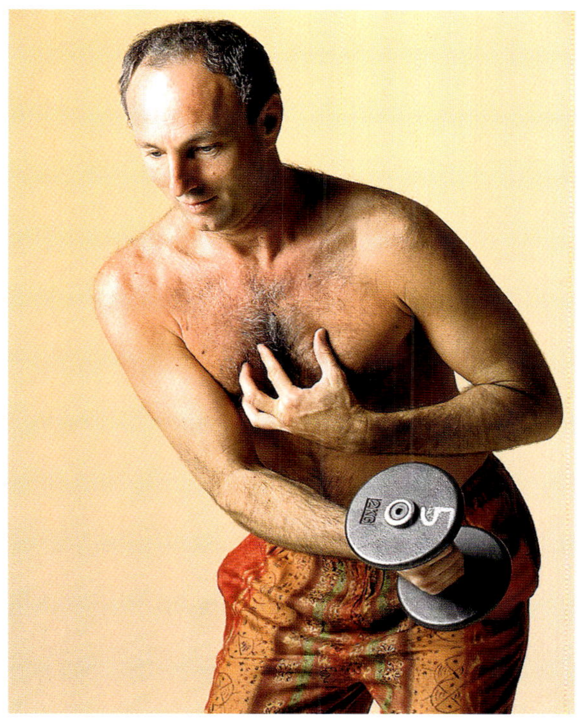

In Fitness-Centern gibt es einige Geräte mit denen man diesen Muskel ebenfalls trainieren kann. Die beliebtesten sind: *Butterfly, Pull-Over, Upper Chest* und *Decline Press.* Falls Sie noch nie mit diesen Geräten trainiert haben, sollte Ihnen beim ersten Mal ein versierter Kraftsportler oder Trainer die Feinheiten des jeweiligen Modells erklären.

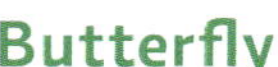

Butterfly

Dieses Gerät dient vor allem der Stärkung des mittleren Teils des großen Brustmuskels und der Dehnung des Brustkorbs. Setzen Sie sich aufrecht hin und platzieren Sie die Innenseite der Ellbogen an die Polsterung der Stangen. Drücken Sie die Stangen mit dem Ausatmen langsam so weit wie möglich zusammen. Geben Sie dem Zug der Stangen mit dem Einatmen langsam nach und lassen Sie die Stangen Ihre Oberarme so weit wie möglich nach hinten ziehen – um den großen Brustmuskel auch beim Nachgeben arbeiten zu lassen. Dehnen Sie beim Einatmen die Brust nach vorne und seitlich zu den Flanken hin aus.

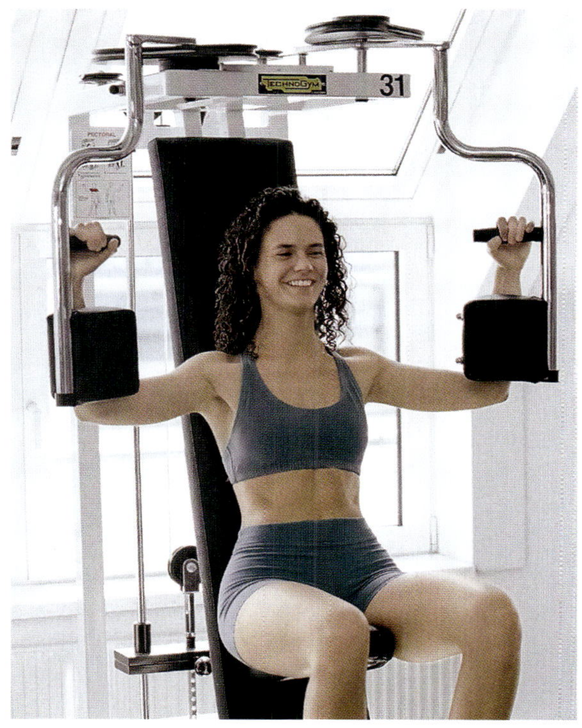

Die Gewichte sollten so gewählt sein, dass Sie die Bewegung zehn bis fünfzehn Mal vom Ausgangspunkt der weitesten Dehnung der Schultern und Oberarme nach hinten durchführen können – und mit einem Lächeln auf dem Gesicht. Wenn Sie so trainieren, bauen Sie nicht nur den Muskelkörper (den mittleren kräftigen Teil) des Muskels, sondern auch seine Ursprünge am Brustbein und Schlüsselbein und seinen Ansatz außen am Kopf des Oberarmknochens auf.

Wenn Sie die Bewegung schon beim dritten oder vierten Mal als sehr anstrengend empfinden, sind die gewählten Gewichte zu schwer.

Wird ein zu hohes Gewicht gewählt, ist es nicht mehr möglich, die Kontraktion vom gänzlich gedehnten großen Brustmuskel aus durchzuführen. Bei der verkürzten Bewegung mit viel Gewicht nimmt zwar der mittlere Teil des großen Brustmuskels (ebenso wie die Kaumuskulatur) eindrucksvoll zu, doch die Ursprungs- und Ansatzsehnen werden nicht entsprechend gekräftigt. Wer nur leistungsorientiert nach den aufgelegten Kilos trainiert, legt die Grundlage dafür, dass der Muskel bei fortschreitendem Training an seiner Ansatzsehne abreißen kann, wenn die Belastung zu groß wird.

Wenn Sie die Bewegung öfter als 15-mal durchführen können, sind die Gewichte zu leicht, um den Muskel zu einem Aufbau zu stimulieren.

Beobachten Sie Ihre Empfindungen und Gedanken, wenn Sie bei den Meridianübungen bemerken, dass Sie Beachtung bekommen, weil sie sich außerhalb der Norm verhalten.

Pull-Over

Dieses Gerät dient zur Stärkung des oberen Brustbereichs und zur Dehnung der oberen Öffnung des Brustkorbs.

Setzen Sie sich aufrecht hin und platzieren Sie die Innenseite der Ellbogen an die Polsterung des Geräts. Drücken Sie die Stangen mit dem Ausatmen langsam so weit wie möglich nach vorne und unten. Geben Sie dem Zug mit dem Einatmen wieder langsam nach und lassen Sie die Stangen Ihre Oberarme so weit wie möglich nach hinten dehnen – um den großen Brustmuskel auch beim Nachgeben arbeiten zu lassen. Füllen Sie beim Einatmen die vorderen Lungenbereiche und die Lungenspitzen mit Luft, sodass sich das Brustbein nach vorne und die Schlüsselbeine nach oben heben. Wenn Sie diese Atmung beherrschen, nehmen Sie die Flankenatmung dazu.

Upper Chest

(Abbildung unten rechts)

Decline Press

(Abbildung unten links)

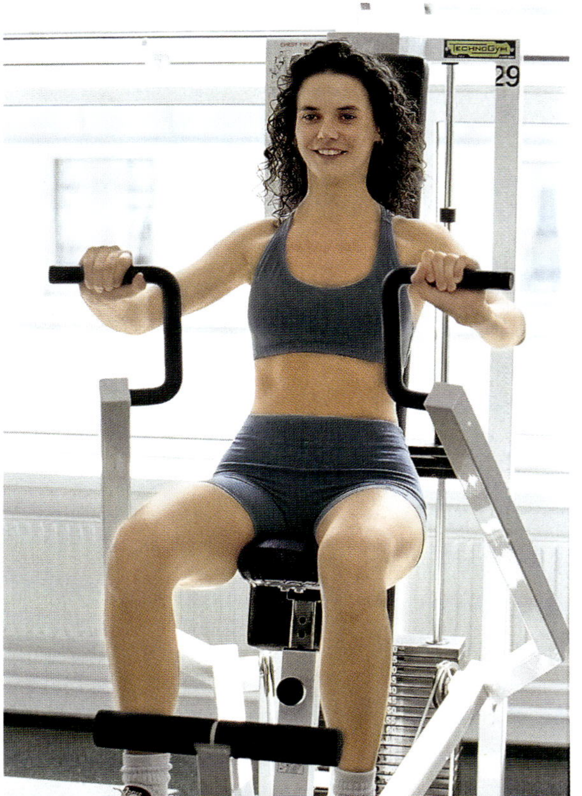

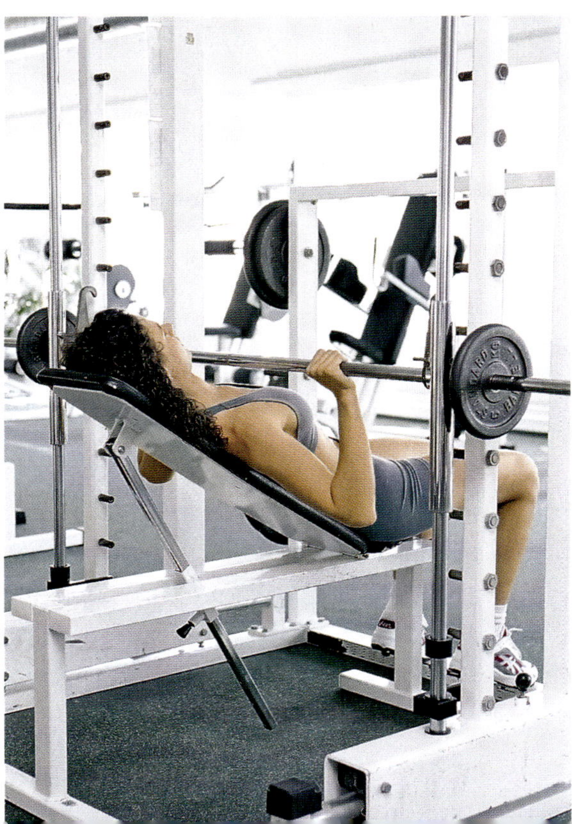

2.2 Die Schultern

PSYCHOSOMATISCHE FORMEN DER SCHULTERN

Die Schultern sind das Bindeglied zwischen dem Brustkorb und den Armen: sie vermitteln zwischen den emotionalen Kräften des Rumpfes und den expressiven Elementen der Arme und Hände. Sie stellen die Verbindung zwischen Handeln und Sein dar. Wir brauchen die Schultern und Arme, um zu handeln, um zupacken und durchgreifen zu können, aber das Herz der Handlung ist in der Brust. Der Wille sitzt in den Nieren, und der Impuls der Tat in Leber und Gallenblase.[15]

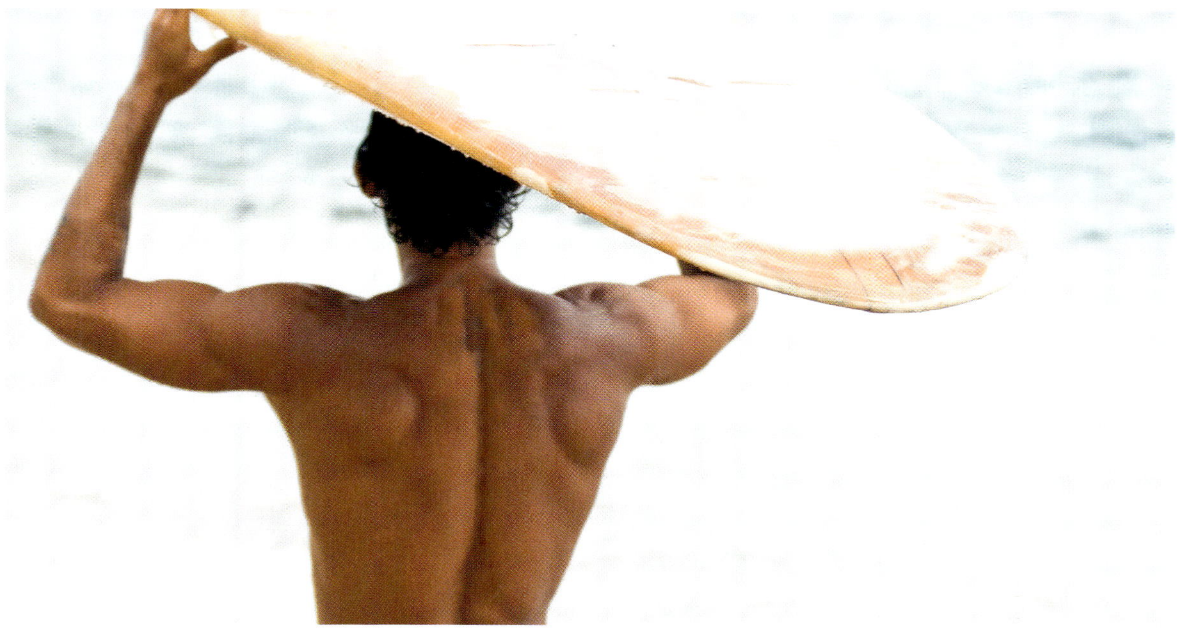

Da die Schultern im Vergleich zum Brustkorb sehr beweglich sind, hat ihre jeweilige Stellung einen großen Einfluss auf die Weite, Enge und allgemeine Gestalt des Brustraums. Dadurch werden bestimmte Gefühle ermöglicht, andere in ihrem Entstehen und in ihrem Ausdruck behindert. Viele momentane Emotionen genauso wie emotionale Grundhaltungen, die in der Brust und allgemein in der oberen Körperhälfte wohnen, zeigen sich an der jeweiligen Stellung der Schultern.

Wenn sich eines dieser Gefühle, zum Beispiel Angst und Schreck, nicht nach der ursprünglich bedrohlichen Situation wieder auflöst, sondern über einen längeren Zeitraum bestehen bleibt, verfestigt sich auch die entsprechende Körperhaltung, die angespannten und verkürzten Muskeln werden hart und sind irgendwann gar nicht mehr imstande, wieder loszulassen – selbst wenn der Betreffende das

[15] Achim Eckert: „Heilendes Tao" (Müller & Steinicke, München 2008), S. 15 ff, S. 34 ff, S.71 ff

ERFORSCHUNG VON KÖRPERHALTUNG UND GEÜHLSWELT

Stellen Sie sich eine halbe Minute lang intensiv Angst und Schreck vor – und spüren Sie, was Ihre Schultern dabei tun. Sagen Sie einem Freund, er solle sich eine kleine Weile müde und niedergeschlagen fühlen – und beobachten Sie, wie die Schultern dabei nach vorne und unten sacken. Nehmen Sie eine Körperhaltung des Zorns ein – und spüren Sie, wie sich die Schultern straffen. Eine gute Übung, sich seiner Gefühle und der damit verbundenen Körperhaltungen bewusst zu werden, ist, sich mit nacktem Oberkörper vor einen großen Spiegel zu stellen, verschiedene Gefühle in sich wachzurufen und verschiedene emotionale Haltungen einzunehmen – Emotionen wie Trauer, Glück, Übermut, Stolz, Bescheidenheit, Selbstsucht, Überbelastung, Stress und die schon erwähnten Gefühle der Angst, der Niedergeschlagenheit und des Zorns. Wenn Sie sich jedem der angegebenen Gefühle ungefähr eine Minute intensiv hingeben und sich ab und an dabei im Spiegel beobachten, werden Sie eine interessante Reise in Ihre Gefühlswelt unternehmen.

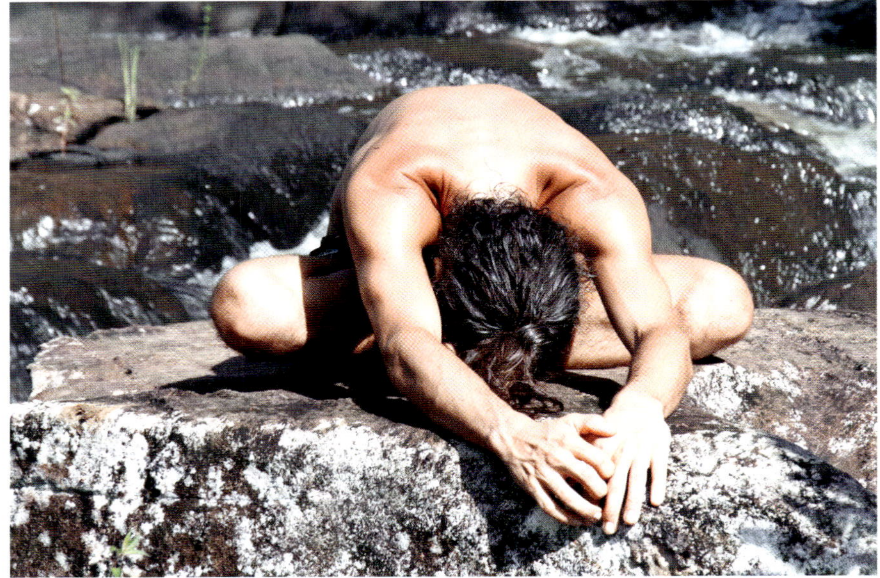

wünscht. Das Hochziehen der Schultern – ein natürlicher Reflex, um den verletzlichen Hals in einer bedrohlichen und angsterzeugenden Situation zu schützen – wird zu chronisch hochgezogenen und in ihrer Position starren Schultern. Auf diese Weise wird das ursprüngliche Schreckerlebnis oder die längst vergangene Angst in der Körperhaltung eingefroren, wird fester Bestandteil von Persönlichkeit und Körperbau und beeinflusst auf diese Weise nicht nur die Ausdrucksmöglichkeiten und den Fluss der Gefühle in der oberen Körperhälfte, sondern auch physiologische Funktionen wie zum Beispiel Atemtiefe und Atemfrequenz sowie energetische Funktionen wie das Strömen von Qì in den Armmeridianen, was wiederum Auswirkungen auf andere körperliche, seelische und geistige Funktionskreise hat.

Die Stellung der Schultern zeigt also nicht nur eine Vielzahl an emotionalen Erfahrungen an, die ein Mensch gerade macht oder in seiner Vergangenheit gemacht hat, sondern sie ist mitbestimmend für die Art und Qualität der Gefühle, die in der oberen Körperhälfte entstehen und ausgedrückt werden. Sobald die Schultern durch „eingefrorene" Erlebnisse in einer bestimmten Position festgehalten werden, sind viele andere Emotionen nicht nur in ihrem Ausdruck blockiert, sondern schon in ihrer Entstehung behindert. Wenn jemand zum Beispiel chronisch hochgezogene Schultern hat, wird es dem Betreffenden schwer fallen, ein freies Glücksgefühl in der Brust zu empfinden und über die Schultern und Arme in einer anmutigen, Willkommen vermittelnden Geste oder einer herzlichen Umarmung auszudrücken. Es kann ihm auch schwer fallen, sich energisch in einer mühsamen und zähen Situation durchzusetzen, die entschlossenes Handeln erfordert.

Viele der eingefrorenen Erlebnisse, die die Schultern in einer bestimmten Haltung festhalten, bestimmen daher die Handlungsfähigkeit einer Person, und damit die Art, wie sie auf die Anforderungen und Belastungen des täglichen Lebens reagiert und mit ihnen fertig wird. Die Stellung der Schultern zeigt, ob jemand viel oder wenig Aufgaben in seinem Leben übernehmen kann und wie schwer die Verantwortung auf seinen Schultern lastet.

WOHLGEFORMTE UND KRÄFTIGE SCHULTERN

Diese Schultern sind weder vor- noch zurückgezogen, weder abfallend noch hochgezogen, sondern gerade. Sie bilden einen harmonischen und ästhetischen Übergang vom Brustkorb zu den Armen, sind kräftig und vermitteln ein Gefühl von Selbstsicherheit und Handlungsfähigkeit. Solche Schultern zeigen an, dass der Betreffende Aufgaben und Verantwortung übernehmen kann. Sie sind nicht verspannt, sondern weich und flexibel, imstande loszulassen, wenn die Arbeit getan ist.

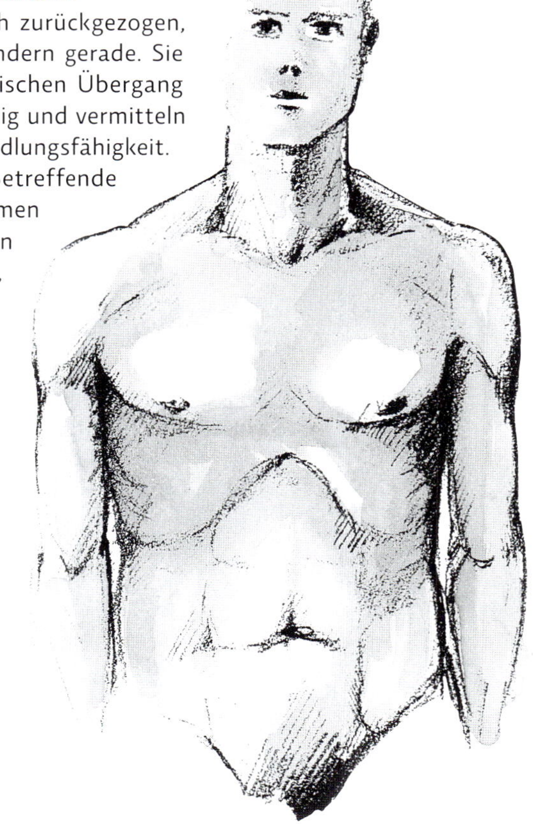

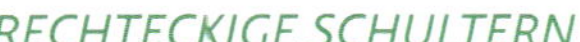

RECHTECKIGE SCHULTERN

Sie sind übermäßig gerade, wirken gestrafft und sind deutlich breiter als die Hüften. Solche Schultern vermitteln ein Gefühl von Selbstsicherheit und Macht und einer stark entwickelten Fähigkeit, Bürden und Lasten tragen zu können. Sie sind typisch für den psychopathischen Charakter (siehe Kapitel 4.5) und zeigen an, dass der Betreffende gern großen Eindruck auf seine Umgebung macht. Schultern, die im Vergleich zu Hüften und Beinen überentwickelt sind, zeigen ein übermäßig entwickeltes Ego an, ebenso wie bei Menschen mit erweitertem und aufgeblähtem Brustkorb (siehe Kapitel Brust, Seite 43).

Wenn Menschen damit beginnen, ein kraftvolles und dynamisches Image aufzubauen, es aber noch nicht *verkörpern,* verwenden sie oft Anzüge und Kleider mit Schulterpolstern, um mächtiger und energischer zu wirken, als sie tatsächlich sind. Da die kräftigen Schultern ein typisch männliches Körpermerkmal sind, verwenden berufs- und karriereorientierte Frauen manchmal Schulterpolster, um zu signalisieren, dass sie imstande sind, viel Verantwortung zu übernehmen und eine große Arbeitsleistung zu erbringen.

SCHMALE SCHULTERN

Schultern kann man als schmal bezeichnen, wenn sie in ihrer Ausdehnung deutlich geringer sind als die Breite der Hüften. Einige der in diesem Buch beschriebenen Körpertypen haben schmale Schultern. Beim oralen und hysterischen Charakter (siehe Kapitel 4.3 und 4.7) sind sie unterentwickelt, kindlich und bedürftig. Beim schizoiden Körpertypus (Kapitel 4.2) sind sie gespannt und gerötet und wirken zusammengepresst.

Die Erfahrungen bestätigen immer wieder, dass Menschen mit sehr schmalen Schultern größere Schwierigkeiten als andere haben, die Belastungen und Probleme des täglichen Lebens zu *er-tragen.* Recht häufig haben sie eine *geschmälerte* Fähigkeit, mit dem Leben fertig zu werden und Verantwortung für ihr Leben zu übernehmen. Da ihnen Stärke und Breite der Schultern fehlen, um mit Entschiedenheit zu handeln und dadurch ihr Leben erfolgreich in die eigenen Hände zu nehmen, sind sie in vielen Situationen schwach und neigen zu emotionaler Abhängigkeit.

ABFALLENDE SCHULTERN

Abfallende, hängende Schultern sind ebenfalls meist schmal und in ihrer energetischen Funktion den schmalen Schultern ähnlich. Sie vermitteln die Botschaft, dass der Betreffende mehr Verantwortung auf sich nimmt, als er aufgrund seiner Konstitution verkraften kann. Seine abwärtsgebogenen, hängenden Schultern zeigen chronische Überlastung an.

Bei Menschen, die viel Bodybuilding betreiben, hat sich in den letzten Jahrzehnten ein neuer Typus der abfallenden Schultern entwickelt. Diese Schultern sind sehr kräftig und muskulös. Durch eine trainingsbedingte Hypertrophie der oberen Trapeziusfasern[16] entsteht eine Dreiecksform des Schultergürtels: Die Schultern sind die zwei Eckpunkte der Basis, der Kopf die Spitze des Dreiecks. Früher wurde diese körperliche Ausprägung als Stiernacken bezeichnet. Sie ist ein Ausdruck von roher Kraft und Gladiatorentum und ästhetisch empfindenden Menschen meist ein Gräuel; nach den Schönheitsmaßstäben der Bodybuildingwettbewerbe rangieren sie hingegen ganz oben.

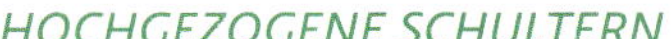

HOCHGEZOGENE SCHULTERN

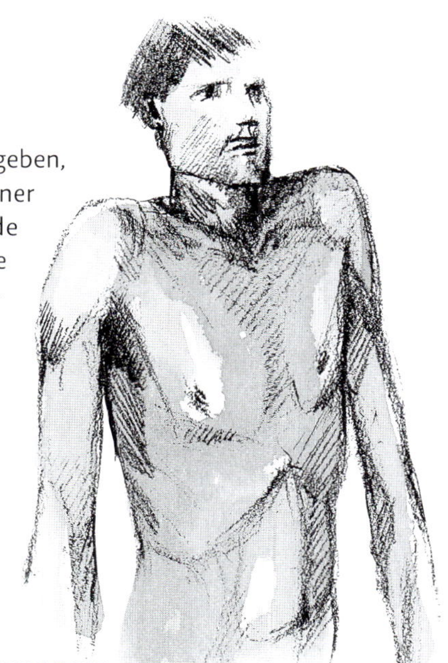

Hochgezogene Schultern zeigen eine ängstliche Grundhaltung an und geben, wie schon erwähnt, einen Hinweis darauf, dass der Betreffende in seiner Vergangenheit eine Periode ständigen Schreckens, eine andauernde Angstsituation durchlebt hat und möglicherweise des öfteren physische Gewalttätigkeiten über sich ergehen lassen musste. Da der ursprüngliche Grund der Furcht in den meisten Fällen längst nicht mehr existiert, tendieren solche Menschen dazu, ihre verinnerlichte Angst in irrationaler Weise auf neue Objekte und Situationen zu projizieren. Im Extremfall kann es zu einem paranoiden Geisteszustand kommen.

Manchmal haben Schizoide, die ja eine Grundtendenz zu übersteigerter Angst und Paranoia haben, hochgezogene Schultern mit verspannten und blockierten Schultergelenken.

[16] Musculus trapezius, siehe Kapitel 2.4 ab Seite 85

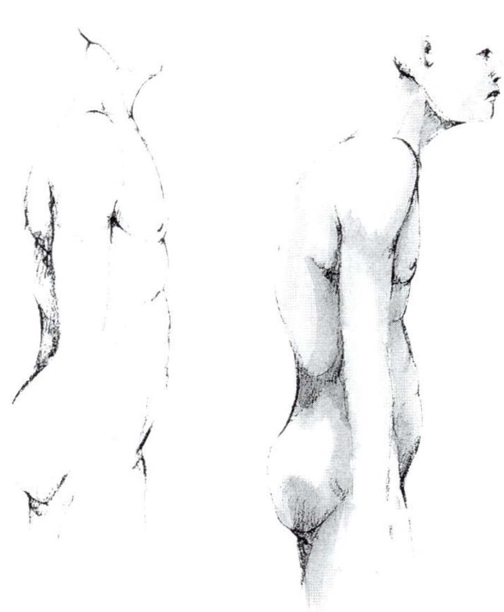

VORGEBEUGTE SCHULTERN

Nach vorne gezogene Schultern entstehen durch eine Verkürzung des kleinen Brustmuskels *(Musculus pectoralis minor).* Der Tonus und Entspannungszustand des kleinen Brustmuskels ist eng mit den emotionalen Funktionen unseres Herzens verbunden.

Vorgebeugte Schultern bedeuten in den meisten Fällen eine chronische Haltung des Selbstschutzes und eine Furcht, verletzt zu werden. Durch das Vorziehen der Schultern versucht der Betreffende unbewusst, sein Herz und die ihm innewohnenden Gefühle zu schützen. Oft ist er von der Liebe enttäuscht worden oder hat eine andere gravierende Herzverletzung erlitten, die er nicht verarbeiten konnte. Menschen mit nach vorn gezogenen Schultern sind meist sehr empfindlich und verletzlich.

Mit Shén Dào Körperarbeit (siehe Kapitel 6.2) kann man die chronisch verkürzten Faszien des kleinen Brustmuskels wieder dehnen. Dadurch wird die emotionale Ladung, die in dem Muskel festgehalten wird, freigesetzt und meist auch bewusst. Wenn der kleine Brustmuskel entspannt ist, nehmen die Schultern ihre normale Position wieder ein.

In manchen Fällen ist eine Schulter mehr nach vorne gezogen, meist ist es die linke, da dies die Seite des Herzens ist und emotionale Verwundungen die Gewebe um und über dem Herzen stärker verspannen und verkrampfen.

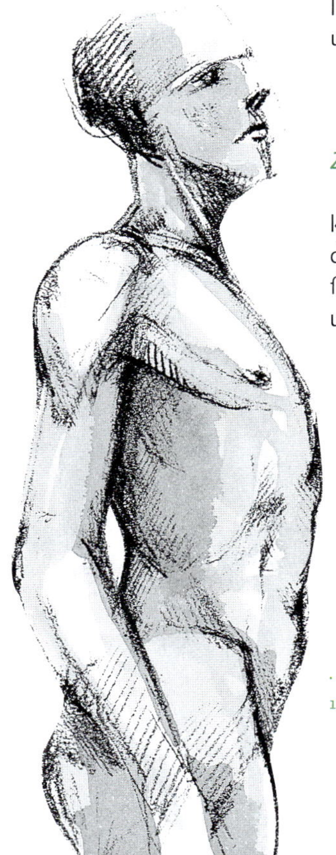

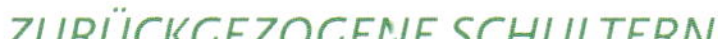

ZURÜCKGEZOGENE SCHULTERN

Zurückgezogene Schultern entstehen durch eine Verkürzung der Rautenmuskeln[17] und der mittleren Trapeziusfasern. Ähnlich wie der kleine Brustmuskel, sind die Rautenmuskeln mit der emotionalen Seite unseres Herzen verbunden. In größerem Maße noch als die kleinen Brustmuskeln spiegeln sie die unbewusste Seite unseres Herzens wider.

Die Rautenmuskeln sind die (bei vielen nicht ganz aufgeräumte) Rumpelkammer des Herzens, in der verdrängte Erinnerungen an Enttäuschungen und Herzverletzungen nach wie vor lebendig sind: Traurigkeit über den Verlust einer großen Liebe, beklemmende Gefühle, Mühsal, gebrochenes, verhärtetes und bitteres Herz. Es sind die schmerzlichen Gefühle und vergangenen Lieben, die wir meinen, hinter uns gelassen und überwunden zu haben, und die jetzt in unserer Rückseite – unserer unbewussten Seite – ihre verspannende Wirkung entfalten und uns neuen Lebens- und Liebesmöglichkeiten gegenüber skeptisch und zurückhaltend machen.

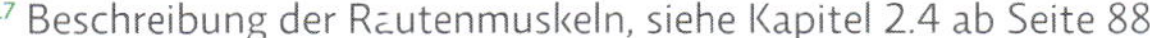

[17] Beschreibung der Rautenmuskeln, siehe Kapitel 2.4 ab Seite 88

Manche Menschen haben in diesem Bereich auch einen oder zwei chronisch, oft seit Jahren schmerzende Punkte auf dem Blasenmeridian[18] (meist B 14, B 15, B 43 oder B 44)[19], die durch eine nur auf physischer Ebene ausgerichteten Massage kaum mit Erfolg zu behandeln sind. Derartige Verspannungen und Verkürzungen der Rautenmuskeln sind der körperliche Ausdruck eines emotionalen Verdrängungsprozesses, wobei der emotionale Ursprung des Schmerzes durch rein physikalische Therapie und klassische Massage kaum erreicht oder beeinflusst werden kann.

Es gibt aber auch Menschen mit zurückgezogenen Schultern, die so aussehen, als müssten sie sich zwingen, nicht die Beherrschung zu verlieren und jemanden zu schlagen – als würden sie am liebsten auf die Welt eindreschen, trauten sich aber nicht. Diese verdrängten Aggressionen sind eher in den mittleren Trapeziusfasern eingeschlossen und oft ist auch die Seite der Schreibhand – der rechten Seite beim Rechtshänder – stärker zurückgezogen und verspannt. Während die Rautenmuskeln mit den Liebes- und Sehnsuchts-Gefühlen des Herzens verbunden sind, hat der Kapuzenmuskel *(Musculus trapezius)* mehr mit Selbstdurchsetzung, entschiedenem Handeln und Aggression zu tun. Nach der Meridianlehre der chinesischen Medizin wird der Trapezius von der Gallenblase *regiert,* die das Yáng-Organ des Elements Holz und damit verantwortlich für Selbstdurchsetzung, aber auch für Expansion im positiven Sinne ist.[20]

Menschen, die ihre Aggression zurückhalten, indem sie ihre Schultern zurückziehen und verspannen, haben auch eine Neigung zu Arthritis der Schulter-, Ellbogen- und Fingergelenke, die ebenfalls Symptom eines blockierten Holzelements sind. Da viele Formen der Arthritis (wie Periarthritis humeroscapularis) erst im späteren Lebensalter auftreten, können die zurückgezogenen Schultern ein frühes Anzeichen für mögliche spätere Gelenkleiden sein, da der Konflikt „Losschlagen oder nicht" die Muskeln des oberen Rückens, der Schultern und Arme so verspannt, dass die Gelenke von diesen widersprüchlichen Impulsen über Jahre und Jahrzehnte buchstäblich *hin- und hergerissen* werden.

Manche Menschen ziehen ihre Schultern aber auch zurück, weil sie im Spiegel entdeckt haben, dass ihre Brust schwach und zusammengesunken aussieht. Sie möchten damit erreichen, dass ihre Brust größer und mächtiger wirkt. Frauen straffen auf diese Weise – manchmal unwillkürlich, manchmal ganz bewusst – die Brust, um den Busen besser zur Geltung kommen zu lassen. Das Straffen der Brust durch Zurückziehen der Schultern lässt die Brust gewölbter, größer und schöner aussehen, hat aber einen großen Nachteil, vor allem wenn diese Haltung nicht nur kurz in einer Situation eingenommen wird, in der es günstig scheint, sich besser ins Bild zu rücken und sich ein wenig aufzuplustern, sondern zur chronischen Haltung

---

[18] Siehe den Abschnitt über die Rückenstrecker im Kapitel 2.4

[19] Achim Eckert: „Das Tao der Akupressur und Akupunktur" (Medizinverlage Stuttgart, 2009), Kap. 8.9: Der Meridian der Blase

[20] Achim Eckert: „Heilendes Tao", (Müller & Steinicke, München 2008), S. 15 ff

wird: Die mittleren Trapeziusfasern und Rautenmuskeln müssen ständig angespannt und verkürzt sein, um diese Form des Brustkorbs aufrechtzuerhalten, was bedeutet, dass wir eine größere und schönere Brust mit ständiger Spannung und Anstrengung erkaufen. Da die Körpersprache von vielen zwar nicht ganz bewusst, vom Unterbewussten jedes Menschen aber klar und deutlich verstanden wird, bedeutet dies, dass unser Gegenüber zumindest auf der instinktiven Ebene merkt, dass wir uns durch Anspannung des oberen Rückens größer machen, als wir in Wirklichkeit sind.

Es ist kaum möglich, einen anderen Menschen, der über ein Minimum an Gespür und Instinkt verfügt, zu täuschen – denn der Körper kann schlecht lügen. Seine Spannkraft, seine Hautfärbung, seine Haltung, seine Proportionen, seine Bewegungen und seine Vitalität drücken den Menschen aus, der in ihm steckt. Es ist daher von Vorteil, nicht die Schultern zurückzuziehen, um eine größere und festere Brust zu bekommen, sondern die Brust- und Schultermuskeln durch ein wenig Krafttraining aufzubauen (zum Beispiel durch Butterfly und Pull-Over mit Hanteln jeden zweiten oder dritten Tag). Kräftige Brust- und Schultermuskeln strahlen auf natürliche Weise Stärke, Gelassenheit und Selbstvertrauen aus.

DIE SCHULTERMUSKELN

Wenn wir schwache Schultern und Arme haben, wird unsere Handlungsfähigkeit begrenzt sein. Wir werden uns in vielen Situationen, in denen es darauf ankommt, nicht durchsetzen können. Das ist einer der Gründe, warum Schultermuskeln trainiert werden. Wie verschiedene Untersuchungen ergaben, achten Frauen bei Männern sehr auf die Breite der Schultern. Sie signalisieren ihnen, mehr als die meisten anderen körperlichen Merkmale, dass der jeweilige Mann imstande ist, zuzupacken und sich durchzusetzen. Im biologischen Sinn bedeutet das, dass er seine Frau und die Kinder schützen und ernähren kann. Das dürfte der Hauptgrund sein, warum Männer weit häufiger als Frauen ihre Deltamuskeln trainieren.

DER DELTAMUSKEL (MUSCULUS DELTOIDEUS)

Der Deltamuskel gibt der Schulter die runde Form. Er umhüllt, schützt und stabilisiert das Schultergelenk. Obwohl viele verschiedene Muskeln, wie zum Beispiel der Trapezmuskel, der kleine Brustmuskel und die Rautenmuskeln, die Stellung der Schulter zum Rumpf bestimmen, ist der Deltamuskel der Muskel, der die Schulter im eigentlichen Sinne ausmacht. Nur er vermag den Arm vorwärts, seitwärts und nach hinten zu heben. Von seiner Kraft hängen, mehr als von jedem anderen am Aufbau der Schulter beteiligten Muskeln, unsere Handlungs- und Durchsetzungsfähigkeit, und damit im weiteren Sinne unser Arbeits- und Leistungsvermögen, ab.

Der Deltamuskel besteht aus drei Teilen:

- einem vorderen *(Pars clavicularis m. deltoidei)*,
- einem mittleren *(Pars acromialis m. deltoidei)* und
- einem rückwärtigen Teil *(Pars spinalis m. deltoidei)*.

Der vordere Teil hebt den Arm nach vorne, der mittlere hebt ihn zur Seite (abduziert ihn) und der rückwärtige Teil hebt den Arm nach hinten. Obwohl diese Muskeln in ihrer runden Form und mit ihrer gemeinsamen Ansatzsehne am Oberarm eine Gesamtheit bilden, handelt es sich um drei verschiedene Muskeln mit drei verschiedenen Funktionen, die dementsprechend unterschiedlich trainiert werden müssen. Jedes Gewicht, das man nach vorne hebt, trainiert den vorderen Teil des Deltamuskels, jedes Gewicht, das man zur Seite hebt, den mittleren, und jedes Gewicht, das man nach hinten hebt, den hinteren Teil des Deltoideus.

Der Meridian des Dickdarms verläuft zwischen dem vorderen und dem mittleren Teil des Deltamuskels und versorgt diese mit Qì. Der Meridian des San Jiao verläuft zwischen dem mittleren und hinteren Teil des Deltamuskels und versorgt diese beiden mit Qì. Übungen, die die Meridiane des Dickdarms und San Jiao aktivieren, stärken den Deltamuskel.

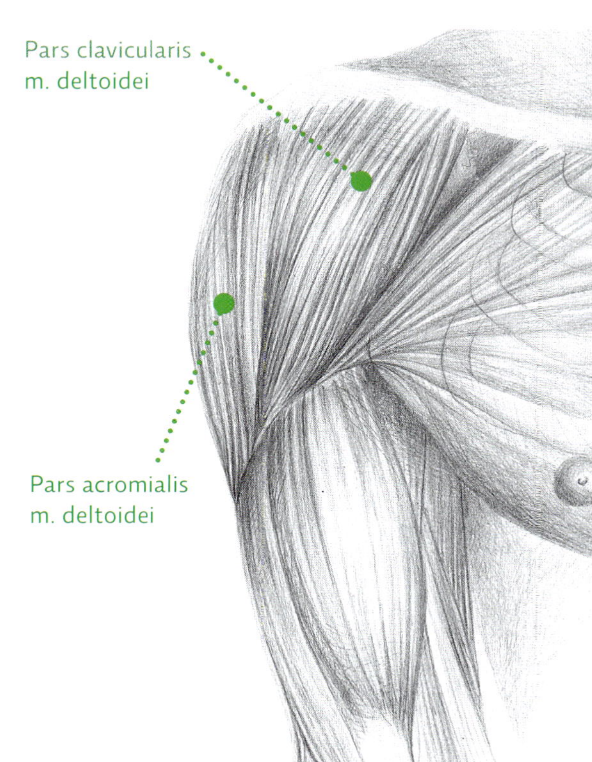

Die drei Teile des Deltamuskels: **vorderer Teil** *(Pars clavicularis m. deltoidei)*, **mittlerer Teil** *(Pars acromialis m. deltoidei)* und **rückwärtiger Teil** *(Pars spinalis m. deltoidei* – Abbildung siehe Seite 70).

Das Training des Deltamuskels ist wichtig, um breite und kräftige Schultern zu bekommen. Vor allem ein Aufbautraining des mittleren Deltamuskels lässt die Schultern in die Breite wachsen. Am einfachsten und gleichzeitig am genauesten können Sie die drei Teile des Deltamuskels mit der Kurzhantel trainieren.

Ein im Vergleich zum Unterkörper überproportionierter Aufbau von Brust, Schultern und Armen ist zu vermeiden. Wie bei allen im Buch gezeigten Übungen geht es um einen ausgeglichenen Muskelaufbau, durch den ein kräftiger, in seiner Proportion harmonischer Körper gebildet wird.

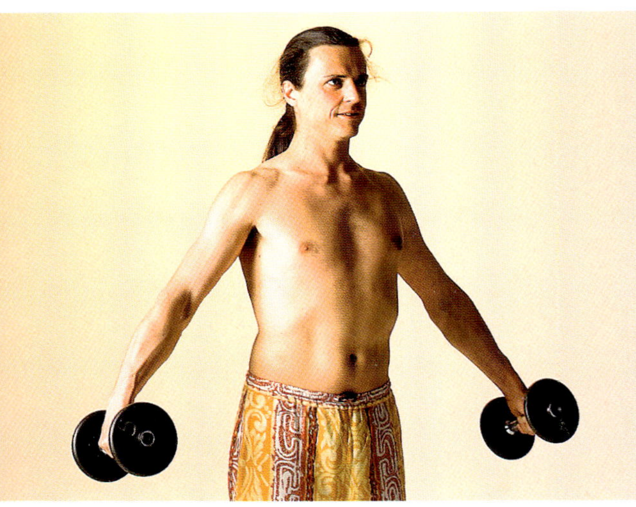

Hantelübung für den mittleren Teil des Deltamuskels

Mit dieser Übung trainieren Sie nur den mittleren Teil des Deltoideus. Sie kann sowohl im Stehen wie auch im Sitzen durchgeführt werden. In jeder Hand halten Sie eine Hantel. Mit dem Einatmen heben Sie die Hanteln langsam zur Seite, mit dem Ausatmen senken Sie sie langsam wieder. Füllen Sie beim Einatmen die Flanken und die Lungenspitzen mit Luft. Während des ganzen Übungsverlaufs sind die Arme weitgehend gestreckt – aber nie ganz durchgestreckt, um die Ellbogengelenke zu schonen. Wenn Sie die Hanteln nur bis zur Höhe des Brustkorbs heben, trainieren Sie den mittleren Deltamuskel allein; wenn Sie die Hanteln bis zur Schulterhöhe und darüber hinaus heben, trainieren Sie die oberen Trapeziusfasern dazu.

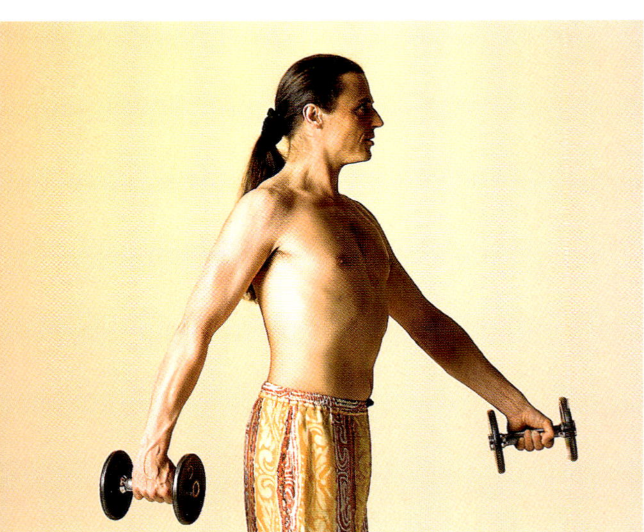

Hantelübung für den vorderen und hinteren Teil des Deltamuskels

Bei dieser Übung, die auch der „Zinnsoldat" genannt wird, trainieren Sie nur den vorderen und den hinteren Teil des Deltamuskels. Sie kann im Stehen wie im Sitzen durchgeführt werden. In jeder Hand halten Sie eine Hantel. Mit dem Einatmen heben Sie den einen Arm 45 bis 60 Grad zur Vertikalen nach vorne, während Sie gleichzeitig den anderen Arm eben so weit nach hinten heben. Auch hier sind die Arme nie ganz durchgestreckt, sondern immer leicht angewinkelt. Dehnen Sie beim Einatmen die Brust nach vorne und den oberen Rücken nach hinten in den Bereich zwischen den Schulterblättern aus. Mit dem Ausatmen lassen Sie beide Hanteln wieder **langsam (!)** in die Ausgangsposition zurücksinken. Mit dem nächsten Atemzyklus werden die Hanteln in die gleichen Richtungen gehoben, sodass auf der einen Seite der vordere und auf der anderen der hintere Teil des Deltamuskels fünf bis acht Mal trainiert wird. Wenn Sie eine kleine Müdigkeit in den Muskeln spüren, trainieren Sie die jeweils andere Seite fünf bis acht Mal. Das ist ein Satz.

In den Pausen zwischen den drei Sätzen machen sie jeweils eine Übung zur Lockerung der Schultern wie zum Beispiel langsames Schulterkreisen oder eine Übung, die den Meridian des Dickdarms oder San Jiao aktiviert.

Lateral Raise

Das in Fitness-Centern am meisten verwendete Gerät für das Training des mittleren Deltoideus heißt Lateral Raise. Heben Sie die außen an den Oberarmen anliegenden Gewichte beim Einatmen an und füllen Sie dabei die Flanken und die Lungenspitzen mit Luft. Lassen Sie die Oberarme beim Ausatmen langsam sinken. Wenn man nur den mittleren Deltamuskel aufbauen möchte, ohne auch die oberen Fasern des Trapezius mitzutrainieren (was auf die Dauer, wie im Kapitel 2.4 über den Trapezius beschrieben, zu einer dreieckigen Form von Kopf und Schultern führen würde, über deren Ästhetik man geteilter Meinung sein kann), empfiehlt es sich, beim Lateral Raise darauf zu achten, dass man die Oberarme nur bis knapp unter die Schulterhöhe und nicht auch die Schultern dabei hebt.

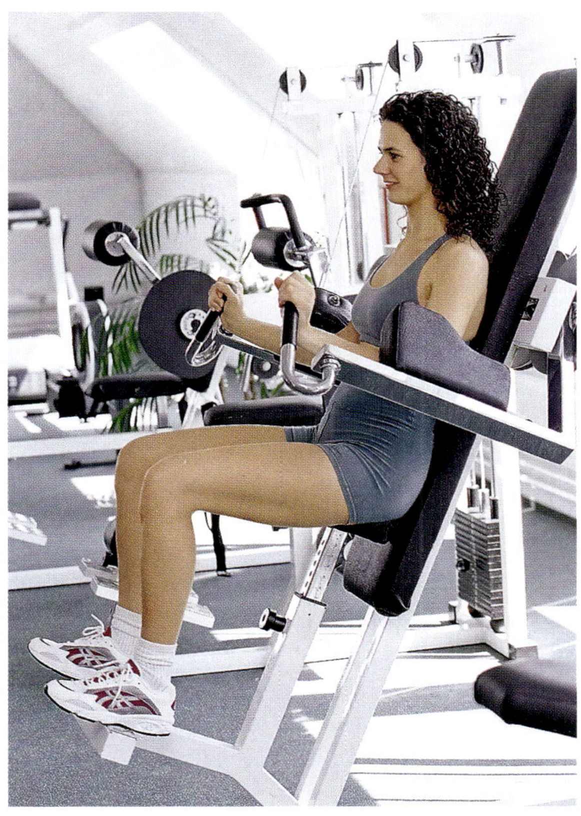

Overhead Press

Ein anderes Gerät, das Schultern und Arme trainiert, ist Overhead Press. Mit ihm trainiert man ebenfalls vor allem den mittleren Teil des Deltamuskels, die oberen Fasern des Trapezius und den Trizeps. Da dabei aber der Trapezius mindestens ebensoviel wie der Deltamuskel trainiert wird, ist ein isoliertes Training des Deltoideus damit nicht möglich.

2.3 Die Arme

PSYCHOSOMATISCHE FUNKTIONEN DER ARME

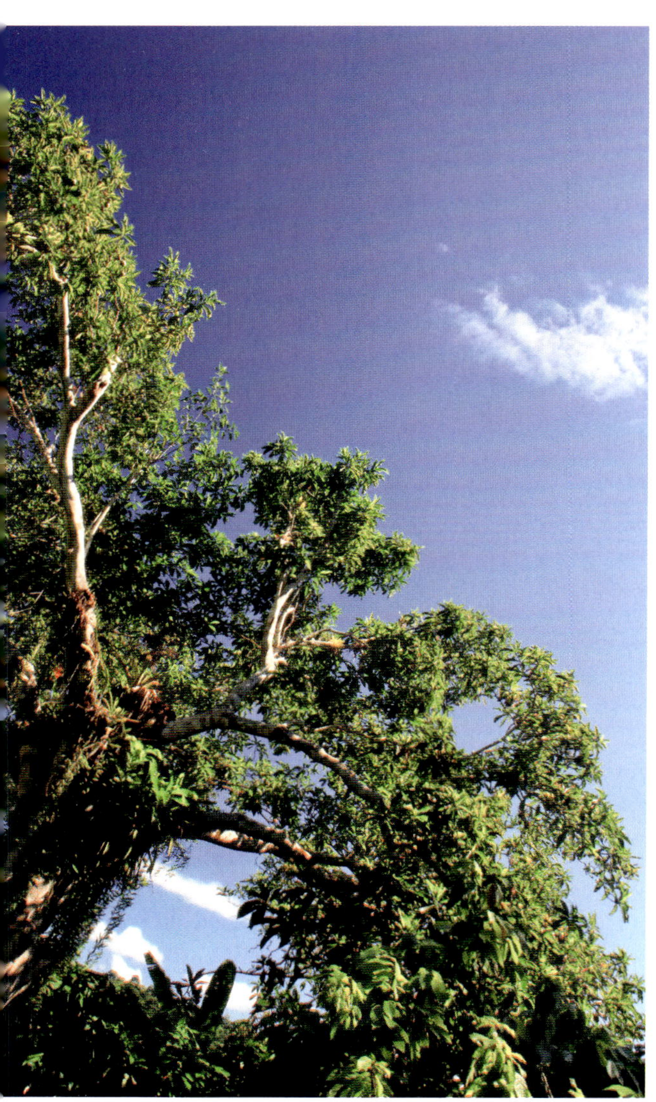

Die Arme und Hände sind die Teile unseres Körpers, mit denen wir handeln. Mit ihnen sind wir imstande, auf vielfältige Art und Weise für unsere Bedürfnisse zu sorgen und unsere Emotionen auszudrücken. Die Arme können nehmen, geben, ausstrecken, umarmen, streicheln, halten, uns schützen, zupacken, stoßen und schlagen.

Während die Beine und Füße unser Selbststützungssystem darstellen und ihre Form etwas über unseren Bezug zur Erde sowie zur Natur und auch über unsere Kindheit, Jugend und persönliche Geschichte aussagt, hat die Form unserer Arme und Hände mit der Wirklichkeit des Hier und Jetzt zu tun: mit ihnen holen wir uns, was wir jetzt zum Leben brauchen, mit ihnen setzen wir uns durch, mit ihnen drücken wir Liebe aus.

Die Beine und Füße können als die Verlängerung von Bauch und Becken betrachtet werden, sie stellen den Kontakt zur Erde her und sind daher unentbehrlich für unsere persönliche Autonomie (siehe Kapitel 2.6). Unsere Arme und Hände dagegen gehen von Brust und Herzen aus, ihre Funktion ist es, Beziehungen zu anderen Menschen aufzunehmen, aufrechtzuerhalten und wieder loszulassen. Die Form unserer Arme und Hände strukturiert daher, wie schwer oder leicht uns der Kontakt mit anderen Menschen fällt und wie unser soziales Leben sich gestaltet.

Ebenso wie die Knie- und Fußgelenke stellen die Ellbogen- und Handgelenke psychosomatische Kreuzungspunkte dar, deren Beweglichkeit und Geschmeidigkeit den Energiefluss in den Armen und Händen und damit ihre emotionale Ausdrucksfähigkeit und Funktion bestimmen. Starrheit, Steifheit oder Flexibilität, Kälte, Kühle oder Wärme unserer Arme und Hände entspricht der Art und Weise, wie wir uns durch die Welt der zwischenmenschlichen Beziehungen und die des Gebens und Nehmens bewegen.

Oscar Ichazo, ein chilenischer Weisheitslehrer, beschreibt die Arme so: Die Oberarme spiegeln unsere Stärke wider. Die Ellbogen zeigen die Leichtigkeit oder Unbeholfenheit, mit der wir uns durch die Welt bewegen. Die Unterarme entsprechen den Mitteln, die wir zu Hilfe nehmen und die uns zur Verfügung stehen, und die Hände werden gebraucht, um zu geben und zu nehmen und nach Zielen zu greifen.[21]

PSYCHOSOMATISCHE HAUPTTYPEN DER ARME

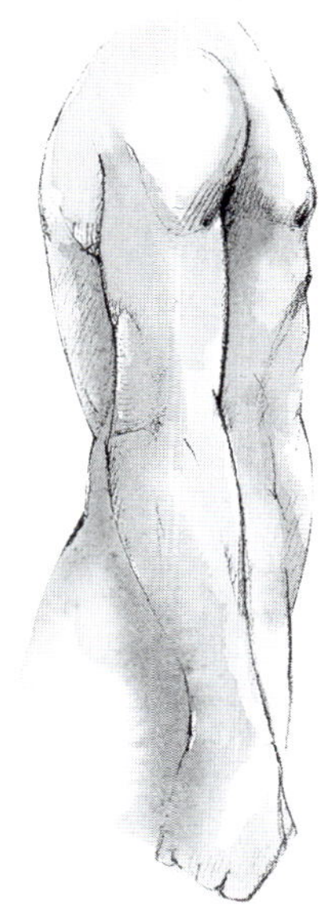

WOHLGEFORMTE UND KRÄFTIGE ARME

Solche Arme sind stark und dennoch beweglich, kraftvoll und dennoch sanft, sie können etwas sowohl greifen und packen als auch zart berühren, sowohl geben als auch nehmen, sowohl streicheln als auch schlagen. Ihre Vitalität wird von der Fähigkeit des Organismus bestimmt, eine ganze Skala von Gefühlen und Handlungen frei auszudrücken. Gesunde Arme sind auf eine natürliche und anmutige Weise mit der Brust verbunden.

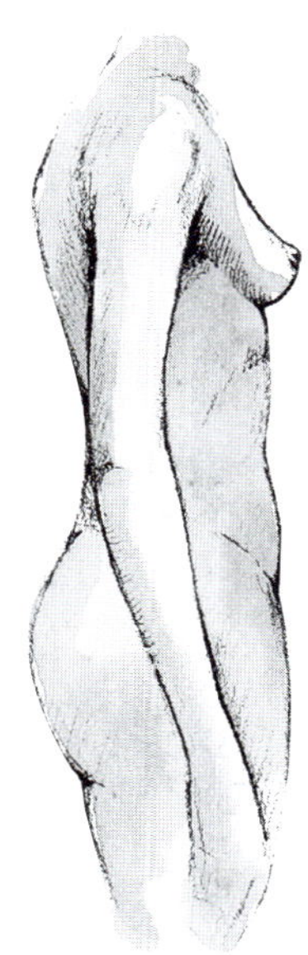

SCHWACHE ARME MIT UNTERENTWICKELTER MUSKULATUR

Schwäche in den Armen und Händen zeigt geringe emotionale Ausdrucksmöglichkeiten und eine mangelnde Fähigkeit, das Leben in den Griff zu bekommen. Menschen mit schwachen Armen und Händen halten viel Energie und Ausdruck im Bauch, im Brustkorb und oft auch in den Schultern fest. Sie haben klamme und kalte Hände und fühlen sich dem Leben gegenüber häufig machtlos. Ihr Handeln ist von einem allgemeinen Mangel an Initiative geprägt.

[21] Sam Keen: „A Conversation about Ego Destruction with Oscar Ichazo" (Psychology Today, Juli 1973), S.68

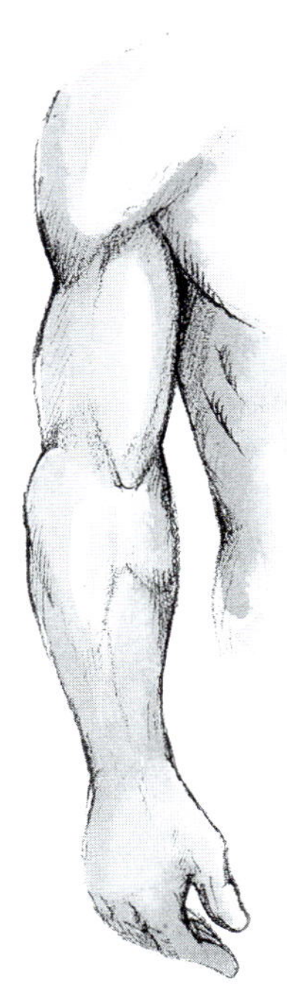

STARKE ARME MIT ÜBERENTWICKELTER MUSKULATUR

Überentwickelte Armmuskeln deuten in der Regel auf einen Mangel an Feinfühligkeit und Takt hin. Solche Menschen sind oft in ihrem Ausdruck ungeschliffen und grob, sie gehen verhältnismäßig gefühllos mit anderen Menschen um und haben eine Tendenz, sie wie Dinge zu behandeln. Ihren Beziehungen fehlen nuancenreiche Zwischentöne und echter Kontakt. Sie flüchten häufig in brutale Gewalt, um etwas zu ergreifen und zu packen, was sie haben wollen.

Ihre Bewegungen sind steif und linkisch und lassen die Schwierigkeiten erkennen, die solche Personen im Umgang mit anderen Menschen haben.

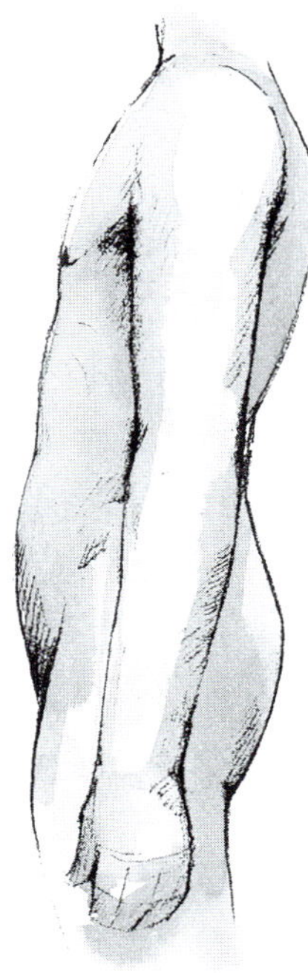

DICKE ARME MIT UNTERENTWICKELTER MUSKULATUR

Dicke Arme deuten darauf hin, dass der Betroffene eine leblose und träge Art zu handeln hat. Solche Menschen werden gewöhnlich nur mühsam aktiv, sie haben wenig Durchhaltevermögen und große Schwierigkeiten, sich abzugrenzen und sich durchzusetzen.

Ihr emotionaler Ausdruck ist überfreundlich, manchmal willensschwach und häufig verbergen sie, wie viele dicke Menschen, ihre eigenen Bedürfnisse hinter einer permanenten und manchmal etwas klebrigen Hilfsbereitschaft.

DÜNNE UND ANGESPANNTE ARME

Solche Arme charakterisieren einen Menschen, der etwas Zugreifendes, Zupackendes und Manipulatives in seinem Wesen hat. Seine Arme erfüllen die Funktion, dass er sich zu verteidigen und zu schützen vermag und dass er sich zum Leben nehmen kann, was er braucht. Obwohl ein solcher Mensch durchaus Kontakt zu anderen aufnehmen kann, hat er doch Mühe, Beziehungen zu anderen Menschen über einen längeren Zeitraum hinweg zu pflegen. Die Spannungen in seinen Armen und Händen entsprechen einer gewissen Ruhelosigkeit und Sprunghaftigkeit seiner Persönlichkeit, die sich auch immer wieder in Form von Verletzungen, Zerrungen und Verrenkungen äußern.

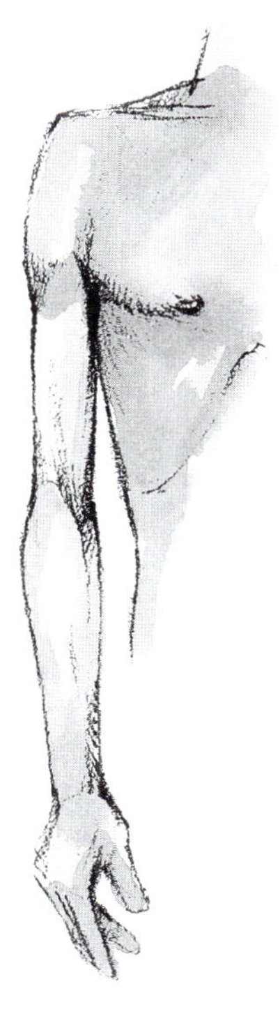

Aus der Beschreibung der fünf Haupttypen der Arme geht hervor, dass die Form und Funktion unserer Arme mitbestimmend sind, wie wir unsere Bedürfnisse zu erfüllen vermögen und wie sich unsere Beziehungen zu anderen Menschen gestalten. Das bedeutet, dass wir, wenn wir unsere Arme durch ein gezieltes Training kräftigen und formen, auch unsere Handlungs- und Beziehungsfähigkeit verändern. Denn wesentliche Eigenschaften, die unser soziales Leben bestimmen, wie emotionaler Selbstausdruck, Abgrenzungsfähigkeit, Kontaktaufnahme, Feinfühligkeit im Umgang mit anderen und Zärtlichkeit, sind eng mit der Form und Funktion unserer Arme und Hände verbunden.

Für Menschen mit überentwickelten Armmuskeln, aber auch für Menschen mit dünnen und angespannten Armen, ist es am besten, die Arme nicht zu trainieren, da sie sonst nur noch gespannter und starrer werden. Günstig sind einfache Lockerungsübungen, wie zum Beispiel das Ausschütteln der Gelenke (siehe folgende Seite).

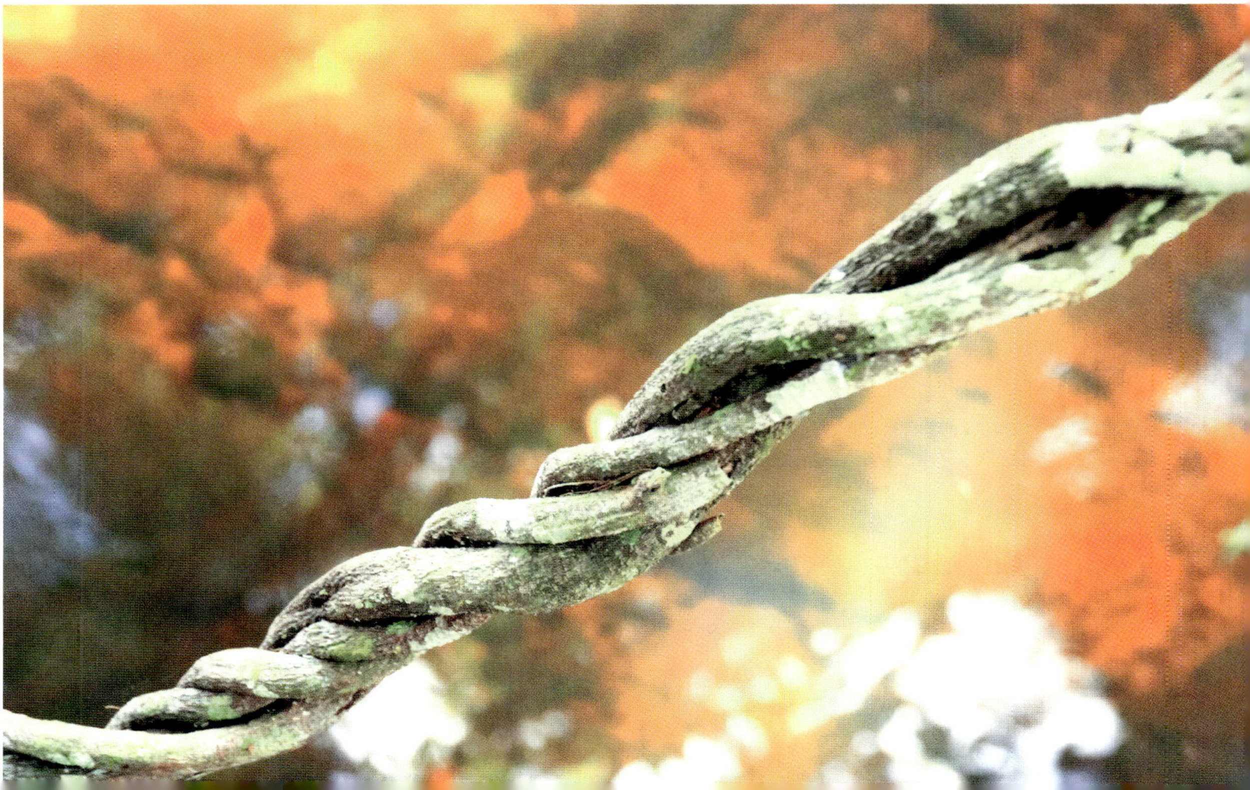

Das Ausschütteln der Gelenke

Sie beginnen mit dem Ausschütteln der Finger- und Handgelenke, etwa dreißig Sekunden bis eine Minute lang; dann schütteln Sie die Ellbogengelenke aus, dann die Schultergelenke – beides auch etwa dreißig Sekunden bis eine Minute lang. Um die Ellbogen- und die Schultergelenke gut auszuschütteln, ist die Vorstellung hilfreich, den Unterarm beziehungsweise den ganzen Arm zwei Meter weit aus dem Gelenk wegzuschleudern.

Das Ausschütteln der Gelenke ist eine gute Übung in einer Pause zwischen Sätzen des Aufbautrainings von Bizeps, Trizeps und Deltamuskel.
Mit dieser Übung kann man einen Teil der im Tagesverlauf angesammelten Spannung wieder loszuwerden. Sie ist aber in der Regel nicht geeignet, um tief sitzende Verspannungen zu verringern. Um tiefe Verspannungsmuster zu lösen und verkürzte Muskelfaszien zu dehnen, ist Shén Dào Körperarbeit das Mittel der Wahl (siehe Kapitel 6.2).

Für Menschen mit schwachen oder dicken Armen mit unterentwickelten Muskeln, die Schwierigkeiten im Umgang mit anderen haben und die auch ihr Leben nie so recht in den Griff bekommen, ist es besonders wichtig, die Arme durch ein Aufbautraining zu festigen und zu kräftigen. Meist genügt es, die zwei wichtigsten Muskelgruppen des Armes – die Beuger und Strecker im Ellbogengelenk – zu trainieren, um ein Gefühl von Kraft und Vitalität in den Armen und damit einen erweiterten Handlungsspielraum zu entwickeln.

DIE MUSKELN DES OBERARMS

DER ZWEIKÖPFIGE ARMMUSKEL (MUSCULUS BICEPS BRACHII)

Der Bizeps wird gern von Männern trainiert. Zusammen mit dem großen Brustmuskel war er schon immer die Grundausstattung für männliche Kraft und Handlungsfähigkeit. Wie der Name sagt, hat er zwei „Köpfe", das heißt: zwei Muskelteile, die beide an verschiedenen Stellen des Schulterblatts entspringen. Der lange Kopf entspringt von einem kleinen Knochenhöcker *(Tuberculum supraglenoidale)* knapp oberhalb der Schultergelenkspfanne. Sein kurzer Kopf entspringt vom Rabenschnabelfortsatz *(Processus coracoideus)* des Schulterblatts. Beide Teile des Bizeps setzen gemeinsam an der Vorderseite der Speiche an, an einer Stelle die *Tuberositas radii* genannt wird. Der Bizeps ist ein zweigelenkiger Muskel, das heißt, er wirkt sowohl auf das Schulter- wie auf das Ellbogengelenk.

Wirkungen auf das Schultergelenk: Der lange Kopf abduziert den Arm, führt ihn also vom Körper weg, und rotiert ihn nach innen. Der kurze Kopf adduziert ihn, führt ihn also an den Körper heran, und pendelt ihn beim Gehen und Laufen nach vorne. Die lange Bizepssehne verläuft innerhalb der Schultergelenkskapsel und ist damit an der muskulären Stabilisierung des Schultergelenks beteiligt.

Wirkungen auf das Ellbogengelenk: Der Bizeps ist ein starker Beuger im Ellbogengelenk, außerdem dreht er den Unterarm, wenn man aufrecht steht und die Arme entspannt herabhängen, mit der Handfläche nach vorn; diese Bewegung wird Supination genannt. Da er beim Beugen im Ellbogengelenk die meiste Kraft entwickelt, ist die Beugefunktion (Flexion) für das Aufbautraining maßgeblich.

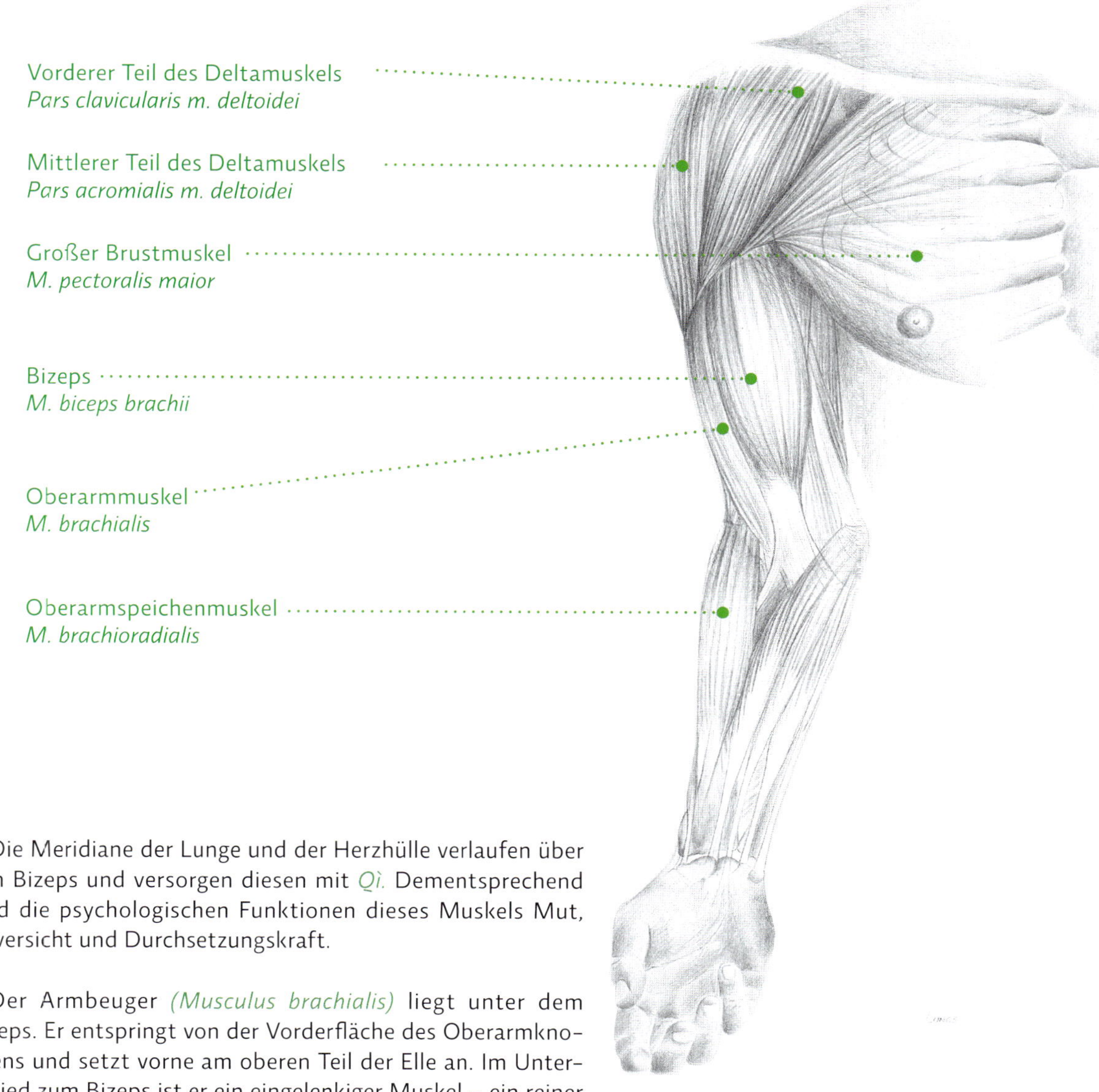

Die Meridiane der Lunge und der Herzhülle verlaufen über den Bizeps und versorgen diesen mit *Qì*. Dementsprechend sind die psychologischen Funktionen dieses Muskels Mut, Zuversicht und Durchsetzungskraft.

Der Armbeuger *(Musculus brachialis)* liegt unter dem Bizeps. Er entspringt von der Vorderfläche des Oberarmknochens und setzt vorne am oberen Teil der Elle an. Im Unterschied zum Bizeps ist er ein eingelenkiger Muskel – ein reiner Beuger im Ellbogengelenk. Durch seinen Ansatz an der Elle (der Bizeps setzt an der Speiche an) sorgt der Brachialis für eine bessere Lastverteilung auf die Unterarmknochen.

Der Oberarmspeichenmuskel (Musculus brachioradialis) entspringt seitlich vom unteren Teil des Oberarmknochens. Er setzt am Griffelfortsatz der Speiche *(Processus styloideus radii)* an. Die Hauptmasse dieses Muskels liegt im Bereich des Unterarms, sie prägt das Relief des Unterarms über der Speichenseite. Im Gegensatz zum Bizeps entwickelt er seine größte Beugekraft in Pronationsstellung.

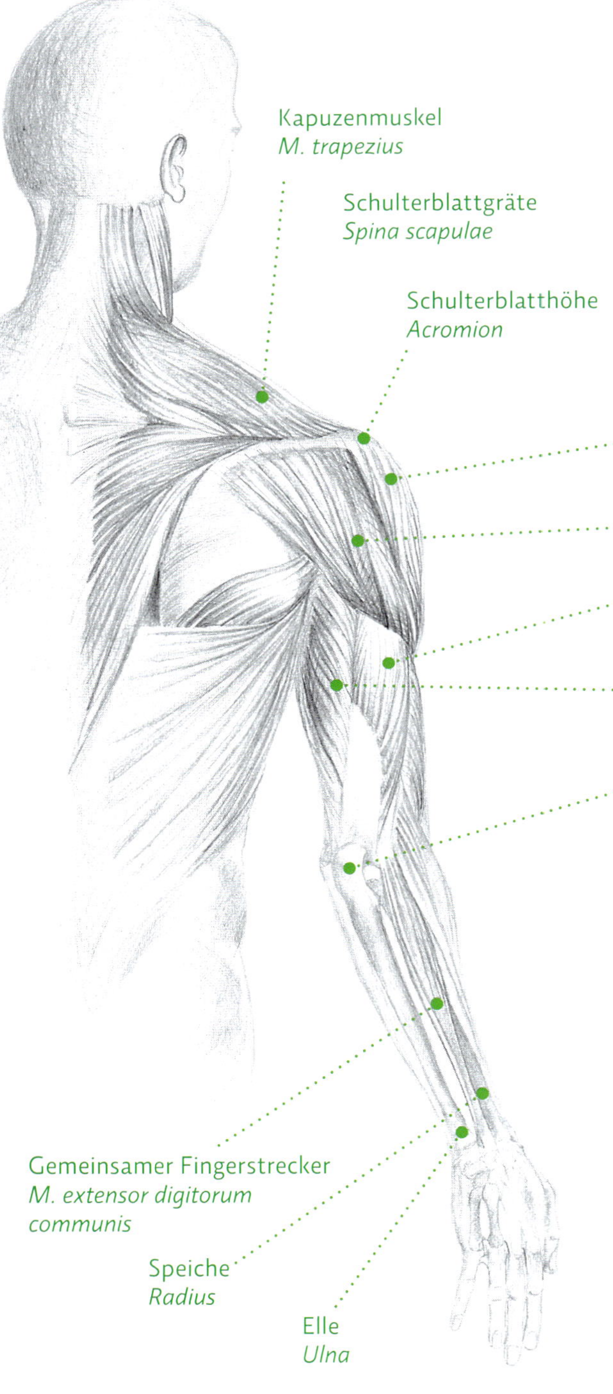

DER STRECKER IM ELLBOGENGELENK

DER DREIKÖPFIGE ARMMUSKEL (MUSCULUS TRICEPS BRACHII)

Der Trizeps bildet die Muskelmasse der Oberarmrückseite. Sein langer Kopf entspringt vom Schulterblatt, von einem Höckerchen unterhalb der Gelenkspfanne *(Tuberculum infraglenoidale).* Der mittlere und der seitliche Kopf haben ihren Ursprung an der Rückseite des Oberarmknochens. Mit einer gemeinsamen starken Sehne setzen sie am Hakenfortsatz der Elle *(Olecranon)* – dem eigentlichen „Ellbogen" – an.

Die drei Köpfe des Trizeps strecken im Ellbogengelenk; nur der lange Kopf ist zweigelenkig: er wirkt auf das Schultergelenk, indem er den Arm, zusammen mit dem hinteren Teil des Deltoideus, nach hinten hebt.

Der Trizeps spielt bei vielen Sportarten eine bedeutende Rolle. Überall, wo eine Streckung oder Feststellung des Ellbogengelenks erforderlich ist, stellt die Kraft dieses Muskel einen leistungsbegrenzenden Faktor dar, wie zum Beispiel beim Kugelstoßen, beim Boxen, bei allen Stützformen im Geräteturnen und beim Gewichtheben.[22]

Der Meridian des Dünndarms verläuft über den Trizeps und versorgt diesen mit *Qì*. Übungen, die den Fluss des *Qì* im Dünndarmmeridian aktivieren, stärken den Trizeps.

[22] Jürgen Weineck: „Sportanatomie" (Spitta Verlag, 1996), S. 122

Hantelübung für den Bizeps

Am besten trainieren Sie die Armbeuger mit den Hanteln im Stehen. In jeder Hand halten Sie eine Kurzhantel neben dem Oberschenkel. Heben Sie die Hanteln langsam zur Schulter der gleichen Seite, indem Sie dabei die Unterarme supinieren (auswärtsdrehen), sodass sich die Hantelstangen am Ende der Bewegung quer vor der Schulter befinden. Füllen Sie beim Einatmen die Brust und die Lungenspitzen mit Luft. Wichtig ist dabei, die Knie nicht ganz durchzustrecken und die Schultern nicht zu heben.

Das Training der Armbeuger mit den Kurzhanteln kann auch im Sitzen ausgeführt werden.

Mit Langhanteln kann man die Armbeuger nur im Stehen trainieren. Halten Sie die Langhantel mit beiden Händen etwa in Schulterbreite. Mit dem Ausatmen beugen Sie langsam im Ellbogen und heben die Hantel zur Schulter. Mit dem Einatmen lassen Sie die Hantel wieder langsam nach unten sinken. Denken Sie daran, die Knie im Stehen nicht ganz durchzustrecken.

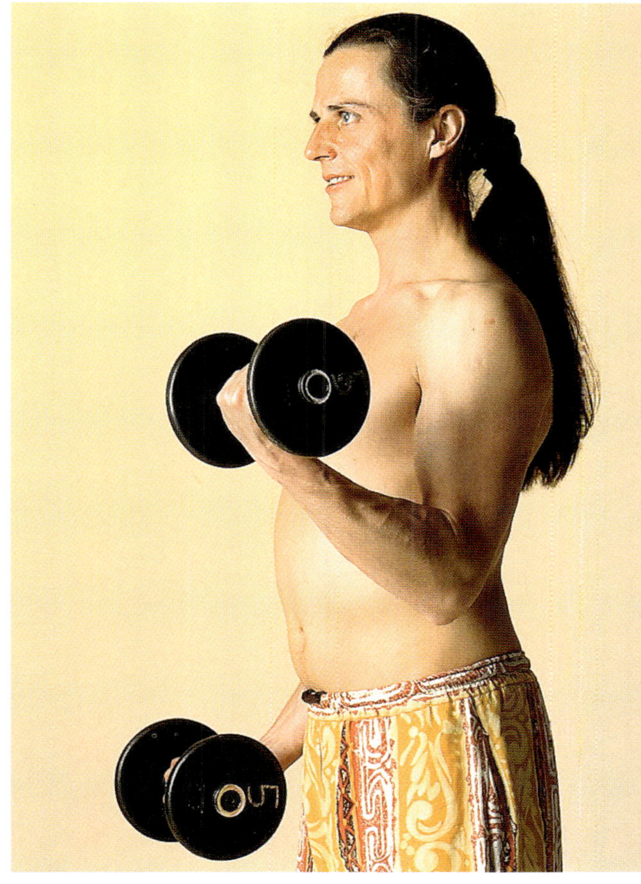

Biceps

In Fitness-Studios gibt es ein nach dem gleichen Prinzip funktionierendes Gerät für das Training der Armbeuger, das *Biceps* genannt wird. An diesem Gerät entwickelt man wie beim Beugen des Armes mit den Hanteln nicht nur den Bizeps, sondern auch die zwei anderen starken Armbeuger, welche die Kraft und Form der Armvorderseite mitbestimmen. Heben Sie die Griffe mit den Gewichten mit dem Einatmen so weit wie möglich, sodass sich das Ellbogengelenk bis zum Anschlag beugt, und füllen Sie dabei die Brust und die Lungenspitzen mit Luft. Geben Sie dem Zug der Gewichte mit dem Ausatmen wieder langsam nach.

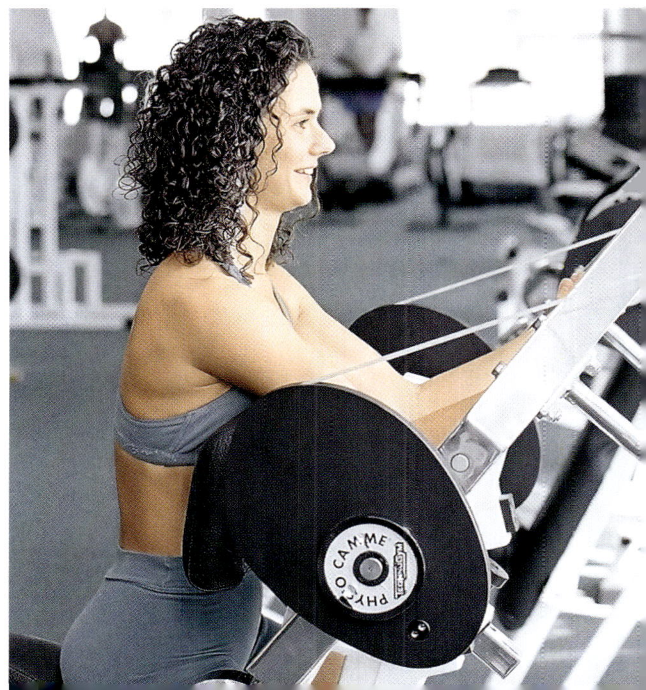

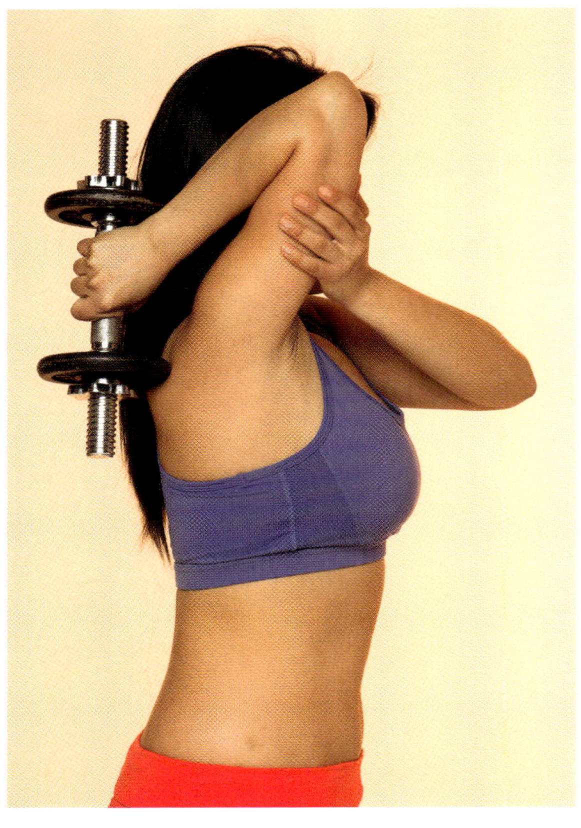

Hantelübung für den Trizeps im Stehen

Mit der Kurzhantel trainieren Sie den Trizeps im Sitzen oder Stehen auf folgende Weise: Sie nehmen eine Hantel, heben den Arm senkrecht nach oben und lassen dann die Hantel zur Rückseite der Schulter hin sinken, indem Sie den Arm langsam beugen. Das ist die Ausgangsposition des Trainings. Mit dem Ausatmen strecken Sie langsam im Ellbogengelenk, bis der Arm gestreckt ist und sich die Hantel senkrecht über der Schulter befindet. Mit dem Einatmen lassen Sie die Hantel wieder gemächlich zur Ausgangsposition zurücksinken. Füllen Sie dabei die Brust und die Lungenspitzen mit Luft. Wie bei anderen Übungen zum Muskelaufbau wählen Sie das Gewicht so, dass Sie die Hantel mindestens zehn Mal, aber nicht öfter als fünfzehn Mal hintereinander in die Höhe bringen. Dann trainieren Sie den Trizeps der anderen Seite.

Auch hier ist ein guter Stand wichtig: Bleiben Sie immer in den Knien leicht gebeugt und richten Sie den Oberkörper in der Tendenz leicht nach vorne hin aus, sodass der Brustkorb etwas vor dem Becken ist und Sie nicht ins Hohlkreuz geraten.

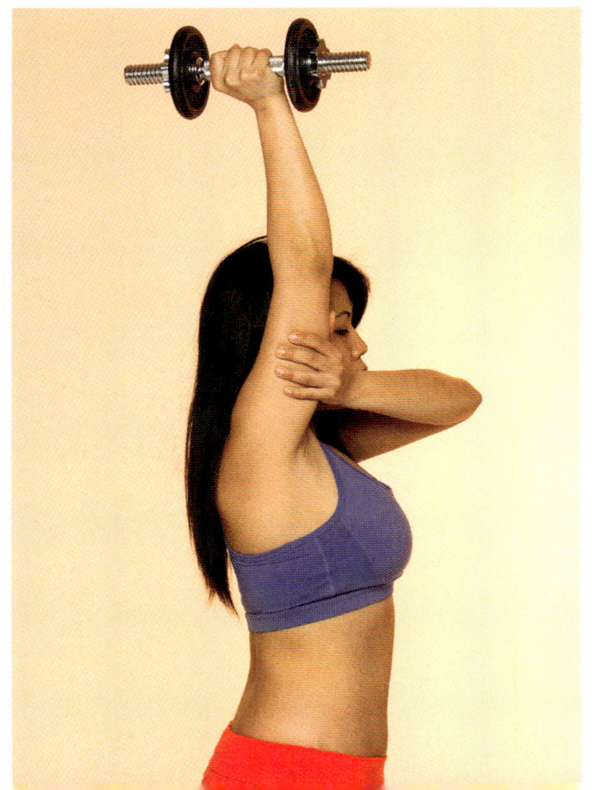

Hantelübung für den Trizeps in Rückenlage

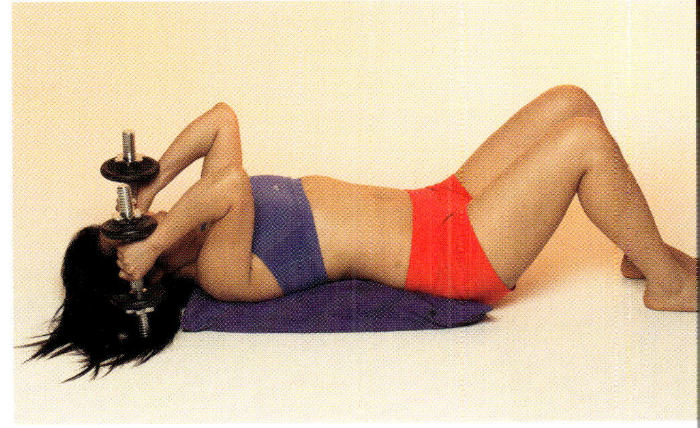

Legen Sie sich auf den Rücken und nehmen eine Hantel in jede Hand. Bringen Sie die Oberarme in eine senkrechte Position und lassen Sie die Hanteln mit dem Einatmen langsam nach hinten sinken, bis die Ellbogen gebeugt sind und die Hanteln den Boden berühren. Mit dem Ausatmen strecken Sie die Ellbogen, sodass die Hanteln gehoben werden, bis sie sich senkrecht über den Schultern befinden. Die Ellbogen sind dabei jedoch niemals ganz durchgestreckt. Drei Sätze mit jeweils fünfzehn Wiederholungen sind für diese Übung ausreichend.

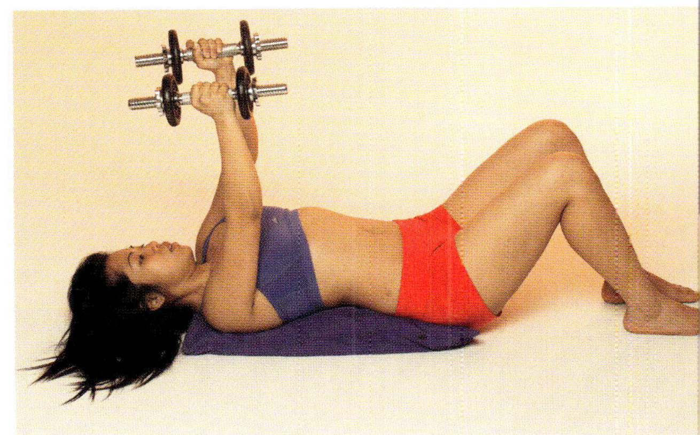

Triceps

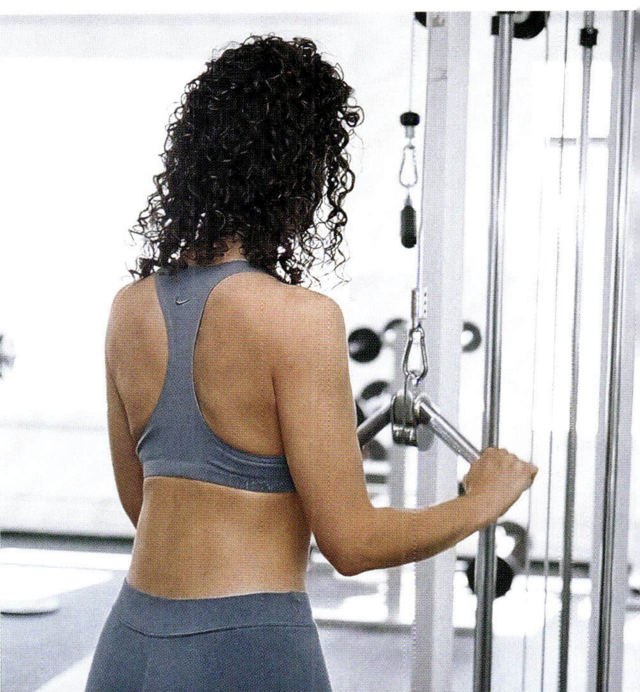

Im Fitness-Center können Sie den Trizeps an diesem Gerät kräftigen. Stellen Sie dabei einen Fuß in Schrittstellung vor den anderen und achten Sie darauf, dass die Oberarme ruhig in der Körperlängsachse bleiben, während Sie mit dem Ausatmen langsam beidseits im Ellbogengelenk strecken. Um die Oberarme stabil zu halten, lassen Sie sie während der ganzen Übung leicht an den Flanken anliegen. Das Gewicht sollte so gewählt sein, dass Sie Unterarm und Hand mühelos in einer Linie halten können. Geben Sie dem Zug der Stange mit dem Einatmen wieder nach, sodass die Arme gebeugt werden; füllen Sie dabei die Brust und die Lungenspitzen mit Luft.

Machen Sie zwei Sätze am *Triceps* mit dem rechten Fuß vorne, dann wechseln Sie die Schrittstellung und machen einen Satz mit dem linken Fuß in der vorderen Position.

2.4 Der Rücken

PSYCHOSOMATISCHE FUNKTIONEN DES RÜCKENS

Die Vorderseite unseres Körpers ist die Seite, die wir der Welt präsentieren. Diese Seite ist uns bewusst. Wir können sie in aller Gemütsruhe im Spiegel betrachten. Die meisten Menschen sind sich über das Aussehen ihrer Brust, ihres Bauchs und ihrer Hüften im Klaren. Ganz anders verhält es sich mit der Rückseite des Körpers. Die wenigsten Menschen sind sich der Form ihrer Wirbelsäule oder der genauen Lage ihrer Schulterblätter im Rücken bewusst. Da wir den Rücken viel weniger unter Kontrolle haben als unsere Vorderseite, gibt er auch unsere tiefsten Empfindungen recht unverfälscht wieder. Der Rücken ist daher ein guter Zugang zum Unbewussten.

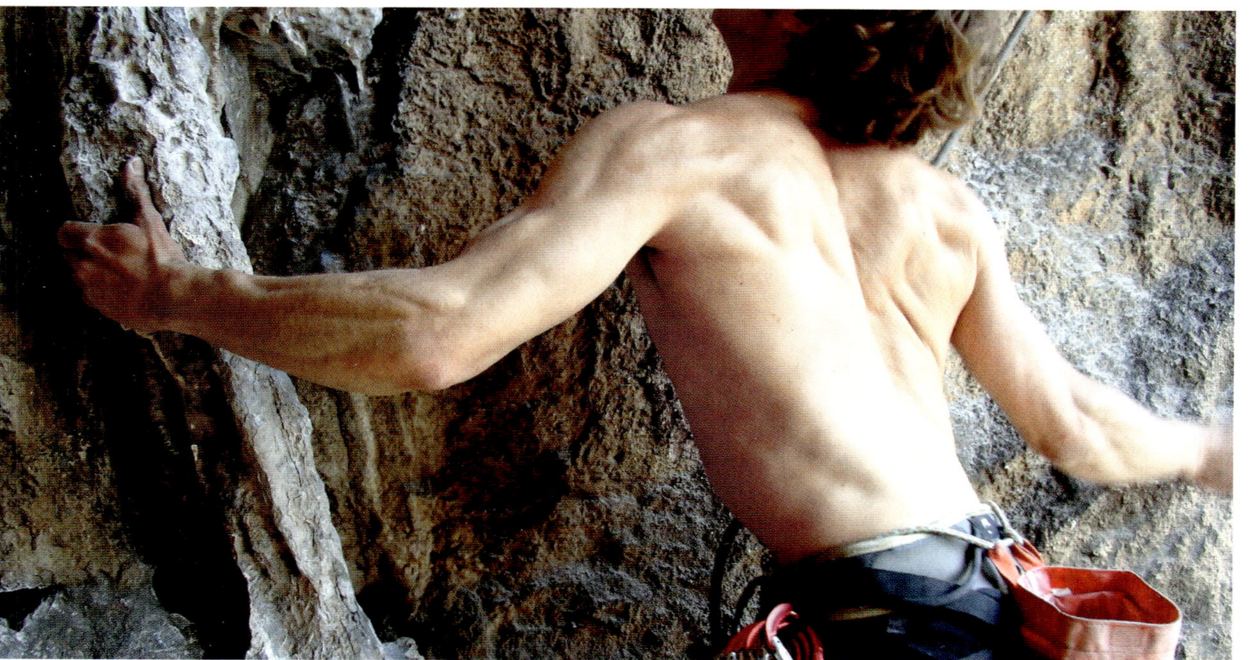

DER OBERE RÜCKEN

Der obere Rücken, zu dem auch die Schulterblätter gehören, ist die Rückseite des Brustkorbs. Psychosomatisch gesehen bildet der obere Rücken eine Einheit mit der Brust. Die Form und das Aussehen der Muskeln des oberen Rückens, allen voran der Rautenmuskeln, aber auch der mittleren Fasern des Trapezius und der Rückenstrecker in diesem Bereich sind ein Ausdruck der unbewussten Seite unseres Herzens. In der chinesischen Medizin wird der Bereich zwischen den Schulterblättern als Zugang zu den Grundgefühlen des Herzens betrachtet: zu unserer Liebe,

Lebensfreude und Lebenslust. Wenn der obere Rücken einerseits kräftig, andererseits aber auch dehnbar und flexibel geblieben ist, ist das ein Anzeichen dafür, dass mit unserem Herzen sowohl im physischen wie auch im emotionalen Sinne alles in Ordnung ist. Da es sich beim oberen Rücken um die unbewusste Seite des Herzens handelt, werden in seinen Muskeln oft Erinnerungen an Enttäuschungen und Herz-Verletzungen gespeichert: Traurigkeit über den Verlust einer großen Liebe, beklemmende und verwirrende Gefühle, Hoffnungslosigkeit, Stolz, Verhärtung und Bitterkeit.[23]

Beim Aufbautraining der Muskeln des oberen Rückens, allen voran das Training der Rautenmuskeln, ist darauf zu achten, dass diese Muskeln weich und dehnbar bleiben, da sonst die Gefahr besteht, dass man seinen Brustkorb, und im weiteren Sinne auch sein Herz, steif und unbeweglich macht. Vielen Menschen in Fitness-Studios ist meist gar nicht bewusst, dass die Zunahme des Muskelumfanges meist eine Verhärtung und Rigidität der Muskulatur mit sich bringt und daher zu einer emotionalen Panzerung im Sinne von Wilhelm Reich[24] führt, die den freien Fluss unserer Gefühle und damit unsere Liebes- und Empfindungsmöglichkeiten einschränkt.

Da besonders die Rautenmuskeln mit unseren Herzgefühlen in Verbindung stehen und da der Schultergürtel und die Arme einen wichtigen Ausdrucksweg unserer Liebe und Lebensfreude darstellen, finde ich es ratsam, die Rautenmuskeln nur dann zu trainieren, wenn sie schwach und so überdehnt sind, dass die Innenkanten der Schulterblätter vom Rücken abstehen.

DER MITTLERE RÜCKEN

Der mittlere Rücken ist der Bereich zwischen dem siebten und dem zwölften Brustwirbel. Das Relief des mittleren Rückens wird von den Rückenstreckern, den unteren Fasern des Trapezius und dem breiten Rückenmuskel *(Musculus latissimus dorsi)* geprägt. Psychosomatisch gesehen bildet er eine Einheit mit dem Oberbauch und seinen Organen. In der chinesischen Medizin wird jedes Organ als Ursprungsort verschiedenster Emotionen betrachtet. Nach der chinesischen Lehre entstehen in Leber und Gallenblase der Zorn und die Wut, in Magen, Milz und Bauchspeicheldrüse das Mitgefühl, das Habenwollen und die Besorgnis.[25]

Wie beim Brustkorb spiegelt der mittlere Rücken die unbewusste Seite dieser Gefühle wider. Daher sind in den Verspannungen des mittleren Rückens häufig Ärger, Gier, Neid und Eifersucht verborgen. Da diese Gefühlsstrukturen durch die statusorientierten und materialistischen Neurosen von patriarchalischen, hierarchischen Kulturen in Ost und West stark gefördert werden, vom Einzelnen aber

[23] Achim Eckert: „Heilendes Tao" (Müller & Steinicke, München 2008), S. 198

[24] Alexander Lowen: „Bioenergetik" (Rowohlt Verlag, Reinbek 1988); Jack Painter: „Körperarbeit und persönliche Entwicklung" (Kösel Verlag, 1984), S. 37 ff

[25] Achim Eckert: „Heilendes Tao", (Müller & Steinicke, München 2008), S. 17 f und S. 50 f

auch verleugnet, unterdrückt und verdrängt werden müssen, gibt es genug Menschen, die schon in jungen Jahren einen stark verspannten mittleren Rücken, sprich: Buckel, haben. Die **Kyphose,** das heißt: eine Krümmung der Wirbelsäule nach hinten, die sich aufgrund der S-Krümmung der Wirbelsäule im Normalfall nur im Bereich des mittleren Rückens entwickelt, ist eine Fehlhaltung, die mit starken Verspannungen im Zwerchfell und in der Oberbauchregion zusammenhängt, auch mit verdrängten Gefühlen in diesem mittleren Segment des Körpers; sie ist daher durch Training der Rückenmuskeln nur wenig zu beeinflussen.

Es gibt drei Hauptmöglichkeiten, eine leicht- bis mittelgradige Kyphose zu verringern. Die erste besteht in einem **Aufbautraining des großen Brustmuskels,** weil dadurch der Brustkorb nach vorne und oben „wächst". Das hat zur Folge, dass die Wirbelsäule auf physiologische Art und Weise aufgerichtet wird. Dadurch wird der Zwerchfellbereich gedehnt und Verkrampfungen im Oberbauch entgegengewirkt. Durch ein Training des großen Brustmuskels werden unser Selbstvertrauen gestärkt und unsere Ausdrucks- und Kommunikationsmöglichkeiten verbessert. Das bedeutet aber auch, dass wir einige der Konflikte, die wir in der Oberbauchregion festhalten, durch den Kraftgewinn in der Brust auszudrücken und zu formulieren imstande sind. Dadurch verringert sich die „emotionale Ladung" im mittleren Körpersegment und auch der mittlere Rücken wird wieder weicher und flexibler. Wenn Sie daran arbeiten, den Brustkorb und die Wirbelsäule wieder aufzurichten, ist beim Körpertraining wie auch bei Atemübungen und in der Tanztherapie die Vorstellung wichtig, dass sich das Brustbein nach vorne und oben hebt. Eine einfache Art, dies zu trainieren, ist die folgende Übung aus dem Pranayama, der Atemtechnik des Hatha Yoga (der im Westen verbreitetsten Form des Yoga, die aus Sonnengebet, körperlichen Übungen, Pranayama oder Atemübungen und einer kurzen Entspannungsmeditation besteht).

ATEMÜBUNG AUS DEM YOGA ZUR AUFRICHTUNG DER BRUSTWIRBELSÄULE

Sie sitzen aufrecht und doch bequem; nach dem Einatmen halten Sie den Atem ebenso lange an, wie Sie eingeatmet haben, und spüren dabei, wie sich Kraft und Energie im Bereich des Brustbeins und der Lungenspitzen ansammeln. Nach dem Ausatmen gibt es keine Pause, Sie atmen gleich wieder ein. Diese Übung können Sie in verschiedenen Variationen ausführen und von Mal zu Mal steigern. Zum Beispiel: vier Sekunden lang einatmen, vier Sekunden anhalten, vier Sekunden ausatmen; beim nächsten oder übernächsten Mal dann vier Sekunden einatmen, acht anhalten, vier ausatmen und so fort; die Zeit des Anhaltens und Kräftesammelns immer weiter ausdehnen.

Die zweite Möglichkeit, eine Kyphose zu verringern, besteht in der Anwendung von tiefer Körperarbeit wie **Shén Dào Körperarbeit** (siehe Kapitel 6.2) und **Rolfing.** Beide Methoden verändern Form und Struktur des Körpers, indem dabei die Faszienhüllen verkürzter Muskeln gedehnt werden. Die bei einer Kyphose im mittleren Rücken durch Verkürzung der Rückenstrecker zu stark dorsal gekrümmte Wirbelsäule kann sich somit wieder aufrichten.

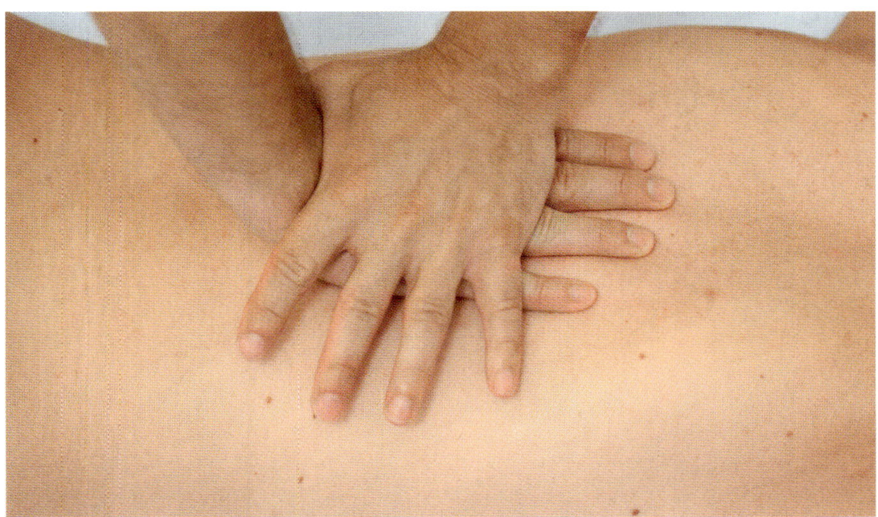

Die dritte Möglichkeit, eine nicht allzu ausgeprägte Kyphose zu verringern, ist die Anwendung von **Meridianmassage, Shiatsu** und **Akupunktur** (siehe Kapitel 6.1). Die chinesische Medizin kennt zwei wichtige Energiebahnen am Rücken, von denen sich die eine zwischen den zwei Hauptsträngen des Rückenstreckers *(Musculus erector spinae)* befindet und die andere am Außenrand des Rückenstreckers verläuft. Diese beiden Energiebahnen werden als medialer und lateraler Ast des Blasenmeridians bezeichnet. Der mediale Ast des Blasenmeridians ist insofern von großer Bedeutung, als sich in seinem Verlauf eine Serie von Akupressurpunkten befindet, die Shu-Punkte genannt werden. Nach chinesischer Vorstellung tritt das *Qì* (die Lebensenergie) der Umgebung durch die Shu-Punkte in den Körper ein. Sie befördern oder leiten das Qì zu den Zwölf Organen. Durch Massage oder Akupunktur der Shu-Punkte wird die Funktion der inneren Organe – sowohl bei Über- als auch bei Unterfunktion – ins Gleichgewicht gebracht. Vor allem chronische Erkrankungen sprechen gut auf eine Behandlung durch die Shu-Punkte an.

Die Shu-Punkte sind auch von diagnostischer Bedeutung – wenn sie schon bei leichter Berührung besonders druckschmerzhaft sind, zeigen sie damit eine energetische Störung des zugeordneten inneren Organs an. Mit den Shu-Punkten ist es daher möglich, die Erkrankung eines inneren Organs bereits im Vorstadium zu erkennen und präventiv zu behandeln.

Bei chronischen Verspannungen der Rückenstrecker kommt es meist zu Verklebungen der Faszien zwischen den Muskelsträngen. Dadurch wird der *Qì* Fluss im Bereich des Rückens blockiert und die Shu-Punkte in ihrer Eigenschaft, das *Qì* der Umgebung zu den inneren Organen zu lenken, beeinträchtigt. Langfristig sind daher Schwächung und Erkrankung der inneren Organe die Folge. Es liegt daher auf der Hand, dass der Massage des Blasenmeridians in der chinesischen und japanischen manuellen Medizin eine äußerst wichtige Bedeutung nicht nur für Entspannung und Wohlbefinden, sondern auch für die Gesunderhaltung zukommt. Durch regelmäßige Massagen des Blasenmeridians lassen sich die Spannungen im mittleren und unteren Rücken deutlich verringern und der *Qì* Fluss im Rücken beleben. Aus dem Gesagten geht hervor, dass es schwerwiegende Konsequenzen für unsere Gesundheit und unser Wohlbefinden haben kann, wenn wir die Rückenstrecker übermäßig aufbauen.

Für Gesundheit und Wohlbefinden ist es daher von vorrangiger Bedeutung, die Rückenstrecker weich und flexibel zu halten. Bei Sportarten, bei denen die Rückenstrecker besonders trainiert werden, oder wenn man sie an Kraftmaschinen gezielt aufbaut, sollte auf jeden Fall darauf geachtet werden, sie durch Dehnungsübungen und Massagen entspannt und flexibel zu halten.

DER UNTERE RÜCKEN

Der untere Rücken ist der Bereich zwischen dem ersten und dem fünften Lendenwirbel. Sein Relief wird von den Rückenstreckern, dem breiten Rückenmuskel und der seitlichen Bauchmuskulatur geprägt. Psychosomatisch gesehen bildet der untere Rücken eine Einheit mit dem Unterbauch. Die inneren Organe, deren Gesundheitszustand und Funktion sich in den Muskeln des unteren Rückens widerspiegelt, sind Dünn- und Dickdarm, Niere und Blase. Vor allem die Niere hat aufgrund ihrer Lage eine enge Verbindung zu den Muskeln des unteren Rückens. In der chinesischen Medizin haben die Nieren und Nebennieren, die den Nieren wie eine Kappe aufsitzen und verschiedene Hormone produzieren, eine wichtige Funktion. Die Niere wird auch als Wasserniere oder Yin-Niere bezeichnet, die Nebenniere als Feuerniere oder Yáng-Niere. Die Wasserniere hat die Aufgabe, das Blut zu filtern, es rein zu halten und Urin zu produzieren. Die Feuerniere erzeugt einerseits Androgene, männliche Sexualhormone, und andererseits die für die Aktion und Leistung des Organismus notwendigen Hormone Adrenalin und Noradrenalin. Adrenalin und Noradrenalin steigern die Herzfrequenz, erhöhen die Pumpleistung des Herzens und den Blutdruck. Außerdem produziert die Yáng-Niere Cortisol und Cortison, sowie Aldosteron, das den Blutdruck und den Wasserhaushalt reguliert.[26]

Aus all den aufgezählten Funktionen wird verständlich, warum die Chinesen Niere und Nebennieren als jene Organe ansehen, die einerseits für unsere Vitalität und Lebenskraft und andererseits für unsere Lust und Sexualität von entscheidender Bedeutung sind. Die chinesische Medizin stellt die Nieren gleichwertig neben das Herz; nach ihrer Anschauung bilden Nieren und Herz die innerste Energieschicht, den physiologischen als auch emotionalen und geistigen Kern des Organismus.

[26] Achim Eckert: „Heilendes Tao", (Müller & Steinicke, München 2008), S. 73 f

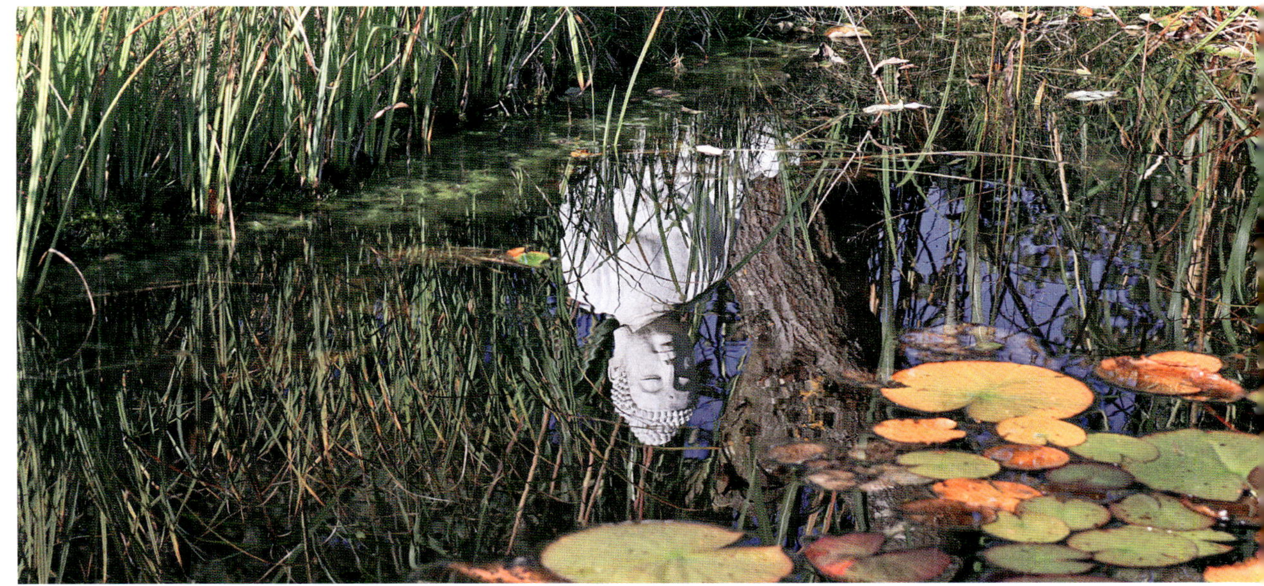

Die Emotionen, die den Nieren in der chinesischen Medizin zugeschrieben werden, sind die Furcht und die Angst. Die Furcht ist die natürliche Reaktion des Organismus auf eine Situation, die unser Leben oder unsere Gesundheit bedroht. Die Furcht sichert unser biologisches Überleben. Angst dagegen – das Wort Angst kommt vom lateinischen *„angustia"*, Enge – kennzeichnet einen Gefühlszustand, in dem wir nicht adäquat auf eine bedrohliche Situation reagieren, Gefahren maßlos übertreiben oder sie uns gar nur einbilden. Chronische Ängste werden in der chinesischen Medizin daher als Fehlfunktion von Nieren und Nebennieren diagnostiziert und als Nachlassen und Schwinden der vitalen und sexuellen Kraft gedeutet.

Die Muskeln im Bereich des unteren Rückens, allen voran die Rückenstrecker, spiegeln die Art wider, wie wir mit unserer Lebenskraft umgehen, wie wir unser Leben und unsere Sexualität leben. Der untere Rücken kann als Vermittler zwischen den psychosomatischen Aspekten der oberen und unteren Körperhälfte angesehen werden. Ausgehend von der von Wilhelm Reich und Alexander Lowen entwickelten Lehre von den Charakterstrukturen (siehe auch Kapitel 4: Körpertypen) und ihrer jeweiligen somatopsychischen Panzerung[27] ergibt sich folgendes Bild vom Körper und den auf ihn einwirkenden Kräften: Als Druck wahrgenommene Empfindungen wie Forderungen von Autoritätspersonen, Pflichten, Schuldgefühle und Belastungen mentaler und emotionaler Art kommen **von oben. Von unten** kommt die autonome Kraft des Individuums, Spontaneität und Impulsivität, Standfestigkeit, Selbstbestimmung und Freiheit.

[27] Wilhelm Reich: „Charakteranalyse" (S.Fischer Verlag, 1973); Wilhelm Reich: „Die Entdeckung des Orgons / Die Funktion des Orgasmus" (Kiepenheuer & Witsch, 1987); Alexander Lowen: „Bioenergetik" (Rowohlt Verlag, Reinbek 1988), S. 234

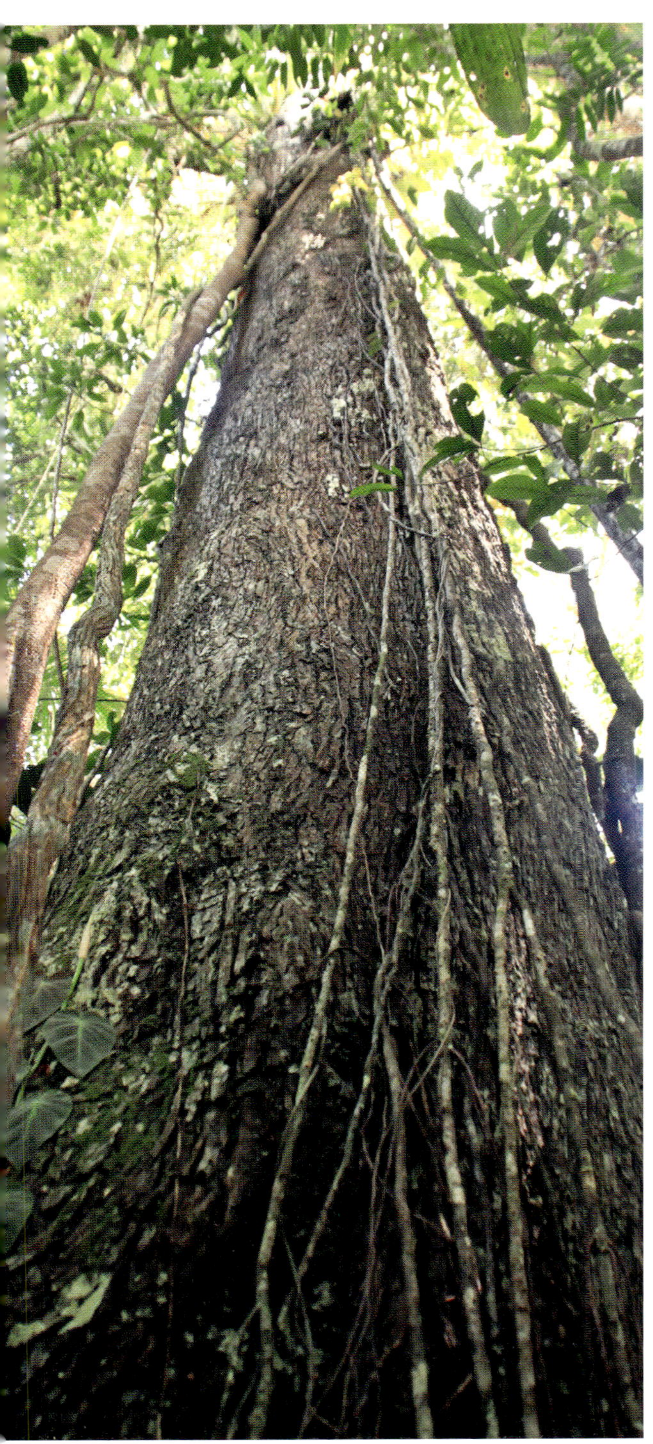

Die untere Körperhälfte ist in Kontakt mit Mutter Erde und mit dem Gesetz der Natur und Natürlichkeit in uns. Über die obere Körperhälfte dringen die Informationen und Forderungen der Gesellschaft und der Zivilisation in uns ein. Im unteren Rücken treffen diese zwei gegensätzlichen Gruppen von Kräften aufeinander: Die Soll-Werte und das Über-Ich von oben, der Trieb, der Instinkt und das Es von unten. Dazwischen wird das Ich in die Ecke gedrückt; selbstbewusstes, spannungsfreies Erleben und Genießen des Augenblicks ins Morgen, Übermorgen und Gestern gedrängt. Da der untere Rücken der Hauptaustragungsort dieses Konflikts im Körper ist, leidet eine Vielzahl von Menschen an Bandscheibenschäden und an chronischen Verspannungen und Schmerzen in eben dieser Körperregion. Vor allem der charakterlich rigide Mensch, der sein Leben, seine Spontaneität und Kreativität, seine sexuellen Empfindungen und Gefühle äußeren Anforderungen und Zwängen unterwirft, wird im unteren Rücken steif und unbeweglich sein.

Chronische Verspannungen und Verhärtungen im unteren Rücken finden sich bei Menschen, die immer dynamisch und hyperaktiv sind, und auch bei Menschen, die von Ängsten getrieben werden; wobei ein Zusammenhang meist insofern gegeben ist, als verschiedene Ängste wie Existenzangst und Versagensangst der Motor für ständige Hyperaktivität, besonderen Ehrgeiz und zwanghaftes Erfolgsstreben sind.

Chronische Verspannungen führen meist auch zu Verkürzungen der Muskulatur, und das bedeutet im unteren Rücken eine Zunahme der physiologischen Lordose (so wird die ventral konvexe Krümmung der Lendenwirbelsäule bezeichnet) zum Hohlkreuz. Auf dieses wird in Kapitel 3.3 näher eingegangen.

Um sich nach oben und unten hin zu öffnen und so Anspannungen durch Ich-Zentriertheit, die sich besonders im unteren Rücken niederschlagen, zu vermeiden, verwendet die taoistische Lehre verschiedene Energiepunkte, die durch Visualisierung, Akupressur und Akupunktur aktiviert werden. Mit der Erdkraft sind wir über drei Energiepunkte in Verbindung: zwei liegen auf den beiden Fußsohlen in einer Vertiefung zwischen den Zehenballen (in der chinesischen Medi-

Medizin Niere 1 genannt: Yong Quán, Sprudelnder Quell), der andere am Beckenboden in der Mitte des Damms (Rèn 1: Huì Yin, Tempelfest des Yin). Die obere Körperhälfte öffnet sich den Kräften des Himmels vor allem über den Scheitelpunkt des Kopfes (Du 20: Băi Huì, Hundertfache Zusammenkunft) und in der Mitte zwischen den Augenbrauen (PaM 1: Yìn Táng, Siegel des geistigen Raumes).

Sowohl beim *Sonnengebet* im Hatha Yoga (siehe Seite 94) als auch bei den *„Fünf Tibeter"* genannten Übungen geht es darum, die Wirbelsäule und den Rücken im rhythmischen Wechsel beim Beugen und Strecken elastisch und dehnbar zu machen; dadurch wird der Fluss der Lebensenergie (in Indien *Prana,* in China *Qì* und von Wilhelm Reich *Orgon* genannt) in der Energiebahn der Wirbelsäule (Du Mài: Lenkergefäß oder Gouverneur) und in den beiden Ästen des Blasenmeridians aktiviert, was zu Vitalisierung und Harmonisierung der inneren Organe führt. Die sowohl beim Yoga als auch bei den Fünf Tibetern beschriebenen lebensverlängernden, verjüngenden und kräftigenden Wirkungen, die bei regelmäßiger Anwendung beobachtet werden, können mit einer Zunahme des Qì Flusses in den Shu-Punkten und in der Wirbelsäule, und damit einer Regulierung des autonomen und zentralen Nervensystems, verstanden und erklärt werden.

In der Folge einige grundlegende Asanas (Übungen) des Hatha Yoga, die zum Ziel haben, die Elastizität der Wirbelsäule beim Beugen und Strecken zu vergrößern.

Kobra (Bhujangasana)

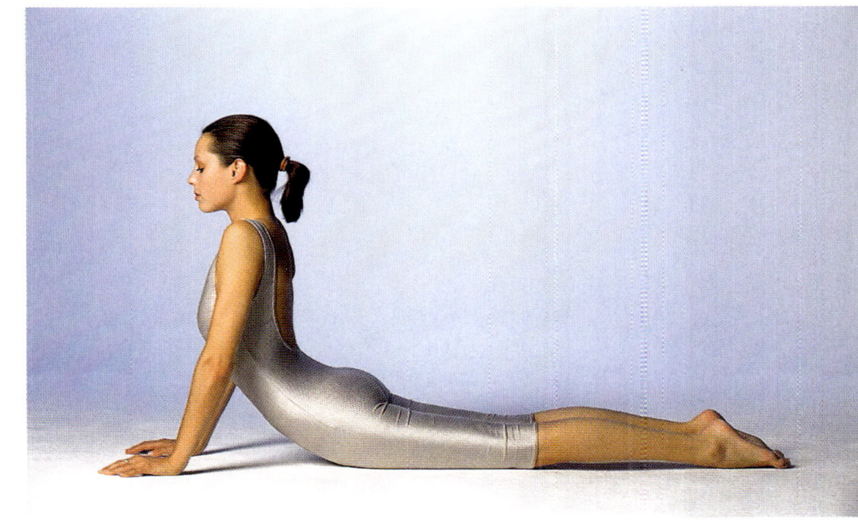

Versuchen Sie die folgende Variation der Kobra, bei der sie einerseits die Rückenstrecker, andrerseits auch den Trizeps trainieren und vor allem den unteren Rücken nicht verspannen: In der Bauchlage legen Sie die Hände neben den unteren Rippen ab; die Fingerspitzen zeigen gerade nach vorn. Bevor Sie Ihren Rumpf anheben, stellen Sie sicher, dass sich Ihr Rücken lang und entspannt anfühlt. Lassen Sie dann Ihren Rumpf langsam, mit guter Unterstützung der Handballen und der Knie nach oben wachsen. Tun Sie dies mit der Einatmung, werden Sie feststellen, dass sich Ihr Brustkorb besonders gut weiten kann und das Atemvolumen zunimmt. Wenn Sie mit der Ausatmung in die Kobra gehen, vermindert das die Gefahr, den Rückenstrecker übermäßig anzuspannen. Achten Sie darauf, dass Sie die Schultern nicht zu den Ohren hochziehen und lassen sie die Wirbelsäule zwischen den Schulterblättern nach oben wachsen. Erhöhen Sie

den Tonus im Beckenboden und im Unterbauch, um das Entstehen einer Hohlkreuzstellung verhindern. Falls Sie dennoch nach Verlassen der Übung eine Spannung im unteren Rücken verspüren, üben Sie im Anschluss daran eine Asana, bei der die Wirbelsäule nach vorne gebeugt und der Rücken entspannt wird – zum Beispiel die Zange.
Die Kobra wirkt aktivierend auf Blasenmeridian und Lenkergefäß (Du Mài).

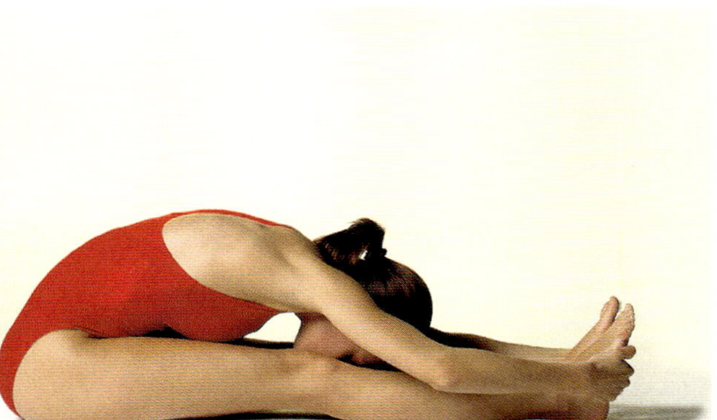

Zange (Paschimottasana)

Bei dieser häufig verwendeten Übung wird die Wirbelsäule nach vorne gebeugt. Sie sitzen mit je nach Beweglichkeit gestreckten oder auch leicht gebeugten Beinen (in jedem Falle dürfen die Knie nicht durchgedrückt werden) auf dem Boden. Nehmen Sie sich ausreichend Zeit, um die Wirbelsäule aus dem Beckenboden und den Sitzbeinhöckern heraus nach oben und in die Länge wachsen zu lassen. Dann erst beugen Sie sich mit lang gestrecktem Rücken aus den Hüftgelenken heraus nach vorne. Achten Sie darauf, dass Sie Ihre Schultern nicht nach vorne ziehen; es ist nicht unbedingt notwendig, mit den Händen die Zehen zu ergreifen. Wenn das für Sie schwierig ist, begnügen Sie sich damit, Ihre Unterschenkel zu erreichen.
Die Zange dehnt den Rücken und die Rückseite der Beine und verringert oder beseitigt dadurch Verspannungen, die den Fluss des *Qì* im Blasenmeridian behindern.

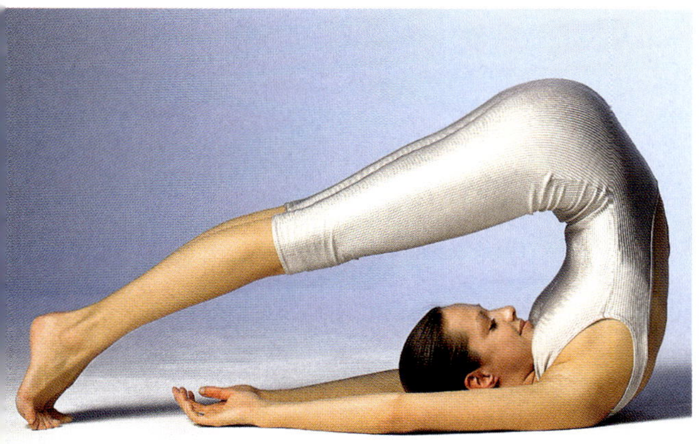

Pflug (Halasana)

Mit dieser Übung erweitert man nach der Kerze die Beweglichkeit und Dehnbarkeit der Wirbelsäule nach vorn. Aus der Rückenlage bringen Sie die Zehenspitzen hinter dem Kopf auf den Boden, wenn möglich mit gestreckten Beinen. Sie bleiben ungefähr ein bis zwei Minuten in dieser Position und atmen dabei tief und regelmäßig in den entspannten Bauch. Diese Haltung ist gut zur Darmreinigung und Entschlackung geeignet, da die Därme „kopfüber" hängen und sich in Darmschlingen abgesackte und stagnierende Kotmassen wieder weiterbewegen können.
Der Pflug dehnt ähnlich wie die Zange den Rücken und die Rückseite der Beine und verringert oder beseitigt dadurch Verspannungen, die den Fluss des Qì im Blasenmeridian behindern.

Kerze oder Schulterstand (Salamba Sarvangasana)

Legen Sie sich mit aufgestellten Beinen auf den Rücken, die Hände liegen neben dem Becken. Bevor Sie sich zur Kerze aufrichten, achten Sie darauf, ihren Nacken zu entspannen und die Schulterblätter von den Ohren weg zu schieben. Holen Sie sich den Schwung zum Aufrichten des Körpers zur Kerze aus drei Punkten – den Fingerspitzen, den Ellbogen und den Schultern. Unterstützen Sie Ihren mittleren Rücken mit den Händen. Lassen Sie nicht zu, dass der Nacken Gewicht trägt (die Asana heißt *Schulter*stand) und sich die Dornfortsätze der Halswirbelsäule in den Boden pressen; falls das doch passiert, üben Sie mit einer gefalteten Decke unter den Schultern, so dass der Kopf tiefer liegt als Schultern und Ellbogen. Auf diese Weise kann der Nacken entspannt bleiben.

Falls Sie Unregelmäßigkeiten oder gar einen Bandscheibenvorfall der Halswirbelsäule haben, üben Sie Kerze und Pflug nur unter der Aufsicht eines erfahrenen Yogalehrers.

Beim Schulterstand dehnt man den oberen und mittleren Rücken, besonders wenn man versucht, sich kerzengerade aufzurichten. Bei dieser Übung ist es nicht erforderlich, die Waden anzuspannen und die Zehenspitzen gen Himmel zu strecken. Es genügt, die Hauptachse der Füße entspannt im rechten Winkel zu den Unterschenkeln ruhen zu lassen.

Neben der Dehnung der Rücken- und Nackenmuskulatur wird der Kerze eine besondere Heilwirkung auf die Schilddrüse und das mit ihr in Verbindung stehende Kehlkopf-Chakra zugeschrieben. Sie bleiben ungefähr ein bis zwei Minuten im Schulterstand, atmen dabei tief und langsam, konzentrieren sich auf die Entspannung der Schilddrüse und senken dann die Beine langsam hinter den Kopf auf den Boden zum Pflug.

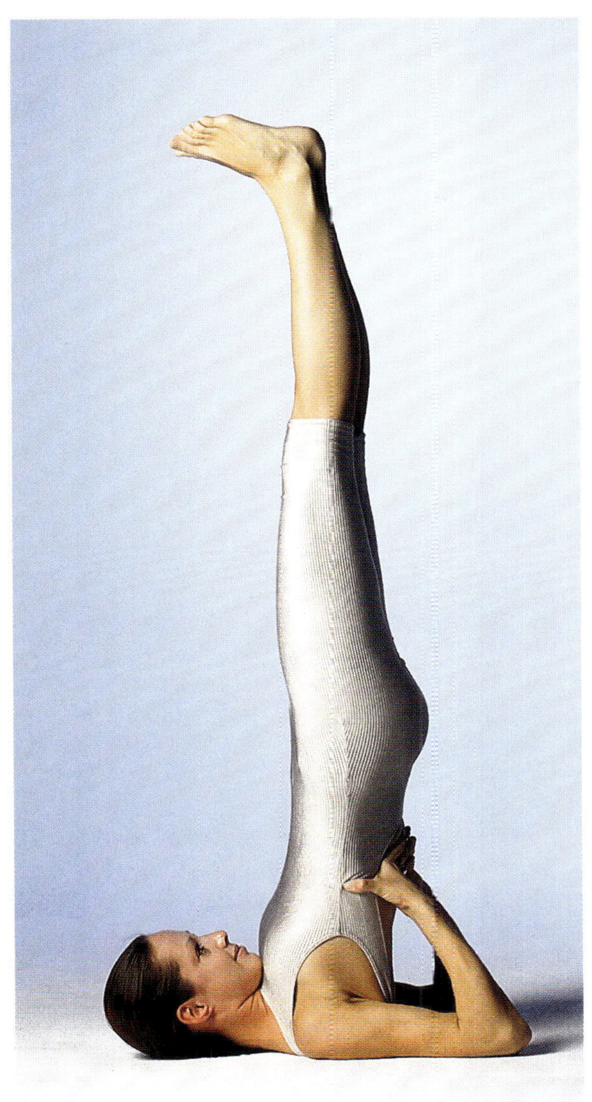

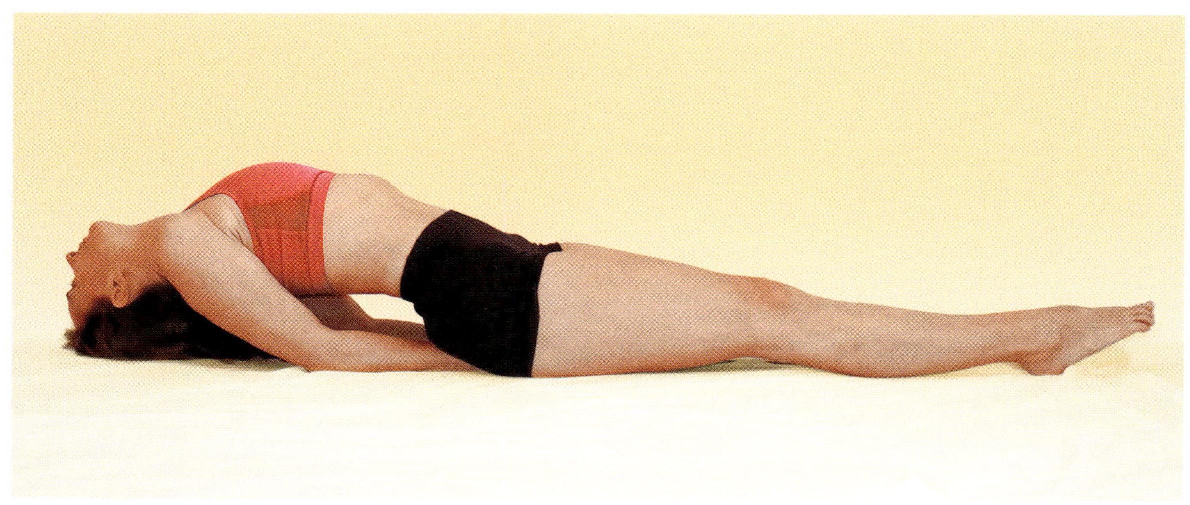

Fisch (Matsyasana)

Sie liegen auf dem Rücken, legen die Arme unter Ihren Rumpf und die flachen Hände unter Po oder Oberschenkelrückseite – wie es sich durch Ihre Armlänge ergibt. Heben Sie die Brust, indem Sie sich von den Ellbogen nach oben drücken. Überstrecken Sie den oberen Teil der Brustwirbelsäule, dass nur mehr Hinterkopf, Hände, Ellbogen und Beine den Boden berühren. Der Rücken ist vom Boden abgehoben. Der Kopf trägt so wenig Gewicht wie möglich. Atmen Sie tief nach vorne in die Brust und nach oben in die Lungenspitzen ein. Dies ist die beste Körperhaltung zur Förderung der Schlüsselbeinatmung. Da der obere Brustkorb durch Kerze und Pflug zusammengedrückt wird, ist es empfehlenswert, diese Asana im Anschluss an den Pflug zu machen, um den oberen Brustbereich wieder zu dehnen und aufzurichten.

Hatha Yoga wie auch das bei uns in den Fitness-Centern gelehrte Stretching besteht aus Übungen, die für Menschen ohne gröbere Fehlhaltungen oder chronische Verspannungen gedacht sind, wohingegen eine Wirbelsäulengymnastik in ihrer Übungsanordnung spezifisch auf verschiedene Abschnitte der Wirbelsäule eingeht. Trotzdem ist es auch bei gröberen Fehlhaltungen, zum Beispiel bei einem Hohlkreuz, einer Skoliose oder Kyphose möglich und sinnvoll, Yoga und Stretching zu üben. Suchen Sie sich in solch einem Fall einen erfahrenen Yogalehrer oder Stretchingtrainer, der speziell auf Ihr Problem einzugehen vermag. Nehmen Sie Einzelunterricht oder bevorzugen Sie Schulen, in denen in Kleingruppen geübt wird, damit Fehler korrigiert werden können.
Bei gröberen Fehlstellungen können bestehende Verspannungsmuster durch unqualifiziertes Yoga und Stretching und vor allem durch rein nach Leistungskriterien ausgerichtetes Bodybuilding eher verfestigt und fixiert werden.

DIE RÜCKENMUSKELN

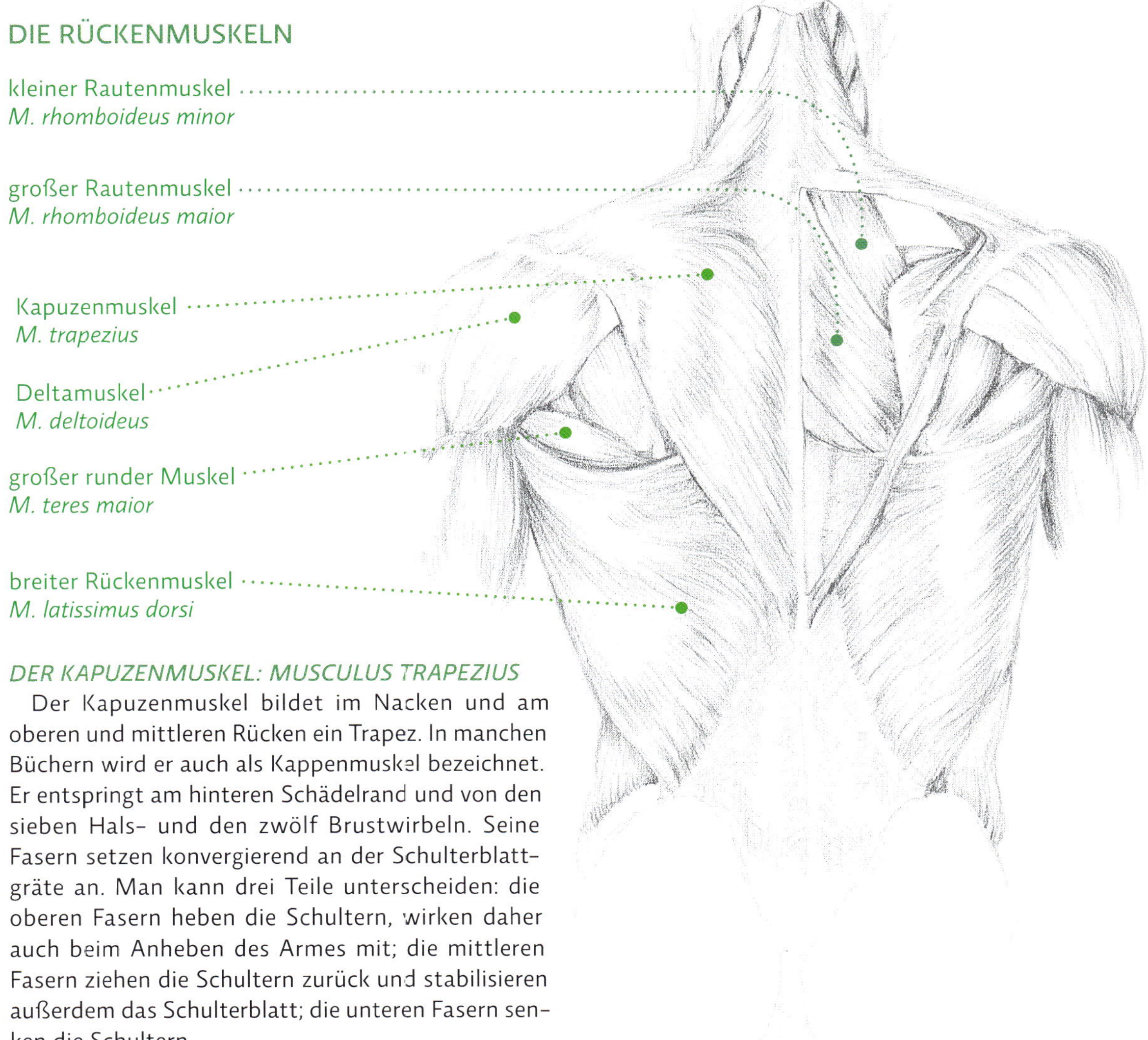

DER KAPUZENMUSKEL: MUSCULUS TRAPEZIUS

Der Kapuzenmuskel bildet im Nacken und am oberen und mittleren Rücken ein Trapez. In manchen Büchern wird er auch als Kappenmuskel bezeichnet. Er entspringt am hinteren Schädelrand und von den sieben Hals- und den zwölf Brustwirbeln. Seine Fasern setzen konvergierend an der Schulterblattgräte an. Man kann drei Teile unterscheiden: die oberen Fasern heben die Schultern, wirken daher auch beim Anheben des Armes mit; die mittleren Fasern ziehen die Schultern zurück und stabilisieren außerdem das Schulterblatt; die unteren Fasern senken die Schultern.

Der Trapezius formt das Relief des Schultergürtels, des Nackens und des oberen Rückens. Er verbindet den Kopf mit dem Rumpf und die Schultern mit dem Rücken. Psychosomatisch gesehen hat er sowohl eine Schlüsselfunktion bei der Integration von Kopf (Denken) und Körper (Fühlen) als auch bei der Verbindung von Armen (Handeln) und Rumpf (Sein). Wenn der Trapezius kräftig und voll, aber auch weich und entspannt ist, sind wir imstande, ausdauernd zu arbeiten, Verantwortung zu übernehmen und unsere Absichten in die Tat umzusetzen. Da in der modernen Welt aber wenig Zeit dazu bleibt, Denken und Fühlen in Einklang zu bringen, da Denken und Wollen dem Fühlen und Sein meist davonjagen und die Verantwortung und der Druck, der auf den Schultern lastet, im Allgemeinen immer mehr werden, ist der Trapezius bei vielen verspannt und Nackenschmerzen treten häufig

Durch chronische Verspannungen im Kapuzenmuskel als auch der tiefergelegenen Nackenmuskulatur sowie durch damit zusammenhängende Fehlhaltungen des Kopfes kommt es oft zu Abnützungen und Schäden der Halswirbelsäule. Nackenschmerzen, ob sie nun von Muskelverspannungen, Ablagerungen, abgenützten Bandscheiben oder eingeklemmten Nerven herrühren, werden vom Mediziner ganz allgemein als Halswirbelsäulensyndrom (HWS-Syndrom) beschrieben. Aus meiner Erfahrung ist es jedoch meist der Trapezius, der schmerzt. Häufig kommt es auch zu einseitiger Verkürzung der oberen und manchmal auch der mittleren Trapeziusfasern, was, wie alle Asymmetrien im Körper, seinen Ursprung meist in mangelhafter Koordination von linker und rechter Gehirnhemisphäre oder auch in fehlender Ausgewogenheit von logisch-rationalem und kreativ-phantasievollem Teil in uns hat.[28]

Wenn die oberen Trapeziusfasern einseitig verkürzt sind, ist die Schulter auf dieser Seite hochgezogen oder zumindest höher als die andere. Wenn die mittleren Trapeziusfasern auf der einen Seite kürzer sind, ist die Schulter auf dieser Seite mehr nach hinten gezogen und das Schulterblatt meist eindeutig näher an der Wirbelsäule als das der gegenüberliegenden Seite. Einseitige Verkürzungen der Trapeziusfasern können, wie andere Asymmetrien im Körper auch, durch Gymnastik, Stretching und Gewichttraining im Fitness-Center selbst bei großer Erfahrung nur ungenügend korrigiert werden. Dagegen können durch strukturelle Körperarbeit wie Shén Dào Körperarbeit (Kapitel 6.2), bei der die verkürzten Muskelfaszien selektiv gedehnt werden, asymmetrische Körperhaltungen effektiv wieder ins Lot gebracht werden.

Da die oberen, mittleren und unteren Fasern des Trapezius die Schultern in eine unterschiedliche Position bringen, müssen sie an unterschiedlichen Geräten trainiert werden. Die oberen Fasern des Trapezius werden in Fitness-Centern vor allem mit zwei Maschinen aufgebaut: *Lateral Raise* und *Overhead Press.*

Wenn die oberen Trapeziusfasern kräftig sind, kann man schwere Lasten auf den Schultern tragen – das gilt auch im übertragenen Sinne. Daher ist das Training der oberen Trapeziusfasern vor allem für Menschen mit *abfallenden Schultern* (siehe Kapitel 2.2) zu empfehlen, die in diesem Körperbereich physisch schwach sind – und daher oft schwer an ihrer Verantwortung tragen.

Für Menschen mit normalen oder kräftigen Schultern erhebt sich die Frage, ob man die oberen Trapeziusfasern überhaupt aufbauen soll, da sie sich beim Training leicht verspannen, was den Energiefluss zwischen Kopf und Rücken einschränken und blockieren kann. Außerdem entspricht ein kräftig entwickelter, schräg abfallender Schultergürtel nicht dem klassischen Schönheitsideal, weil die Beweglichkeit und Anmut des Halses und Nackens durch übertrainierte obere Trapeziusfasern verloren gehen. In den alten Mythen und Sagen haben höchstens Monster und böse Riesen diese Muskeln. Die mittleren Trapeziusfasern trainiert man zusammen

[28] Robert Ornstein: „Die Psychologie des Bewusstseins" (S. Fischer Verlag, 1976)

mit den Rautenmuskeln (siehe Seite 88). Die unteren Fasern des Trapezius haben eine ähnliche Funktion wie der Latissimus dorsi. Wie man sie trainiert, wird im Zusammenhang mit diesem auf Seite 92 beschrieben.

Die Meridiane von Blase und Gallenblase verlaufen über den Trapezius und versorgen diesen mit *Qì*. Massage der Meridiane von Blase und Gallenblase entspannen den häufig im oberen Anteil verspannten und schmerzhaften Muskel. Übungen, die den *Qì Fluss* in den beiden Meridianen anregen, kräftigen den Trapezius.

Senkrechte Hantelübung für die oberen Trapeziusfasern

Diese Übung kann im Stehen oder Sitzen ausgeführt werden. Halten Sie die Hanteln mit angewinkelten Armen knapp oberhalb der Schulter. Mit dem Ausatmen stemmen Sie die Hanteln gleichzeitig und gemächlich nach oben, bis Ihre Arme gestreckt sind. Mit dem Einatmen lassen Sie die Hanteln wieder zur Ausgangsposition zurücksinken. Füllen Sie beim Einatmen die Brust und die Lungenspitzen mit Luft. Mit dieser Übung wird neben den oberen Trapeziusfasern auch der Trizeps gestärkt.

Seitliche Hantelübung für die oberen Trapeziusfasern

Diese Übung kann im Stehen als auch im Sitzen durchgeführt werden. Nehmen Sie eine Hantel in jede Hand. Mit dem Einatmen heben Sie die Hanteln langsam zur Seite und über Schulterhöhe, mit dem Ausatmen senken Sie sie langsam wieder. Füllen Sie beim Einatmen die Flanken und die Lungenspitzen mit Luft. Während des gesamten Übungsverlaufs siknd die Arme weitgehen gestreckt – jedoch nie ganz durchgestreckt, um die Ellbogengelenke zu schonen.

Lateral Raise

Dieses Gerät wird vor allem verwendet, um die mittleren Fasern des Deltamuskels aufzubauen und wird daher im Kapitel über die Schultern beschrieben (Seite ???). Wenn Sie die oberen Trapeziusfasern beim *Lateral Raise* mittrainieren möchten, müssen Sie die Oberarme mit den Gewichten so hoch wie möglich anheben, während Sie beim Training des mittleren Deltoideus die Oberarme nur bis knapp unter die Horizontale anheben.

Overhead Press

Mit diesem Gerät werden die oberen Fasern des Trapezius, der vordere Teil des Deltoideus und auch der Trizeps trainiert.

DIE RAUTENMUSKELN: MUSCULI RHOMBOIDEI

Die *Musculi rhomboidei* entspringen von den unteren zwei Halswirbeln und den oberen vier Brustwirbeln, verlaufen in Form einer Raute schräg abwärts und setzen an der Innenkante des Schulterblatts an. Sie ziehen das Schulterblatt nach innen und oben. Außerdem fixieren sie das Schulterblatt und damit das Schultergelenk und den Arm am Rumpf, das heißt, sie sorgen dafür, dass wir schwere Lasten mit den Armen heben und tragen können, ohne dass die Schulter ausreißt. Sie liegen unter dem Trapezius (siehe Abbildung Seite 85).

Die Rautenmuskeln gehören zur intrinsischen Muskulatur – das sind Muskeln, die innerhalb des Rumpfes verlaufen, während die extrinsische Muskulatur Skeletteile des Rumpfes mit den Gliedmaßen verbindet. Psychosomatisch gesehen haben extrinsische Muskeln mehr mit Funktionen zu tun, die unser Verhältnis und unsere Beziehung zu den anderen und zur Umwelt betreffen, während intrinsische Muskeln mehr mit unserem Innenleben und tieferen Gefühlsbereichen in Verbindung stehen. Auf eine kurze Formel zusammengefasst könnte man sagen, dass extrinsische Muskeln mit unserem Handeln, unserer Handlungs- und Bewegungsfähigkeit, und intrinsische Muskeln mit unserem Sein verbunden sind.

Wie schon erwähnt, kann man die die Rautenmuskeln und die Rückenstrecker im Bereich zwischen den Schulterblättern als die „Rumpelkammer des Herzens" bezeichnen. In diesen Muskeln und besonders in den Akupunkturpunkten dieser Region werden häufig Erinnerungen an enttäuschende Liebesbeziehungen und alte Herz-Verletzungen gespeichert: Traurigkeit über den Verlust einer großen Liebe, beklemmende Gefühle, gebrochenes, verhärtetes und bitteres Herz.[29]

Die Rautenmuskeln haben also viel mit der Liebe zu tun, die wir glauben, hinter uns gelassen zu haben. Je nachdem, ob sie verspannt und verhärtet oder weich und flexibel sind, spiegeln sie oft auch unsere unbewusste Haltung wider, wie wir mit Liebe und Sehnsucht umgehen und was wir von der Liebe erwarten.

Da die Rautenmuskeln viel mit unseren Herzgefühlen zu tun haben, ist es ratsam, sie nicht durch ein übermäßiges Aufbautraining zu verspannen. Meiner Meinung nach sollte man sie überhaupt nur trainieren, wenn sie zu schwach und überdehnt sind. Das zeigt sich daran, dass die Innenkanten der Schulterblätter vom Rücken abstehen (der österreichische Volksmund sagt dazu „Flügerl").

[29] Achim Eckert: „Das Tao der Akupressur und Akupunktur" (Medizinverlage Stuttgart, 2009), S. 185

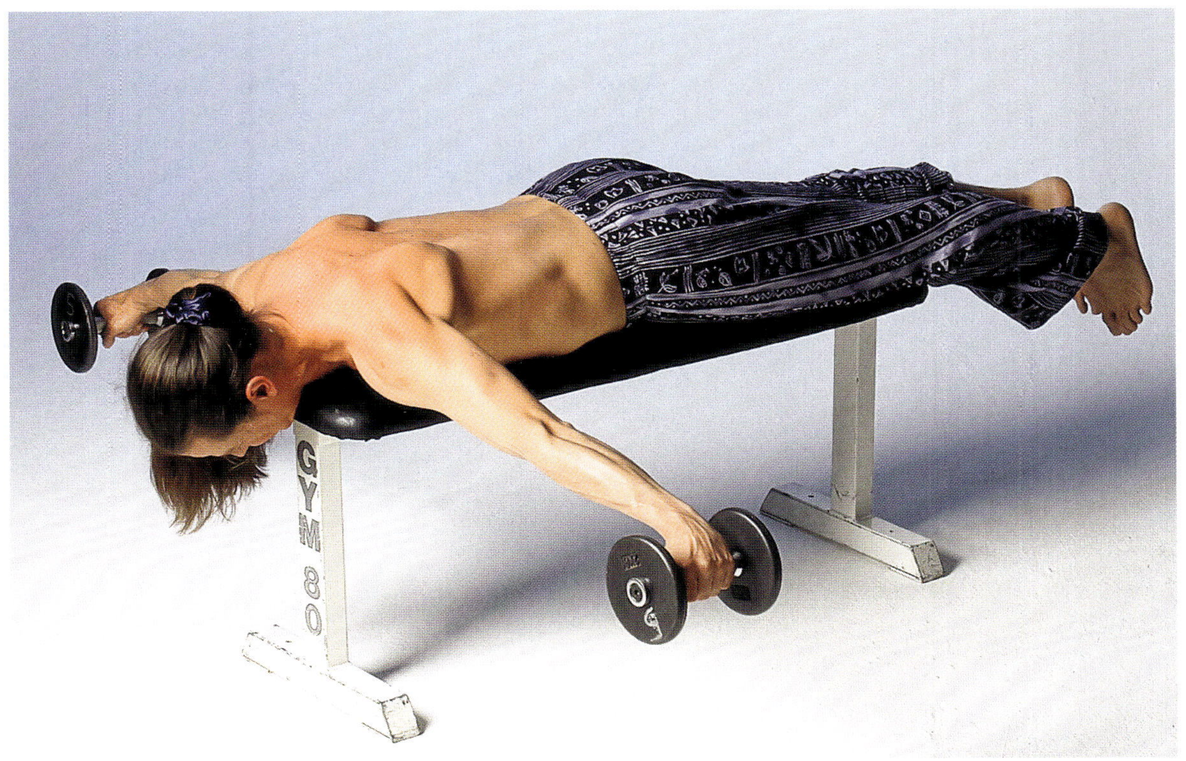

Hantelübung für die Rautenmuskeln aus der Bauchlage

Legen Sie sich bäuchlings der Länge nach auf eine Bank, nehmen Sie eine Kurzhantel in jede Hand und heben Sie diese bei seitlich nicht ganz durchgestreckten Armen mit dem Einatmen so weit wie möglich nach oben. Atmen Sie beim Einatmen in die hinteren Lungenbereiche und die Rautenmuskeln. Senken Sie die Hanteln wieder langsam mit dem Ausatmen. Die Handflächen weisen dabei immer nach unten. Durch diese Übung werden auch die mittleren Trapeziusfasern trainiert.

Power Qì: Um das Training effektiver zu gestalten, machen Sie in der Pause nach dem ersten Satz die Kobra (Seite 81) und in der Pause nach dem zweiten Satz die Zange (Seite 82).

Butterfly Reverse

Auf manchen Butterfly-Geräten (siehe Kapitel 2.1: Brust, Seite 51) können Sie auch mit dem Gesicht zur Rückenlehne Platz nehmen und das Butterfly-Gerät zum Training der mittleren Trapeziusfasern und Rautenmuskeln verwenden.

DER BREITE RÜCKENMUSKEL: MUSCULUS LATISSIMUS DORSI

Der breite Rückenmuskel bildet die oberste Muskelschicht am mittleren und unteren Rücken. Er entspringt mit einer dünnen, platten Sehne, der *Fascia thoracolumbalis,* von den unteren sechs Brust- und sämtlichen Lendenwirbeln, der Rückfläche des Kreuzbeins und dem Außenrand des Darmbeinkamms (dem äußeren, oberen Rand des Beckens). Die Muskelfasern konvergieren nach lateral und vorn; die oberen Fasern ziehen dabei über den unteren Schulterblattwinkel und drücken ihn gegen den Rumpf, was das Schulterblatt fixieren hilft. Die konvergierenden Muskelfasern bilden die rückwärtige Begrenzung der Achselhöhle. Sie ziehen spiralig um den *Musculus teres maior* und setzen mit einer platten Sehne an der *Crista tuberculi minoris* an der Vorderseite des Oberarmes an (Abbildung siehe Seite 85).

Der breite Rückenmuskel zieht den erhobenen Arm herab und nach hinten, außerdem rotiert er ihn nach innen. Er ist der wesentliche Muskel, um Klimmzüge machen zu können. Bei den Affen, unseren Vorfahren, ist er der wichtigste Muskel, um sich hangelnd von Baum zu Baum fortbewegen zu können und sich an Lianen durch den Urwald zu schwingen. Bei unseren noch weiter zurückliegenden Vorfahren, den vierbeinigen Säugetieren, bestimmt seine Kraft zusammen mit jener der Gesäßmuskeln die Laufgeschwindigkeit: er zieht die Vorderläufe zurück und damit den Körper nach vorn. Bei unseren anderen Verwandten, den Vögeln, ermöglicht er das Ausbreiten der Schwingen und verhindert, dass die Flügel beim Fliegen nach oben klappen und der Vogelkörper absackt wie ein Stein. Außerdem kann der Vogel mittels des breiten Rückenmuskels den Winkel der Flügel durch Rotation so stellen, dass er in der Luft zu steigen oder zu sinken vermag. All diese Beispiele veranschaulichen, warum ein so großer und breiter Muskel wie der Latissimus für einen relativ schmalen Ansatz an der oberen (oder bei Vierbeinern der vorderen) Gliedmaße benötigt wird. Wie aus den Beispielen unserer tierischen Verwandten zu ersehen ist, gehört der Latissimus zu den wichtigsten Muskeln des Körpers. Wenn man ihn aufbaut, macht er einen breiten und kräftigen Rücken. Vor allem Männer trainieren ihn, weil er, zusammen mit einem gut ausgebildeten Deltoideus, den Oberkörper in die begehrte V-Form bringt. Wie aus den Ursprüngen und dem Ansatz des Muskels zu erkennen ist, verbindet der Latissimus die oberen und unteren Gliedmaßen und damit die unterschiedlichen psychologischen Funktionen von Beinen und Armen: Fortbewegung und Handeln. Außerdem bildet er als oberflächliche Muskelschicht des Rückens eine einheitliche Hülle, welche die Nieren und die Organe des Bauchraums vor Kälte, Wind und Feuchtigkeit und vor Verletzungen von hinten schützt. Je kräftiger der Latissimus, desto größer ist dieser Schutz. Am Anfang dieses Kapitels wurde erwähnt, dass der Rücken die unbewussten Aspekte des Selbst widerspiegelt: Aus der Form und Stärke des breiten Rückenmuskels kann man erkennen, wie groß die Reserve an körperlicher und auch an seelischer Kraft ist, die jemandem bei einer Belastungsprobe zur Verfügung steht. Das ist der tiefere Grund, warum er zu den am häufigsten trainierten Muskeln zählt. Im weiteren Sinne bildet er eine Grundlage der Kraft für alle Emotionen und Gefühle, die eingangs im Zusammenhang mit dem mittleren und unteren Rücken beschrieben wurden.

Der Blasenmeridian verläuft über den Latissimus und versorgt diesen mit *Qì*. Die Massage des Blasenmeridians entspannt den breiten Rückenmuskel, Aktivierungsübungen des Blasenmeridians kräftigen ihn.

Einseitige Hantelübung für den Latissimus

Knien Sie mit einem Bein längs auf einer Bank, stellen Sie das andere auf den Boden. Halten Sie den Rücken in etwa waagrecht und gerade. Stützen Sie sich mit der einen Hand auf der Bank ab und heben Sie die Hantel mit der dem knienden Bein gegenüberliegenden Hand. Achten Sie beim Heben der Hantel darauf, dass der Ellbogen dabei senkrecht nach oben geht und der Arm im Ellbogen gebeugt wird. Heben Sie die Hantel mit dem Einatmen, atmen Sie dabei in die Flanken und in den mittleren Rücken. Senken Sie die Hanteln langsam wieder mit dem Ausatmen.

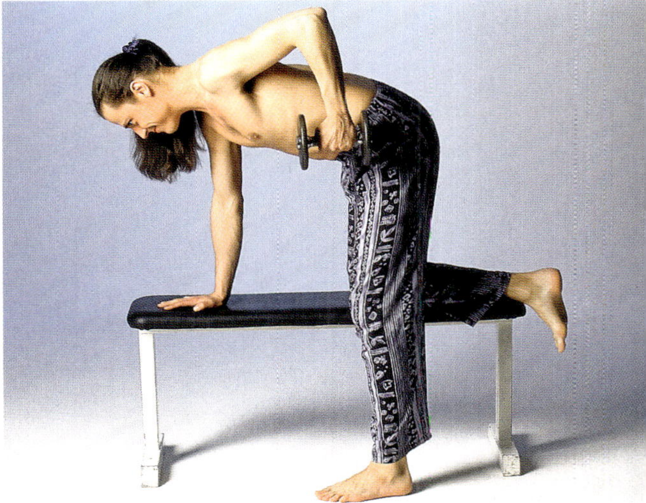

Beidseitige Hantelübung für den Latissimus

Sie stehen mit leicht gebeugten Knien schulterbreit in Schrittstellung und halten eine Hantel in jeder Hand. Die Wirbelsäule ist gerade und in einem Winkel von etwa 45 Grad zur Horizontalen sind Kopf und Rücken in einer Linie leicht nach vorne gebeugt. Abwechselnd heben Sie, mit dem Ellbogen voran wie bei der vorhergehenden Übung, die Hantel auf der einen Seite mit dem Einatmen und senken sie dann langsam wieder mit dem Ausatmen, dann das gleiche auf der anderen Seite, und so fort. Atmen Sie dabei in die Flanken und in den mittleren Rücken.
Da diese Übung andere Muskelfasern des Latissimus als die vorhergehende Übung kräftigt, kann man die beiden Übungen auch gut miteinander kombinieren – zwei Sätze der einen und ein Satz der anderen beim gleichen Training.

Power Qì: Um das Training effektiver zu gestalten, machen Sie in der Pause nach der ersten Serie die Zange (siehe Seite 133) im Stehen. Dafür lassen Sie Ihren Oberkörper drei Minuten vornüber hängen; achten Sie bitte dabei darauf, dass Ihr Nacken entspannt bleibt und Ihr Kopf ebenfalls hängt. In der Pause nach der zweiten Serie gehen Sie zunächst in die Kerze (siehe Seite 83) und dann in den Pflug (siehe Seite 82).

Behind the Neck und *Pull-Down* heißen die in Fitness-Center für das Training des Latissimus verwendeten Geräte.

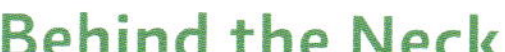

Power Qì: Um das Training effektiver zu gestalten, machen Sie in der Pause nach der ersten Serie die Zange (siehe Seite 133) im Stehen. Dafür lassen Sie Ihren Oberkörper zwei Minuten vornüber hängen; achten Sie bitte dabei darauf, dass Ihr Nacken entspannt bleibt und Ihr Kopf ebenfalls hängt.

Behind the Neck

Sitzen Sie aufrecht, ziehen Sie die Stange mit dem Ausatmen langsam hinter dem Kopf herab, bis sie den siebten Halswirbel[30] leicht berührt. Lassen Sie die Arme vom Zug der Stange mit dem Einatmen langsam wieder nach oben gleiten. Atmen Sie dabei in die Flanken und heben Sie die Schlüsselbeine, sodass sich auch die Lungenspitzen mit Luft füllen. Die Stange ist breit genug, dass Sie den Abstand zwischen den Händen variieren können: entweder halten Sie die Hände an der Stange nahe beieinander und senkrecht oberhalb der Schlüsselbeine oder weit auseinander in doppelter Schulterbreite; dadurch können Sie verschiedene Anteile des breiten Rückenmuskels, der unteren Trapeziusfasern und auch der Rautenmuskeln trainieren. Da die unteren Trapeziusfasern beim Herabziehen des Armes mithelfen, sie also synergistisch mit dem Latissimus arbeiten, werden sie ebenfalls gekräftigt, wenn Sie den breiten Rückenmuskel trainieren. Machen Sie drei Sätze mit je 15 Wiederholungen.

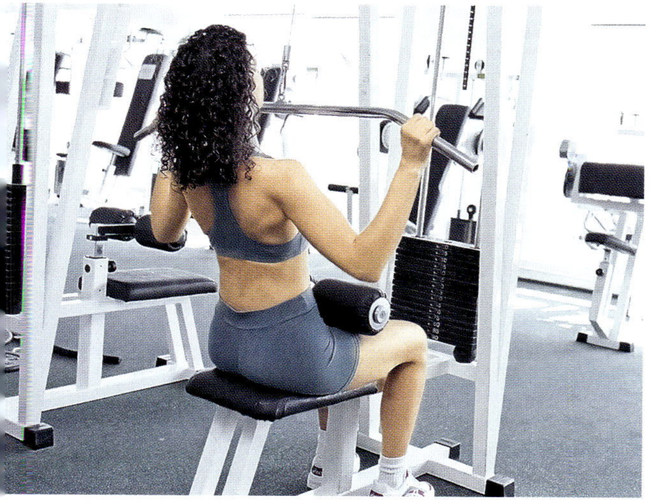

Pull Down

Sitzen Sie mit geradem Rücken etwa 30 Grad von der Vertikalen nach hinten gelehnt, ziehen Sie die Stange mit dem Ausatmen langsam bis knapp vor dem Brustbein auf Höhe des zweiten, dritten oder vierten Zwischenrippenraumes herab. Lassen Sie die Arme vom Zug der Stange mit dem Einatmen langsam wieder nach oben gleiten – atmen Sie dabei in die Flanken und heben Sie die Schlüsselbeine, sodass sich auch die Lungenspitzen mit Luft füllen. Variieren Sie bei den drei Sätzen als Zielpunkt der Bewegung zuerst den zweiten, dann den dritten und schließlich den vierten Zwischenrippenraum, um unterschiedliche Fasern des Latissimus zu trainieren. Machen Sie drei Sätze mit je 15 Wiederholungen. Wenn Sie nicht viel Zeit haben, ziehen Sie die Stange beim ersten Satz nach hinten zum siebenten Halswirbel, beim zweiten Satz zum Brustbein und beim dritten wieder nach hinten zum Nacken.

[30] Der siebte Halswirbel (Vertebra prominens) ist durch seinen deutlich nach hinten ragenden Dornfortsatz am unteren Ende der Halswirbelsäule meist gut zu ertasten.

DER RÜCKENSTRECKER: MUSCULUS ERECTOR SPINAE

Der besonders im unteren Rücken kräftige Muskel verläuft längs der Wirbelsäule, vom Kreuzbein bis zur Schädelbasis. In Wirklichkeit handelt es sich um viele kleine Muskeln, die die Wirbel untereinander und auch die einzelnen Wirbeln mit den verschiedenen Rippen verbinden, sodass die Wirbelsäule und der Kopf sowohl gestreckt als auch in differenzierter Weise zur Seite gedreht werden können.

Der Rückenstrecker entspringt an der Rückseite des Kreuzbeins und am Darmbeinkamm. Er teilt sich schon im unteren Rücken in den lateralen *Musculus iliocostalis* und den medialen *Musculus longissimus.* Der *Musculus iliocostalis* verbindet mit seinen Zacken vor allem die Rippen untereinander. Er reicht hinauf bis zur Halswirbelsäule und setzt an den Querfortsätzen des vierten bis sechsten Halswirbels an. Der *Musculus longissimus* verläuft direkt neben der Wirbelsäule und reicht als *Musculus longissimus capitis* hinauf bis zum Warzenfortsatz des hinteren Schädelrandes, knapp hinter dem Ohr. Wirken die Rückenstrecker beider Seiten zusammen, strecken sie den Rücken und den Kopf. Einseitig neigt der Rückenstrecker den Rumpf zur Seite, indem er nicht nur die jeweilige Seite des Brustkorbs zum Becken zieht, sondern auch durch seine einzelnen Faserzüge den Abstand der Rippen untereinander verkürzt; außerdem dreht er den Rücken und das Gesicht zur gleichen Seite. Um die Rückenstrecker mit all ihren Anteilen zu trainieren, genügt es also nicht, nur den Rücken zu strecken, man muss auch den Rumpf zur Seite drehen.

Der mediale Ast des Blasenmeridians verläuft zwischen den beiden Hauptsträngen des Rückenstreckers, dem *Musculus iliocostalis* und dem *Musculus longissimus.* Auf dem Blasenmeridian liegen die Shu-Punkte, von denen jeder einzelne eine harmonisierende und vitalisierende Wirkung auf eines der inneren Organe hat. Gemäß der traditionellen chinesischen Medizin erzeugt jedes der inneren Organe bestimmte Gefühle und Emotionen wie Freude, Mitgefühl, Trauer, Angst und Zorn und ist die Basis gewisser Funktionen und Aspekte des Geistes wie Willen, Gedächtnis, bildlicher Vorstellungskraft, Fähigkeit zur Abstraktion, Witz und Geistesgegenwart.[31] Als Träger der Shu-Punkte steht der Rückenstrecker mit einem breiten Spektrum an Gefühlen und Gedanken in uns in Wechselwirkung. Es ist daher besonders wichtig, ihn einerseits zu kräftigen, ihn andererseits aber auch durch Dehnungs- und Entspannungsübungen weich und flexibel zu halten, und nicht durch übermäßiges Training zu verspannen oder zu verletzen. Es empfiehlt sich, die Rückenstrecker überhaupt nur dann besonders zu trainieren, wenn man entweder allgemein einen schwachen und dünnen Rücken hat, oder wenn die physiologische Krümmung der Lendenwirbelsäule zu gering ist, sodass der untere Rücken flach und das Becken zu sehr aufgerichtet ist. Man stellt sich das Becken als eine Schale vor, die Flüssigkeit enthält, und diese Flüssigkeit würde beim flachen Rücken hinten herablaufen, wohingegen sie beim nach vorne gekippten Becken, beim Hohlkreuz, an der Vorderseite des Körpers herunterläuft.

[31] Das von den einzelnen Organen erzeugte Spektrum an Gefühlen und geistigen Funktionen wird im Buch „Das heilende Tao" (Müller & Steinicke, München 2008) beschrieben, die geistigen Funktionen in Kapitel 1.2.3 Wu Shén, Der Geist der Elemente, im Buch „Acht Wundermeridiane" (Eigenverlag, 2006), beide von Achim Eckert.

Bei einem Hohlkreuz ist es nicht ratsam, die Rückenstrecker zu trainieren, da das Aufbautraining dieser Muskeln sie meistens verkürzt und dadurch das Hohlkreuz weiter fixiert. Näheres dazu im Kapitel 3.3 zu Fehlhaltungen (Hohlkreuz).

Um die Rückenstrecker ebenso wie die Beinrückseite zu dehnen, die Rückenmuskeln aber auch gleichzeitig aufzubauen, ist das Sonnengebet *(Surya Namaskar)* des Hatha Yoga am besten geeignet.

Sonnengebet: Surya Namaskar

Das Sonnengebet besteht aus einer Abfolge von zwölf Körperhaltungen (Asanas), die im Atemrhythmus ausgeführt werden – eine Asana mit dem Ausatmen, die nächste mit dem Einatmen und so fort.
Surya heißt Sonne und *Namaskar* Gruß. Diese Folge von Asanas wird auch Sonnengruß genannt; sie wurde und wird in der indischen Kultur in Verehrung der Sonne als Vater des Lebens auf der Erde durchgeführt – am besten zu Sonnenaufgang. Der Gruß wird der Sonne zu Beginn einer Hatha Yoga Stunde und vor anderen Asanas entboten, um sich in eine demütige Stimmung dem Leben und dem Absoluten gegenüber zu versetzen. *Surya Namaskar* ist ein wirkungsvolles Kreislauftraining in kurzer Zeit und eine ideale Art, sich vor Hantelübungen, Meridian Qì Gong oder Power Qì aufzuwärmen.

1 · Stehen Sie mit den Füßen parallel in Hüftgelenksbreite; falten Sie mit dem Ausatmen die Arme vor der Brust.

2 · Heben Sie mit dem Einatmen die Arme, strecken Sie sie nach oben und hinten.

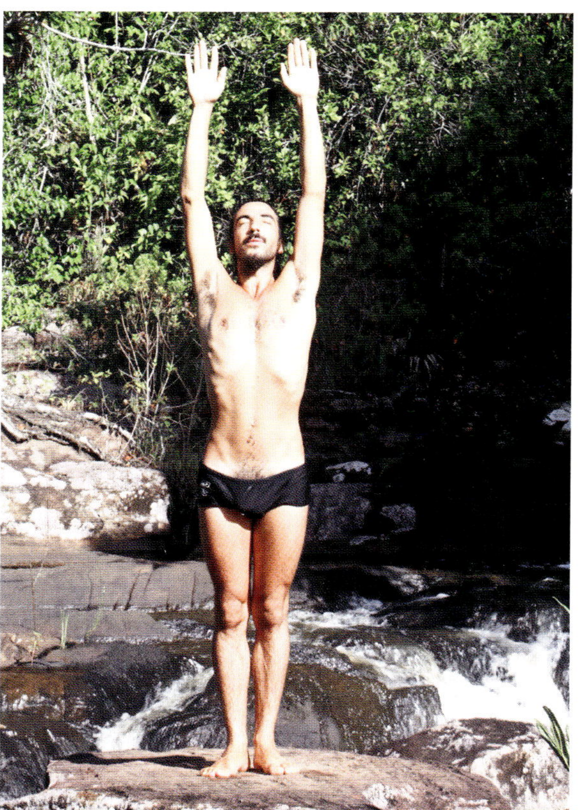

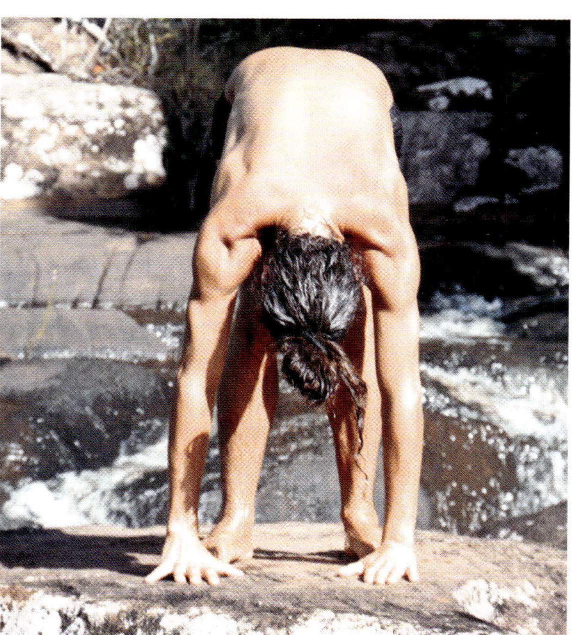

3 · Beugen Sie sich mit dem nächsten Ausatmen nach vorn und lassen Sie den Körper mit gestrecktem Rücken vornüber sinken. Diese Position heißt *Uttanasana.* Beugen Sie dabei die Knie soweit, dass Sie mit den Fingerspitzen den Boden berühren und den Rücken gestreckt halten können.

4 · Mit dem nächsten Einatmen nehmen Sie die Haltung des *Läufers* ein: Das linke Bein bleibt aufgestellt, mit dem rechten Bein steigen Sie soweit wie möglich zurück.

5 · Beim nächsten Ausatmen nehmen Sie die Haltung des *Hundes* ein: Die Beine und der in einer Linie mit den Armen gestreckte Rücken bilden ein V. Wenn Sie gelenkig sind, können die Beine gestreckt sein – wichtig ist, dass der Rücken möglichst gestreckt bleibt.

6 · Beim nächsten Einatmen setzen Sie die Knie ab, beugen Sie die Ellbogen nach hinten und legen Sie die Brust zwischen den Daumen ab. Diese Position heißt *Ashtanga Namaskar*, weil acht Punkte den Boden berühren (*Ashtanga* bedeutet acht).

7 · Beim nächsten Ausatmen gehen Sie in die *Kobra* (siehe Seite 81).

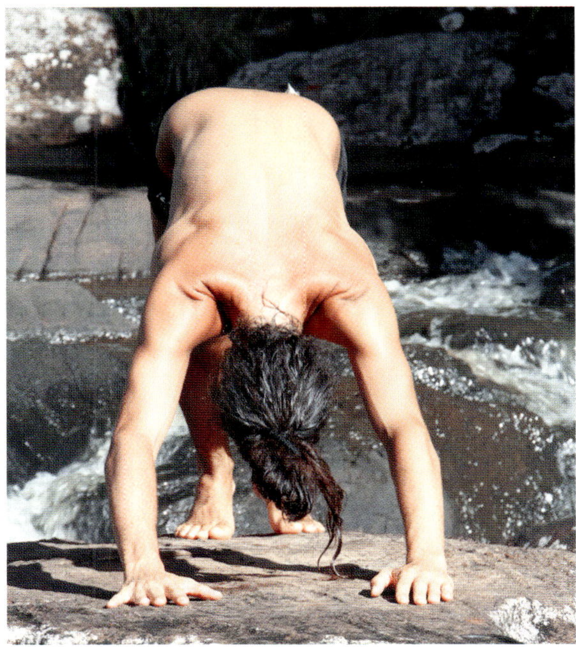

8 · Beim nächsten Einatmen nehmen Sie wieder die Haltung des *Hundes* ein (siehe Punkt 5).

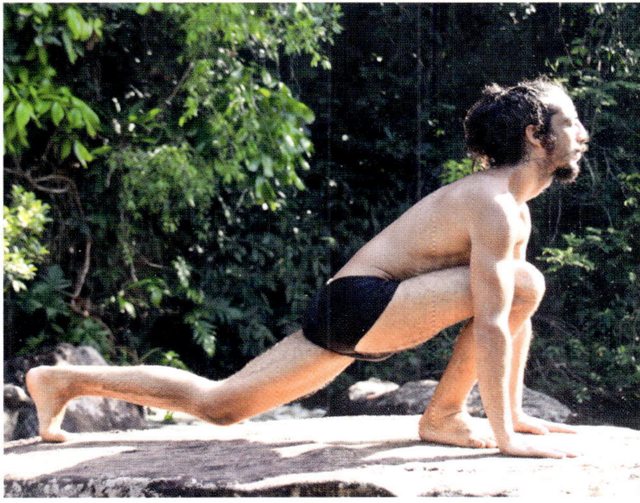

9 · Beim nächsten Ausatmen steigen Sie mit dem rechten Fuß nach vorne in die Position des *Läufers*.

10 · Beim nächsten Einatmen stellen Sie den linken Fuß neben den rechten und gehen in *Uttanasana*.

11 · Beim nächsten Ausatmen richten Sie sich wieder auf und strecken die Arme nach oben und hinten.

12 · Beim nächsten Einatmen falten Sie die Hände wieder vor der Brust und beginnen die Übungsabfolge mit dem nächsten Ausatmen von neuem, dieses Mal steigen Sie mit dem linken Bein zurück. Zwei derart spiegelbildgleiche Übungsfolgen werden eine Runde genannt.

Empfohlen werden sechs Runden oder zwölf Sonnengebete, das sind 144 Asanas bei 72 Atemzügen. Wenn man die Sonne auf diese Art täglich grüßt, wird man auch im Leben einen langen Atem haben.

Um die Rückenstrecker in ihrer gesamten Länge zu trainieren, sind Yoga Aasans wie die *Heuschrecke* (siehe Seite 96), die *Kobra* und der *Kopfstand* (siehe Seite 98) meist ausreichend.

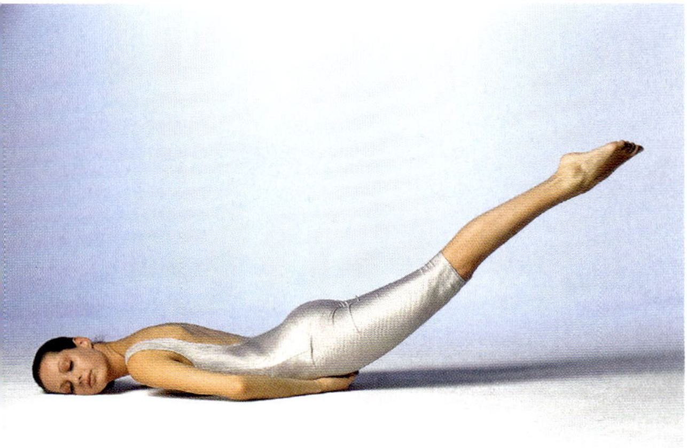

Heuschrecke (Shalabhasana)

Sie liegen bäuchlings auf einer Matte, die locker geballten Fäuste unter den Leisten. Mit dem Einatmen heben Sie die gestreckten Beine soweit wie möglich nach oben, sodass sich auch das Becken vom Boden hebt. Atmen Sie dabei in den Rücken. Mit dem Ausatmen senken Sie die Beine wieder langsam zum Boden. Diese Übung wird in der chinesischen Heilkunde übrigens nicht nur zum Tonisieren des Blasenmeridians, sondern auch für den Milz-Pankreas-Meridian verwendet.

Für das Dehnen der Rückenstrecker sind im Hatha Yoga, welches das älteste vollständig überlieferte Fitness-System der Menschheitsgeschichte darstellt, vor allem drei Übungen gebräuchlich. Die erste ist die schon oben beschriebene Zange (Pashimottasana, siehe Seite 82). Sie dehnt auch die Rückseite der Beine und am Rücken besonders die geraden und längsverlaufenden Fasern der Rückenstrecker, während die zwei folgenden Übungen auch die schräg und spiralig verlaufenden Anteile der Rückenstrecker dehnen.

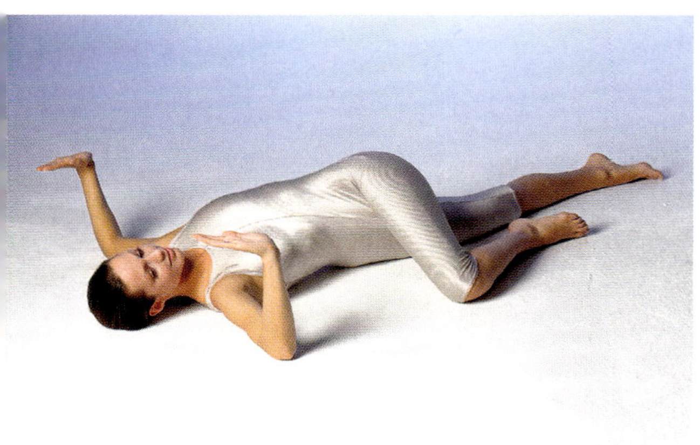

Wirbelsäulendrehung

Diese Übung ist dem Drehsitz ähnlich, nur wird sie im Liegen ausgeführt. Sie liegen ausgestreckt auf dem Rücken und bringen das rechte Knie sanft zur Brust. Die Arme sind in Schulterhöhe ausgestreckt und die Ellbogen im rechten Winkel gebeugt, sodass die Handflächen zum Himmel zeigen. Während Schultern und Ellbogen auf dem Boden bleiben, wenden Sie das rechte Knie zur linken Seite und lassen es seitlich von der linken Hüfte langsam in Richtung Boden sinken. Der Rücken bleibt dabei mit dem Biden verbunden. Bei fortgeschrittener Dehnung wird das Knie am Boden ruhen. Nach ungefähr einer Minute wechseln Sie ganz langsam zur anderen Seite. Mit dieser Übung dehnen Sie vor allem die Wirbelsäule und die Rückenstrecker, aber auch andere Rückenmuskeln, den großen Brustmuskel und die Abduktoren.

Drehsitz (Ardha Matsyendrasana)

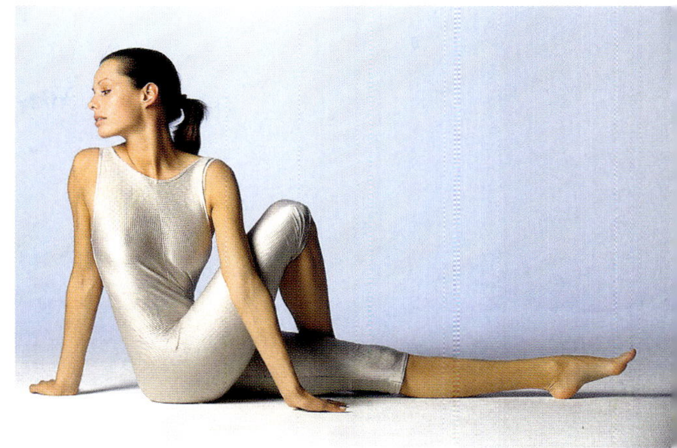

Bei dieser Asana sitzen Sie am Boden, das rechte Bein vor sich ausgestreckt. Stellen Sie den Fuß des angewinkelten linken Beines überkreuz neben die Außenseite des rechten Knies. Bevor Sie in die Drehung gehen, nehmen Sie sich ausreichend Zeit, um die Wirbelsäule aus den Sitzbeinhöckern heraus aufzurichten. Erst wenn sich die Wirbelsäule leicht und frei aus dem Becken heraushebt, drehen Sie Rumpf, Hals und Kopf soweit wie möglich ohne zu verkrampfen nach links hinten und blicken dabei über die linke Schulter. Die linke Hand ist locker hinter der linken Pobacke aufgestützt, mit dem rechten Arm halten Sie das aufgestellte linke Knie in seiner Position.

Nehmen Sie sich etwa eine Minute für die Drehung nach links. Danach wiederholen Sie die Übung auf der rechten Seite. Mit dieser Asana stimulieren Sie die eingangs erwähnten Shu-Punkte und üben damit einen harmonisierenden Einfluss auf die Funktion der inneren Organe aus.

In den Fitness-Centern wird vor allem das Gerät *Lower Back* zum Training der Rückenstrecker verwendet. Man trainiert damit vor allem die gerade verlaufenden Fasern der Rückenstrecker. Dieses Gerät ist bei einem Hohlkreuz absolut verboten (kontraindiziert), weil es die Hyperlordose der Lendenwirbelsäule noch verstärkt – eine Tatsache, die von den meisten Fitnesstrainern in ihren Trainingsanleitungen nicht berücksichtigt wird. Und viele, die regelmäßig an Kraftmaschinen trainieren, tendieren zum Hohlkreuz.

Nur bei einem Flachrücken und schwachen Rückenstreckern, ist das Lower Back zu empfehlen, ebenso wie die Yogaübung (Asana) der Heuschrecke.

Rotary Torso

Mit diesem Gerät wird in Fitness-Centern die vielfältige Muskulatur trainiert, welche die Drehung der Wirbelsäule und des Brustkorbs bewirkt: das sind das transversospinale System der Rückenstrecker – die Wirbeldreher *(Musculi rotatores)* und der vielgeteilte Muskel *(Musculus multifidus)* – sowie die schräge Bauchmuskulatur. Ein sehr empfehlenswertes Gerät.

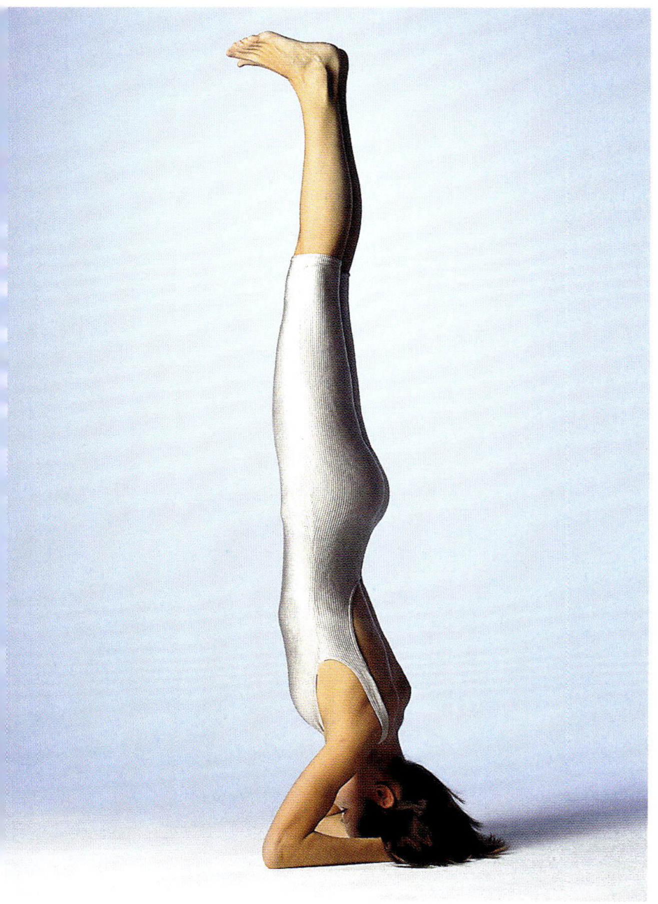

Kopfstand (Salamba Sirsasana)

Knien Sie am Boden, verschränken Sie die Finger beider Hände zu einer Schale, in die Sie den Kopf legen. Bilden Sie am Boden ein gleichseitiges Dreieck: die Eckpunkte sind der Scheitelpunkt des Kopfes und die beiden Ellbogen. Bringen Sie mit Hilfe der nachrückenden Beine das Becken ganz langsam über den Kopf und achten Sie darauf, den Rücken nicht rund werden und die Schultern nicht nach vorne rollen zu lassen. Die Füße sind noch am Boden und geben Unterstützung. Wenn Sie sich ruhig und im Gleichgewicht fühlen, heben Sie ganz langsam die Beine nach oben, bis Sie gerade im Kopfstand stehen. Wenn Sie nach hinten kippen, rollen Sie auf der vor Ihnen liegenden Matte ab. Am Anfang können Sie den Kopfstand auch vor einer Wand machen, um nicht umzufallen.

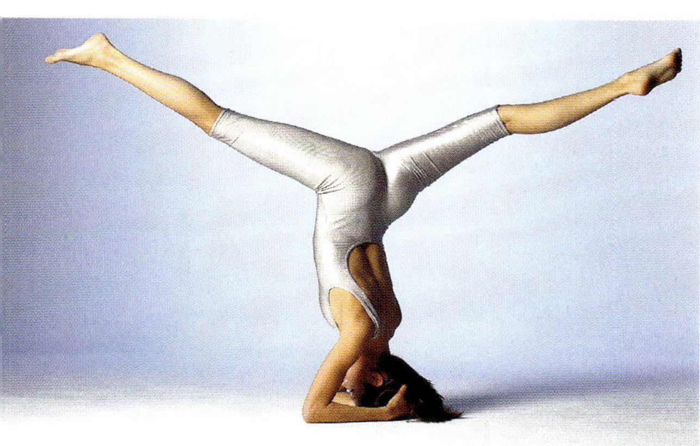

Wenn Sie sich im Kopfstand sicher fühlen, machen Sie die auf den Abbildungen angegebenen Variationen in beide Richtungen: einmal die Grätsche nach vorn und rückwärts, einmal die Grätsche zur Seite.

Der Kopfstand trainiert die Rückenmuskulatur auf vielfältige Art und Weise, weil ein sehr feines Zusammenspiel der Muskeln erforderlich ist, um den Körper in dieser Position einige Minuten lang aufrecht zu halten. Der Kopfstand hat, wie die Kerze und der Pflug, alle Vorteile der umgekehrten Haltung: Kopf und Brustorgane werden besser durchblutet; der Teint bekommt ein Leuchten; Kopfschmerzen, Augen-, Nasen- und Ohrenerkrankungen werden gelindert oder geheilt; im Magengrund und in manchen Darmschlingen abgesackter und stagnierender Speisebrei kann wieder in den Hauptstrom der Verdauung rezirkuliert werden, was den Darm reinigt und dadurch die Verdauung verbessert; und schließlich wird der venöse Rückfluss zum Herzen erleichtert, was bei Stauungen in den Beinen, Krampfadern und Hämorrhoiden hilft und ihrer Entstehung vorbeugt. Natürlich ist für die hier beschriebenen Wirkungen eine regelmäßige, am besten tägliche Praxis der umgekehrten Haltung erforderlich.

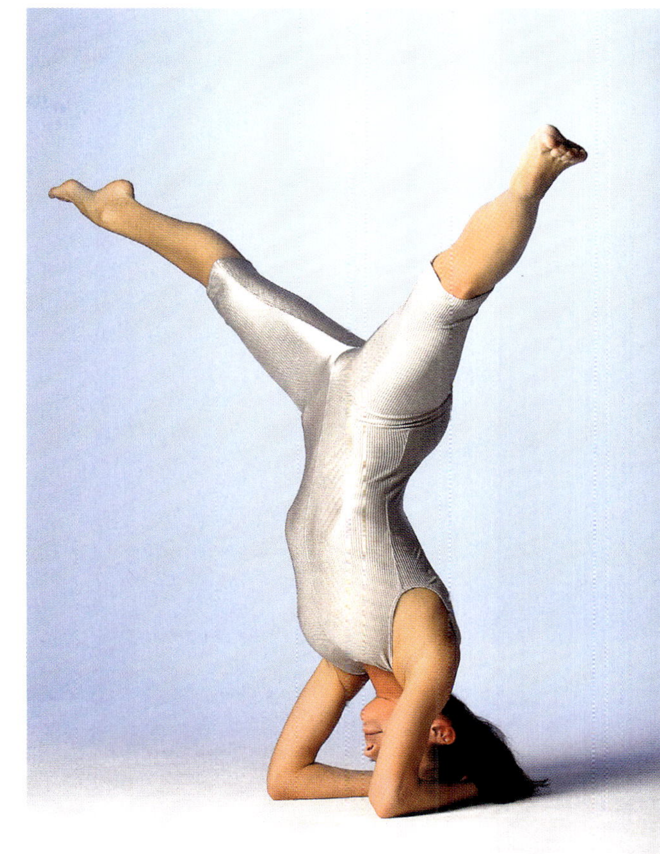

2.5 Der Bauch

PSYCHOSOMATISCHE FUNKTIONEN DES BAUCHS

Der Bauch ist das Zentrum des Fühlens. Viele unserer Gefühle und Emotionen entstehen in diesem Bereich. Das Wort E-motion bedeutet übrigens: sich herausbewegen – vom lateinischen „e" für „heraus" und von „movere, motum" für „bewegen, bewegt". Bei Emotionen geht es also um etwas, das tief im Inneren – in Bauch und Becken – entsteht und das sich dann aus uns heraus bewegt und über die Gliedmaßen oder den Kopf zum Ausdruck gelangt. Emotionen sind Energien in Bewegung von innen nach außen, Gefühle sind Wahrnehmungen von inneren Bewegungen.

Bei einem freien Fluss der Gefühle und Emotionen können diese Energien ungehindert zum Ausdruck gelangen. Ein Gefühl kann im Bauch oder im Becken entstehen, zum Herzen und zur Brust hochsteigen und von da aus entweder über die Sprache oder mittels der Arme ausgedrückt werden, ob es sich nun um ein zärtliches Streicheln oder um eine Angriffs- oder Abwehrbewegung handelt. Ein anderes Gefühl aus dem Bauch oder dem Becken wird sich über die Beine ausdrücken, zum Beispiel indem wir an einen Ort gehen, an dem wir sein möchten oder indem wir vor etwas weglaufen, was uns Angst macht, oder indem sich einfach nur nervöse Spannung in den Beinen ansammelt, weil wir es nicht wagen, den ersten Schritt zu tun.

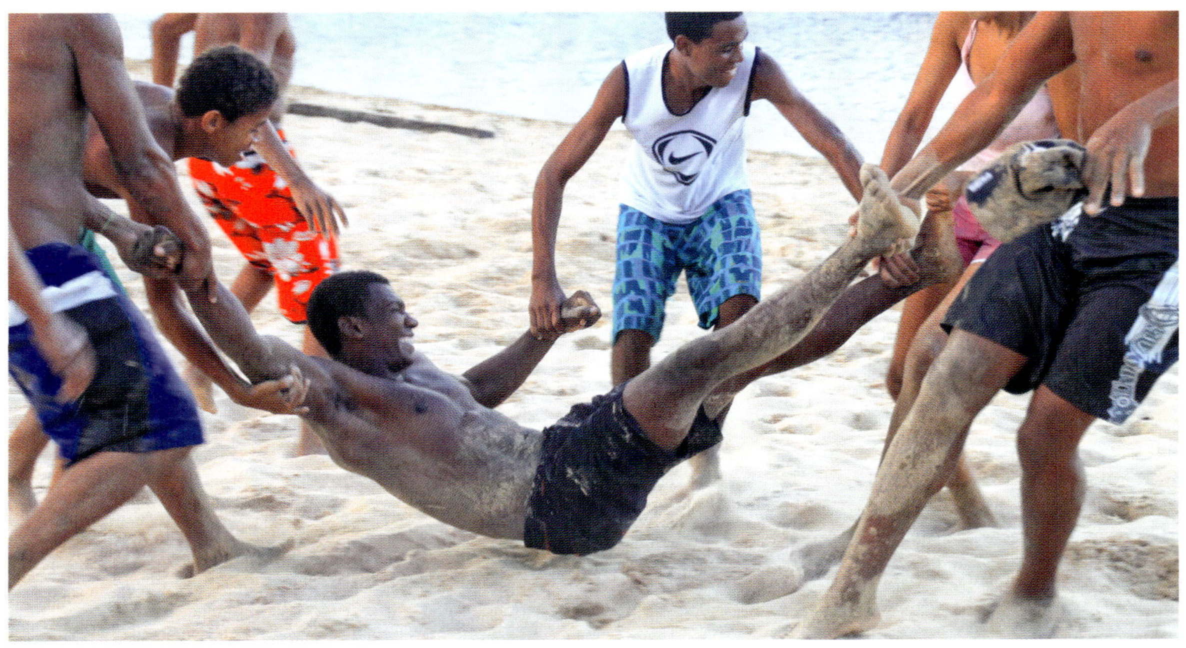

Das alles setzt jedoch voraus, dass sich Energien im Körper mehr oder weniger frei bewegen können, und dass Gefühle nicht durch chronische Muskelverspannungen und somatopsychische Panzerungen an ihrer Bewusstwerdung wie an ihrem Ausdruck gehindert werden. Daher ist es wichtig, sich eine gewisse Weichheit und Dehnbarkeit der Muskulatur beim Körpertraining zu bewahren. Auf jeden Fall ist darauf zu achten, dass man durch das Aufbautraining einzelner Muskeln den Körperpanzer nicht noch verstärkt, den wir uns im Laufe unserer persönlichen Geschichte zulegen mussten, um mit seelischen Schmerzen, ungestillten Leidenschaften und unlösbaren Situationen fertig zu werden.

Da der Bauch der Ausgangspunkt der meisten emotionalen Bewegungen ist, ist der Spannungszustand der Bauchmuskulatur, des Zwerchfells und der Leistengegend von großer Bedeutung dafür, ob uns unsere tieferen Gefühle bewusst werden und so zum Ausdruck gelangen können. Wenn die Bauchmuskulatur sehr hart und verspannt ist, sind Gefühlsbewegungen in unserem Bauchraum eingeschränkt; Gefühle finden nicht viel Platz in uns. Wenn das Zwerchfell verkrampft und blockiert ist, können Bauch-Gefühle nur schlecht nach oben zum Herzen und zur Brust gelangen. Das findet man häufig bei Menschen, bei denen Liebe und Sexualität voneinander getrennte Empfindungsbereiche darstellen. In der abendländischen Kultur waren es bisher traditionellerweise vor allem Männer, bei denen ein harter Bauch und ein verkrampftes Zwerchfell dazu geführt haben, dass Herz und sexuelle Lust nicht integriert waren und daher auch in ganz verschiedenen Situationen gelebt wurden. Mit dem modernen Schönheitsideal eines harten und flachen Bauches für beide Geschlechter, breitet sich diese emotionale Dissoziation von Herz und Sex auch bei Frauen mehr aus.

Der harte und flache Bauch als Schönheitsideal ist ein Anzeichen dafür, dass in dem gegenwärtigen kulturellen Trend nicht viel Platz für Gefühle, Gemächlichkeit, Gemütlichkeit und einfaches, sich selbst genügendes Dasein bleibt. Als Ergebnis dieses Kulturtrends seit den 1980ern – weg vom Gefühl und hin zum Kopf, weg von Ruhe und Entspannung und hin zur Aktion – haben sich Freizeitstress und Aktivurlaub etabliert. Die gegenwärtige, leistungsorientierte und im Großen und Ganzen gefühlsverneinende kulturelle Strömung kommt, wie der ganze Fitnessboom und viele andere Trends, aus den USA. Sie ist auch als konservative Reaktion auf die liberalen 1970er zu verstehen, puritanischen Ursprungs und ein Revival der protestantischen Moralvorstellungen des 19. Jahrhunderts, gekleidet in einen technologiebesessenen, elektronisch hochgerüsteten Lifestyle der gegenwärtigen Epoche. Ein harter und flacher Bauch behindert häufig das Strömen von Qì oder Lebensenergie und schränkt damit auch liebende und sexuelle Empfindungen ein. Vor allem sorgt ein allgemein hoher Spannungszustand der Muskulatur dafür, dass wir nicht in süßen Empfindungen und Gefühlen verweilen können, sondern weitereilen zum nächsten und übernächsten Erlebnis – ganz im Sinne der Wirtschaft und der Konsumindustrie, die an unserer Unruhe und Gier nach immer neuen Empfindungsreizen kräftig verdient. Auch das ist ein zutiefst protestantisches Ideal: Arbeit und Leistung gehen vor, Genuss ist verwerflich, Liebe findet oberhalb des Zwerchfells statt. So entsteht die paradoxe Situation, dass zahllose Frauen und Männer in unzähligen Fitness-Tempeln hart und schweißtreibend an ihrer sexuellen Attraktivität arbeiten und sich dabei, den herrschenden Schönheitsidealen entsprechend, einen Körper bauen, der, mit seinem flachen Bauch und oft auch mit seinem allgemein hohen Spannungszustand, für liebende und sexuelle Empfindungen schlecht geeignet ist. Bei Männern, die klassisches Bodybuilding betreiben, kommt noch hinzu, dass sie sich meist einen Muskelpanzer zulegen, der sie zwar schützt, der aber auch sehr viele Empfindungen und Emotionen in ihrem Strömen behindert und in ihrem Ausdruck blockiert. In diesem Sinne ist der Gedanke naheliegend, dass viele Menschen unbewusst das Fitness-Center dazu benützen, sich vor Gefühlen abzuschotten, mit denen sie sonst nicht fertig werden.

Es besteht ein himmelweiter Unterschied zwischen jemandem, der in die Aerobic-Stunde geht, um seinen trägen Blutstrom wieder zu aktivieren und seine vom vielen Sitzen ermüdeten Muskeln wieder zu spüren, und jemandem, der vor lauter Muskelmasse so starr und unflexibel geworden ist, dass er sich nicht normal bewegen kann, und der so auf seine Maschinen und seinen Bizeps- oder Pectoralisumfang fixiert ist, dass er sich nicht mehr als vier Tage Urlaub ohne Fitnessraum gönnt.

PSYCHOSOMATISCHE BAUCHFORMEN

DER KRÄFTIGE UND DENNOCH WEICHE BAUCH

Vom bioenergetischen Standpunkt aus benötigt der Bauch eine feine und sanfte Rundung, um einen freien Fluss weicher und süßer Gefühle zu ermöglichen. Es ist daher beim Training der Bauchmuskulatur darauf zu achten, dass die Bauchmuskeln zwar kräftig werden, aber dennoch weich und dehnbar bleiben. Da sich die Bauchmuskulatur – wie jede Muskulatur, wenn sie nicht durch mindestens ebensoviel Arbeit gedehnt wird – beim Aufbautraining meist verkürzt, erschweren harte Bauchmuskeln auch die Entwicklung einer vollen und kräftigen Brust, weil sie den knöchernen Brustkorb nach unten ziehen und ihm nicht gestatten, sich nach vorne und oben zu heben.

Wenn sich der Bauch aber zu sehr nach vorne oder gar nach unten zu wölben beginnt, ist es an der Zeit, etwas für seine Schönheit und Form zu tun. Meist sind es aber in erster Linie gar nicht so sehr erschlaffte und überdehnte Bauchmuskeln, sondern ein träger, überlasteter und überfüllter Darm, der für einen hervorquellenden Bauch verantwortlich ist. Nach dem österreichischen Arzt Franz Xaver Mayr, der durch seine Entwicklung der Milch-Semmel-Kur berühmt geworden ist, kann man aus der Form des Bauchs, wie auch aus vielen anderen diagnostischen Zeichen, auf Gesundheit oder Krankheit des Verdauungstrakts schließen. Er unterscheidet zwei Hauptformen des Bauchs, die auf eine zugrunde liegende Darmstörung hinweisen: den Gasbauch und den Kotbauch.

DER GASBAUCH

Diese Bauchform ist auf eine Ernährung zurückzuführen, bei der hauptsächlich Gärgase entstehen, also eine Nahrung, die überwiegend aus Kohlenhydraten, besonders aus Obst und Süßigkeiten, besteht. Die Gärgase blähen den Darm und damit den Bauch im Großen und Ganzen gleichmäßig auf. Das Ergebnis ist ein eher gleichmäßig vorgewölbter, im fortgeschrittenen Stadium kugelrunder Bauch.

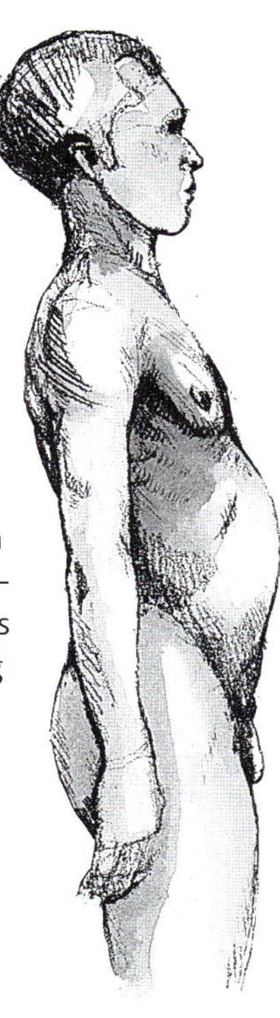

DER KOTBAUCH

Diese Form des Bauches entsteht durch Trägheit und Erschlaffung des Dünn- und Dickdarms. Meist findet man in der Anamnese eine seit Jahren oder Jahrzehnten bestehende Verstopfung, ebenso wie den oft jahrelangen Missbrauch von Abführmitteln. Da die Schlacken vom Darm nicht in ausreichendem Maße abtransportiert werden konnten, haben sich Kotmassen in Jahren und Jahrzehnten zuerst im Dickdarm und dann auch im Dünndarm angesammelt. Dadurch hat sich das Volumen der Därme oft auf ein Vielfaches vergrößert. Das Ergebnis ist ein, besonders unterhalb des Nabels, stark vorgewölbter Bauch. Wenn man ihn massiert, kann man die harten Kotmassen unter der Bauchdecke leicht tasten.

Es ist leicht einzusehen, dass man in solchen Fällen zuerst den Darm sanieren muss, um den Bauch wieder straff und ansehnlich zu machen. Ein reines Training der Bauchmuskeln ist bei einer chronischen Verdauungsstörung – und diese ist fast immer die Ursache oder Mit-Ursache eines hervorquellenden Bauchs – nur Oberflächenkosmetik. Bei chronischen Verdauungsstörungen ist zuallererst die Ernährung umzustellen. Vor allem beim Gasbauch muss man lernen, auf alle Nahrungsmittel zu verzichten, die den Darm reizen und entzünden. Das sind alle Substanzen, die zu Gärungsprozessen führen, aber auch schwer verdauliches Vollkornbrot und Gemüse wie Kohl, Kraut und Bohnen. Süßigkeiten, Obst und schwer verdauliche Gemüse sollten nicht nach sechzehn Uhr gegessen werden, da sich sonst die Gärgase über Nacht im Darm ansammeln.

Begünstigt wird die Gasbildung auch durch den gleichzeitigen Genuss von stärkehaltigen Lebensmitteln mit Eiweiß. Die Kohlenhydratverdauung erfolgt unter der Einwirkung der Amylasen im Mund und im Zwölffingerdarm; diese Enzyme haben ihren besten Wirkungsgrad bei einem ganz spezifischen pH-Wert, der jedoch deutlich basischer ist als der pH-Wert, unter dem die Eiweißverdauung fördernden Proteasen optimal funktionieren. Wenn Sie gleichzeitig Eiweiß und Kohlenhydrate – Fleisch oder Fisch mit Kartoffen oder Reis, Wurst mit Brot – essen, Ihre Magensäuresekretion reflektorisch so erfolgt, dass der pH-Wert des Verdaungssaftes sich auf einen Mittelwert zwischen dem pH-Optimum der Proteasen und der Amylasen einpendelt. Das hat zur Folge, dass weder Eiweiße noch Kohlenhydrate optimal verdaut werden und die Verweildauer der Nahrung in Magen und Darm dadurch auch verlängert wird. Beides begünstigt die Entwicklung von Gas- und Kotbauch. Daher empfiehlt die Trennkost den gleichzeitigen Genuss von Eiweiß mit Rohkost und Gemüse – oder von Kohlenhydraten mit Rohkost und Gemüse, aber das Vermeiden von Mahlzeiten, bei denen Eiweiß und Kohlenhydrate gleichzeitig verspeist werden. Trennkost ist eine einfache und leicht zu befolgende Ernährungsrichtlinie, die bewirkt, dass man sich nach dem Essen leicht und energetisch fühlt – statt schwer und unbeweglich.

Vieles was in den Naturkostläden verkauft wird, ist zwar den Inhaltsstoffen nach sehr gesund, aber für den gebeutelten Darm der meisten Zivilisationsmenschen eher unverdaulich. Was nützt das reichhaltigste, grobgeschrotetste Vollkornbrot, wenn der Darm die Nährstoffe nur unvollständig aufzunehmen vermag? Denn, so die Erkenntnis von Franz Xaver Mayr, Nahrung ist das, was in den Zellen des Organismus ankommt; und das ist nur ein geringer Teil von dem, was wir essen.

Wie viel von dem, was wir zu uns nehmen, wirklich in die Körperzellen gelangt, hängt von der Assimilationsfähigkeit[32] des Darms ab. Wenn also der Darm durch zu schwere und unverdauliche Nahrungsmittel chronisch entzündet ist, nützen ihm auch an sich wertvolle Bioprodukte und Vollwertkost wenig.

Um den Darm zu sanieren, muss man zuerst die Entzündungsprozesse durch eine Schonkost abklingen lassen. F.X. Mayr hat vor einigen Jahrzehnten dafür eine Kur entwickelt, die lediglich aus Milch und Semmeln besteht; sie wurde inzwischen weiterentwickelt und verfeinert, hat aber ihr grundlegendes Prinzip nach wie vor beibehalten. [33]

Eine andere einfache Möglichkeit, den Darm auf schonende Art und Weise zu reinigen und überschüssige Schlacken zu entfernen (das gilt vor allem für den Kotbauch), ist die aus Asien stammende Reiskur. Man isst drei Tage lang, oder zehn Tage lang, nur Reis. Natürlich kann man so viele Tage Reis essen, wie man möchte. Drei Tage wie auch zehn Tage sind physiologische Zeitintervalle, die für eine Darmreinigung von Vorteil sind. Für die Reiskur kann man normalen Reis oder Vollreis nehmen, je nach Gusto. Es geht bei der Reiskur in erster Linie nicht um die Zufuhr von Mineralien und Spurenelementen, sondern um die Schonung des Darms und die Entfernung der Schlacken. Reis ist ideal dafür geeignet, liegengebliebene Schlacken zu absorbieren und abzutransportieren. Bei längeren Kuren kann man den Reis mit ein wenig Soyasauce anreichern, um den notwendigen Eiweißbedarf zu decken. Von dem Reis isst man so viel und so oft man mag. Dazu trinkt man Wasser oder ungesüßten Tee, ab und zu angereichert mit Zitronensaft für den Bedarf an Vitamin C.

[32] Assimilation ist der Aufbau körpereigener Stoffe auf Basis der im Magen-Darm-Trakt aufgespaltenen und ins Blut aufgenommenen Nährstoffe.

[33] Erich Rauch: Die F.X. Mayr-Kur (Haug, 2001)

Aus dem bisher Gesagten wird verständlich, warum ein hervorquellender Bauch in den meisten Fällen das Symptom einer gestörten Darmfunktion ist. Daher steht die Darmsanierung an erster Stelle, wenn man eine schlanke Taille haben möchte. Ein chronisch entzündeter Darm ist auch eine der Hauptursachen für ein Hohlkreuz, da das Hohlkreuz eine unbewusste Schonhaltung des Organismus für einen entzündeten Darm darstellt. Beim Hohlkreuz vergrößert sich der Bauchraum, der überfüllte und entzündete Darm schafft sich dadurch weniger Reibung und Druck.

In fortgeschrittenen Fällen von Gas- und Kotbauch benötigt man professionelle Hilfe für die Darmsanierung: Spezialisten für darmschonende Ernährung, wie zum Beispiel Ärzte, die nach der Methode von F. X. Mayr arbeiten, Hydro-Colon-Therapie, spezielle Darmmassagen, Bauch-Shiatsu, Akupunktur und körperorientierte Psychotherapie für die Behandlung psychischer Störungen und Fehlfunktionen, denen Fress- oder Magersucht, Nahrungsmittelunverträglichkeiten und Allergien zugrunde liegen. Wenn dann Darm und Psyche gesund sind, kann man daran gehen, überschüssiges Fett abzubauen und die Bauchdecke zu festigen und zu kräftigen.

DIE BAUCHMUSKELN

Die Bauchmuskeln verbinden den Brustkorb mit dem knöchernen Becken. Sie schützen die Bauchorgane vorne und seitlich vor Kälte, Feuchtigkeit und Verletzungen und wirken dabei mit den Rückenmuskeln zusammen, welche die Bauchorgane und Nieren auf der Rückseite schützen.

Der gerade Bauchmuskel ist in seiner Wirkung mit der seitlichen Bauchmuskulatur eng verbunden. Daher ist es am einfachsten, die Bauchmuskeln in ihrer Funktion gemeinsam zu beschreiben.

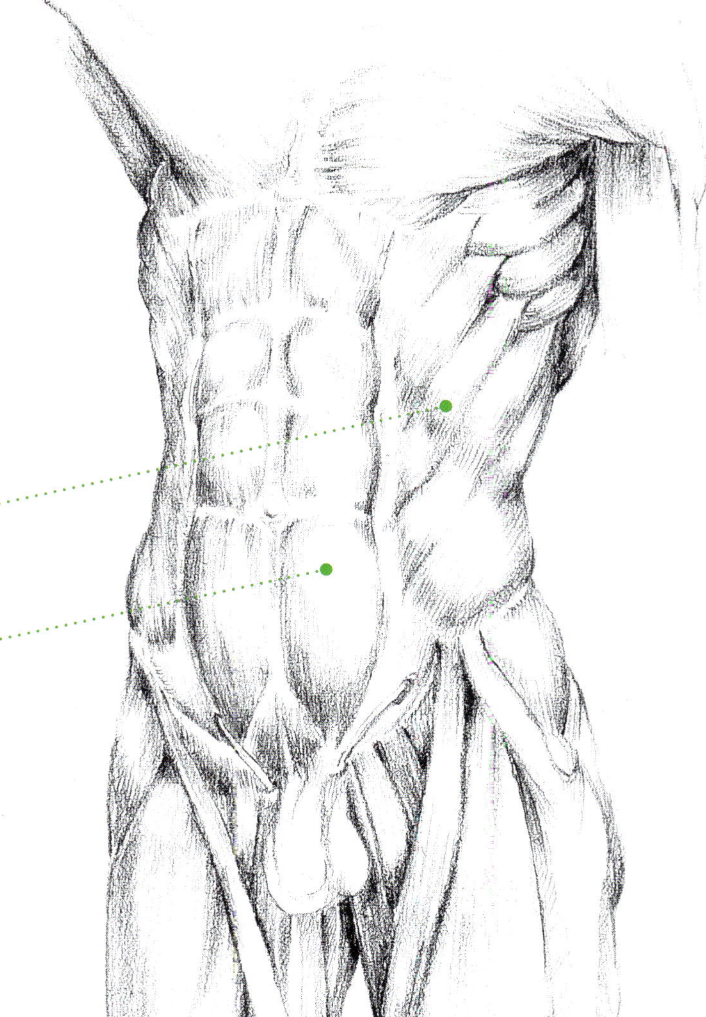

Die einzelnen Funktionen der Bauchmuskeln:

- Wenn das Becken nicht bewegt wird, neigen sie den Brustkorb nach vorne.
- Wenn der Brustkorb nicht bewegt wird, heben sie das Becken.
- Wenn das Becken und die Wirbelsäule ruhig gehalten werden, senken sie die Rippen und wirken dadurch bei der Ausatmung mit.
- Wenn sich Becken und Brustkorb nicht bewegen, bewirken sie die Bauchpresse – der Bauch wird stark eingeschnürt, die beweglichen Bauchorgane weichen unter den Rippenbogen und in das Becken aus. Die Bauchpresse unterstützt die Entleerung der Hohlorgane – des Darms und der Gebärmutter. Sie ist für den Stuhlgang erforderlich und auch für die Geburt.
- Zum allumfassenden Lachen aus dem Bauch braucht man sie auch.

DER GERADE BAUCHMUSKEL: MUSCULUS RECTUS ABDOMINIS

Der gerade Bauchmuskel entspringt am Schwertfortsatz des Brustbeins und mit drei Zacken von den Knorpeln der fünften bis siebten Rippe. Er hat in seinem Verlauf drei sehnige Unterbrechungen, die man leicht erkennt, wenn er trainiert ist. Im unteren Viertel wird er schmäler. Er setzt am oberen Schambeinrand zwischen dem Schambeinhöckerchen und der Symphyse an.

Die Meridiane von Magen und Niere sowie der Rèn Mài (das Konzeptionsgefäß) verlaufen über den geraden Bauchmuskel und versorgen diesen mit *Qì*. Akupressur und Massage dieser Meridiane entspannen ihn, wenn er hart und angespannt ist.

Die seitliche Bauchmuskulatur besteht aus drei Muskeln, den *Musculi obliqui* und dem *Musculus transversus abdominis,* die in drei Schichten übereinander liegen. Im Folgenden werden diese drei Muskeln von außen nach innen beschrieben.

DER ÄUSSERER SCHRÄGMUSKEL DES BAUCHS: MUSCULUS OBLIQUUS EXTERNUS ABDOMINS

Der äußere Schrägmuskel entspringt an der Außenfläche der acht unteren Rippen und zieht schräg von oben außen nach unten innen. Er setzt an der vorderen Hälfte des äußeren Randes des Beckenkammes an, sowie mittels einer breiten und platten Sehne am Leistenband (vereinfachte Darstellung). Beidseitig hilft er beim Beugen des Rumpfs, beim Ausatmen und bei der Bauchpresse, einseitig zieht er die Rippen der gleichen Seite nach unten und innen und hilft beim Drehen des Rumpfs. Zusammen mit dem inneren Schrägmuskel neigt er bei einseitiger Kontraktion den Rumpf zur Seite.

DER INNERE SCHRÄGMUSKEL DES BAUCHS: MUSCULUS OBLIQUUS INTERNUS ABDOMINIS

Der innere Schrägmuskel entspringt von einer Mittelleiste des Beckenkammes, vom äußeren Teil des Leistenbandes, und weiter hinten auch von der *Fascia thoracolumbalis,* welche die Ursprungssehne des Breiten Rückenmuskels bildet. Er verläuft am Bauch von unten und außen schräg aufwärts nach oben und innen und setzt an den unteren drei Rippen an sowie an zwei flächigen Sehnen, die den geraden Bauchmuskel außen und innen umhüllen. Wie die anderen Bauchmuskeln hilft er beidseitig beim Beugen des Rumpfs, beim Ausatmen und bei der Bauchpresse sowie einseitig beim Drehen und Seitwärtsneigen des Rumpfs.

DER QUERE BAUCHMUSKEL: MUSCULUS TRANSVERSUS ABDOMINIS

Der quere Bauchmuskel bildet die tiefste Lage der drei seitlichen Muskeln. Er entspringt mit sechs Zacken an der Innenfläche der sechs unteren Rippen, an der *Fascia thoracolumbalis* und vom Innenrand des Beckenkamms. Er verläuft waagrecht, das heißt im rechten Winkel zur Längsachse des Körpers, nach innen und bildet, zusammen mit Fasern des inneren Schrägmuskels, das hintere Blatt der Rectusscheide – das ist die flächige Sehne an der Rückseite des geraden Bauchmuskels. Da er horizontal verläuft, ist er der einzige Bauchmuskel, der den Rumpf nicht beugt. Er wirkt bei der Ausatmung und – vor allem – bei der Bauchpresse mit.

Es gibt unzählige Arten, die Bauchmuskeln zu trainieren. Wohlgeformte Bauchmuskeln sind das körperliche Symbol schlechthin für jugendlich straffes Gewebe. Bei Frauen zeigen sie zudem meist an, ob sie schon entbunden haben oder nicht. Um die Bauchmuskeln zu festigen, ist keine Maschine nötig, es genügt das eigene Körpergewicht.

Die am weitesten verbreiteten Formen der Bauchmuskelübung sind Klappmesser und Sit-ups. Sie gelten heute von der Technik her als veraltet, weil sie den unteren Rücken zu stark beanspruchen und nicht so effizient sind wie die heute stattdessen gelehrten Viertel-Sit-ups und Crunches.

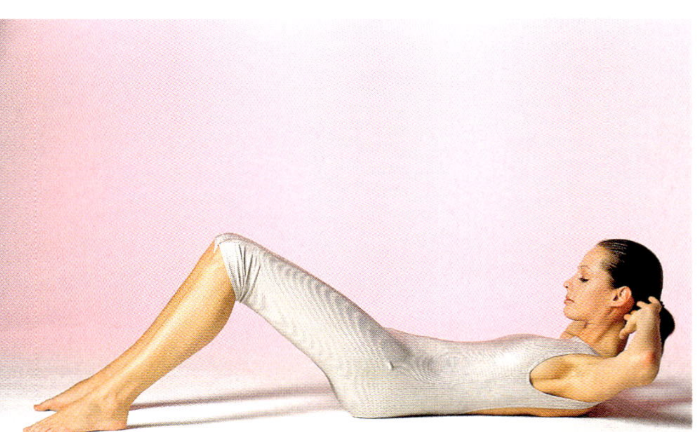

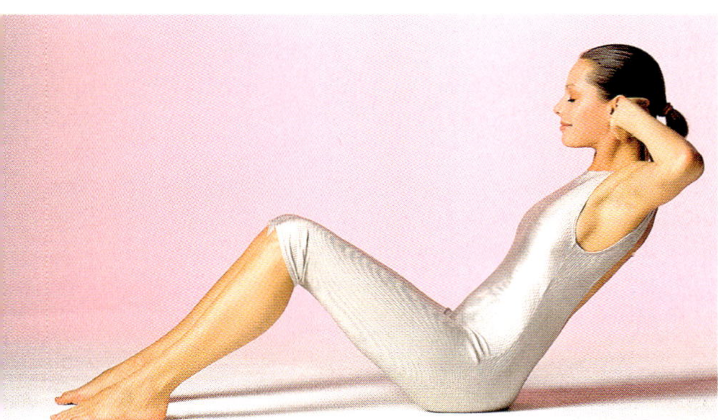

Viertel-Sit-Ups

Legen Sie sich in Rückenlage, die Beine sind entweder aufgestellt oder ruhen mit den Füßen auf einer Bank, sodass die Waden und Oberschenkel einen rechten Winkel bilden (die zweite Variante ist die effizientere). Bringen Sie die Hände hinter den Kopf, sodass die Fingerspitzen den Hinterkopf berühren. Die Hände sind nur als Stütze gedacht und nicht, um den Kopf zu heben. Richten Sie den Blick schräg nach vorne und oben, heben Sie den Oberkörper mit dem Ausatmen langsam in einem Winkel von 30 bis 40 Grad vom Boden nach oben. Die Ellbogen bleiben dabei seitlich vom Körper. Rücken und Kopf bilden eine Linie – das Kinn geht nicht zur Brust, der Kopf wird nicht durch die Hände nach vorne gedrückt. Am höchsten Punkt der Bewegung verharren Sie eine Sekunde und spannen dabei den geraden Bauchmuskel zusätzlich an. Mit dem Ausatmen lassen Sie sich wieder langsam zurücksinken, aber nicht ganz, sodass Ellbogen und Kopf den Boden nicht berühren – dadurch behält der gerade Bauchmuskel eine Grundspannung bei. Fünfzehn bis zwanzig Wiederholungen sind ausreichend.

Crunches

Die Ausgangsposition ist die gleiche wie bei Viertel-Sit-Ups. Der Unterschied besteht darin, dass Sie dabei den Schultergürtel als Grundposition immer ein wenig vom Boden abgehoben halten und Sie den Oberkörper mit dem Ausatmen nur fünf bis zehn Zentimeter heben. Außerdem entfällt die Sekunde besonderer Anspannung am höchsten Punkt. Von dieser Übung machen Sie so viele Wiederholungen, bis Sie nicht mehr können.

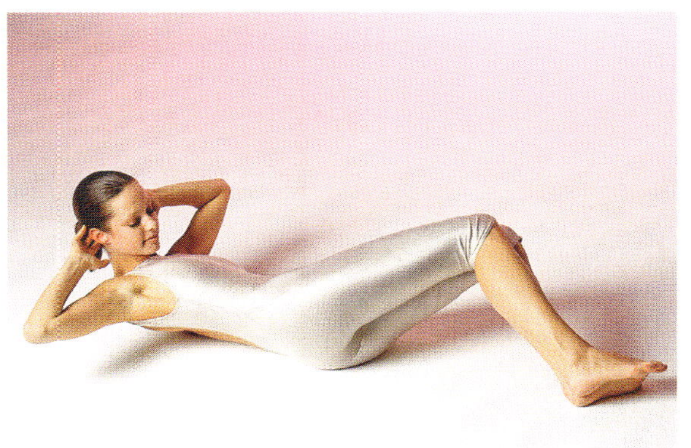

Viertel-Sit-Ups mit Akzent auf die seitliche Bauchmuskulatur

Sie liegen in der gleichen Ausgangsposition wie bei den Viertel-Sit-Ups, mit dem Unterschied, dass Sie die aufgestellten Beine auf einer Seite zu Boden sinken lassen. Um die Wirkung zu optimieren, legen Sie die Innenkante des oberen Fußes deckungsgleich auf die Innenkante des unteren Fußes. In dieser Stellung haben Sie mehr Kraft im Bauch – der Grund dafür liegt darin, dass der Milz-Pankreas-Meridian, der über die Innenkante des Fußes, die Innenseite des Beins über die Leiste zu Bauch und Brust verläuft, sich in dieser Lage mit dem Milz-Pankreas-Meridian des anderen Beins zu einem gemeinsamen Energiefeld „zusammenschließt".

Wie bei den Viertel-Sit-Ups heben Sie den Oberkörper mit dem Ausatmen zu einem Winkel von 30 bis 40 Grad, verharren auf dem höchsten Punkt der Bewegung eine Sekunde lang und spannen dabei die Bauchmuskeln besonders an. Mit dem Einatmen lassen Sie sich wieder langsam zurücksinken, Kopf und Ellbogen berühren den Boden nicht, die Bauchmuskeln bleiben in einer Grundspannung. Nach fünfzehn bis zwanzig Wiederholungen machen Sie die Übung für die andere Seite.

Natürlich trainiert diese Übung auch den geraden Bauchmuskel, aber der Hauptakzent liegt auf der Kräftigung der seitlichen Bauchmuskulatur.

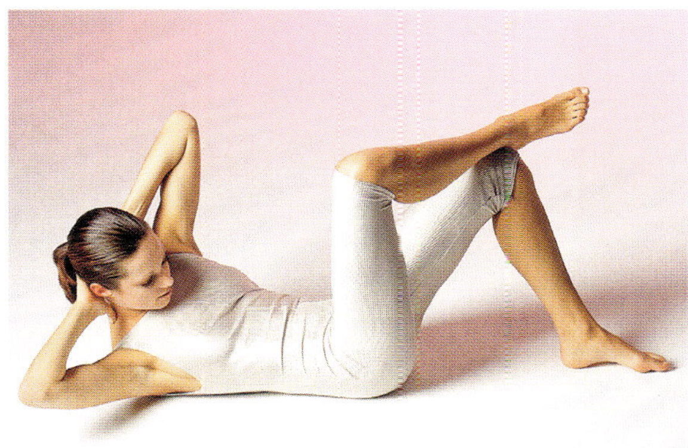

Bauchmuskelübung für den äußeren Schrägmuskel

Die Ausgangsposition ist ähnlich wie bei den Viertel-Sit-ups. Die Beine sind aufgestellt. Der rechte Fuß liegt auf dem linken Knie, sodass die Kniescheibe in der Mulde zwischen dem Außenknöchel und dem Fersenbein zu liegen kommt. Mit dem Ausatmen bewegen Sie den linken Ellbogen soweit wie möglich zum rechten Knie, sodass sich der Oberkörper in einer leichten Drehbewegung hebt. Auf dem höchsten Punkt der Bewegung verharren Sie eine Sekunde lang und spannen dabei die Bauchmuskeln, wie bei der Bauchpresse, besonders an. Mit dem Einatmen lassen Sie sich wieder langsam zurücksinken, Kopf und Ellbogen berühren dabei den Boden nicht. Nach fünfzehn bis zwanzig Wiederholungen führen Sie die Übung für die andere Seite aus.

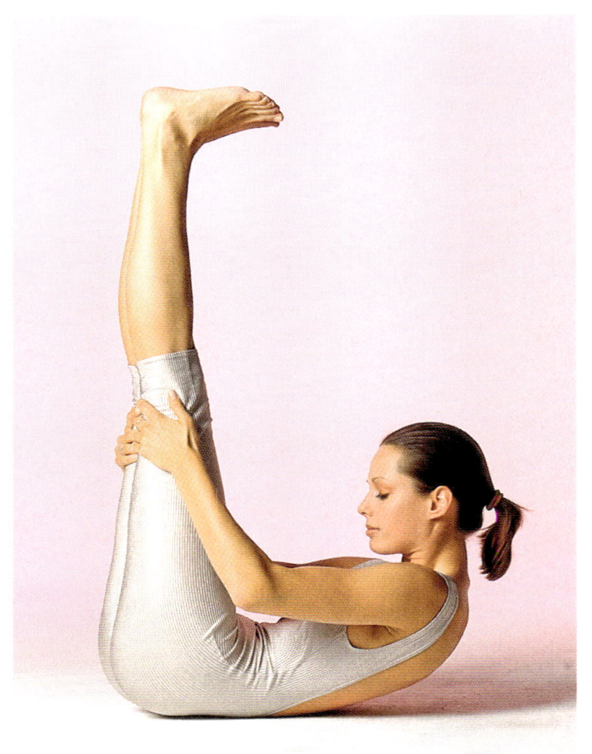

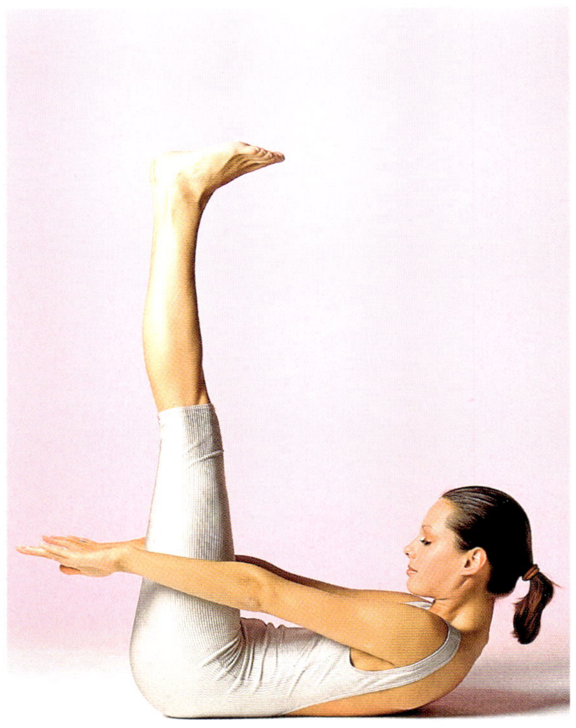

Callanetics-Übung für den geraden Bauchmuskel

Sie liegen auf dem Rücken und heben die gestreckten Beine senkrecht nach oben. Dann fassen Sie die Rückseite der Oberschenkel knapp unterhalb der Knie mit den Händen und ziehen den Oberkörper nach vorne und oben, sodass sich der Schultergürtel vom Boden abhebt. Rollen Sie die Schultern nach vorne und spreizen Sie die Ellbogen zur Seite. Dadurch wird der obere Rücken gedehnt. Das Kinn liegt an der Brust. Dann strecken Sie die Arme waagrecht nach vorn, lassen aber die Stellung der Beine unverändert. Aus dieser Position heben Sie den Oberkörper ungefähr zwei bis fünf Zentimeter nach vorn und lassen ihn dann gleich wieder zurücksinken. Je nach Kondition wiederholen Sie diese Bewegung zwanzig bis hundert Mal.

Callanetics-Übung

Sie liegen auf dem Rücken und heben das gestreckte rechte Bein senkrecht nach oben. Dann fassen Sie die Rückseite des rechten Oberschenkels knapp unterhalb des Knies mit den Händen und ziehen den Oberkörper nach vorne und oben, sodass sich der Schultergürtel vom Boden abhebt. Rollen Sie die Schultern nach vorne und spreizen Sie die Ellbogen zur Seite. Das Kinn liegt auf der Brust. Dann lassen Sie das Bein los und strecken Sie die Arme waagrecht nach vorne. Aus dieser Position heben Sie den Oberkörper ungefähr zwei bis fünf Zentimeter nach vorne und lassen ihn dann gleich wieder zurücksinken. Je nach Kondition wiederholen Sie diese Bewegung zwanzig bis hundert Mal.

Diese Übung trainiert auch den geraden Bauchmuskel, legt aber den Hauptakzent auf die linke schräge Bauchmuskulatur. Danach machen Sie die Übung für die andere Seite.

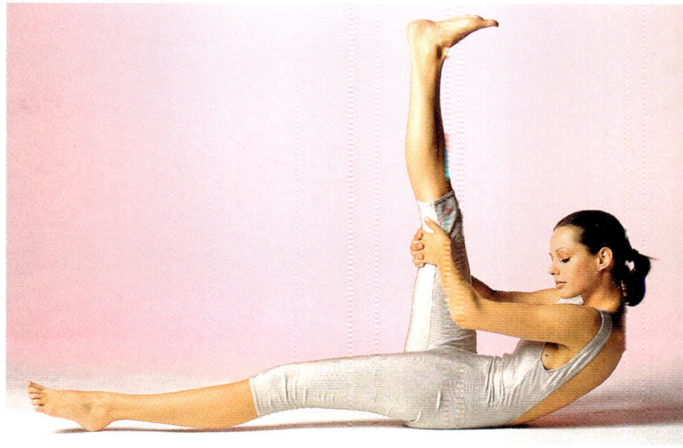

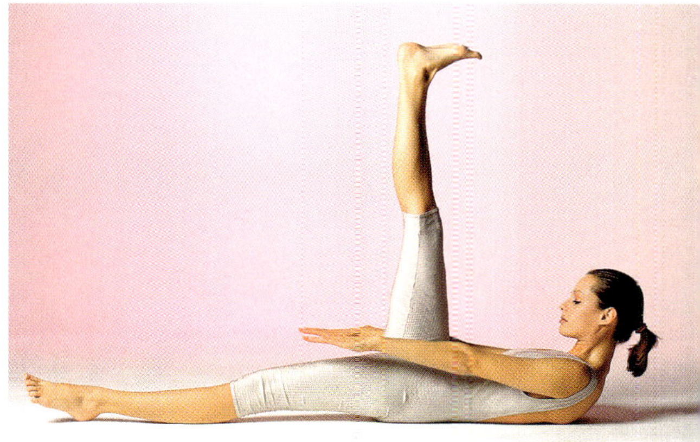

Uddiyana Bandha

Stellen Sie die Füße in Schulterbreite auf, beugen Sie die Knie beugen und stützen Sie die Hände oberhalb der Knie ab (Daumen schauen nach innen), Arme und Rücken sind dabei gestreckt. Ziehen Sie einatmend den Rücken lang, dann atmen Sie aus, bis Ihre Lungen so leer wie möglich sind. Versuchen Sie, den Brustkorb ohne einzuatmen (!) so weit wie möglich zu machen. Durch den dabei entstehenden Unterdruck wird die Bauchdecke nach oben und nach innen Richtung Wirbelsäule gesaugt. Die Bauchmuskeln spielen dabei kaum eine Rolle. Den Nacken dabei möglichst lang gestreckt und das Kinn etwas nach innen gezogen halten. In der Ausatempause verharren Sie einige Augenblicke. Sobald Sie einatmen müssen, entspannen Sie den Brustkorb wieder, sodass sich die Bauchdecke löst; dann den Kopf aufrichten und langsam einatmen.

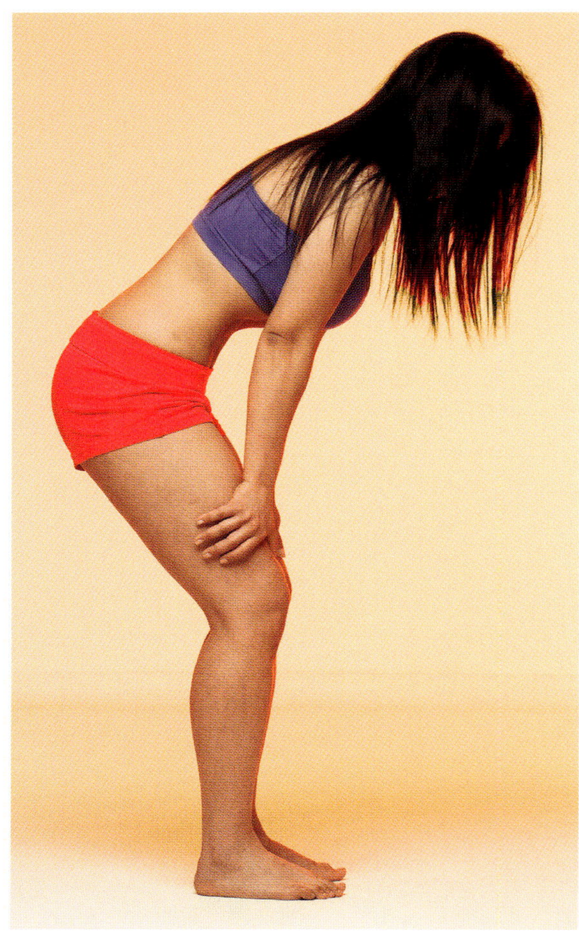

Uddiyana Kriya

Diese Übung aus dem Hatha Yoga trainiert die Bauchmuskeln und hat zugleich eine massierende und entgiftende Wirkung auf Dünn- und Dickdarm. Sie stehen breitbeinig, die Füße etwa in Schulterbreite, die Knie leicht gebeugt, der Oberkörper ist in einem Winkel von 45 Grad nach vorn geneigt. Mit den Händen stützen Sie sich auf den Oberschenkeln oberhalb der Knie ab, die Fingerspitzen weisen dabei nach außen. Atmen Sie dabei einige Male tief ein und aus. Dann Ausatmen, dann Atempause.

Während der Atempause ziehen Sie den Bauch mit den Bauchmuskeln dreißig Mal zur Wirbelsäule zurück, und lassen ihn gleich wieder los. Dann wieder einige Male tief ein- und ausatmen. Die Übung wiederholen, insgesamt zwei bis drei Wiederholungen.

Im Allgemeinen sind die hier angeführten Übungen für ein umfangreiches Training der Bauchmuskeln ausreichend. Wenn Sie die Bauchmuskeln weiter aufbauen möchten, können Sie das zusätzlich an den folgenden beiden Geräten tun.

Abdominals

Bei diesem Gerät haben Sie eine Rolle mit daran montierten Gewichten vor der Brust. Mit dem Ausatmen drücken Sie die Rolle durch Kontraktion der Bauchmuskeln nach vorn Richtung Knie. Mit dem Einatmen richten Sie sich langsam wieder auf. Stellen Sie die Gewichte so ein, dass Sie nicht mehr als fünfzehn bis zwanzig Wiederholungen von dieser Übung bei einer Serie schaffen. Dann eine Pause, dann noch einmal fünfzehn Wiederholungen.

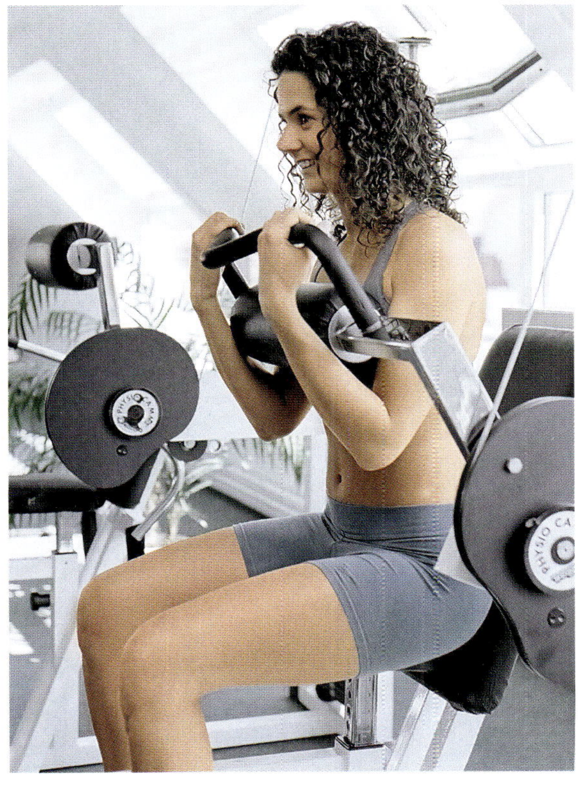

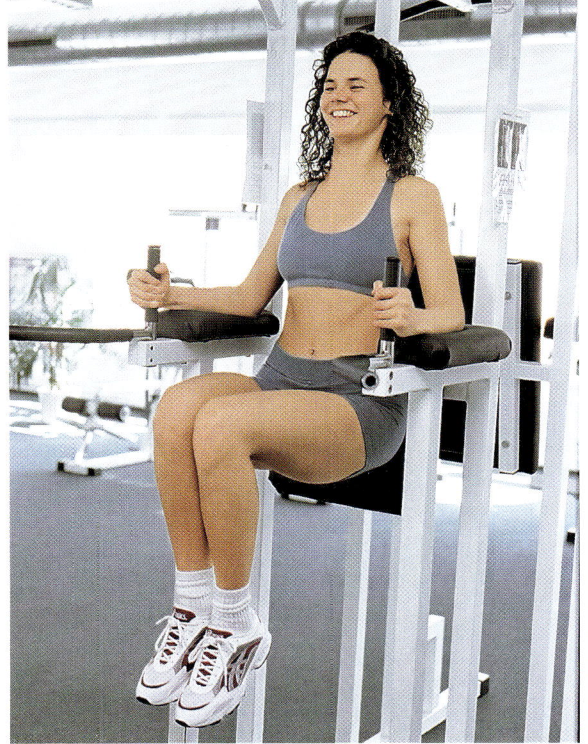

Abdominals mit Psoas und geradem Schenkelmuskel (Musculus rectus femoris)

Bei diesem Gerät stützen Sie sich mit den Unterarmen auf der gepolsterten Unterlage ab und lassen die Beine zuerst hängen. Dann heben Sie die geschlossenen Knie mit dem Einatmen so hoch, wie es eben geht, mindestens aber auf Hüfthöhe. Machen Sie von dieser Übung soviele Wiederholungen, bis Sie die Anstrengung stark spüren. Dann eine kleine Pause, dann noch einmal einen Satz.

Wenn Sie die Knie bei dieser Übung ganz langsam anheben, trainieren Sie den Lendenmuskel *(Musculus iliopsoas;* siehe Kapitel 2.6, Seite 118 ff) mit, was ein großer Vorteil dieses Gerätes ist. Der gerade Schenkelmuskel *(Musculus rectus femoris)* wird beim Anheben der Oberschenkel zudem auf jeden Fall beansprucht.

2.6 Die Beine

PSYCHOSOMATISCHE FUNKTIONEN DER BEINE

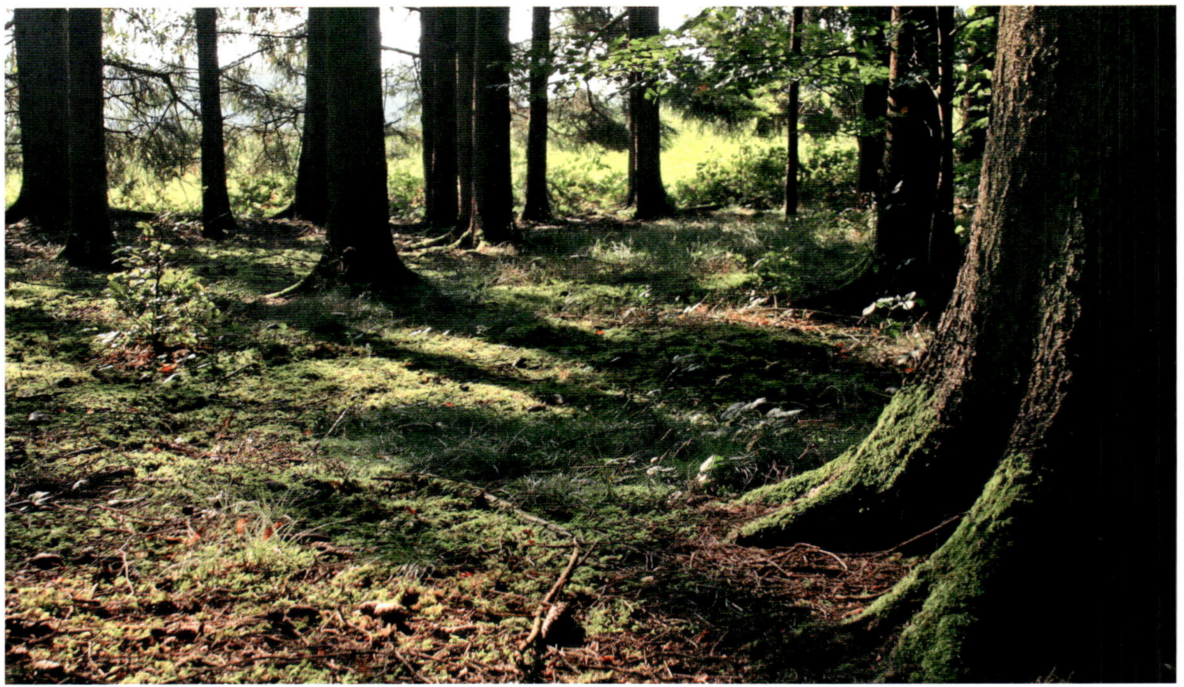

Unsere Beine spiegeln die Art wider, wie wir uns durchs Leben bewegen, auf welche Weise wir von einem Ort zum anderen gelangen. Die Füße und die Beine stützen uns und tragen uns durchs Leben. Ihre Form und Funktion sagt etwas darüber aus, von welcher Qualität unser Kontakt zur Erde und zur Realität ist, ob wir geerdet sind oder nicht, ob wir mit beiden Beinen im Leben stehen, ob wir uns verwurzelt fühlen und ob wir uns auf uns selbst verlassen können oder nicht.

Die Beine eines Menschen entwickeln sich auf die Art und Weise, wie sie benutzt werden, sowohl physisch als auch emotional. Bestimmte Beinstrukturen rufen aber auch bestimmte Verhaltensweisen hervor. Wenn jemand dicke Beine mit schwach entwickelten Muskeln hat, wird er schon einen kleinen Weg als anstrengend und mühsam empfinden, und ihn daher tunlichst zu vermeiden suchen. Er wird das Auto nehmen, um zum nächsten Briefkasten zu fahren, und er wird den Lift benützen, statt Treppen zu steigen. Es gibt zwar eine Vielzahl von Beinen, man kann aber die Formen und Proportionen der Beine in fünf Haupttypen einteilen.

SCHLANKE, KRÄFTIGE UND FORMSCHÖNE BEINE

Solche Beine sind kräftig und muskulös, ohne hart und unnachgiebig zu sein. Das sind die Beine, die sowohl Standfestigkeit als auch Flexibilität besitzen, die sowohl laufen oder lange gehen als auch faul sein und sich gehen lassen können. Sie gehören zu Menschen, die ihren eigenen Standpunkt vertreten und im Denken und Handeln selbstständig sind; zu Menschen, die nicht auf ihren Positionen starr beharren und die imstande sind, nachzugeben und den Standpunkt zu ändern, wenn die Zeit dazu gekommen ist.

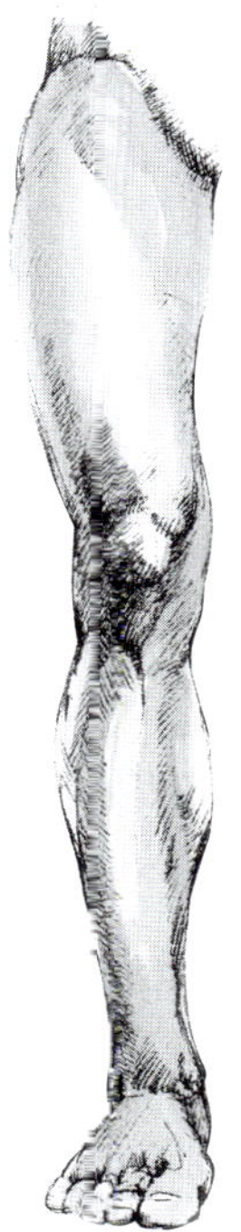

SCHWACHE BEINE MIT UNTERENTWICKELTER MUSKULATUR

Ein Mensch mit schwachen Beinen hat ein schlecht funktionierendes Selbststützungssystem. Er hat Schwierigkeiten, auf eigenen Füßen zu stehen, es fällt ihm schwer, selbstständig zu sein, daher ist er meist von anderen dadurch abhängig, dass er ihre Stütze und ihr Vertrauen benötigt.

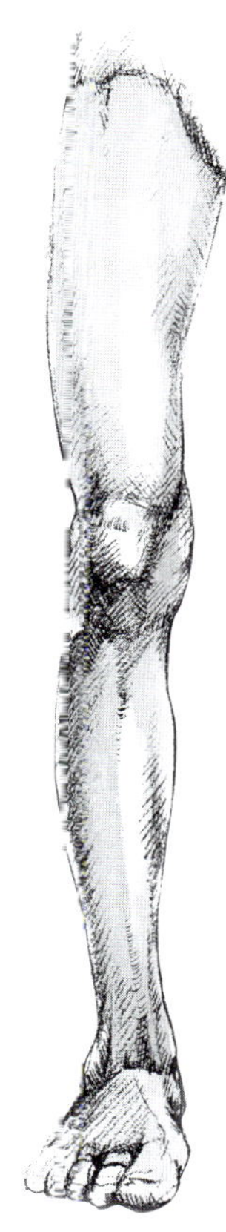

Menschen mit schwächlichen Beinen müssen diese Schwäche oft mit anderen Körperbereichen ausgleichen. Sie versuchen, Halt mit Hilfe ihrer Arme und Schultern, ihres Halses und Nackens, ihrer Kiefermuskulatur, ihrer Augen oder ihres Intellekts zu gewinnen, um die fehlende Kraft und Stütze der Beine auszugleichen.

Manchmal sind bei solchen Menschen Brustkorb, Schultern und Arme sehr muskulös und proportional überentwickelt. Das sind Personen, die ihren Halt vor allem im sozialen Bereich suchen, dort eher dominieren und kontrollieren und meist jemanden brauchen, der sie erdet und auf den sie sich stützen können – ohne das zugeben zu müssen. In der psychologischen Literatur wird diese Körperstruktur psychopathischer Charakter genannt; sie wird im Kapitel 4.5 dieses Buches ausführlich beschrieben.[34]

Bei Menschen mit schwachen Beinen kann das Aufbautraining der Beinmuskulatur einen großen Umschwung in ihrer Persönlichkeit bewirken. In dem Maße, wie ihre Beine kräftiger werden, werden sie selbstständiger sein, wird sich ihr Kontakt zur Realität verbessern, und sie werden sich besser auf sich verlassen können. Sie

[34] Vergleiche auch Roland Bäuerle: „Körpertypen" (Synthesis Verlag, 1988), S. 65; Ron Kurtz: „Hakomi, Körperzentrierte Psychotherapie" (Synthesis Verlag, 1985), S. 275

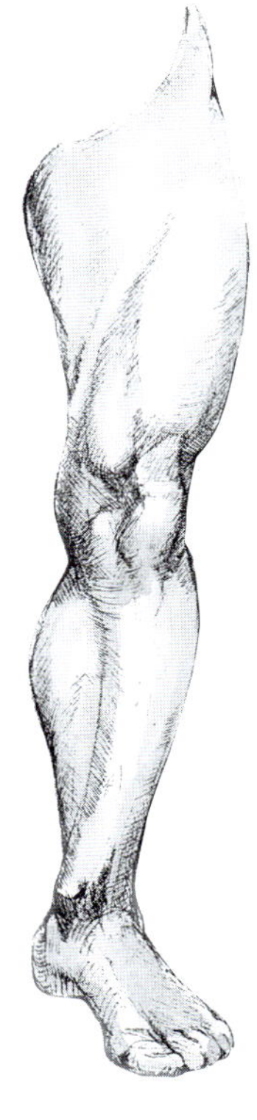

werden stabiler sein und weniger Stütze von außen benötigen, weniger auf einen Partner angewiesen sein, der ihnen Halt gibt (wofür sie aber wahrscheinlich Kompromisse eingehen müssen), und werden auch weniger dazu neigen, eifersüchtig zu sein und einen Partner zu kontrollieren, weil sie tief innen wissen, dass sie auf sich alleine gestellt im Leben auch ganz gut vorankommen.

MASSIVE BEINE MIT ÜBERENTWICKELTER MUSKULATUR

Starke Beine mit überentwickelter Muskulatur deuten auf eine starre und steife Persönlichkeit hin. Ein Mensch mit solchen Beinen „klebt an der Erde fest". Er hat meist Schwierigkeiten mit Veränderungen und jeder Form von unstrukturierter, spontaner Aktivität. Er verbringt eine Menge Zeit damit, Situationen „durchzustehen" und Positionen aufrechtzuerhalten, die ein anderer, flexiblerer Mensch schon längst aufgegeben hätte. Menschen mit massiven Beinen haben ihre Selbstkontrolle und ihre Fähigkeiten, Bodenkontakt zu halten, überentwickelt und neigen daher zu einem zwanghaften und rigiden Verhalten. Dadurch hemmen sie sich und andere am lebendigen Fluss.

Für Menschen mit massiven Beinen sind alle Bewegungsarten gesund, bei denen man sich rasch, spontan und in variabler Art und Weise mit den Beinen bewegt. Das sind zum Beispiel Dehnungs- und Lockerungsübungen, Step Aerobic, Rock'n Roll, Tango und andere lateinamerikanischen Tänze, Tae Kwon-Do, Karate und Jiu Jitsu. Für sie sind auch alle Arten von Ballspielen geeignet, bei denen es auf rasche Reaktion und tänzelnde Beinbewegungen ankommt (die sogenannten Stop-and-Go-Sportarten) wie zum Beispiel Fußball, Handball, Basketball und Tennis.

Was sich jedoch für Menschen mit massiven Beinen nicht empfiehlt, ist, ihre ohnehin schon kräftigen Muskeln im Fitness-Center weiter aufzubauen. Manchmal sieht man Bodybuilder mit derart überentwickelter Beinmuskulatur, dass sie die Beine beim Gehen kaum mehr aneinander vorbeibringen, geschweige denn leichtfüßig einen Raum verlassen können. Das finden meist nur Eingeweihte schön.

DICKE BEINE MIT UNTERENTWICKELTER MUSKULATUR

Dicke Beine charakterisieren meist Personen, die sich schleppend in der Welt fortbewegen; sie haben Schwierigkeiten, in Gang zu kommen, aktiv zu werden und Tätigkeiten durchzuhalten, die Energie verlangen.

Auf diese Menschen sind die Programme der Fitness-Center bestens zugeschnitten. Für sie sind sowohl die verschiedenen Aerobic-Programme als auch das Training an Geräten gut geeignet: In dem Maße, wie ihre Beine schlanker und kräftiger werden, werden sie sich dynamischer und leichter im Leben fortbewegen können und werden auch immer mehr im Stande sein, Situationen durchzustehen, die Ausdauer verlangen.

DÜNNE UND ANGESPANNTE BEINE

Solche Beine charakterisieren Menschen, die ruhelos sind und die sich in einer nervösen und unbeständigen Weise durchs Leben bewegen, manchmal mit Ehrgeiz und großer Motivation, manchmal mit einem Mangel an Eigenständigkeit und dem Bedürfnis, auf vorgezeichneten Bahnen vorwärts zu kommen. Diese Form der Beine ist von schlanken und kräftigen Beinen zu unterscheiden.

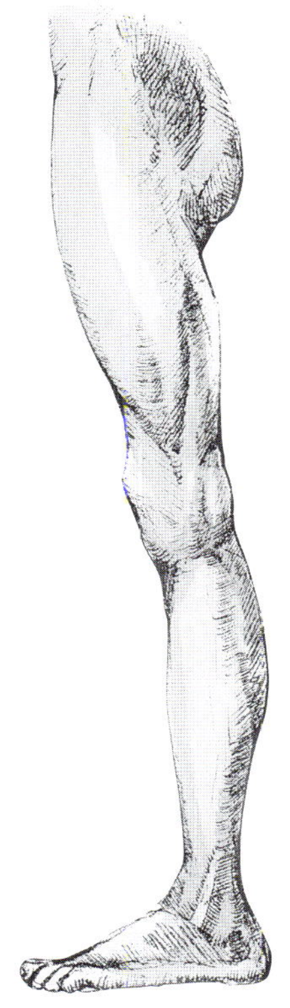

Es sind Beine, die sich in ständiger Anspannung befinden, Beine, die ständig auf dem Sprung sind, etwas Altes zu lassen und etwas Neues zu tun. Es sind moderne Beine, zu einer hektischen, modernen, handybewaffneten Persönlichkeit gehörend, die es sich nicht erlaubt, sich gehen zu lassen. Sich gehen lassen bedeutet, dass man es zulässt, den eigenen spontanen Impulsen zu folgen, dass man es zulässt, auch einmal ins Leere zu gehen und nicht im Voraus genau zu wissen, was man in der nächsten Stunde tun wird.

Versuchen Sie einmal folgende Übung: Verlassen Sie das Haus und lassen Sie die Beine gehen, wohin sie wollen – nicht wohin Sie wollen. Gehen Sie einfach ohne Plan. Gehen Sie irgendwohin. Sehen Sie zu, wohin Ihre Beine Sie tragen. Beobachten Sie, wie der Kopf sich immer wieder einzuschalten versucht.

Für Menschen mit dünnen und angespannten Beinen sind Dehnungsübungen und Muskelaufbau wichtiger als Aerobic. Vor allem wirken sich bei ihnen ruhige Bewegungsübungen wie Yoga und Tài Jí Quán, aber auch Atemübungen und sitzende Meditation integrierend und heilsam auf die Gesamtpersönlichkeit aus.

Aus der Beschreibung der fünf Haupttypen der Beine geht hervor, dass die Form und Funktion unserer Beine mitbestimmend sind, wie wir an Dinge herangehen und wie wir im Leben vorankommen. Das bedeutet, dass wir, wenn wir unsere Beine durch ein gezieltes Training kräftigen und formen, auch emotionale Grundeigenschaften verändern und auf eine neue Basis stellen. Denn, wie wir oben gesehen haben, sind wesentliche Eigenschaften wie Selbstständigkeit, Dynamik, Flexibilität und Ausdauer eng mit der Form und Funktion unserer Beine und Füße verknüpft.

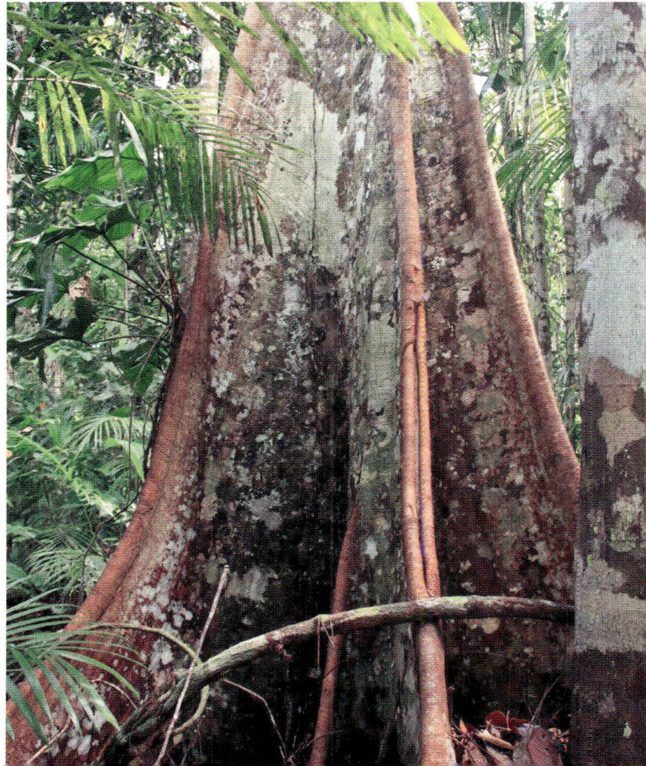

DIE MUSKELN DES OBERSCHENKELS

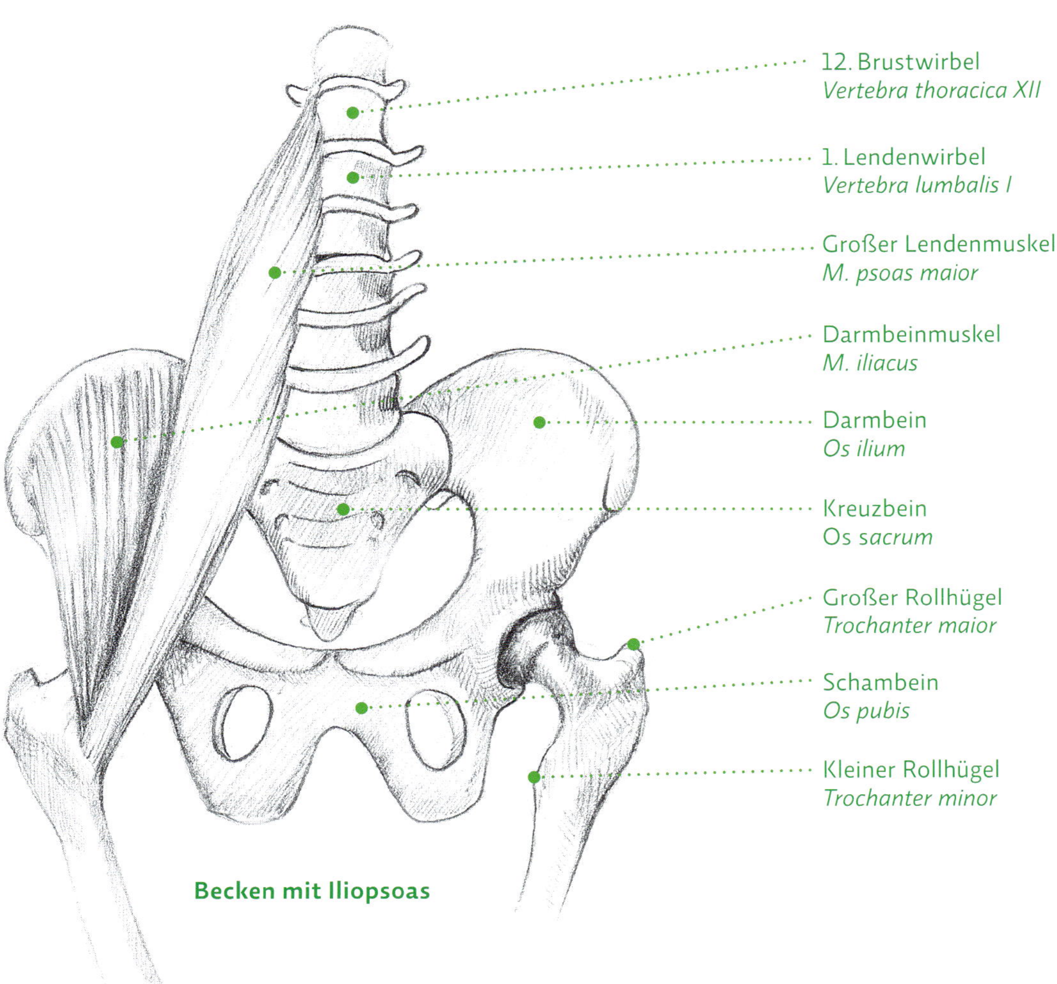

Becken mit Iliopsoas

DER HÜFTLENDENMUSKEL: MUSCULUS ILIOPSOAS

Der Hüftlendenmuskel besteht aus dem *Musculus psoas maior* und dem *Musculus iliacus.* Der große Lendenmuskel *(Musculus psoas maior)* ist ein in den Bauchraum an die Lendenwirbelsäule vorgeschobener Beinmuskel. Er entspringt vom zwölften Brust- und von allen fünf Lendenwirbeln. Zusammen mit dem quadratischen Lendenmuskel *(Musculus quadratus lumborum)* bildet er die muskulöse Begrenzung der hinteren Bauchwand. Energetisch hat der Psoas eine enge Beziehung zu den Nieren, die jeweils seitlich davor des Psoas-Ursprungs liegen.

Der Darmbeinmuskel *(Musculus iliacus)* entspringt an der Innenfläche des Darmbeins und zieht gemeinsam mit dem *Psoas maior,* von nun an *Iliopsoas* genannt, unter dem Leistenband hindurch zu seiner Ansatzstelle, dem kleinen Rollhügel *(Trochanter minor)* an der Innenseite des Oberschenkelknochens.

Der Iliopsoas ist ein starker Beuger im Hüftgelenk. Außerdem rotiert er den Oberschenkel auswärts und adduziert ihn. Wenn der Oberschenkel den Fixpunkt bildet, beugt er die Lendenwirbelsäule nach vorn und hilft dadurch mit, das Becken im Stand nach vorne zu kippen.

Der Lendenmuskel initiiert die Gehbewegung: beim physiologisch richtigen Gehen beginnt die Gehbewegung – das heißt, die Beugung im Hüftgelenk, wodurch der Oberschenkel sich nach vorne hebt – mit einer Kontraktion des Iliopsoas. Erst nachdem der Iliopsoas in Aktion getreten ist, wird Sekundenbruchteile später die Beugung im Hüftgelenk durch eine Kontraktion des geraden Oberschenkelmuskels *(Musculus rectus femoris)* vervollständigt und das Bein weiter nach vorne gehoben.

Das physiologisch richtige Gehen erfolgt aus der Tiefe des Bauches heraus – eine Tatsache, auf die im Tài Jí Quán wie auch in allen anderen asiatischen Kampfkünsten großer Wert gelegt wird. Der physische Impuls zum Gehen oder Laufen beginnt in der Gegend der Nieren, in der Tiefe des Hara, wie die Japaner das Kraftzentrum im Unterbauch nennen. Der Bewegungsimpuls breitet sich entlang des Psoas zur Hüfte hin aus und wird dort vom geraden Oberschenkelmuskel übernommen. Eine physiologische Gehbewegung erkennen wir an ihrer Anmut und Natürlichkeit: es ist eine Bewegung, die sowohl den unteren Rücken, den Bauch, das Becken und das Bein umfasst. Bei dieser Form ganzheitlicher Bewegung werden die Hüften beim Gehen geschwungen – was auch dadurch zustande kommt, dass die seitliche Bauchmuskulatur und der quadratische Lendenmuskel *(Musculus quadratus lumborum)* die Hüften beim Gehen abwechselnd heben. Diese Art zu gehen ist locker und hat eine natürliche Erotik, weshalb sie in den Hochkulturen – von China bis zum christlichen Abendland – immer wieder unterdrückt und, je nachdem, als hurenhaft oder schwul beschimpft und verurteilt worden ist. Die afrikanischen Kulturen und die meisten Naturvölker haben diese Bewegungstabus nicht, deshalb kann man bei ihnen einen natürlichen und unverkrampften Gang beobachten.

Wenn man beim Gehen den Bauch und die Hüften bewegt, und nicht mit starrem Rumpf dahinstolziert wie eine Marionette, kann man auch schwerlich viel Fett an den Hüften ansetzen. Es ist paradox, dass Frauen, die sich in Beruf oder Privatleben eines braven Gangs befleißigen, in ihrer Freizeit Bauch-Bein-Po-Workouts stürmen, um den durch Bewegungsmangel an Bauch und Oberschenkel angesammelten Speck wieder abzutrainieren.

Bei vielen Menschen in unserer Kultur ist der Psoas entweder überdehnt oder chronisch verkürzt, auf jeden Fall nimmt er an der Hüftbeugung beim Gehen kaum oder gar nicht mehr teil; die Hüftbeugung wird dann lediglich vom geraden Oberschenkelmuskel und vom Spanner der Oberschenkelbinde *(Musculus tensor fasciae latae)* durchgeführt. Auch bei vielen Sportlern und Bodybuildern findet man ein Missverhältnis zwischen einem übertrainierten Quadrizeps[35] (vierköpfiger Schenkelmuskel) und einem stark verkürzten oder auch atrophierten (verkümmerten) Iliopsoas. Das bedeutet, dass nicht nur Amateure, sondern gerade auch viele Leistungssportler mit dem geraden Oberschenkelmuskel und dem Spanner der Oberschenkelbinde von der Hüfte her und nicht mit dem Psoas vom Bauch aus laufen.

[35] Siehe Seite 124

DER PSOAS-GANG UND DIE VIPASSANA-MEDITATION

Die folgende Übung dient dazu, den Iliopsoas wieder zu aktivieren, wenn er starr und somit verkürzt ist, und ihn zu kräftigen, wenn er schwach und überdehnt ist. Außerdem können Sie damit wieder lernen, die Gehbewegung aus dem Bauch heraus zu spüren und zu vollziehen.

Es ist eine uralte Technik, die in buddhistischen Klöstern als auch im Zen praktiziert wird. In der buddhistischen Kultur gibt es, für Mönche wie für Laien, religiöse Übungen, die in der englischen Übersetzung meditation retreats genannt werden, was soviel wie meditativer Rückzug bedeutet.

Die zentrale spirituelle Technik im Buddhismus ist die Vipassana-Meditation. Dabei sitzt man im Schneider- oder Lotussitz mit aufgerichteter Wirbelsäule am Boden und konzentriert die Aufmerksamkeit und das Bewusstsein bei geschlossenen Augen auf die Empfindungen, die das Strömen der Atemluft beim Ein- und Ausatmen in der Nasenwurzel hervorrufen. Wenn Gedanken, Gefühle oder körperliche Empfindungen ins Bewusstsein treten, lässt man diese wie Wolken am blauen Himmel weiter ziehen und wendet seine Aufmerksamkeit sanft dem Strömen der Atemluft in der Nase zu. Durch diese Technik werden der Geist und das Sein von den vergänglichen Manifestationen der Erscheinungswelt gereinigt und, wenn das gelingt, findet an einem gewissen Punkt eine Qualitätsänderung unserer Bewusstseinsstruktur statt, die man gemeinhin Erleuchtung nennt.

Wenn man mit der Vipassana-Meditation beginnt, sind zwanzig Minuten ausreichend. Mit fortschreitender Übung kann man diesen Zeitraum auf 45 bis 60 Minuten ausdehnen. Bei den meditation retreats wechseln 45 Minuten der sitzenden Meditation mit 45 Minuten eines Gehens im Zeitlupentempo ab, das Psoas-Gang (im Zen Kinhin) genannt wird. Mit zum Boden gesenktem Blick bewegt man sich möglichst langsam nach vorn. Man geht aus dem Hara heraus, das heißt: vom Psoas her. Man hebt den einen Oberschenkel in Zeitlupe, dann streckt man ganz langsam das Bein, tritt in Zeitlupe mit der Ferse auf und lässt langsam den Fuß nach vorne abrollen, bis sich die Ferse des anderen Beines, ebenso in Zeitlupe, vom Boden gehoben hat und so fort. Wenn man eine Zeitlang auf diese Weise geht, spürt man die Bewegung als einen langsamen, breiten Fluss, der aus dem Bauch heraus kommt. Lassen Sie sich dabei gehen, wohin Ihre Füße Sie tragen.

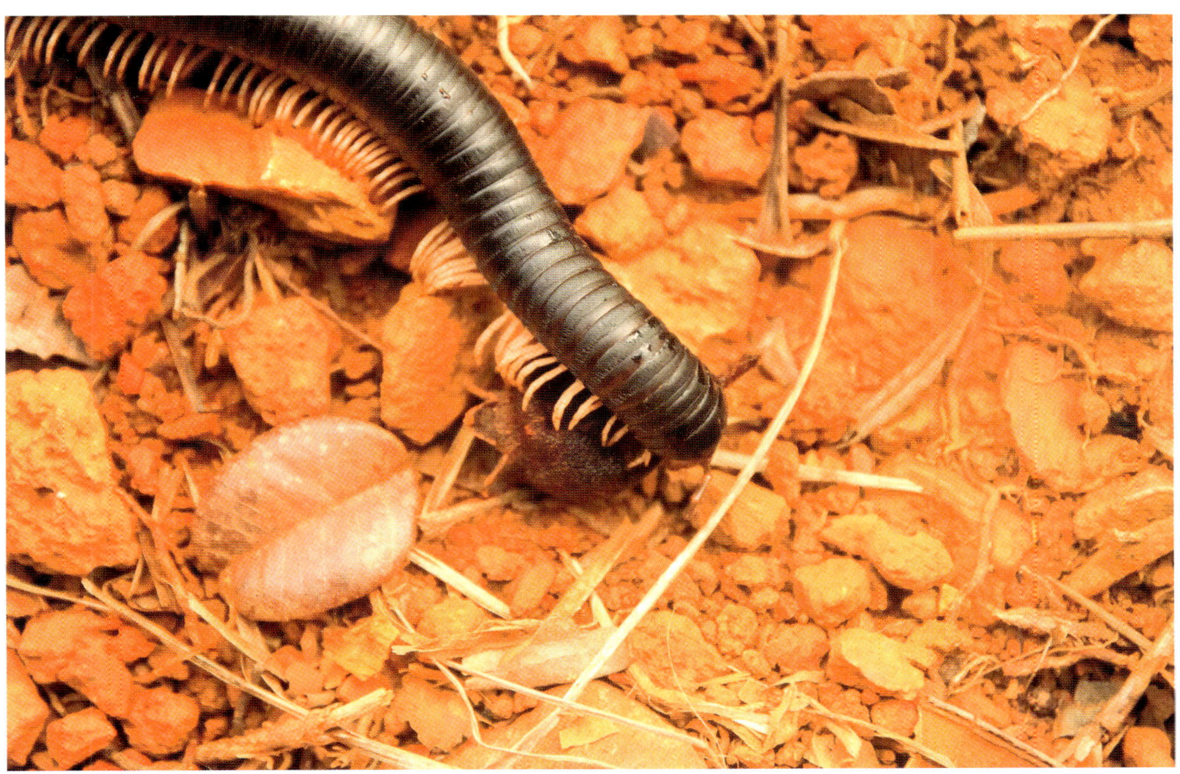

Ich erinnere mich, wie ich in einem Kloster in Indonesien bei einem *Vipassana Retreat* ungefähr 20 bis 30 Minuten für etwa fünfzig Meter brauchte – um im Kinhin von meiner Zelle ins Nachbargebäude zu gehen, wenn der Gong zum Essen rief. Die Mönche hatten in diesem Kloster jeden Weg mit verschiedenen Mosaiksteinchen und andersfarbigen Kacheln ausgelegt. Jeder Weg war anders gestaltet. Wenn man zehn Tage lang nur mit gesenktem Blick durch ein Klostergelände geht, erfreut man sich dann an solchen künstlerischen Details. Ich habe damals in zehn Tagen den Blick nur einmal zum Horizont erhoben, um den Sonnenuntergang über dem Meer zu sehen. Außerdem glaubte ich nach zehn Tagen, jede Ameise zu kennen, die auf dem Klostergelände einher eilte.

Jahre später erkannte ich dann, warum das langsame Gehen aus dem Bauch heraus in der buddhistischen Religion eine so zentrale Rolle spielt. Ich erwähnte anfangs, dass die Nieren an den Psoas angrenzen und mit ihm in enger energetischer Beziehung stehen: bei jeder An- und Entspannung des Lendenmuskels werden sie nämlich selbst in Bewegung versetzt und massiert. In der chinesischen Medizin gibt es die Lehre von den sechs Energieschichten des Körpers, von denen jede von zwei Organen energetisch versorgt wird. Die innerste Energieschicht des Organismus heißt Shào Yin; sie wird von Herz und Niere gebildet und gespeist. Wenn wir meditieren, fließt vermehrt Energie nach innen in diese innerste Schicht.

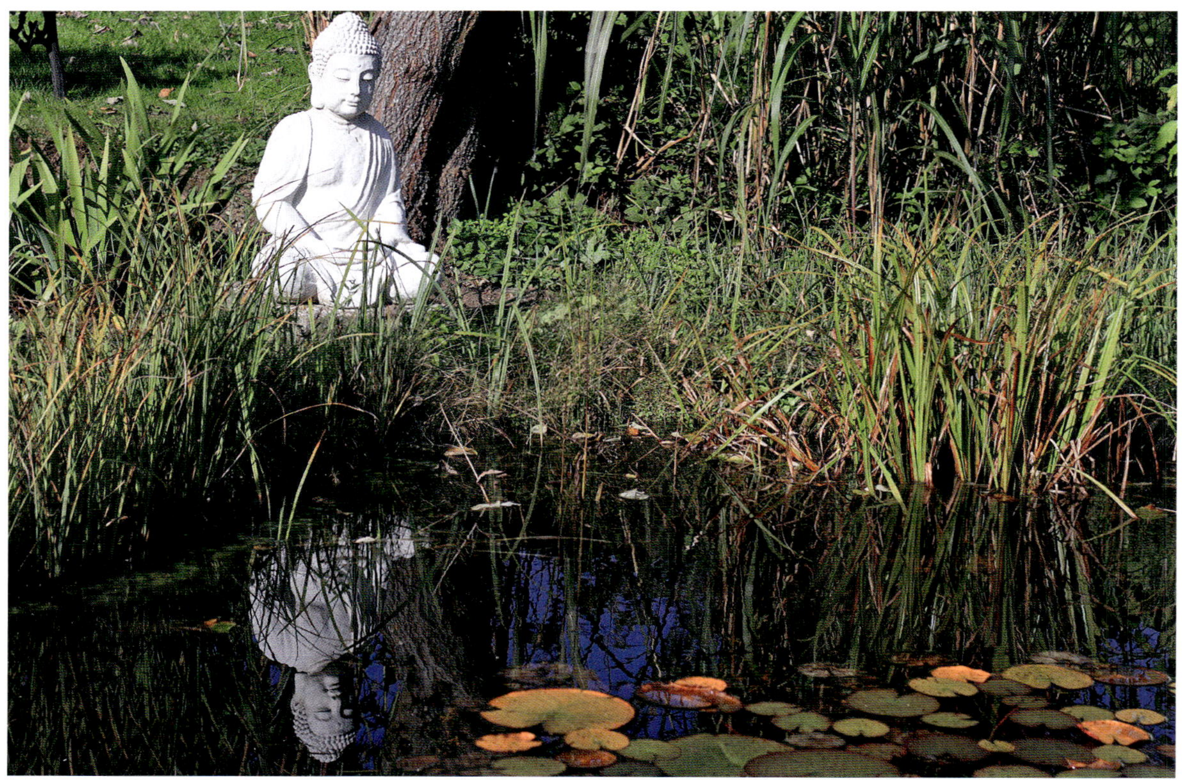

Je mehr Energie sich im Shào Yin ansammelt, desto wacher und heller ist unser Bewusstsein, denn das Herz ist die Wohnstatt des *Shén*.[36]

Die Niere hingegen ist der Sitz des *Zhì*.[37] So wie *Shén* als die Kraft und Essenz des Elements Feuer angesehen wird, ist *Zhì* die Kraft des Elements Wasser. Das chinesische Zeichen *Zhì* bedeutet Willenskraft, Wille zum Überleben, sexuelle Lust und Vitalität.

Der Iliopsoas ist als Muskel energetisch der Niere zugeordnet; seine Funktion ist eng mit unserer Vitalität und Sexualität verbunden. Wenn wir vital und lebendig sind und ein befriedigendes Liebesleben haben, ist dieser Muskel voll und kräftig, aber auch weich und entspannt.

Wenn Sie den Psoas-Gang oder das Kinhin üben wollen, stellen Sie sich einfach hin und gehen Sie ganz langsam im Zeitlupentempo in der oben beschriebenen Weise. Für den Anfang werden fünf bis zehn Minuten ausreichend sein. Beobachten Sie dabei Ihre Gedanken und Gefühle. Wenn Sie in das ozeanische Gefühl, das diese Übung geben kann, einzutauchen vermögen, wird sich die Meditationszeit von alleine verlängern.

[36] siehe Kapitel Feuer in „Das heilende Tao" von Achim Eckert (Müller & Steinicke, München 2008)

[37] siehe Kapitel Wasser in „Das heilende Tao" von Achim Eckert (Müller & Steinicke, München 2008)

Der Psoas-Gang ist in idealer Weise dazu geeignet, die Essenz des Gehens zu lernen. Indem Sie lernen, aus dem Bauch heraus zu gehen, wird Ihr Gang natürlicher und anmutiger sein.

Wenn Sie den Psoas-Gang mit der oben beschriebenen Vipassana-Meditation gemeinsam üben möchten, setzen Sie sich zwanzig Minuten lang hin und beobachten Sie den Atem, wie er durch die Nasenwurzel strömt. Dann stehen Sie auf und gehen im Kinhin zwanzig Minuten lang im Raum umher. Lassen Sie sich dabei gehen, wohin Ihre Füße Sie tragen. Wiederholen Sie diese Meditation einige Tage lang in gleicher Länge. Wenn Sie intensiver üben möchten, können Sie die Zeiten entsprechend verlängern – aber ändern Sie nicht die Zeiten, während Sie üben.

Der Psoas-Gang und die Vipassana-Meditation eignen sich besonders für den Abend – um sich zu sammeln und zu einer tiefen, inneren Ruhe zu kommen.

Wie später im Kapitel 3.3 über das Hohlkreuz erläutert, ist der chronisch verkürzte Iliopsoas – zusammen mit einem verkürzten *Musculus rectus femoris, Erector spinae* und *Tensor fasciae latae* – eine der Hauptursachen für eine übermäßige Lordose[38] im Lendenwirbelbereich. Ein chronisch verkürzter Lendenmuskel verhindert, dass das Becken sich aufrichtet. Er sorgt dafür, dass das Becken immer in einer leicht nach vor gekippten Stellung bleibt.

PSOAS-BECKENBEWEGUNG UND SEXUALITÄT

Legen Sie sich auf einer Matte auf den Rücken und stellen Sie die Beine auf. Kippen Sie das Becken mit dem Einatmen langsam nach vorn, sodass sich die Krümmung Ihrer Lendenwirbelsäule vergrößert und sich der untere Rücken weiter von der Unterlage abhebt. Mit dem Ausatmen lassen Sie den Psoas los – lassen Sie das Becken zurücksinken, sodass der untere Rücken ganz flach auf der Matte zu liegen kommt. Unterstützen Sie diese Beckenbewegung durch die Mundatmung und geben Sie beim Ausatmen einen Seufzer oder einen Ton von sich. Achten Sie darauf, dass sich die Wirbelsäule bis zum Kopf hinauf beim Ein- wie beim Ausatmen mitbewegt. Versuchen Sie dabei, die rhythmischen Kontraktionen des Lendenmuskels (Iliopsoas) in der Tiefe Ihres Bauchs und in der Leiste zu fühlen.

Machen Sie diese Übung ein bis zehn Minuten lang. Versuchen Sie, diese Beckenbewegung so auszuführen, dass Sie sich danach energetisch aufgeladen fühlen und dass sie Ihnen Lust und Freude bereitet.

Das hat eine große Auswirkung auf unseren Gang, aber vor allem auch auf unsere Sexualität, da dadurch die natürlichen Beckenbewegungen, und damit eine befriedigende sexuelle Entladung und Entspannung, unterbunden werden. Die natürlichen Beckenbewegungen in der Sexualität kommen dadurch zustande, dass der

[38] Als Lordose wird die Krümmung der Lendenwirbelsäule in Richtung der Bauchseite bezeichnet. Bei mäßiger Krümmung ist sie physiologisch, bei übermäßiger Krümmung spricht man von Hyperlordose oder Hohlkreuz.

Psoas sich rhythmisch verkürzt und wieder entspannt. Wenn der Psoas kontrahiert wird, kippt das Becken nach vorn, wodurch die energetische Ladung des Beckens zunimmt. Wenn der Psoas loslässt, kann sich das Becken aufrichten und die angesammelte Energie entladen. Meistens folgt die Beckenbewegung dem Atemrhythmus. Wenn man beginnen möchte, diese Bewegung bei sich selbst bewußt zu machen, ist es am besten, den Psoas mit dem Einatmen anzuspannen und ihn mit dem Ausatmen wieder loszulassen.

Abschließend sei noch erwähnt, dass zwischen dem Spannungszustand des Iliopsoas und dem des geraden Bauchmuskels ein äußerst sensibles Gleichgewicht besteht. Die Kraft beider Muskeln sollte aufeinander abgestimmt sein. Je stärker man den geraden Bauchmuskel trainiert, desto mehr nimmt das Volumen und die Muskelkraft des Psoas ab. Und das hat, auf lange Sicht hin gesehen, eine deformierende Wirkung auf unsere Fähigkeit, natürlich zu gehen.

DER VIERKÖPFIGE SCHENKELMUSKEL: MUSCULUS QUADRICEPS FEMORIS

Der Quadrizeps prägt das Relief der Vorderseite des Oberschenkels. Er entspringt nur mit seinem langen Kopf, dem geraden Schenkelmuskel *(Musculus rectus femoris)* vom oberen vorderen Darmbeinstachel des Beckens. Die drei kurzen Köpfe entspringen direkt am Oberschenkelknochen und bilden die Hauptmasse der Muskulatur an der Vorderseite des Oberschenkels. Sie heißen äußerer Schenkelmuskel *(Musculus vastus lateralis)*, innerer Schenkelmuskel *(Musculus vastus medialis)* und tiefer Schenkelmuskel *(Musculus vastus intermedialis)*.

Im distalen Teil des Oberschenkels vereinigen sich die vier Muskeln zu der Quadrizepssehne, die vorne und oben am Schienbein, am sogenannten rauhen Höcker des Schienbeins *(Tuberositas tibiae)* ansetzt.

Die Kniescheibe ist ein Sesambein: das bedeutet, dass sie in eine Sehne eingebettet ist. In diesem Falle ist sie der Mittelteil der Ansatzsehne des Quadrizeps. Die Kniescheibe schützt das Kniegelenk vor Verletzung von vorn; außerdem gibt sie der Quadrizepssehne Stabilität. Der gerade Oberschenkelmuskel ist ein zweigelenkiger Muskel, das heißt, er wirkt auf zwei Gelenke: er beugt im Hüftgelenk und streckt im Kniegelenk.

Die anderen drei Muskeln des Quadrizeps sind nur eingelenkig, sie strecken das Knie. Zusammen mit dem großen Gesäßmuskel, den Kniebeugern und dem Wadenmuskel gehört der Quadrizeps zu den wichtigsten Muskeln, die wir für unsere Fortbewegung benötigen. Einen kräftigen Quadrizeps zu haben, bedeutet, dass wir imstande sind, Kraft und Dynamik in unsere Unternehmungen zu legen, dass wir imstande sind, einen weiten und beschwerlichen Weg zu gehen.

Genauso wie der Bauchmuskel und der Bizeps gehört er zu den Muskeln, die bereits in der Antike eigens trainiert wurden. Vielleicht die älteste Art, ihn, gemeinsam mit dem großen Gesäßmuskel und dem Wadenmuskel, zu trainieren und sich damit fürs Laufen und Kämpfen zu kräftigen, sind Kniebeugen.

In der Kraftkammer wird der Quadrizeps mit einem Gerät trainiert, das *Knee Extension* genannt wird.

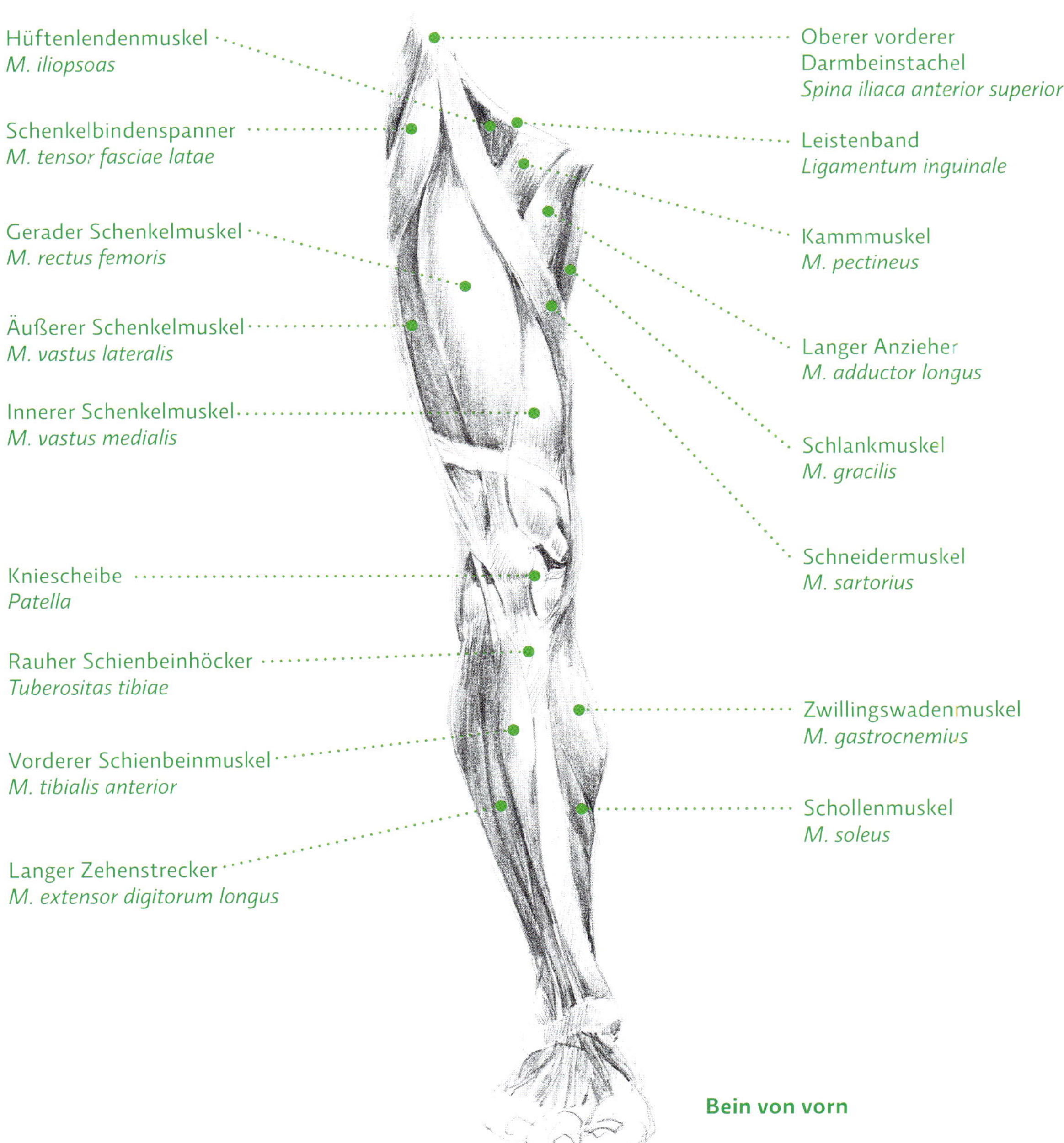

Bein von vorn

Kniebeugen

Sie stehen aufrecht, Füße in Schulterbreite, die Arme waagrecht nach vorn gestreckt. Mit dem Ausatmen gehen Sie langsam in die tiefe Hocke, ohne die Fersen vom Boden zu heben. Mit dem Einatmen stehen Sie langsam wieder auf, strecken aber die Knie nicht ganz durch. Der Trainingseffekt ist größer, wenn Sie die Kniebeugen langsam durchführen und den Oberkörper dabei aufrecht halten. Zehn bis hundert Wiederholungen, je nach Kondition. Für die Kräftigung und den Aufbau des Quadrizeps sind die Kniebeugen im Allgemeinen ausreichend.

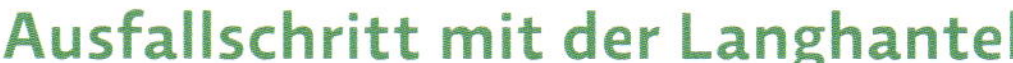

Ausfallschritt mit der Langhantel

Nehmen Sie eine Langhantel mit leichtem Gewicht und legen Sie sich diese auf die Schultern. Für den Anfang genügt meist das Gewicht der Stange allein. Machen Sie einen mittleren Ausfallschritt. Mit dem vorderen, gebeugten Bein gehen Sie langsam mit dem Ausatmen soweit wie möglich hinunter. Mit dem Einatmen heben Sie sich wieder langsam, ohne das Bein ganz durchzustrecken. Der Trainingseffekt ist für den Quadrizeps des vorderen Beins gedacht, lassen Sie daher das Gewicht während der gesamten Übung auf dem vorderen Bein. Das hintere Bein dient lediglich der Balance. Zehn bis dreißig Wiederholungen, je nach Kondition.
Dann wechseln Sie den Ausfallschritt und machen die Übung für das andere Bein.

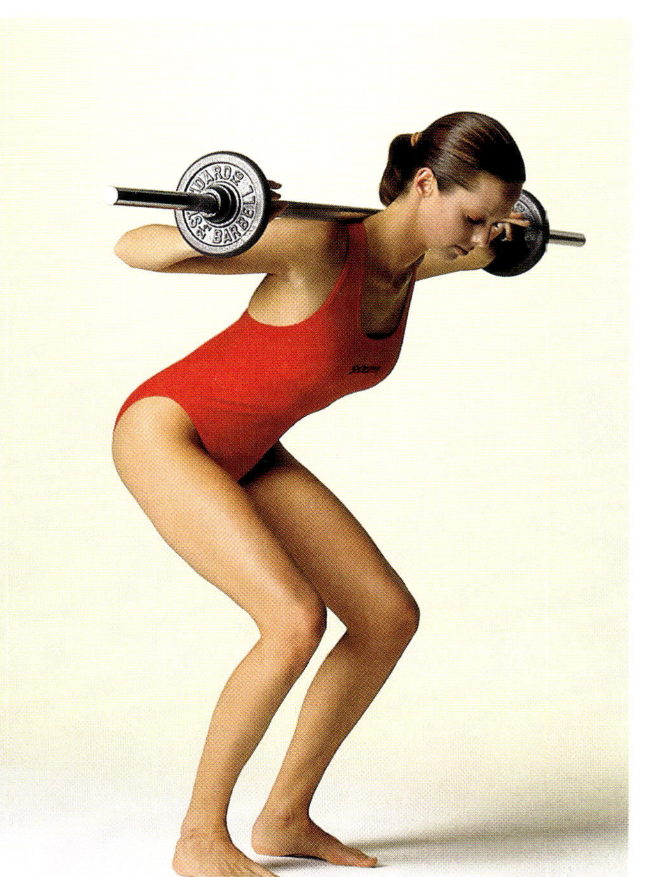

Kniebeugen mit der Langhantel

Im Vergleich zu einfachen Kniebeugen dient diese Übung, ebenso wie der Ausfallschritt mit der Langhantel, einer stärkeren Ausbildung des großen Gesäßmuskels und des Quadrizeps. Viele Bodybuilder erachten sie als die wichtigste Übung zur Kräftigung von Gesäß und Oberschenkel wie auch allgemein zur Kraftsteigerung des ganzen Körpers. Im Unterschied zur vorher beschriebenen Übung hat diese aber den Nachteil, dass die Nackenmuskeln sich bei der Kniebeuge mit der Langhantel automatisch verkürzen und daher gezwungen werden, den Kopf ganz in den Nacken zu legen. Wenn man mit schweren Gewichten arbeitet, drückt die Langhantel auf die Halswirbelsäule, was bei entsprechender Veranlagung und in einem unglückseligen Moment eine Beschädigung dieser sensiblen Region mit sich bringen kann.
Aus Gründen, die ich bei der nächsten Übung anführen werde, ist es zudem nicht empfehlenswert, den Quadrizeps zu stark aufzubauen.

Knee Extension

Bei diesem Gerät strecken Sie die Knie im Sitzen. Eine Rolle mit einem Seilzug zu den Gewichten ist so montiert, dass sie auf der Vorderseite der Fußgelenke zu liegen kommt. Den Quadrizeps anspannend, heben Sie die Rolle langsam hoch, bis die Knie fast ganz gestreckt sind.

Der Nachteil dieses Gerätes ist, dass es die Kniegelenke stark belastet, wenn man größere Gewichte auf diese Weise bewegt. Außerdem verleitet es dazu, den Quadrizeps zu stark auszubilden – was bedeutet, dass er sich bei den meisten mangels Dehn-Geduld verkürzt.

Ein verkürzter Quadrizeps hat zweierlei Nachteile für die Körperhaltung: Erstens stehen die meisten Menschen in unserer Kultur mit durchgestreckten Knien da – was eine Funktion des vierköpfigen Schenkelmuskels ist. Ein übertrainierter Quadrizeps verstärkt zusätzlich diese Tendenz, die Knie beim Stehen durchzustrecken, wodurch der Energiefluss durch die Beinmeridiane behindert oder ganz blockiert wird. Bei den meisten Menschen ist also eher ein Dehnen als ein Verkürzen des Quadrizeps angesagt, was im Allgemeinen mit Dehnungsübungen und im speziellen mit den fasziendehnenden Techniken der Shén Dào Körperarbeit (Kapitel 6.2) möglich ist.

Zweitens ist ein verkürzter Rectus femoris zusammen mit dem Iliopsoas und anderen Muskeln einer der konstituierenden Muskeln für ein Hohlkreuz. Da man die drei anderen Köpfe des Quadrizeps mit dem Knee-Extension-Gerät nicht gesondert trainieren kann und man den Rectus femoris immer mit ausbildet, sollte man daran höhere Gewichte besser unterlassen, wenn man eine Neigung zum Hohlkreuz hat (siehe Kapitel 3.3).

DIE MUSKULATUR DER OBERSCHENKELRÜCKSEITE: MUSCULUS SEMITENDINOSUS, MUSCULUS SEMIMEMBRANOSUS UND MUSCULUS BICEPS FEMORIS

Es handelt sich um eine Gruppe von drei Muskeln, die gemeinsam am Höcker des Sitzbeins entspringen und an der Rückseite des Oberschenkels herabziehen. Ungefähr eine Handbreit vor der Kniekehle trennen sie sich in eine mediale Gruppe, die vom Halbsehnenmuskel *(Musculus semitendinosus)* und vom Plattsehnenmuskel *(Musculus semimembranosus)* gebildet wird, und einen lateralen Muskel, den zweiköpfigen Schenkelmuskel *(Musculus biceps femoris)*.

Sowohl der Halbsehnen- als auch der Plattsehnenmuskel setzen am inneren Schienbeinknorren *(Condylus medialis tibiae)* an, an einer Stelle, die Gänsefuß *(Pes anserinus)* genannt wird. Ihre Sehnen sind die inneren Kniesehnen, sie bilden die mediale Begrenzung der Kniekehle.

Der zweiköpfige Schenkelmuskel entspringt mit seinem langen Kopf vom Höcker des Sitzbeins. Sein kurzer Kopf entspringt vom mittleren Drittel der Rückseite des Oberschenkelknochens. Die gemeinsame Sehne ist die äußere Kniesehne, sie bildet die laterale Begrenzung der Kniekehle und setzt am Wadenbeinköpfchen an. Sowohl der Halbsehnen- als auch der Plattsehnenmuskel und der lange Kopf des Biceps femoris sind zweigelenkige Muskeln: sie beugen im Kniegelenk (deshalb werden sie Flexoren genannt) und strecken im Hüftgelenk. Der kurze Kopf des Biceps femoris ist hingegen eingelenkig: er beugt nur das Knie. Darüber hinaus sorgt der Biceps femoris für die Außenrotation im Kniegelenk.

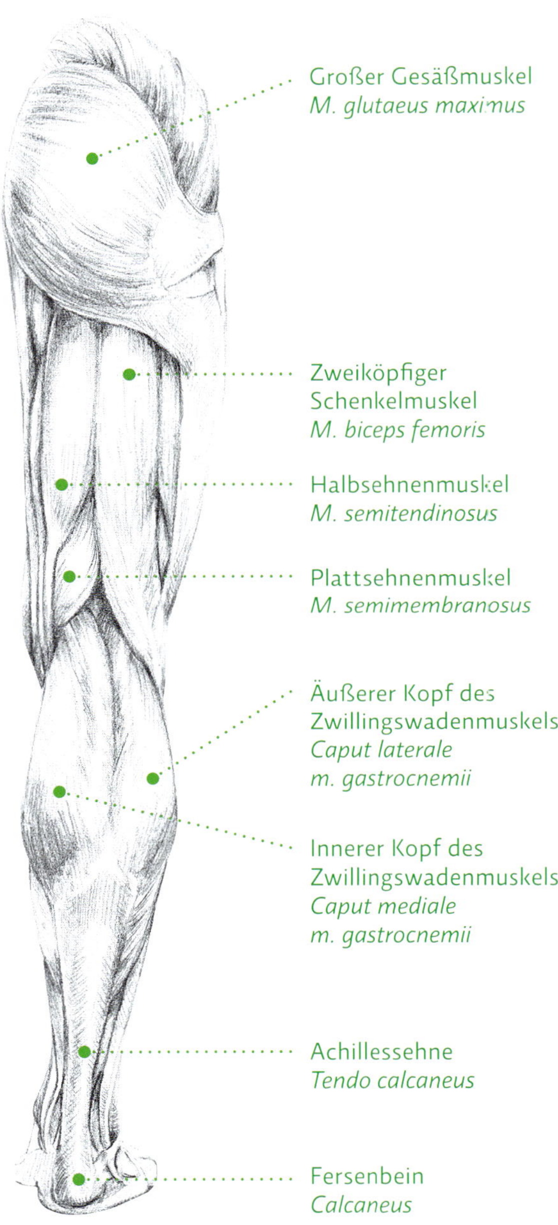

Bein von hinten

Die Flexoren machen im Großen und Ganzen die Muskelmasse der Oberschenkelrückseite aus. Bei vielen Menschen in unserer Kultur, vor allem bei Männern, sind sie chronisch angespannt und leicht verkürzt. Das zeigt sich daran, wenn es jemandem schwer fällt, sich aus dem Stand (bei durchgestreckten Beinen) mit dem Oberkörper vornübersinken zu lassen, sodass die Fingerspitzen oder gar die Handflächen den Boden berühren. Die chronische Anspannung der Flexoren ist ein Verspannungsmuster, das meist aus Kindheit und Jugend stammt und sowohl rein körperliche als auch seelische Ursachen haben kann. Die chronische Anspannung der Kniebeuger rührt von allen Bewegungsformen und Tätigkeiten her, bei denen man über einen längeren Zeitraum und immer wieder in ständiger Bereitschaft war, gleich loszulaufen und in Aktion zu treten. Deshalb findet man verkürzte Flexoren besonders häufig bei Leuten, die schon in ihrer Jugend Stop-and-Go-Sportarten betrieben haben, vor allem Fußball, Basketball und Tennis.

Verkürzte Kniesehnen können aber auch aus einer Zeit herstammen, in der man in ständiger geistiger Anspannung gelebt hat. Es kann eine Zeit sein, in der man sich in der Schule sehr anstrengen musste oder in der man einen starken Ehrgeiz entwickelte, besonders gute Leistungen zu erbringen. Die Verkürzung, oder andererseits die Weichheit und Dehnbarkeit, der Kniebeuger ist ein Gradmesser dafür, inwiefern jemand imstande ist, loszulassen. Menschen mit verkürzten Kniesehnen neigen eher dazu, überkontrolliert und hyperaktiv zu sein; sie sind immer mit tausend Dingen beschäftigt, immer bereit, etwas Neues zu tun, fallen schwer in Schlaf und erinnern sich im Allgemeinen wenig an ihre Träume. Das gilt vor allem für Menschen in jungen und mittleren Jahren; im Alter gibt es eine physiologische Verkürzungstendenz der Muskulatur, die nur dann ausbleibt, wenn man mit Dehnungsübungen und Körperdisziplinen wie Yoga und Tài Jí Quàn konsequent dagegen angeht. Bei manchen Menschen zeigt die chronische Verkürzung der Kniebeuger auch nur an, dass es in ihrer Lebensgeschichte eine Zeit gab, in der sie in ständiger Anspannung gelebt haben, und es ist durchaus möglich, dass sie es mittlerweile (wieder) gelernt haben, loszulassen und sich zu entspannen. Das Problem ist, dass einmal verklebte verkürzte Muskelfaszien für den Rest des Lebens so bleiben, wie sie sind; es sei denn, man dehnt die verkürzten Muskelfaszien mit einem konsequenten und schonenden Übungsprogramm – oder mit Shén Dào Körperarbeit (Kapitel 6.2). Die Verkürzung der Flexoren geht fast immer mit einer Verklebung der Muskelfaszien untereinander einher. An der Rückseite des Oberschenkels bedeutet dies, dass die Faszien zwischen dem Halbsehen- und dem Plattsehnenmuskel einerseits und dem Biceps femoris andererseits miteinander verklebt sind. In dem Raum zwischen diesen Muskeln fließt aber das *Qì* des Blasenmeridians, den ich schon im Kapitel über den Rücken in Grundzügen besprach. Die Funktion des Blasenmeridians ist, loszulassen und zu entspannen. Wenn in irgendeinem Abschnitt dieses Meridians chronische Verspannungen und energetische Blockaden auftreten, wird unsere Fähigkeit, die Ereignisse des Tages loszulassen und uns wieder zu entspannen, beeinträchtigt.

Der Blasenmeridian geht beidseits vom inneren Augenwinkel aus, zieht über den Kopf, beidseits der Wirbelsäule den Rücken hinab, über das Gesäß und die Rückseite der Beine zur Außenkante des Fußes bis zum kleinen Zeh. Am Unterschenkel fließt er zwischen den zwei Köpfen des Wadenmuskels hinab.

Das ist deshalb wichtig, weil verspannte und verkürzte Muskeln in den eben aufgezählten Körperbereichen recht häufig sind.

Die Folge von Energieblockaden im Bereich des Blasenmeridians sind vor allem Kopf-, Nacken- und Rückenschmerzen, Hexenschuss, Ischias und Wadenkrämpfe. Für das Training der Muskeln in diesen Bereichen – das gilt besonders für den Trapezius, die Rückenstrecker, die Kniebeuger und den Wadenmuskel – ist daher zu bedenken, dass man die Muskeln nur soweit aufbaut, als man sie durch Dehnungsübungen weich und geschmeidig halten kann. Ansonsten können, auf lange Sicht gesehen, Rückenschmerzen, Bandscheibenschäden und Ischias die Folge sein. Außerdem hat eine Zunahme der Spannung im Blasenmeridian auch psychische Auswirkungen. Die allgemeine nervöse Spannung kann zunehmen, man denkt und denkt und macht sich viele Sorgen (nur weil der Gehirnstoffwechsel die Gewohnheit angenommen hat, Gedanken am laufenden Bande zu produzieren, egal über was), es fällt einem schwerer, einfach abzuschalten, und in seinen fünf Sinnen zu sein.

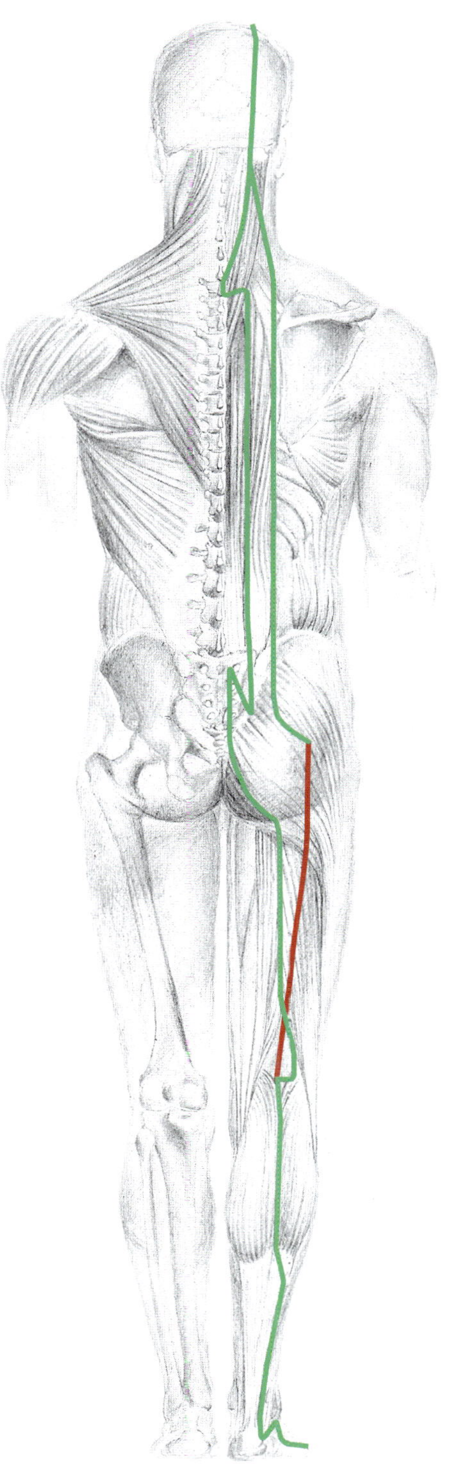

Blasenmeridian

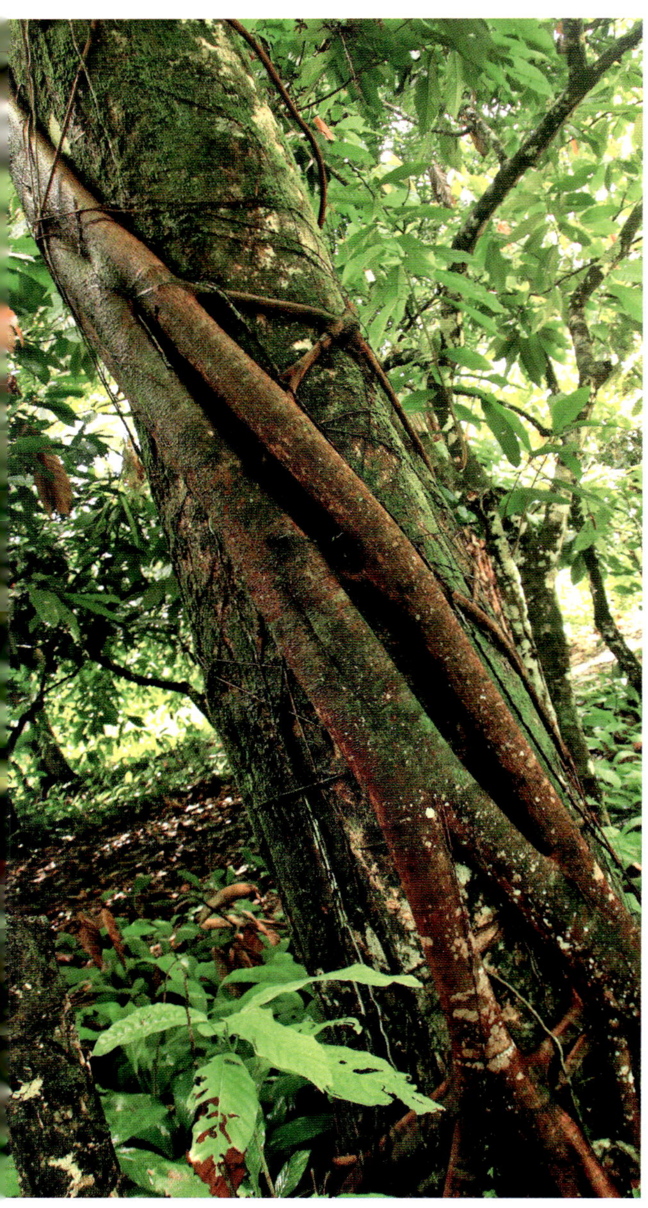

Die Zunahme der Spannung im Blasenmeridian, und das bedeutet: die Zunahme der Spannung auf unserer Rückseite (die Beschaffenheit der Rückseite sagt viel über unser Unbewusstes aus, siehe Kapitel 2.4), liegt im allgemeinen Trend unserer gegenwärtigen Kultur – weniger Entspannung und Muße; weniger Loslassen und Hingabe; weg von den wässrigen Gefühlen und hin zum alles berechnenden Kopf; weg von den fünf Sinnen und hin zur virtuellen Welt. Es ist ein Gesetz der Kulturentwicklung, dass vorübergehende kleinere Moden und Trends nur kleine Wellen am *Mainstream* einer Zivilisation sind, so wie Wellen des Golfstroms, die sich je nach Windrichtung immer wieder ändern, deren Wasser aber dennoch in die Richtung des Golfstroms zieht. Man kann jetzt, zu Beginn des dritten Jahrtausends nach Christus, sicherlich feststellen, dass die Menschheit in einem Prozess der Intellektualisierung und Individualisierung begriffen ist. Das bedeutet, dass wir trotz Fitnessboom, steigendem Ernährungsbewusstsein und immer neuer Wunderdiäten weniger im Körper und in den fünf Sinnen leben, als es noch unsere Großeltern taten. Das hängt auch damit zusammen, dass für die meisten Menschen die sinnlich erfassbare Welt immer eintöniger wird. Man kann es an unseren Alltagsdingen erkennen: immer mehr Griffe und Flächen sind aus Plastik und synthetischen Materialien, die sich steril und nichtssagend anfühlen, eins wie das andere, alle gleich, sehr demokratisch, wo früher Holz war und Lehm und Ton und Stroh und Eisen, vom Menschen in einer persönlichen Beziehung zum Ding hergestellt. In der Zeit unserer Großeltern und Urgroßeltern war noch jedes einzelne Ding unterschiedlich und individuell. Die Hände unserer Großeltern wussten noch aus eigener Erfahrung, dass nicht nur jede Holzart sich eigen anfühlt, sondern dass jedes einzelne Holzstück eine eigene Maserung und Textur hat, weil jeder Baum eine Seele hat, eine unverwechselbare Identität, die natürlich gewachsen ist.

Man kann es auch an der heutigen Musik erkennen: die meisten Formen der Unterhaltungsmusik entwickeln sich immer mehr zum Klangbrei, in dem Lautheit melodische Differenziertheit ersetzt und synthetische Klänge die Vielfalt natürlicher Obertonreihen. In der Musikwissenschaft gilt es als erwiesen, dass im 17. und 18. Jahrhundert viel mehr Leute als heute einer vielstimmigen Melodie nicht nur mit Mühe, sondern vor allem mit Genuss folgen konnten – sonst hätten die Komponisten der damaligen Zeit wahrscheinlich nicht so viele drei- und vierstimmige Fugen geschrieben.

Da auch der gegenwärtige Fitnessboom ein Kind unserer Zeit ist, bleibt zu bedenken, dass im Bereich von Fitness, Ernährung und Gesundheit Ideen gelehrt werden, die ein Produkt moderner Kulturströmung sind und letztlich zu der oben zitierten Intellektualisierung und Vereinzelung des Individuums führen, aber nicht für wirkliches Wohlbefinden und Gesundheit im ganzheitlichen Sinne taugen. Denn den Weg zu echtem Wohlbefinden und tiefer Befriedigung am Leben selbst – an seinem Körper, an seinem Essen, an seiner Bewegung und an seiner Sexualität – zu lehren, ist heute ein unter einer liberalen Oberfläche festsitzendes Tabu. Denn der Mensch muss konsumieren, muss die Befriedigung immer außerhalb seiner Selbst suchen, damit das Rad der Wirtschaft sich dreht. Schon ein Nullwachstum bedeutet für die Konsumindustrie eine Katastrophe.

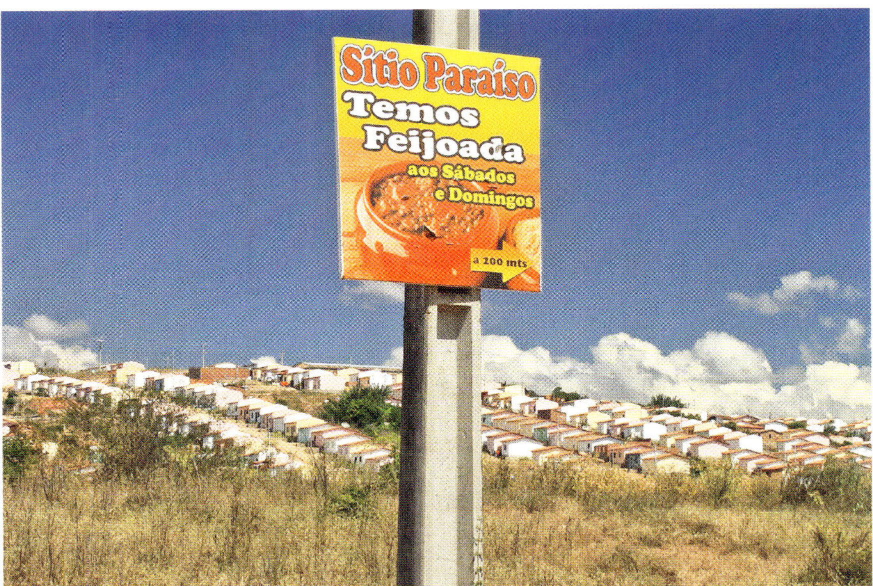

So laufen wir weiter in dem Hamsterrad aus Konsum und Kommerz, damit es uns nicht schlechter geht. Wir entdecken am Grund dieser Kulturströmung die Angst. Das Volk, das am meisten hat, hat auch am meisten Angst – US-Amerikaner stellen ein Fünfundzwanzigstel der Weltbevölkerung, verbrauchen circa vierzig Prozent der Rohstoffe der Erde, haben (mit Ausnahme von Dubai) den höchsten globalen Fußabdruck (dieser wird ermittelt durch Verbrauch an Ressourcen in Kombination mit Emission an Treibhausgasen wie Methan und CO_2) und Ängste unterschiedlicher Genese bestimmen das Leben der US-Amerikaner mehr als die jedes anderen Volks. Das ist längst wissenschaftlich belegt[39], aber auch leicht mit freiem Auge zu erkennen, wenn man bedenkt, welchen Aufwand die US-Amerikaner um ihre Sicherheit treiben und wie sie durch Terrorfurcht regiert und von ihrer Regierung manipuliert werden.

[39] Zeitschrift FOCUS 37/1997

Nach der chinesischen Lehre ist der Sitz von Furcht und Angst die Niere und die Blase.[40] Das bedeutet, dass es einen Zusammenhang zwischen der Art des Energieflusses in den Meridianen von Blase und Niere und unserer Vitalität und Sexualität einerseits und unserer Angstbereitschaft andererseits gibt. Hier schließt sich der Kreis. Es ist gut möglich, dass diese Aspekte des Körperbewusstseins in den modernen Fitnesstempeln deswegen nicht genug beachtet werden, weil sie zum blinden Fleck der Kulturentwicklung gehören. Vielleicht fällt es gar nicht mehr groß auf, dass die Menschen immer nervöser und hektischer werden. Gerade deshalb ist es aber besonders wichtig, bei sich selber zu beobachten, welchen ganzheitlichen Effekt die praktizierten Fitnessübungen und Ernährungsmethoden auf das eigene Leben haben.

Wie aus dem Gesagten hervorgeht, sind die psychosomatischen Zusammenhänge auf der Rückseite unseres Körpers, insbesondere im Bereich der Kniebeuger und der Rückenstrecker, ein komplexes Kapitel. Ich habe die Implikationen ein wenig beleuchtet, um zu veranschaulichen, wie wichtig es ist, selber zu spüren und dann zu entscheiden, inwieweit man die Kniebeuger, genauso wie die anderen Muskeln im Bereich des Blasenmeridians, aufbaut und trainiert.

Das seit drei bis vier Jahrtausenden bewährte System des Hatha Yoga kennt viele Übungen zur Kräftigung der Muskulatur. Vor allem die Arme und Schultern, aber auch die Brust-, Bauch- und Rückenmuskeln werden durch die Asanas, die traditionellen Yogahaltungen, trainiert. Die Rückseite der Beine jedoch wird fast immer nur gedehnt, sei es durch das Sonnengebet (siehe Seite 94 f) oder durch Paschimottasana (Zange, siehe Seite 134).

Um den Akzent zu setzen, beginnen wir im Folgenden mit den Dehnungen für die Rückseite der Beine im allgemeinen und für die Kniebeuger im besonderen, bevor wir uns der Kräftigung der Flexoren zuwenden.

[40] Achim Eckert: „Heilendes Tao" (Müller & Steinicke, München 2008), S. 74

Dehnung der Beinrückseite im Stand

Dies ist die einfachste und am häufigsten praktizierte Übung für das Dehnen dieser Region. Sie stehen mit durchgestreckten Knien, die Füße in Schulterbreite, und lassen den Oberkörper mitsamt dem Kopf soweit wie möglich vornübersinken. Wenn die Rückseite der Beine und vor allem auch der untere Rücken entspannt und flexibel sind, können Sie den Boden leicht mit den Fingerspitzen berühren; manche berühren ihn auch mit den Handflächen. Lassen Sie sich eine halbe Minute bis eine Minute lang hängen und stellen Sie sich dabei vor, etwaige Spannungen den Blasenmeridian entlang nach unten zur äußeren Fußkante zu atmen – und durch die kleine Zehe aus dem Körper heraus.

Wichtig ist, dass auch die Nackenmuskulatur dabei ganz entspannt ist, und dass das Gewicht von Kopf und Rumpf langsam die Dehnung vollzieht. Mit einer Einatmung beginnend, richten Sie sich langsam wieder auf, wobei sich das Kreuzbein zuerst aufrichtet und dann alle Wirbeln in ihrer Reihenfolge von unten nach oben, der Kopf zuletzt. Sie spüren sich und auch die Beweglichkeit der eigenen Wirbelsäule am deutlichsten, wenn Sie sich im Zeitlupentempo aufrichten, was mehrere Atemzyklen dauern kann. Wenn Sie wieder ganz aufrecht sind, stehen Sie noch einige Sekunden mit geschlossenen Augen still da und nehmen Sie den Innenraum Ihres Körpers wahr.

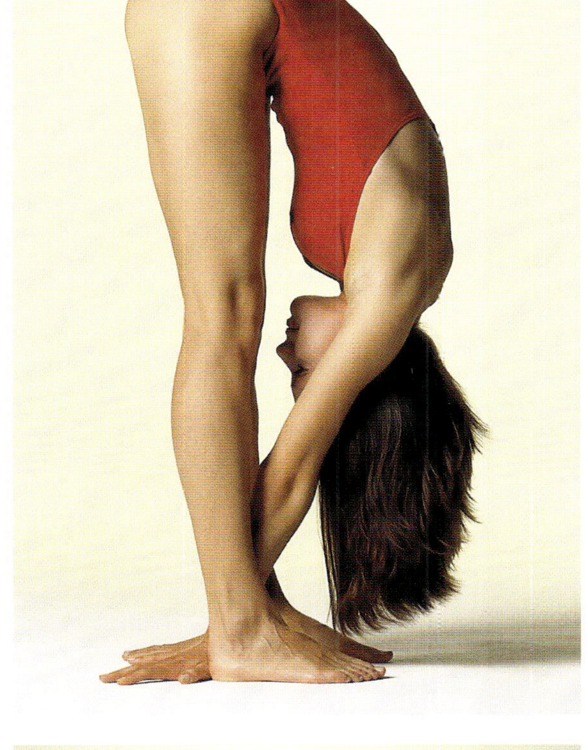

Dehnung der Beinrückseite an der Stange

Sie stehen auf einem Bein und legen das andere auf eine Stange oder Leitersprosse, etwa in Beckenhöhe. Dann dehnen Sie die Rückseite des hochgelegten Beins auf die bei den vorigen Übungen beschriebene Art und Weise. Das Standbein ist dabei immer leicht gebeugt.

Variation: Strecken Sie mit dem Einatmen beide Arme über den Kopf, verschränken Sie die Finger ineinander und ziehen Sie die Hände mit den Handflächen nach oben gen Himmel. Mit dem Ausatmen bringen Sie die Hände zu der Fußspitze des hochgelegten Beins und dehnen dabei Rücken und Bein.

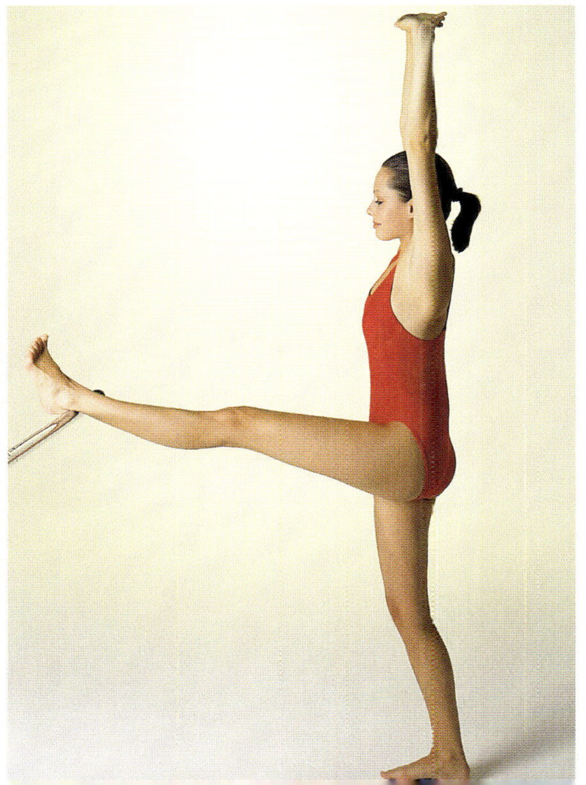

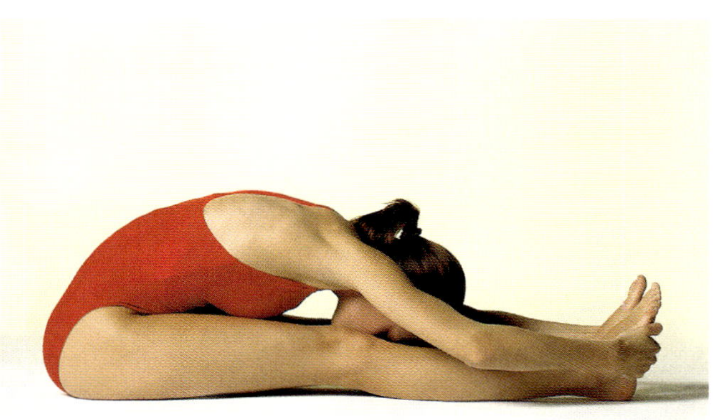

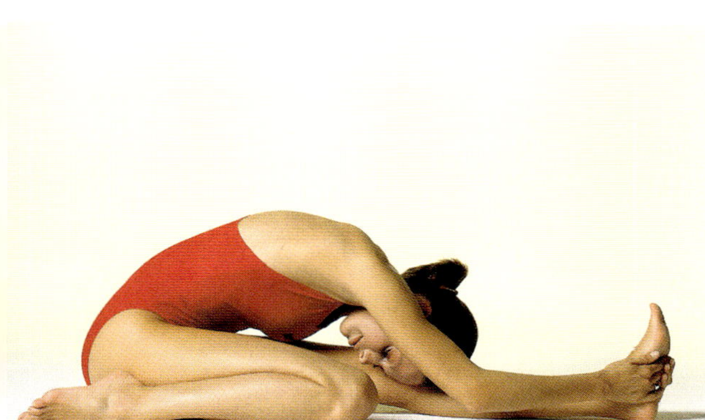

Zange (Paschimottasana)

Diese Übung dient der Dehnung der Beinrückseite im Sitzen. Sie sitzen mit gestreckten Beinen und dehnen den Oberkörper mit dem Ausatmen langsam nach vorn, bis Sie, je nach Flexibilitätsgrad, entweder die Fußspitzen oder den Fußrücken, die Fußgelenke oder auch nur die Schienbeine zu fassen bekommen. Sie sollten sich nur soweit nach vorne dehnen, wie es ohne Schmerzen möglich ist. Als Variation können Sie ein Handtuch über die Fußsohlen legen, die beiden Enden mit den Händen fassen und sich daran langsam nach vorn ziehen. Bei dieser Variation dehnen Sie durch zusätzliche Krafteinwirkung, was besonders bei stark verkürzten Muskeln der Beinrückseite von Vorteil ist.

Wie bei der vorigen Übung atmen Sie die Spannungen am besten entlang des Blasenmeridians aus. Bleiben Sie etwa eine Minute lang in dieser Position. Der Kopf hängt dabei die ganze Zeit entspannt nach vorn. Nach einer Minute richten Sie sich langsam wieder auf.

Als Variation können Sie die Zange mit einem ausgestreckten und einem angewinkelten Bein machen, wodurch Sie sich genau auf die Dehnung des gestreckten Beins konzentrieren können.

Wenn Sie Schwierigkeiten mit dieser Übung haben, ist es hilfreich, sie nur in aufgewärmtem Zustand und eventuell nach einer kleinen Selbstmassage entlang des Blasenmeridians zu machen (vom unteren Rücken über die Beinrückseite bis zum kleinen Zeh). Diese Selbstmassage geben Sie sich am besten aus dem Stand, sich dabei vornüberbeugend, bis Sie mit den Händen unten bei den Füßen angelangt sind.

Leg Curl

Dieses Fitness-Gerät dient der Kräftigung der Oberschenkelrückseite. Es ist für all jene zu empfehlen, die schwache und dünne Beine haben und die im Allgemeinen an den Oberschenkeln an Muskelmasse zunehmen möchten. Für alle anderen ist diese Maschine aus den oben beschriebenen Gründen nicht besonders nützlich, vor allem nicht mit schweren Gewichten.

DIE ABDUKTOREN

Alle Muskeln, die das Bein zur Seite heben, werden Abduktoren genannt. Jeder Muskel, der an der Außenseite über das Hüftgelenk verläuft, hat eine abduzierende[41] Wirkung auf das Bein. Die kräftige oberflächliche Schicht der äußeren Hüftmuskeln sind zum Großteil Abduktoren. Es sind dies: die oberen Fasern des großen Gesäßmuskels *(Musculus glutaeus maximus)*, der mittlere Gesäßmuskel *(Musculus glutaeus medius)* und der Spanner der Oberschenkelbinde *(Musculus tensor fasciae latae)*. Von den tiefen äußeren Hüftmuskeln hat nur der kleine Gesäßmuskel *(Musculus glutaeus minimus)* eine abduzierende Wirkung; die anderen tiefen äußeren Hüftmuskeln rotieren das Bein lediglich nach außen.

Da die Gesäßmuskeln das Bein nicht nur abduzieren, sondern auch, je nach Lage und Verlauf der Fasern, nach innen oder außen rotieren und in der Hüfte beugen oder strecken, werden sie später beim Po in Kapitel 2.7 angeführt. Nur der *Musculus tensor fasciae latae* wird hier beschrieben. Wenn man die Abduktoren trainiert, baut man alle abduzierenden Muskelfasern gemeinsam auf.

Anatomie des Beins

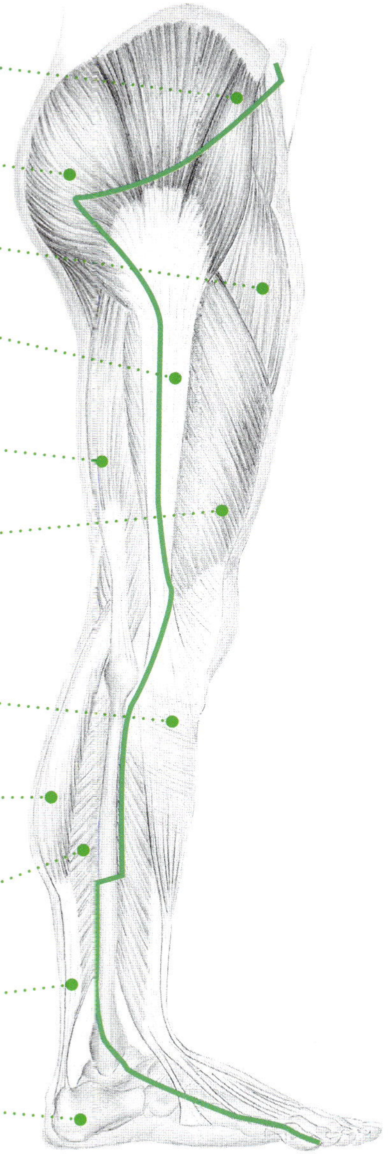

Spanner der Oberschenkelbinde
M. tensor fasciae latae

Großer Gesäßmuskel
M. glutaeus maximus

Gerader Schenkelmuskel
M. rectus femoris

Faserzug des Spanners der Oberschenkelbinde
Tractus iliotibialis

Zweiköpfiger Schenkelmuskel
M. biceps femoris

Äußerer Schenkelmuskel
M. vastus lateralis

Vorderer Schienbeinmuskel
M. tibialis anterior

Äußerer Kopf des Zwillingswadenmuskels
Caput laterale m. gastrocnemii

Schollenmuskel
M. soleus

Achillessehne
Tendo calcaneus

Fersenbein
Calcaneus

Gallenblasenmeridian

[41] Abduktion ist für jeden Muskel möglich, der lateral von der vorgestellten Sagittalachse durch das Hüftgelenk verläuft. Eine Sagittalachse ist jede Achse durch den Körper, die von vorn nach hinten geht.

DER SPANNER DER OBERSCHENKELBINDE: MUSCULUS TENSOR FASCIAE LATAE

Dieser Muskel entspringt an der Seitenfläche des oberen vorderen Darmbeinstachels *(Spina iliaca anterior superior)* und verläuft vor dem großen Rollhügel *(Trochanter maior)* schräg abwärts und nach hinten zur Oberschenkelbinde, dem *Tractus iliotibialis.* Die Oberschenkelbinde ist ein breiter und kräftiger Sehnenzug, der die Seite des Oberschenkels bedeckt, ähnlich dem Seitenstreifen einer Uniform. Dieser Sehnenzug setzt an der Außenseite des äußeren Schienbeinknorrens *(Condylus lateralis tibiae)* an. Er wird vom *Musculus tensor fasciae latae* in einer Grundspannung gehalten; wenn sich der Schenkelbindenspanner verkürzt, wird das Bein, vom Schienbein her, abduziert.

An der Seite des Körpers verläuft der Gallenblasenmeridian. Er zieht vom oberen vorderen Darmbeinstachel schräg nach hinten über die Hüfte zum großen Gesäßmuskel und von dort über die Oberschenkelbinde die Seite des Beins hinab bis zum vierten Zeh. In der chinesischen Medizin wird die Gallenblase mit unserer Tatkraft und unserem Mut, mit unserer Entschlussfreudigkeit und Handlungsfähigkeit assoziiert. Sie gehört zum chinesischen Element Holz; nur wenn das Holz verstreut und nicht gesammelt ist, geht einem die Galle über.[42]

Da der Gallenblasenmeridian mit den Abduktoren in energetischer Wechselwirkung steht, stärken wir auch unsere Gallenblasenenergie und unser Element Holz, wenn wir die Abduktoren aufbauen und trainieren. Das heißt, wir werden dynamischer und entschlussfreudiger, tatkräftiger und mutiger.

Eine chronische Anspannung und damit einhergehende Verkürzung der Abduktoren hat O-Beine zur Folge. In diesem Falle empfiehlt es sich, das Aufbautraining der Abduktoren gänzlich zu unterlassen, da man sonst die O-Beine verstärkt. In Kapitel 3.1 wird darauf genauer eingegangen.

[42] Achim Eckert: „Heilendes Tao" (Müller & Steinicke, München 2008), S. 16 ff

Dehnung der Abduktoren im Sitzen

Sie sitzen auf der Matte, das rechte Bein vor sich ausgestreckt. Stellen Sie den Fuß des angewinkelten linken Beins überkreuz neben die Außenseite des rechten Knies. Dann fassen Sie das linke Knie mit den Händen und drücken und ziehen es nach rechts, sodass die Abduktoren gedehnt werden. Dehnen Sie ungefähr eine Minute lang, dann wechseln Sie die Seite und dehnen die rechten Abduktoren. Diese Übung ist besonders wichtig, wenn Sie O-Beine haben, für Fußballer und Reiter und nachdem Sie die Abduktoren mit schweren Gewichten an der Maschine trainiert haben.

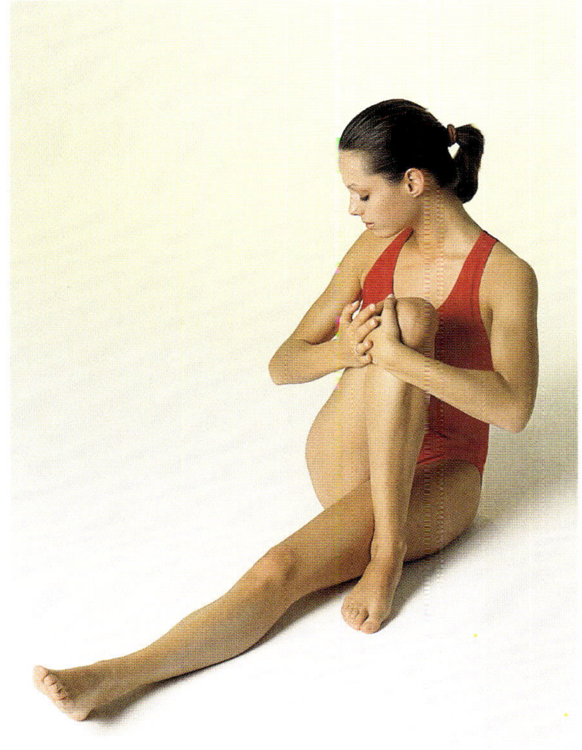

Stärkung der Abduktoren in der Seitenlage

Sie liegen auf der Seite, den Kopf auf den am Boden liegenden Arm gelegt. Die Beine sind nicht ganz durchgestreckt, die Zehen des oberen Beines ziehen Sie Richtung Boden, sodass das Bein leicht innenrotiert ist. Mit dem Einatmen heben Sie langsam das obere Bein, mit dem Ausatmen senken Sie es wieder, lassen es aber während der gesamten Übung nie ganz auf das untere Bein herab. Zehn bis fünfzig Wiederholungen, dann die Übung für das andere Bein durchführen.

Eine Variation mit höherem Trainingseffekt bekommen Sie aus der gleichen Ausgangsposition, indem Sie das Bein etwa 30 bis 40 Zentimeter hoch heben und auf dieser Höhe zu „wippen" beginnen. Das bedeutet, dass Sie die Abduktoren kurz anspannen und damit das Bein circa fünf Zentimeter heben, es gleich wieder fünf Zentimeter senken, wieder heben, wieder senken, rasch-rasch und so fort. Es erhöht die Wirkung, wenn Sie die Wippbewegungen kontrolliert ausführen. Diese Übung machen Sie anfangs eine halbe Minute für das eine Bein, eine halbe Minute für das andere, später steigern Sie die Dauer.

Abductors

Wem das Stärken der Abduktoren mit dem Eigengewicht des Beins nicht genug ist, der kann im Fitness-Studio die Abduktoren mit diesem Gerät weiter aufbauen: Sie sitzen auf dem Gerät und drücken die Beine langsam gegen den Widerstand der Gewichte so weit wie möglich auseinander. Dann halten Sie eine Sekunde die Beine gespreizt. Danach lassen Sie den Druck der Gewichte die Beine langsam wieder zusammenführen – ohne dass die Gewichtsplatten einander berühren.

Das Training mit diesem Gerät ist vor allem Menschen zu empfehlen, die X-Beine haben – weil X-Beine, wie wir später sehen werden, unter anderem durch eine Abduktorenschwäche zustande kommen (siehe Kapitel 3.2).

DIE ADDUKTOREN

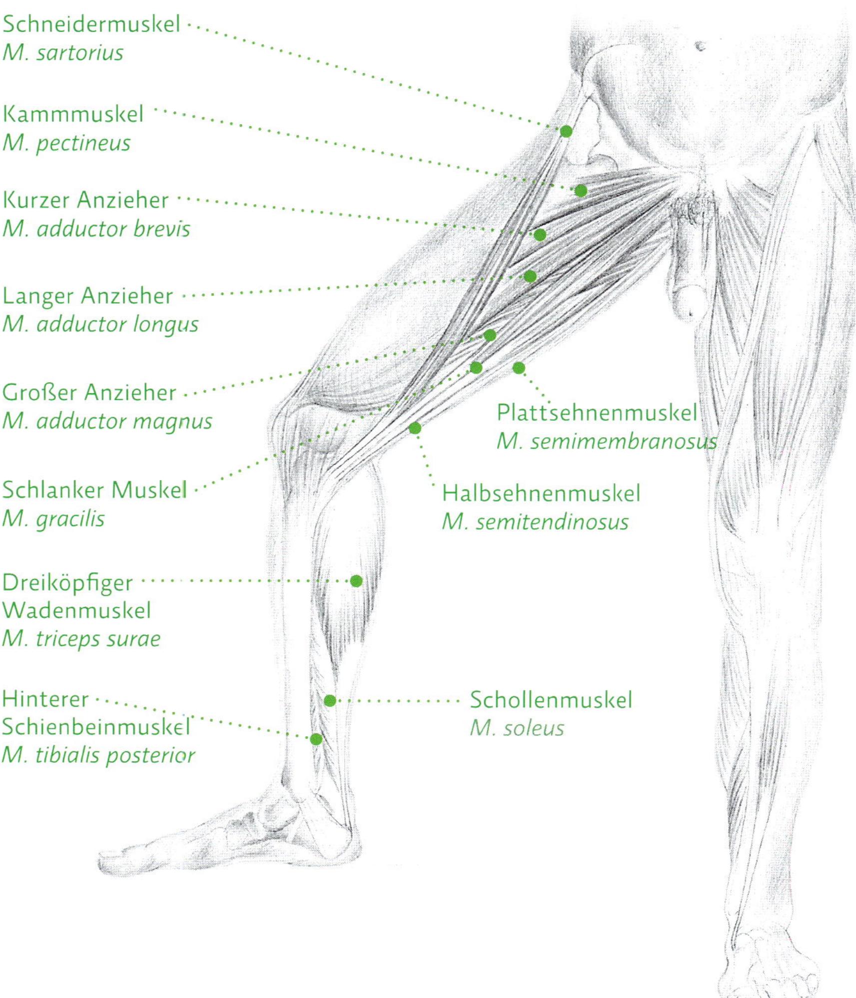

Die Adduktoren sind die Antagonisten der Abduktoren, das heißt, sie führen das Bein an die Körperlängsachse und an das andere Bein heran. Die meisten Muskeln, welche die Innenseite des Oberschenkels bilden und das Becken mit dem Oberschenkelknochen oder dem Schienbein verbinden, sind Adduktoren – da sie medial von der Sagittalachse durch das Hüftgelenk verlaufen (nur der Schneidermuskel und der Halbsehnen- und Plattsehnenmuskel liegen noch an der Oberschenkelinnenseite, sie haben aber keinen Kraftarm auf die Sagittalachse). Die Adduktoren schieben sich als Keil zwischen die vordere und hintere Muskelgruppe des Oberschenkels. Die Schneide dieses Keils setzt längs an der Rückseite des Oberschenkelknochens an. Die Ursprünge der Adduktoren kommen vom Sitzbein und Schambein.

Der Adduktorenkeil ist in drei Schichten angeordnet. Die oberste Schicht besteht aus dem Kamm-Muskel *(Musculus pectineus)*, dem langen Adduktor *(Musculus adductor longus)* und dem schlanken Muskel *(Musculus gracilis)*.

Die mittlere Schicht wird vom kurzen Adduktor *(Musculus adductor brevis)* gebildet, die tiefe Schicht vom großen Adduktor *(Musculus adductor magnus)*, der breitflächig vom Sitzbein entspringt. An der Innenseite des Beins ziehen drei Yin-Meridiane hoch – von der Innenkante des Fußes zum Becken und weiter über den Bauch zur Brust. Es sind dies der Leber-, Nieren- und der Milz-Pankreas-Meridian. Diese Meridiane haben mit unserer Yin-Energie zu tun, mit unseren weichen und empfänglichen Seiten. Alle drei wirken entspannend und kräftigend auf die Sexualität, bei Frauen zudem regulierend auf die Menstruation und die Fruchtbarkeit. Ferner reinigen und entspannen sie die Bauchorgane, harmonisieren und regulieren Verdauung, Stoffwechsel und Ausscheidung.

Wenn Sie also die Adduktoren sowohl dehnen als auch trainieren, regen Sie den Fluss des *Qì* in diesen drei Meridianen an, was einen positiven und heilsamen Effekt auf Bauch und Becken, auf Verdauung, Ausscheidung und Sexualität hat.

Eine chronische Anspannung und damit einhergehende Verkürzung der Adduktoren führt zu X-Beinen. Wenn man X-Beine hat, empfiehlt es sich, die Adduktoren nicht weiter aufzubauen, da man sonst die X-Bein-Struktur festigt und verstärkt (siehe Kapitel 3.2).

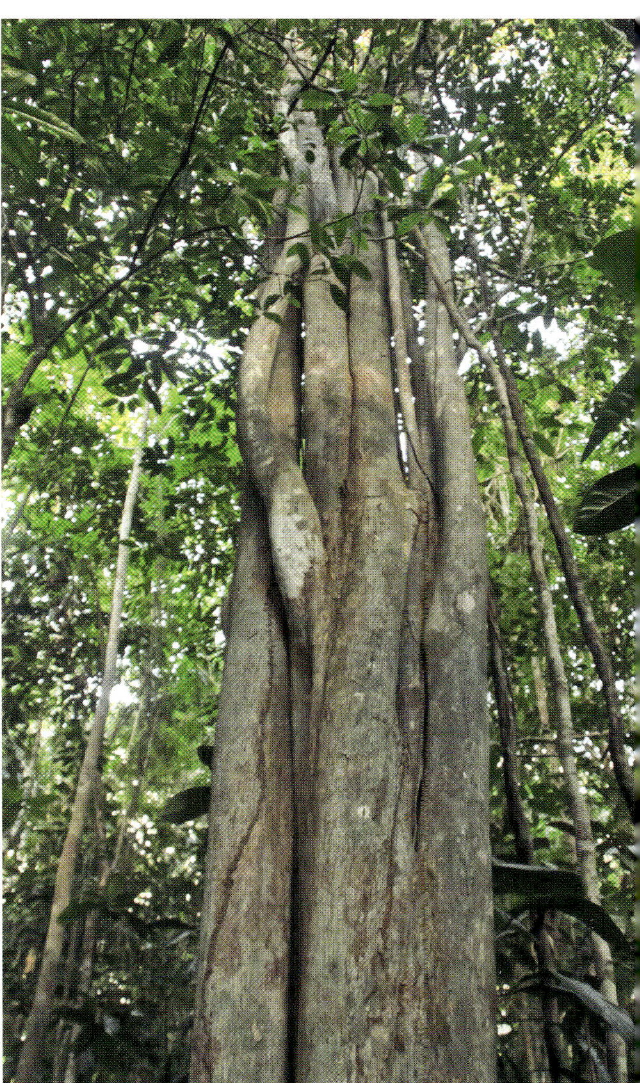

Kräftigung der Adduktoren im Sitzen

Sie sitzen mit gestreckten Beinen auf einer Matte. Stellen Sie einen Hocker oder Sessel zwischen die Füße. Legen Sie die Fußgewölbe an die Sesselbeine und drücken Sie mit den Adduktoren fest zusammen. Die Beine sind dabei im Knie nicht ganz durchgestreckt und zehn Zentimeter über dem Boden, die Hände ruhen locker auf der Innenseite der Oberschenkel. Drücken Sie solange fest zusammen, bis Sie bis hundert gezählt haben.

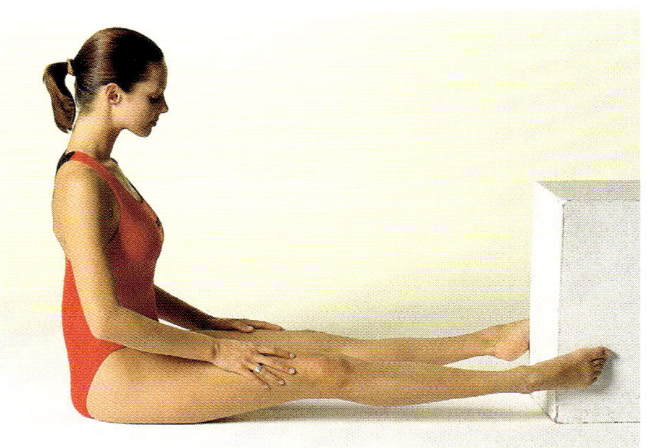

Stärkung der Adduktoren in der Seitenlage

Sie liegen auf der Seite, den Kopf auf den am Boden liegenden Arm gelegt. Das obere Bein ist angewinkelt und liegt auf dem Boden vor dem anderen Bein, das durchgestreckt ist. Mit dem Einatmen heben Sie – mit den Adduktoren – langsam das untere Bein, mit dem Ausatmen senken Sie es wieder. Im Allgemeinen werden zehn bis fünfzig Wiederholungen empfohlen. Sie können diese Übung je nach Belieben in schnellerem oder langsamerem Tempo durchführen.

Adductors

Im Fitness-Center wird dieses Gerät vor allem für Menschen mit schwachen und dünnen Beinen empfohlen, da es die Muskelmasse der Oberschenkel erhöht. Auch für Menschen mit O-Beinen ist diese Maschine hilfreich, da O-Beine durch eine Adduktorenschwäche, bei relativ starken Abduktoren, bedingt sind (siehe Kapitel 3.1). Sie sitzen auf dem Gerät mit gegrätschten Beinen und drücken die gestreckten Beine mit dem Ausatmen gegen den Widerstand der Gewichte langsam nach innen. Wenn die Beine fast geschlossen sind, halten Sie dem Druck eine Sekunde stand. Dann öffnen Sie die Beine langsam und kontrolliert mit dem Einatmen und lassen die Innenseite der Beine durch die Gewichte sanft dehnen.

DIE MUSKELN DES UNTERSCHENKELS

DER VORDERE SCHIENBEINMUSKEL: MUSCULUS TIBIALIS ANTERIOR

Dieser Muskel entspringt an der Vorderfläche des Schienbeins und von der Zwischenknochenmembran *(Membrana interossea),* einer Membran aus derbfasrigem Bindegewebe, die zwischen Schien- und Wadenbein gespannt ist und die beide Knochen in ihrer Stellung zueinander stabilisiert. Der Muskel ist medial von der Vorderkante des Schienbeins in der ganzen Länge des Unterschenkels zu tasten. Seine kräftige Sehne verläuft oberhalb des Innenknöchels zur Innenkante des Fußes, sie setzt am inneren Keilbein *(Os cuneiforme mediale)* und an der Basis des ersten Mittelfußknochens *(Os metatarsale I)* an.

Der vordere Schienbeinmuskel hebt den Fußrücken (Extension) und den inneren Fußrand (Supination). Bei der Supination wirkt er mit dem hinteren Schienbeinmuskel zusammen.

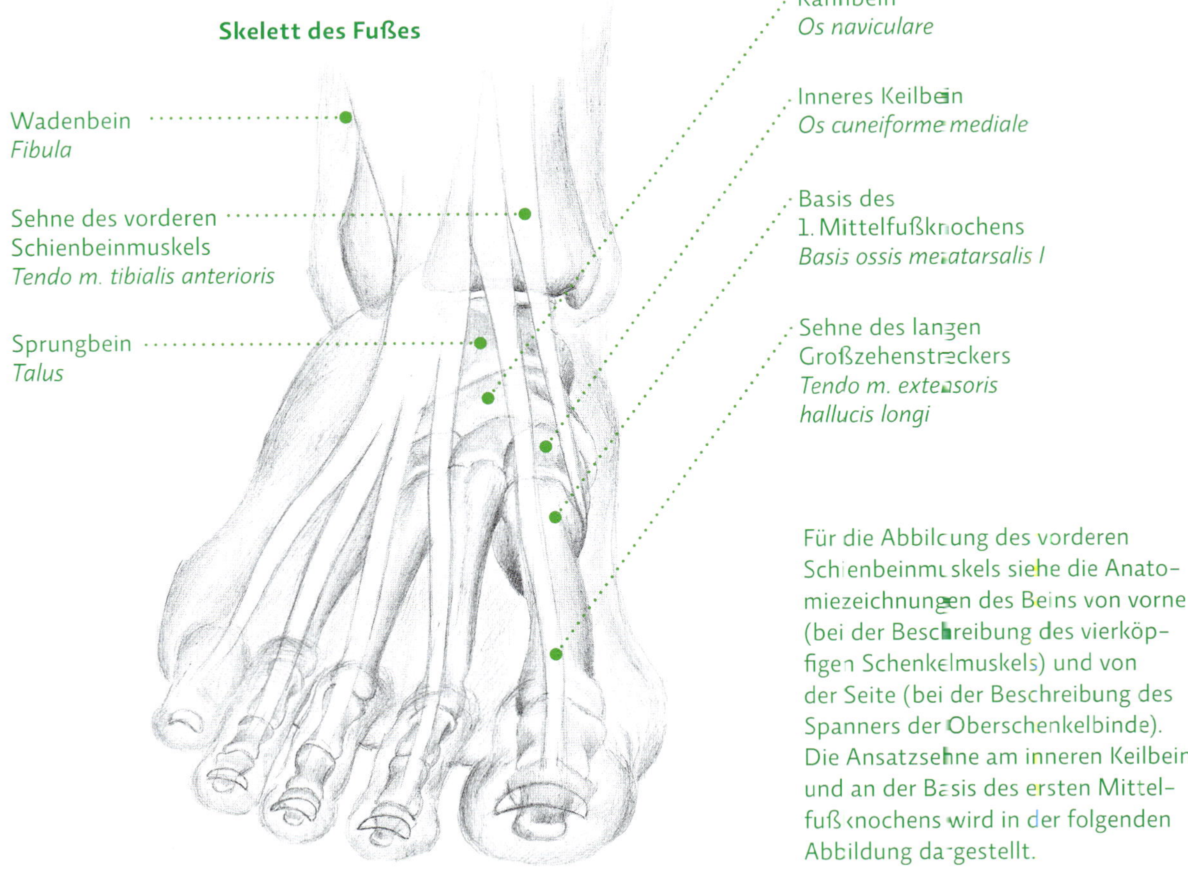

Für die Abbildung des vorderen Schienbeinmuskels siehe die Anatomiezeichnungen des Beins von vorne (bei der Beschreibung des vierköpfigen Schenkelmuskels) und von der Seite (bei der Beschreibung des Spanners der Oberschenkelbinde). Die Ansatzsehne am inneren Keilbein und an der Basis des ersten Mittelfußknochens wird in der folgenden Abbildung dargestellt.

DER HINTERE SCHIENBEINMUSKEL: MUSCULUS TIBIALIS POSTERIOR

Dieser Muskel hat, ebenso wie der vordere Schienbeinmuskel, für die Statik des Beins große Bedeutung. Er entspringt an der Rückfläche des Schien- und Wadenbeins und von der Zwischenknochenmembran. Im unteren Teil der Unterschenkelinnenseite, etwas oberhalb des Innenknöchels, ist er tastbar. Dort verläuft er entlang des Schienbeins und ist nur an dieser Stelle von keinem anderen Muskel bedeckt. Seine Sehne zieht unten um den Innenknöchel herum und setzt an der Fußwurzel am Kahnbein *(Os naviculare)* und am mittleren und äußeren Keilbein *(Os cuneiforme intermedium et laterale)* an. Die Ansatzstelle am Kahnbein ist die deutlich fühlbare Rauhigkeit an der Innenkante des Fußes, die *Tuberositas ossis navicularis.*

Der hintere Schienbeinmuskel unterstützt das Senken des Fußrückens (Plantarflexion) und hebt die Innenkante des Fußes (Supination). Außerdem ist er an der Stützung des Längs- und Quergewölbes des Fußes beteiligt.

Der hintere Schienbeinmuskel ist auf der Anatomiezeichnung der Beininnenseite zusammen mit den Adduktoren dargestellt.

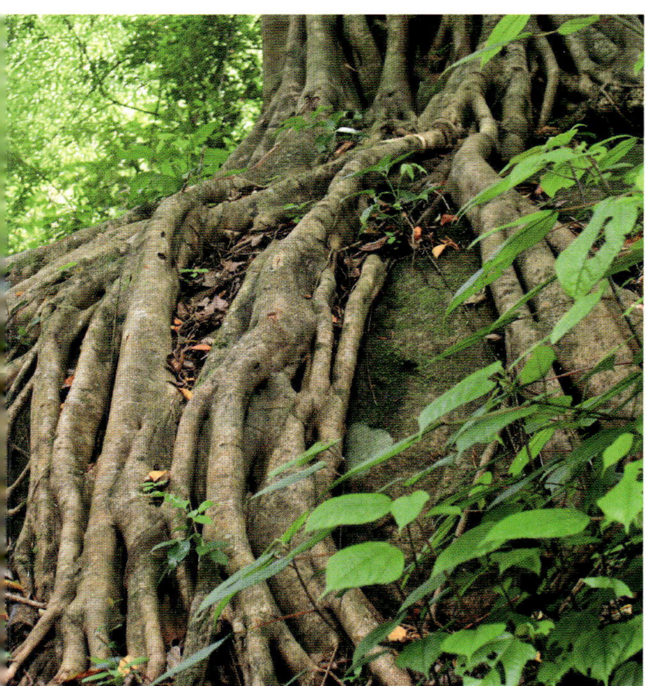

Kräftigung der Schienbeinmuskeln

Die Schienbeinmuskeln werden durch alle Sportarten gekräftigt, bei denen die Füße über einen längeren Zeitraum vielfältige und variationsreiche Pro- und Supinationsbewegungen ausführen. Die am besten geeigneten Sportarten sind: Waldlauf in unebenem Gelände, Inline-Skating, Skifahren, Surfen, Windsurfen, Reiten und alle Ballspiele, vor allem aber Fußball und Tennis.
Die Kräftigung der Schienbeinmuskeln ist vor allem zur Korrektur von X-Beinen wichtig.

Dehnung der Schienbeinmuskeln

Sie können diese Muskeln in fast jeder Lage dehnen – im Stehen, Sitzen oder Liegen. Im Stehen verlagern Sie das Gewicht auf ein Bein und heben die Außenkante des freien Fußes langsam und möglichst weit nach oben, etwa fünfzig bis hundert Mal. Wenn Sie O-Beine haben und diese unter anderem durch das Dehnen der Schienbeinmuskeln korrigieren möchten, ist es ratsam, es sich zur Gewohnheit zu machen, diese Muskeln mehrmals während des Tages etwas zu dehnen.

DER LANGE WADENBEINMUSKEL: MUSCULUS PERONAEUS LONGUS

Er entspringt vom Kopf *(Caput fibulae)* und den oberen zwei Dritteln der Außenfläche des Wadenbeins, außerdem noch von den derben Bindegewebsfaszien *(Septa intermuscularia* und *Fascia cruris),* welche die Loge[43] der Peronaeusgruppe bilden. Seine kräftige Sehne zieht hinten und unten um den Außenknöchel herum, verläuft quer über die Fußsohle zur Innenkante des Fußes und setzt am inneren Keilbein *(Os cuneiforme mediale)* und an der Basis des ersten Mittelfußknochens *(Os metatarsale I)* an.

Der lange Wadenbeinmuskel wirkt am Senken des Fußrückens (Plantarflexion) mit und hebt, zusammen mit dem kurzen Wadenbeinmuskel, die Außenkante des Fußes (Pronation). Durch seinen Verlauf quer über die Fußsohle hat er eine wichtige Funktion bei der Aufrechterhaltung des Quer- und Längsgewölbes des Fußes.

DER KURZE WADENBEINMUSKEL: MUSCULUS PERONAEUS BREVIS

Er entspringt von den unteren zwei Dritteln der Wadenbeinaußenseite und von den oben beschriebenen Muskelscheidewänden. Er ist in seinem Verlauf meist vom langen Wadenbeinmuskel bedeckt. Seine Sehne zieht ebenfalls hinten und unten um den Außenknöchel herum und setzt an der Rauhigkeit des fünften Mittelfußknochens *(Tuberositas ossis metatarsalis V)* an. Gemeinsam mit dem langen Wadenbeinmuskel hebt er die Außenkante des Fußes (Pronation).

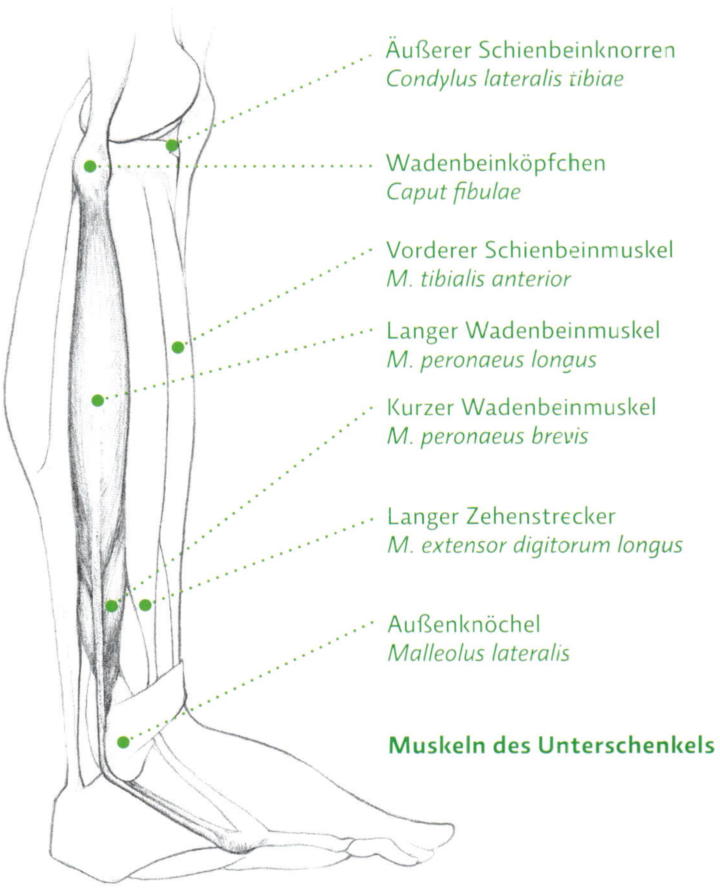

Muskeln des Unterschenkels

[43] Muskelscheidewände

Kräftigung der Peronaeusgruppe

Ebenso wie die Schienbeinmuskeln wird die Peronaeusgruppe durch alle Sportarten gekräftigt, bei denen die Füße vielfältige und variationsreiche Pro- und Supinationsbewegungen ausführen. Die geeignetsten Sportarten sind: Waldlauf in unebenem Gelände, Inline-Skating, Skifahren, Surfen, Windsurfen und Ballspiele im Allgemeinen.
Das Kräftigen der Wadenbeinmuskeln ist zur Korrektur bei O-Beinen (siehe Kapitel 3.1) wichtig.

Dehnung der Peronaeusgruppe

Ebenso wie die Schienbeinmuskeln kann man die Peronaeusgruppe im Stehen, Sitzen oder Liegen dehnen.
Im Stehen verlagern Sie das Gewicht auf ein Bein und heben die Fußinnenkante des Spielbeins langsam und möglichst weit nach oben, etwa fünfzig bis hundert Mal. Wenn Sie X-Beine haben, sind diese Muskeln meist chronisch verkürzt. In diesem Falle ist es ratsam, diese Muskeln mehrmals während des Tages zu dehnen.

DER DREIKÖPFIGE WADENMUSKEL: MUSCULUS TRICEPS SURAE

Die Wade besteht aus dem zweiköpfigen Wadenmuskel *(Musculus gastrocnemius)* und dem Schollenmuskel *(Musculus soleus)*. Der *Musculus gastrocnemius* entspringt mit seinen beiden Köpfen von der Rückseite der Knorren *(Condylen)* des Oberschenkelknochens. Der Schollenmuskel entspringt an der Rückfläche des Schienbeins, dem Köpfchen und den oberen zwei Dritteln des Wadenbeins. Beide Muskeln vereinigen sich zur Achillessehne *(Tendo calcaneus)*, die am Fersenbeinhöcker ansetzt. Sie sind auf der Zeichnung der Beininnenseite zusammen mit den Adduktoren dargestellt (siehe Seite 138).

Der zweiköpfige Wadenmuskel ist ein zweigelenkiger Muskel: er beugt im Knie und hebt die Ferse. Der Schollenmuskel ist nur eingelenkig, er hebt die Ferse. Der Gastrocnemius gibt der Wade die charakteristische geschwungene Form, deshalb wird er von allen Muskeln des Unterschenkels am meisten trainiert.

Zwischen den zwei Köpfen des Wadenmuskels fließt der Blasenmeridian, der dann ab der Mitte des Unterschenkels am Außenrand der Achillessehne entlang abwärts zum Fersenbein und über die Außenkante des Fußes zum kleinen Zeh verläuft. Verspannungen im Wadenmuskel können zu einer Blockade des *Qì* Flusses im Blasenmeridian führen. Die psychischen Auswirkungen dieser Blockade wurden im Zusammenhang mit den Flexoren des Oberschenkels besprochen (siehe Seite 129).

Verspannungen des Wadenmuskels und Druckschmerz schon bei leichter Berührung der auf ihm liegenden Punkte des Blasenmeridians deuten bei vielen Menschen darauf hin, dass sie ihre Gefühle und ihr Verhalten mehr als nötig kontrollieren, dass sie mental überaktiv sind und dass sie sich schwer tun, sich gehen zu lassen und sich zu entspannen. Daher ist es beim Aufbauen des Wadenmuskels (genauso wie bei den Kniebeugern) wichtig, den Muskel nach dem Training durch abschließende Dehnungsübungen wieder zu entspannen, um ein langsam und subtil entstehendes Anspannungs- und Aktivitätsmuster des Geistes zu verhindern.

Die Dehnung des Wadenmuskels ist vor allem auch für Menschen wichtig, die eine chronisch verkürzte Achillessehne haben: Viele Frauen, die jahrelang in Stöckelschuhen gegangen sind, haben eine verkürzte Achillessehne und sollten daher den Hauptakzent auf die Dehnung ihres Wadenmuskels legen.

Dehnung des Wadenmuskels im Ausfallschritt

Stellen Sie sich im mittleren Ausfallschritt hin, das hintere Bein ist gestreckt, die Ferse am Boden. Die Fußsohlen bleiben während der ganzen Übung auf dem Boden, damit die Dehnung erfolgt. Die Hände sind locker auf dem Oberschenkel des vorderen Beins abgestützt. Den Körper langsam vorbewegen, bis Sie eine Spannung im Wadenmuskel spüren. Dann den Wadenmuskel Millimeter für Millimeter nach vorne dehnen. Bleiben Sie ungefähr eine Minute in dieser Position, dann machen Sie die Übung für das andere Bein. Atmen Sie in die Dehnung hinein.

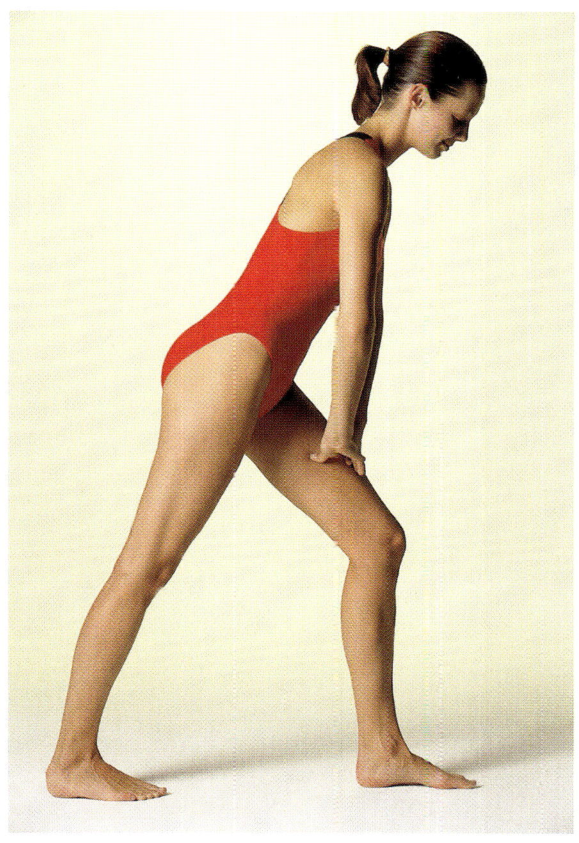

Dehnung der Wadenmuskeln an der Bordsteinkante

Nach dem Laufen oder einem Ballsport stellen Sie sich mit den Fußspitzen auf eine Bordsteinkante und lassen die Fersen langsam so weit wie möglich absinken, damit die Wadenmuskeln gedehnt werden. Sie können das auf einer erhöhten Türschwelle machen, auf Treppenstufen oder auf den Gewichtsscheiben im Fitness-Center. Lassen Sie dabei Ihr Eigengewicht des Körpers die Wadenmuskeln dehnen.

Kräftigung der Wadenmuskeln an der Treppenstufe

Sie stellen sich wie bei der vorhergehenden Dehnung mit den Fußspitzen auf eine Stufe, eine Türschwelle oder eine Bordsteinkante. Wie dort lassen Sie das Eigengewicht des Körpers die Wadenmuskeln zuerst dehnen. Dann heben Sie den aufrechten Körper mit dem Ausatmen, und senken ihn wieder mit dem Einatmen. Je nach Kondition und gewünschtem Effekt heben Sie den Körper mit den Wadenmuskeln zwanzig bis hundert Mal. Wichtig dabei ist, dass Sie die Wade nach der Kräftigung ungefähr eine halbe Minute lang dehnen.

Calfraise

Für Menschen, die ihre Waden weiter aufbauen möchten, zum Beispiel weil sie dünne und schwache Beine haben und nur wenig Eigengewicht, kann dieses Gerät empfohlen werden. Es funktioniert nach dem gleichen Prinzip wie die vorhergehende Übung, nur wird der Trainingseffekt dadurch vergrößert, dass man zusätzlich noch Gewichte auf den Schultern trägt.
Bei modernen Geräten baut man die Wadenmuskulatur sitzend auf und trägt das Gewicht auf den Knien, wodurch die Wirbelsäule bei dieser Übung nicht zusätzlich belastet wird.

2.7 Der Po

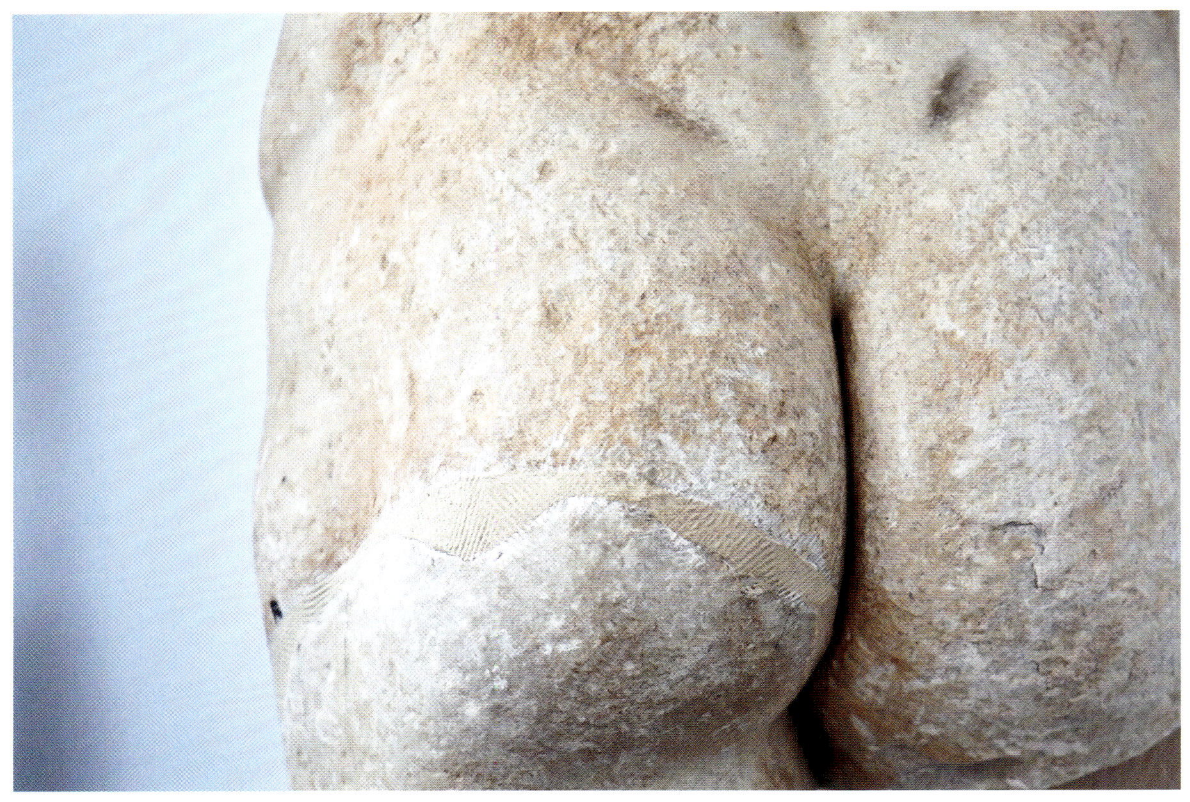

PSYCHOSOMATISCHE FORMEN DES POS

Die Tabus, die in unserer Gesellschaft in Bezug auf Sexualität bestehen, haben sich, was den Po anlangt, interessanterweise im sprachlichen mehr als im optischen Bereich gehalten. Man sieht heutzutage mehr Po, als dass man unbefangen darüber sprechen könnte. Auf vielen Plakatwänden und in vielen Werbespots sieht man entblößte Hintern, aber wenn man einen Vortrag hält oder ein Buch schreibt, ist das Wort „Hintern" oder „Po" schon fast zu anstößig.

Was soll man dann sagen? „Gesäß" vielleicht? Das kommt von sitzen und eignet sich höchstens für die Beschreibung eines bürokratischen Beckens, drückt aber die Kraft und Dynamik des Hinterteils in keiner Weise aus.

Das Wort „Becken" ist angenehm neutral und unbelastet, jedoch ist es erstens ein zu umfassender Begriff, weil es die Genitalregion miteinschließt, und zweitens bezieht es sich vor allem auf das knöcherne Skelett, und das ist wiederum kaum Thema dieses Buches. Wenn ich ganz untadelig sein wollte, müsste ich in diesem

Kapitel von der „hinteren Beckenregion" sprechen, aber das ist etwas umständlich und etwas lang. Dann gibt es die „Analregion" – ein wissenschaftlicher und vor allem psychoanalytisch korrekter Begriff. Und dann gibt es noch den kindlichen „Popo". Schon dieser kleine Ausflug in das sprachliche Dilemma führt anschaulich vor Augen, wie verfänglich es sein kann, den Po in Worte zu fassen.

Im Zusammenhang mit der Form der Beine spiegelt unser Po die Art und Weise wider, wie wir uns durchs Leben bewegen und wie wir von einem Ort zum andern gelangen. Die Kraft und Form des Pos sagt etwas aus über die Dynamik eines Menschen, über seine Selbstständigkeit, über seine Fähigkeit, loszulassen und sich gehen zu lassen, und über seine Sexualität.

Der Po wird hauptsächlich von Muskeln gebildet, welche die Hüfte strecken. Diese Muskeln leisten die Hauptarbeit unserer Fortbewegung, unseres Gehens oder Laufens; von ihrer Kraft hängt es ab, wie ausgreifend unsere Schritte sind und ob wir lange und beschwerliche Wege gehen können, um zu einem ersehnten Ziel zu gelangen. Lauftiere, wie zum Beispiel Pferde, die hohe Hindernisse bewältigen können, haben ein prächtiges, rundes und kraftvolles Hinterteil. Menschen, die viel gehen und wandern, die Fußball, Basketball oder Tennis spielen, brauchen die Gesäßmuskeln nicht eigens zu trainieren, denn sie haben einen kräftigen Po – nicht ein kraftvolles „Gesäß", denn vom Sitzen kriegt man keine Kraft im Hintern.

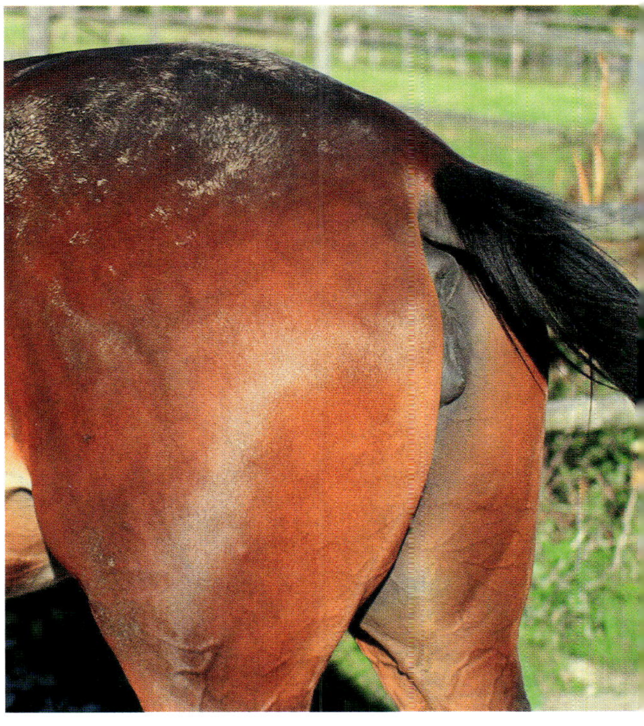

Der Po ist in seiner Form und Dynamik mit den Beinen eng verbunden, da ja die Gesäßmuskeln erst im Zusammenspiel mit den Muskeln der Beine das Gehen und Laufen ermöglichen. Ob man mit beiden Beinen im Leben steht und ob man „seinen Mann stehen" kann, ohne sich auf andere zu stützen, hängt, physiologisch und auch im übertragenen Sinne, vom Zusammenwirken von Po und Beinen ab.

Im Yoga gibt es die Lehre von den Chakren – das sind sieben Energiezentren in der Mittellinie des Körpers, von der Steißbeinspitze bis zum Scheitelpunkt des Kopfes. Die Chakren werden von Leuten, die sie sehen können, als verschiedenfarbig rotierende Energiewirbel beschrieben; ihre Farben und die Schnelligkeit ihres Kreisens und Wirbelns werden als energetische Grundmuster angesehen, für das, was wir als Gefühle und Gedanken, Impulse und Taten wahrnehmen. Die fünf Chakren entlang der Wirbelsäule stehen jeweils mit einem Nervengeflecht, wie zum Beispiel dem Solarplexus (Sonnengeflecht) oder dem Plexus cardiacus (Herzgeflecht) in Verbindung, die zwei Chakren des Kopfes mit der Hypophyse und der Zirbeldrüse. Jedes Chakra ist das energetische Zentrum einer von sieben Ebenen oder Bereichen des

Körpers, der Seele und des Geistes: jeder Ebene werden bestimmte physiologische Funktionen, charakterliche Eigenschaften und Verhaltensweisen, Wahrnehmungsmöglichkeiten und Gefühle, Gedanken und Impulse zugeordnet.

In der Nähe der Steißbeinspitze befindet sich das unterste oder erste Chakra, das Muladhara oder Wurzelchakra genannt wird. Es ist das Energiezentrum, das unsere Verbindung zur Erde aufrechterhält. Die Erdung – der energetische Kontakt zur Erdkraft – erfolgt über drei Punkte des Körpers, die als Tore zum Muladhara dienen. Zwei liegen jeweils in der Mitte der Fußsohle, in der Grube im Winkel zwischen den Zehenballen. Die Chinesen nennen diesen Punkt Yong Quán, das heißt sprudelnde Quelle. Er ist der erste Punkt des Nierenmeridians und wird deshalb auch als Niere 1 (N1)[44] bezeichnet.

Wenn man barfuß über die Erde geht, kann die Verbindung zur Erde aufrecht erhalten werden; in einem gewissen Sinne auch noch durch natürliche Materialien, wie beispielsweise durch Ledersohlen. Synthetische Materialien und Zement reduzieren den Kontakt zur Erde gewaltig.

Der dritte Punkt liegt im Zentrum des Damms oder Perineums. Er heißt Huì Yin, Tempelfest des Yin, oder Hauptstadt des Yin (Rèn 1). Ihn können Sie aktivieren, indem Sie mehrmals täglich die Beckenbodenmuskulatur anspannen und wieder loslassen. Eine taoistische Regel besagt: den Damm mit dem Einatmen anspannen und hochziehen, ihn mit dem Ausatmen wieder loslassen. Wie oft? Einmal für jedes Lebensjahr.

[44] Siehe Kapitel Nierenmeridian in „Das Tao der Akupressur und Akupunktur" von Achim Eckert (Medizinverlage Stuttgart, 2009).

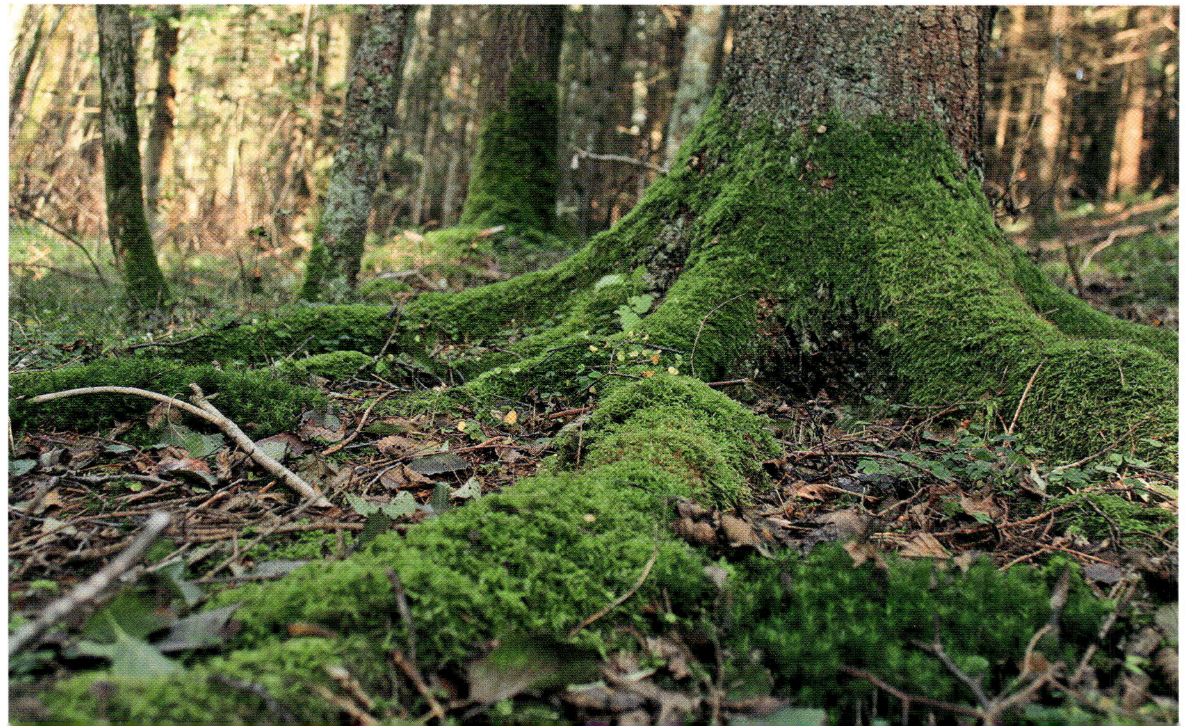

Wenn jemand die Verbindung zu Mutter Erde hat, dann ruht er in sich, dann fühlt er sich in seinem innersten Kern selbständig und autonom. Nicht autark, aber autonom, denn die Welt ist so überbevölkert und unsere Lebensbedingungen sind so komplex geworden, dass fast alle Menschen wirtschaftlich von anderen abhängen – und für das Überleben von andern wiederum wichtig sind.

Autonom sein bedeutet, emotional und geistig selbstständig zu sein und seinem eigenen Urteil, seiner inneren Stimme zu vertrauen. Autonom sein bedeutet, dass man sich von der Werbung, den Medien und der Politik kein X für ein U vormachen lässt – dass man sich nicht täuschen lässt, wenn es heißt, da wird ein Krieg um Demokratie und Menschenrechte geführt und in Wirklichkeit handelt es sich um einen Angriffs- und Wirtschaftskrieg. Autonom sein bedeutet, dass man keinen Führer braucht, um sich zu orientieren, dass man keinen Priester braucht, um mit Gott zu kommunizieren, und dass man keine Partei, keinen Verein und keine Kirche braucht, um sich ein Ich von der Stange zu besorgen. Autonom sein bedeutet, Wissen und Erfahrung von anderen aufnehmen und assimilieren zu können, ohne sich in seiner Identität bedroht zu fühlen. Man kann den Reden eines Führers oder Gurus lauschen und sich das herausnehmen, was einem selbst wesentlich erscheint. Man kann an einer Zeremonie und an einem Ritual teilnehmen, an einer Messe, einem Freitagsgebet in der Moschee oder einer buddhistischen Meditation, um sakrale Gefühle mit anderen zu teilen und gemeinsam zu erfahren.

Aber wenn man selbständig und autonom ist, braucht man das alles nicht unbedingt, um sich heil und ganz zu fühlen. Man ist dankbar für die Anregungen, aber man ist nicht abhängig davon. Die eigene persönliche Welt geht nicht unter, wenn die Partei oder Kirche nicht mehr existiert. Es spricht für die vielfältigen Bestrebungen des modernen Staates, die Autonomie des Einzelnen möglichst zu unterdrücken und – indem der Begriff „Autonome" gerne und fast ausschließlich für linke Randalierer verwendet wird– ihn auf diese Weise zu diskreditieren.

Da ein funktionierendes erstes Chakra, welches das energetische Zentrum des Pos ist, für einen Menschen Autonomie bedeutet, und da der Mechanismus menschlicher Gesellschaften seit Beginn der Kulturgeschichte vor allem darin besteht, dass eine große Mehrheit auf vielfältige und mit den Zeiten wechselnde Art und Weise von einer kleinen Minderheit abhängig ist, ist der Po – als sozusagen autonomer Regierungssitz – ein heiß umkämpftes Gebiet.

Um einen Menschen gefügig zu machen, muss man seine Verbindung zur Erde beschneiden. Man muss die Funktion seines ersten Chakras blockieren. Das gesunde Funktionieren eines Körperbereichs wird durch chronische Verspannungen in dieser Region behindert. Vor allem die mit diesem Körperbereich und Chakra zusammenhängenden feineren Funktionen werden durch Gefühle von Scham und Schuld, von Pflicht und Zwang und die damit einhergehenden chronischen Muskelspannungen stark beeinträchtigt und blockiert.

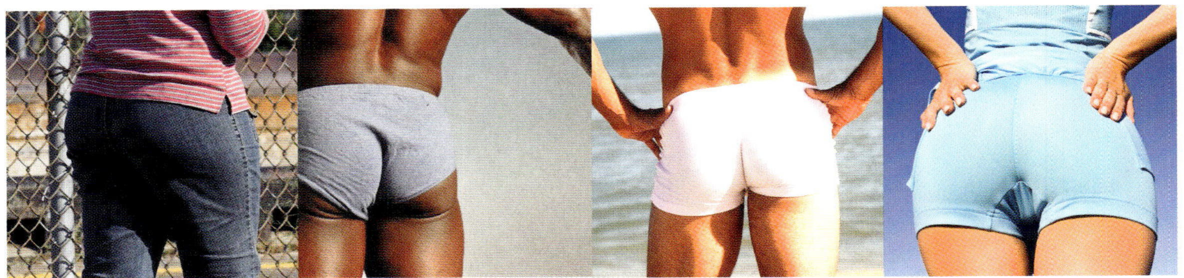

Eine Sauberkeitserziehung, die einsetzt, bevor das Kind achtzehn Monate alt ist, das heißt, bevor seine Analschließmuskeln voll entwickelt und funktionsfähig sind, erreicht, dass das Kind bei dem Versuch, den gestellten Anforderungen zu entsprechen und den Stuhlgang willentlich zu unterdrücken, alle möglichen Muskeln des Beckens und des Rückens anspannt, manchmal auch den Kiefer und die Beine, aber nicht den Sphincter ani, den Schließmuskel, weil es das noch nicht kann. Auf diese Weise entwickelt das Kind einen Muskelpanzer vor allem im Po und im unteren Rücken. Es gewöhnt sich daran, den Großteil der Bauch- und Beckenmuskeln auf einmal und undifferenziert anzuspannen, wenn es sich entleeren muss. Die dadurch entstehende Muskelpanzerung vermindert wirkungsvoll die Empfindungsfähigkeit insbesondere der angenehmen Gefühle, die vom Becken her kommen.

Mit der Sauberkeitserziehung hat die Gesellschaft ein erstes Ziel erreicht. Das neue Individuum hat in gewisser Weise den Schwanz eingezogen. Der sich entwickelnden Autonomie ist damit ein erster Riegel vorgeschoben. Schule und Erziehung werden ihr übriges dazutun. Schließlich kommt erziehen von ziehen und nicht von entfalten.

Natürlich geht es hier um Strukturen des kollektiven Unbewussten einer Gesellschaft, für die keine Einzelpersonen haftbar gemacht werden können, die diese Mechanismen der Unterwerfung erfunden oder ersonnen hätten. Kulturen haben sich so entwickelt, indem sie dem Machtstreben einzelner gehorchten, die es verstanden, sich eine privilegierte Stellung zu verschaffen. Es ist die Aufgabe jedes Einzelnen, festzustellen, ob er sich autonom fühlt oder ob er beherrscht wird, und wann es Zeit wird, gegen herrschende Strukturen und Zwänge anzugehen, die Lebensraum und Lebensqualität beschneiden.

Die Mechanismen der Macht sind heute sehr subtil geworden und für den Einzelnen schwer zu durchschauen. Früher waren die Machtverhältnisse offener dargelegt, man hörte von dem König oder Fürsten, der auf seinem Pfauenthron saß und vom goldenen Teller aß. Heute gibt es viele scheindemokratische Strukturen (Sie können zwar wählen, aber es passiert dennoch meist das, was die verschiedenen Lobbies und Banken wollen), international verschachtelte Konzerne, abstrakte Behörden, Regierungsapparate und Gremien der Europäischen Union, in denen viel Macht ausgeübt wird und selbst Insider Schwierigkeiten haben zu wissen, wer eigentlich an welchem Hebel sitzt.

Die Frage nach der psychosomatischen Bedeutung unseres Pos hat uns rasch mit einem kulturellen Tabuthema konfrontiert: Mit der Frage, wer heutzutage in unserer Gesellschaft die wirkliche Macht in Händen hält, und inwieweit die persönliche Freiheit und Autonomie des Einzelnen geht.

Man denke daran, dass man den Zeitpunkt des eigenen Tods nicht wählen kann, ohne Gefahr zu laufen, von der Gesellschaft diskriminiert und – wenn man es ungeschickt anstellt – sogar zwangsweise in die Psychiatrie eingewiesen zu werden.

Man denke daran, dass auch die Wahl des eigenen Bewusstseinszustandes nicht frei ist und dass jemand, der für seine eigene Bewusstseinserweiterung psychedelische Substanzen zu sich nimmt, vom Strafgesetzbuch als Krimineller behandelt wird, der anderen Schaden zufügt, genauso wie jemand, der raubt und stiehlt.

Die Kraft und Form des Pos sagt etwas darüber aus, wie sehr ein Mensch seinen eigenen Weg gehen kann und wie sehr er in sich ruht oder wie autonom er wirklich ist. Deshalb sehen Frauen Männern, wenn sie sie als Gesamterscheinung attraktiv finden, vor allem auf den Po –nicht nur, weil die sexuelle Kraft im Becken wohnt, sondern auch weil die Form des Pos viel aussagt über die Fähigkeit zu Überleben, die Selbstständigkeit und die Eigendynamik einer Persönlichkeit. In der indischen Chakrenlehre wird das deutlich gemacht, indem die Funktionen des ersten Chakras –die Fähigkeit zu Überleben, Eigenständigkeit und Autonomie – mit denen des zweiten Energiezentrums –Sexualität und grundlegende Beziehungsmuster zu anderen Menschen – als eng miteinander verbunden gesehen werden.

Da Frauen in den letzten dreißig Jahren große Schritte in Richtung beruflicher und persönlicher Autonomie unternommen haben, ist es auch nicht verwunderlich, dass sich die Bauch-Bein-Po-Stunden der Fitness-Center so großer Beliebtheit – gerade bei Frauen –erfreuen.

Obwohl es wenige Menschen gibt, die einander gleichen, kann man fünf Hauptformen des Beckens unterscheiden. Zuerst einmal die Idealform: ein schön gerundeter, fester und knackiger Po.

Zwei andere Grundformen des Hinterns werden durch den Neigungswinkel des Beckens in Bezug auf die Längsachse des Körpers definiert: es handelt sich um ein entweder nach oben oder zu stark nach vorn und unten geneigtes Becken – einen Flachrücken und ein Hohlkreuz. Die vierte Form entsteht durch eine chronisch angespannte und zusammengekniffene Gesäßmuskulatur; die fünfte durch einen ein- und hochgezogenen Beckenboden.

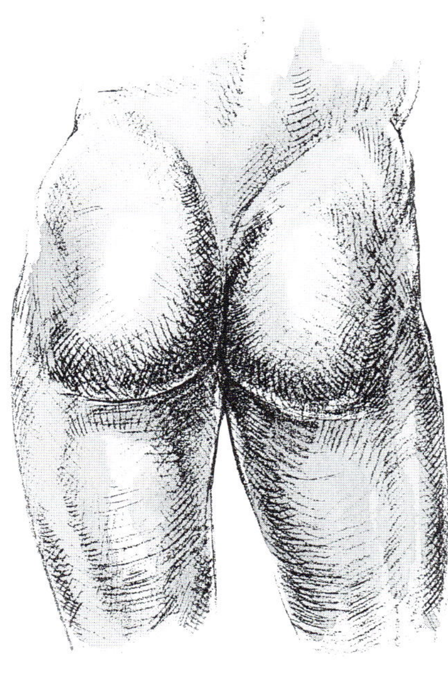

DIE IDEALFORM: DER SCHÖN GERUNDETE PO

Wenn man einen solchen Po unvermutet sieht, verschlägt es einem oft erst einmal die Sprache. Da zeigt sich die Tragik des Menschen, dass er die wirklich schönen Dinge im Leben kaum auszudrücken vermag.

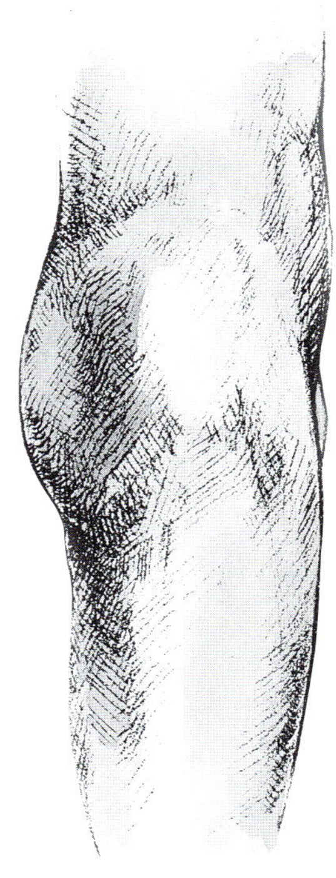

DAS ZU STARK NACH OBEN UND HINTEN GENEIGTE BECKEN

Diese Stellung entsteht durch einen Mangel an Spannung und energetischer Ladung im Becken, in den Beinen und im unteren Rücken. Durch einen verminderten Tonus der Rückenstrecker im Lendenbereich kommt es zu einem Verlust der physiologischen Lordose: der untere Rücken ist flach, Po und Rücken bilden eine mehr oder weniger gerade Linie. Durch Schwäche oder Überdehnung des Iliopsoas und des Quadrizeps kann sich das Becken vollends aufrichten. Das Gesäß ist ebenfalls flach und eingedrückt, man bekommt das Gefühl, dass dieser Mensch „den Schwanz eingezogen hat".

Das nach oben geneigte Becken ist meist ziemlich schmal und unterentwickelt. Oft sind die Beine, die dieses Becken tragen, dünn und steif und nicht zu kraftvoller und ausdauernder Bewegung imstande. Menschen mit einem flachen Gesäß und solchen Beinen sind oft wenig geerdet und brauchen andere, um sich auf sie zu stützen.

Diese Stellung des Beckens bedingt auch eine Verringerung der sexuellen Energie. In der traditionellen chinesischen Medizin wird die Niere als Ursprungsort sexueller Lust und Vitalität betrachtet. Die Niere steht vor allem mit zwei Muskeln in enger energetischer Verbindung: mit dem Iliopsoas und mit dem Lendenteil der Rückenstrecker. Beide Muskeln sind bei dieser mangelnden Neigung des Beckens zu schwach und überdehnt, was einen Rückschluss auf die mit ihnen verbundene energetische Konstitution der Niere erlaubt.

Menschen mit dieser Beckenstellung leiden daher häufig unter einem Mangel an Libido und sexueller Kraft. Für einen solchen Menschen ist die erotische Begegnung vor allem eine Form des Gefordertseins und der Leistung. Sie tauchen nicht so sehr in Gefühle der Leidenschaft und Hingabe ein – wie auch, wenn die energetische Grundlage dafür fehlt. Vieles in ihrer Erotik und Sexualität wird vom Kopf gesteuert, der versucht, seine meist bildlichen Vorstellungen von sexueller Energie und Leidenschaft in die Tat umzusetzen und Wirklichkeit werden zu lassen. Daher sind sie in der Liebe oft mehr damit beschäftigt, den Akt reibungslos durchzuziehen, um nicht als Versager dazustehen, als dass sie des Meeres und der Liebe Wellen genießen könnten. Die Wahrheit aber ist: entweder man hat die Kraft in den Lenden – oder man hat sie eben nicht. Man kann sie aber gewiss trainieren.

Ein flaches und eingedrücktes Gesäß ist häufig ein konstituierendes Merkmal einer Persönlichkeitsstruktur, die in der psychologischen Literatur[45] masochistischer Charakter genannt wird. Dieser entsteht in jener Lebensphase, in der das Kleinkind zu krabbeln und die Welt zu erforschen beginnt. Er ist das Produkt einer erdrückend überfürsorglichen Umgebung, die den Bewegungsspielraum des Kinds durch Gebote und Verbote ununterbrochen einengt. Dem Kind wird bedeutet, dass es zu gefährlich sei, herumzulaufen, es könnte fallen und sich wehtun. Es sei zu gefährlich, ein Messer in die Hand zu nehmen, es könnte sich schneiden. Das Kind wird dazu erzogen, nett, lieb und brav zu sein, alle anderen Gefühlsregungen werden unterdrückt. Zorn und Selbstdurchsetzung sind böse, Sauberkeit und Hygiene sind ganz wichtig und alles, was mit Sexualität zu tun hat, ist pfui. Als hauptsächliche Befriedigungsmöglichkeit bleibt das Essen. Diese Kinder werden häufig dick und pummelig: erstens, weil sie lernen, alles herunter zu fressen, was möglicherweise noch in ihnen lebt, und zweitens, weil sie in ihrer körperlichen Bewegung gehemmt sind.

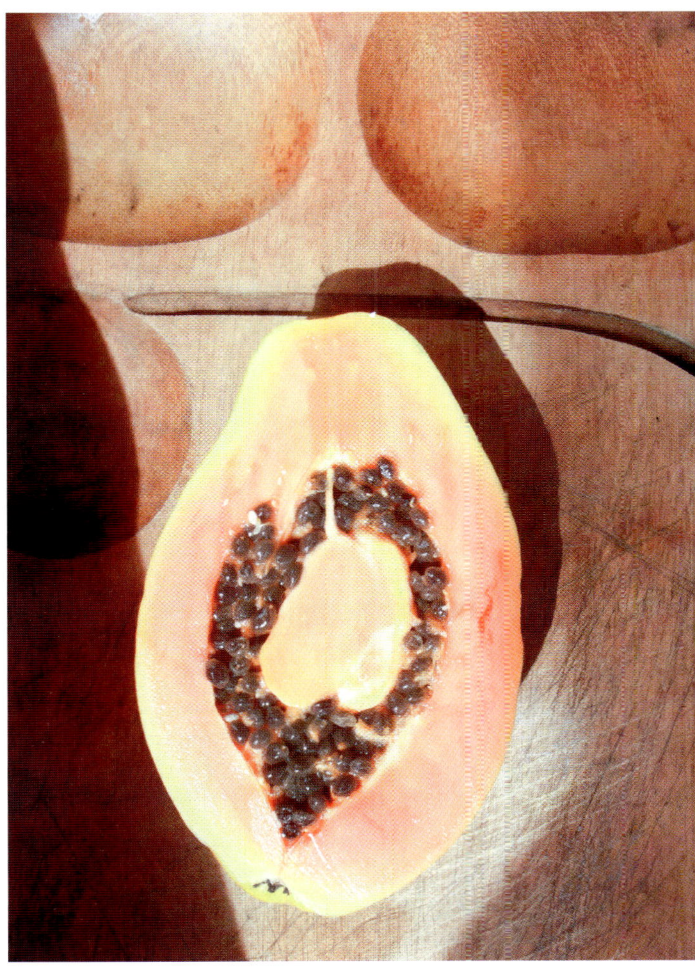

Sie setzen schnell Fett an, vor allem am Bauch, an der Taille und am Rücken. Sie haben einen flachen und eingezogenen Po, die Gesäßmuskeln sind verkrampft, die Beine oft nach außen gedreht – was von einer chronischen Verkürzung

[45] Roland Bäuerle: „Körpertypen" (Synthesis Verlag, 1988), S. 87; Ron Kurtz: „Hakomi, Körperzentrierte Psychotherapie" (Synthesis Verlag, 1985), S. 281; Wilhelm Reich: „Charakteranalyse" (S.Fischer Verlag, 1973), S. 213

der tieferen Gesäßmuskulatur, deren Funktion die Außenrotation des Beines ist, verursacht wird. Die Beinmuskeln haben vor allem gelernt, Bewegungsimpulse festzuhalten; die Beine sind daher meist plump und unbeweglich. Vor allem die Kniebeuger sind angespannt und verkürzt; dadurch ziehen sie, von ihren Ursprüngen am Sitzbein her, den Po nach unten und richten das Becken zu sehr auf. Das Ergebnis ist das zu sehr nach oben geneigte Becken, das Einbehalten von sexuellen Empfindungen und Impulsen sowie die Kompensation durch Liebsein und Essen.

Der masochistische Charakter ist auf unterwürfige Art und Weise höflich und zuvorkommend, und sabotiert dafür hinten herum. Es sind die Leute, die einem gerne Hilfeleistungen anbieten, manchmal förmlich aufdrängen, und dennoch fühlt man sich dabei nicht ganz wohl in seiner Haut, weil die dadurch geschaffene Beziehung etwas Klebriges und Unaufrichtiges hat, und auch etwas schwammig Verpflichtendes, man weiß nicht genau, woran man ist.

Da das nach oben und hinten gekippte Becken nur eine Komponente im allgemein zusammengepressten und unbeweglichen Körper des masochistischen Charakters darstellt, wird er, auch mit seinen erfreulicheren Seiten, noch eingehender und genauer im Kapitel 4.4 beschrieben.

Um ein zu stark nach hinten und oben gekipptes Becken wieder in die richtige Neigung zu bringen, ist es wichtig, alle Muskeln zu kräftigen, welche die physiologische Lordose im Lot halten: das sind die unteren Rückenstrecker, der Lendenmuskel, der Spanner der Oberschenkelbinde und der gerade Schenkelmuskel.

Die Rückenstrecker trainiert man am einfachsten mit den im Kapitel Rücken beschriebenen Yoga-Asanas *Heuschrecke* (siehe Seite 96) und *Kobra* (siehe Seite 81). Diese zwei Übungen sind im Allgemeinen ausreichend, um die Rückenstrecker zu kräftigen.

Zusätzlich gibt es in den meisten Fitnessstudios zwei Geräte für das Training dieser Muskeln.

Diese Geräte sind nur bei zwei Arten von Körperstrukturen empfehlenswert: entweder bei einer allgemein unterentwickelten und schwächlichen Muskulatur, wie sie später im Zusammenhang mit dem oralen Charakter im Kapitel 4.3 beschrieben wird, oder bei einem Flachrücken mit zu stark nach hinten geneigtem Becken.

Lower Back

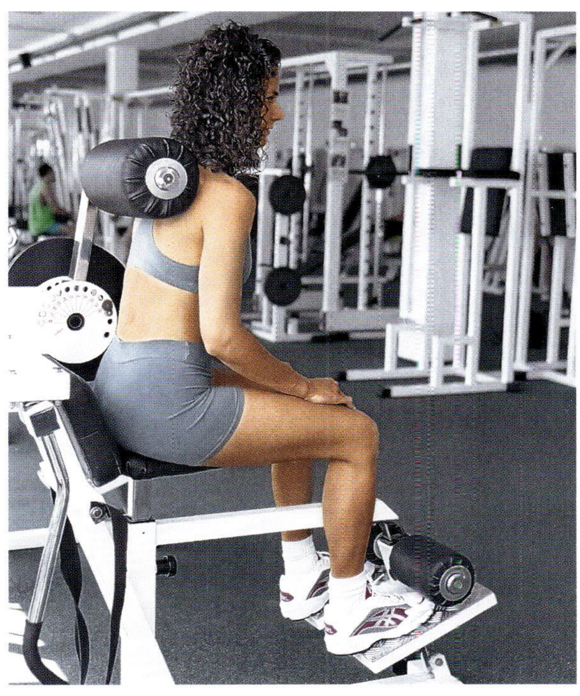

Sie sitzen mit geradem Rücken in der Hüfte nach vorne gebeugt, die Rolle, die mit den Gewichten verbunden ist, im Rücken. Mit dem Ausatmen richten Sie den Oberkörper langsam auf, mit dem Einatmen lassen Sie sich wieder langsam von der Rolle nach vorne drücken. Fünfzehn Wiederholungen, drei Sätze.

Die zweite Vorrichtung für das Training der Rückenstrecker ist ein barrenähnliches Gerät, auf dem man in der Waagrechten mit dem Gesicht nach unten liegt, wobei die Füße hinten eingehakt werden, um Halt zu geben. Das Becken liegt auf, der Oberkörper hängt nach unten zum Boden. Mit dem Einatmen richten Sie sich langsam bis zu einer waagrechten Position auf, mit dem Ausatmen lassen Sie sich langsam wieder vornüber sinken. Diese Übung wiederholen Sie so oft, wie Sie sie als ausreichend und stärkend empfinden – das ist bei diesem Gerät individuell sehr unterschiedlich.
Eine Variation dieser Übung sind kurze kontrollierte, wippende Bewegungen, die man auf diesem Gerät aus der waagrechten Position ausführt.

DAS ZU STARK NACH UNTEN GENEIGTE BECKEN ODER HOHLKREUZ

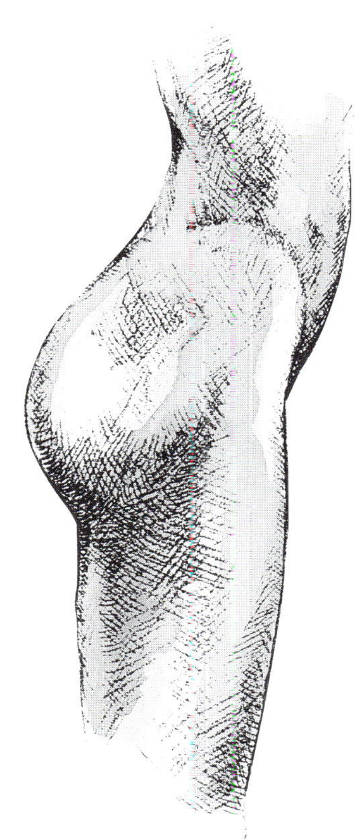

Diese Stellung des Beckens entsteht durch ein Übermaß an Spannung im Becken und unteren Rücken und ist vor allem durch die Verkürzung verschiedener Bein- und Rückenmuskeln, wie zum Beispiel der Rückenstrecker, des Lendenmuskels und des geraden Schenkelmuskels, bedingt. Diese Muskeln werden im Kapitel 3.3 über das Hohlkreuz einzeln in ihrer Funktionsweise beschrieben – und auch wie man sie dehnt, um die übertriebene Beckenneigung wieder zu verringern.

Eine der Ursachen für ein Hohlkreuz ist ein chronisch entzündeter Darm, da sich der Bauchraum vergrößert, wenn das Becken nach unten gekippt wird und dadurch weniger Reibungsdruck auf die Eingeweide ausgeübt wird. In diesem Fall muss der Darm geheilt werden, damit sich das Becken wieder aufrichten kann, ohne Schmerzen zu verursachen – diese Schmerzen liegen fast immer unter der Bewusstseinsschwelle und deshalb ist der Zusammenhang zwischen chronisch entzündetem Darm und Hohlkreuz meist nicht bewusst.

Eine andere Ursache ist eine Erhöhung sexueller Energie mit dem gleichzeitigen Einbehalten sexueller Empfindungen und oft auch der Unfähigkeit, tiefe orgiastische Entspannung zu finden. In der Folge tendieren solche Menschen dazu, sehr sinnlich und gefühlsorientiert zu sein; sie sind meist sexuell sehr aktiv und suchen erotische Begegnungen, können sich aber in der Liebe nicht voll hingeben und entspannen. So sehr sie einerseits Sexualität schätzen und suchen, so sehr haben sie auch Angst, die Kontrolle aufzugeben und sich den mächtigen Gefühlen der Leidenschaft hinzugeben, die in ihrem Bauch und Becken verborgen sind.

Diese grundlegende Einstellung zur Sexualität und das damit einhergehende Hohlkreuz kennzeichnen vor allem den rigiden und den hysterischen Charakter, zwei Persönlichkeitsstrukturen, die im Kapitel über die Körpertypen beschrieben werden.

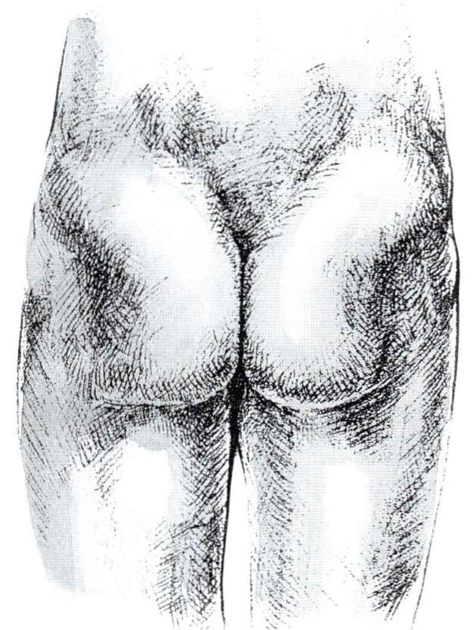

DER ZUSAMMENGEKNIFFENE PO

Diese Form des Beckens entsteht wenn die Gesäßmuskeln – vor allem der *Musculus glutaeus maximus* und *medius* – zusammengepresst und chronisch zusammengehalten werden. Die Pobacken weisen beidseits eine tief eingezogene Delle auf.

Der zusammengekniffene Po ist ein Muster analer Blockierung. Menschen mit diesem Muster haben Schwierigkeiten, sich zu entleeren und loszulassen. Sie leiden oft an chronischer Verstopfung und an Hämorrhoiden. Im emotionalen Bereich haben sie eine Haltung entwickelt, aufgrund derer sie ihre Gefühle und ihren emotionalen Ausdruck, ihre Ideen und ihre Schöpfungen mit aller Kraft zurückhalten. Wegen der übermäßigen Kontraktion der Muskeln in der Analregion kann es in weiterer Folge zu Energieblockaden im Bereich des Blasenmeridians, vor allem zu Schmerzen im unteren Rücken und Kreuzbein und zu Hexenschuss und Ischias kommen.

Der Po kann unabhängig vom Neigungswinkel des Beckens chronisch zusammengekniffen sein. Häufig aber haben Menschen mit einem nach hinten geneigten und flachen Gesäß einen zusammengepressten Po, seltener Menschen mit Hohlkreuz.

Menschen, die ihre Hinterbacken chronisch zusammenpressen, sind sich der damit verbundenen Muster selten bewusst. Falls sie etwas ändern möchten, geschieht das am besten dadurch, dass sie lernen, die Dinge leichter zu nehmen und sich einen ungezwungenen Ausdruck ihrer Empfindungen und Gedanken zu erlauben.

DER HOCHGEZOGENE BECKENBODEN

Wenn ein Mensch seinen Beckenboden chronisch ein- und hochzieht, entwickeln sich im Laufe der Jahre zur Analregion hin konvergierende Falten an der Rückseite der Oberschenkel. Das übermäßige Festhalten im Bereich des Beckenbodens ist das Spannungsmuster einer sowohl analen als auch genitalen Blockierung und Ausdruck eines extremen Kontrollbedürfnisses einer Persönlichkeit. In der Folge sind die Funktionen des Loslassens und Ausscheidens wie auch die Hingabe an lustvolle Empfindungen und die Sexualität behindert und blockiert. Menschen mit hochgezogenem Beckenboden haben oft Schwierigkeiten mit dem Geben und Nehmen und, ebenso wie der vorherige Typus, damit, die Dinge so sein zu lassen, wie sie sind.

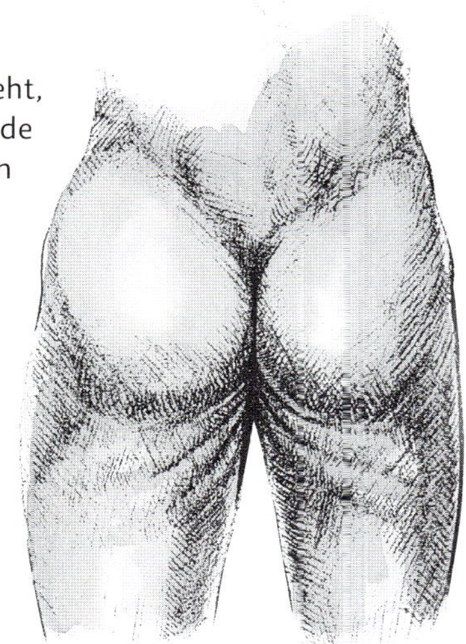

DIE MUSKULATUR DES POS

Die schöne Rundung und auch die Festigkeit des Pos wird vor allem durch die Form und den Tonus des großen und des mittleren Gesäßmuskels bestimmt, die zu den äußeren oder hinteren Hüftmuskeln gezählt werden. Diese Muskeln bilden die Außenschicht. Der Kern des Pos wird von der tiefen Schicht der äußeren Hüftmuskeln – dem kleinen Gesäßmuskel und der Muskelgruppe der Außenrotatoren – gebildet. Ihr Tonus und ihre Elastizität sind ebenfalls für die Form des Hinterns verantwortlich. Wenn die Außenrotatoren verkrampft und ihre Faszien miteinander verklebt sind, ist das Gesäß meist eingedrückt und flach, wie es beim zu stark nach oben und hinten geneigten Becken beschrieben wurde (siehe Seite 152 ff).

DER GROSSE GESÄSSMUSKEL: MUSCULUS GLUTAEUS MAXIMUS

Er entspringt an der Außenfläche des Hüftbeins (hinter der *Linea glutaea posterior),* am Seitenrand des Kreuz- und Steißbeins und vom Kreuzbein-Sitzbeinhöcker-Band *(Ligamentum sacrotuberale).* Der schräg abwärts verlaufende Muskel setzt mit dem unteren Drittel an einer höckrigen Stelle an der Rückfläche des Oberschenkelknochens *(Tuberositas glutaea)* an. Die oberen zwei Drittel strahlen in die Oberschenkelbinde *(Tractus iliotibialis)* ein, die schon bei den Abduktoren des Beines beschrieben wurde.

Der große Gesäßmuskel formt das Relief des Pos. Er gehört zu den kräftigsten Muskeln des Menschen. Seine Hauptfunktion ist die Streckung im Hüftgelenk: beim Spielbein[46] führt er den Oberschenkel zurück; er ist der wichtigste Muskel beim Gehen, Springen und Laufen; beim Standbein richtet er das Becken auf – das ist ein wesentliches Bewegungselement beim Berg- und Treppensteigen, beim Hochgehen aus der Hocke und beim Aufstehen aus dem Sitz – und verhindert das Überkippen des Oberkörpers nach vorn.

---

[46] Als Spielbein wird dasjenige Bein bezeichnet, das im Gegensatz zum Standbein frei beweglich ist.

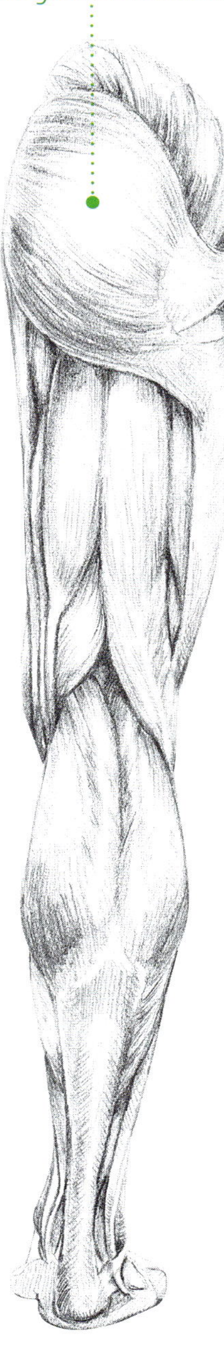

Indem er zusammen mit dem geraden Bauchmuskel das Becken aufrichtet und nach hinten neigt, stabilisiert er die Beckenstellung. Seine Antagonisten sind der Lendenmuskel, der gerade Schenkelmuskel, der Spanner der Oberschenkelbinde und die Rückenstrecker (siehe dazu auch Kapitel 3.3 über das Hohlkreuz). Bei schwachen Gesäßmuskeln kann es daher zu einer Verstärkung der Lendenlordose und zur Ausbildung eines Hohlrückens kommen.

Durch seine schräge Verlaufsrichtung von oben innen nach unten außen rotiert er zudem das Hüftgelenk und damit das Bein nach außen. Sein oberer Anteil wirkt abduzierend, sein unterer adduzierend auf das Bein.

Er ist, ebenso wie der mittlere Gesäßmuskel, auf der Anatomiezeichnung des Beins von hinten im Kapitel 2.6 gemeinsam mit den Flexoren des Oberschenkels dargestellt.

DER MITTLERE GESÄSSMUSKEL: MUSCULUS GLUTAEUS MEDIUS

Dieser Muskel liegt vor und unterhalb des großen Gesäßmuskels, er bildet die mittlere Schicht der äußeren Hüftmuskeln. Sein Ursprung liegt an der Außenfläche des Hüftbeins zwischen Darmbeinkamm und *Linea glutaea anterior,* er setzt an der Außenfläche des großen Rollhügels *(Trochanter maior)* an. Seine vorderen Fasern beugen im Hüftgelenk und rotieren das Bein nach innen, die hinteren strecken und rotieren das Bein nach außen. Alle Fasern zusammen abduzieren den Oberschenkel oder neigen, bei festgestelltem Oberschenkel, das Becken seitlich. Der mittlere Gesäßmuskel ist beim Gehen am Standbein[47] gut zu sehen und zu tasten. Seine Hauptfunktion ist die Abduktion. Beim Gehen und Laufen verhindert er auf der Standbeinseite das Abkippen des Oberkörpers zur anderen Seite und sorgt damit für die Geradehaltung des Rumpfes. Dadurch ermöglicht er, zusammen mit dem großen Gesäßmuskel, den aufrechten Gang.

[47] Als Standbein wird dasjenige Bein bezeichnet, auf dem das Gewicht des Körpers ruht – das frei bewegliche Bein ist das Spielbein.

Während der große Gesäßmuskel zusammen mit den Außenrotatoren des Beins die Gruppe der dorsalen Hüftmuskeln bildet, gehören der mittlere und auch der kleine Gesäßmuskel *(Musculus glutaeus minimus)* zur Gruppe der lateralen Hüftmuskeln, die alle Abduktoren und damit Gegenspieler der Adduktoren des Beins an der Oberschenkelinnenseite sind.

Da die Gesäßmuskeln bei jedem Schritt, den man geht oder läuft, beansprucht werden, ist es ausreichend, sie durch Bergwandern, Laufen und jede andere Sportart, bei der man sich rasch fortbewegt, zu trainieren. In der Kraftkammer kann man sie zusätzlich mit dem folgenden Gerät trainieren.

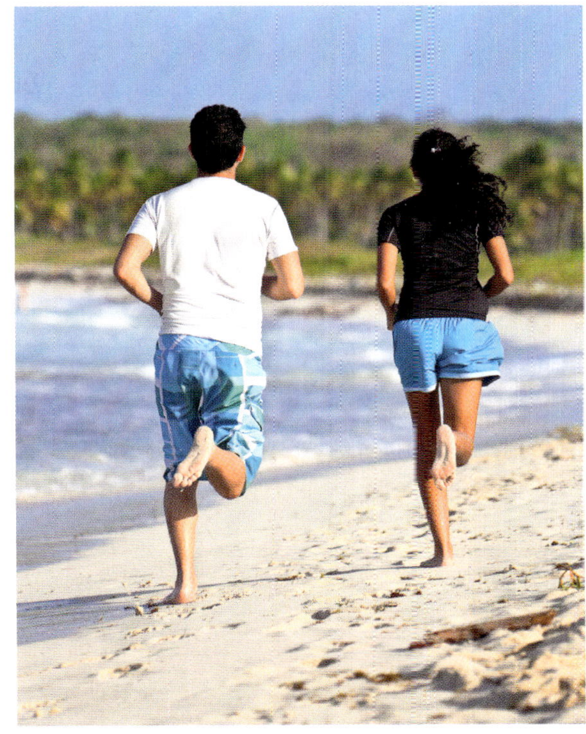

Gluteals

Ein Bein ruht mit der Oberschenkelrückseite auf einer Rolle, mit den Hüften stützen Sie sich auf den dafür bestimmten Polstern auf. Gegen den durch die Gewichte bedingten Widerstand führen Sie das fast durchgestreckte Bein mit der Ausatmung langsam nach hinten. Dabei drücken Sie die Ferse nach unten und achten darauf, dass der Fuß gerade nach vorne zeigt. Heben Sie das Bein nur bis zu einem Winkel von etwa 45 Grad nach hinten, es sei denn, Sie wollen den Rückenstrecker der gleichen Seite mittrainieren. Mit der Einatmung lassen sie es von den Gewichten wieder nach vorne drücken. Stellen Sie die Gewichte so ein, dass Sie bei einem Satz fünfzehn bis zwanzig Wiederholungen schaffen.

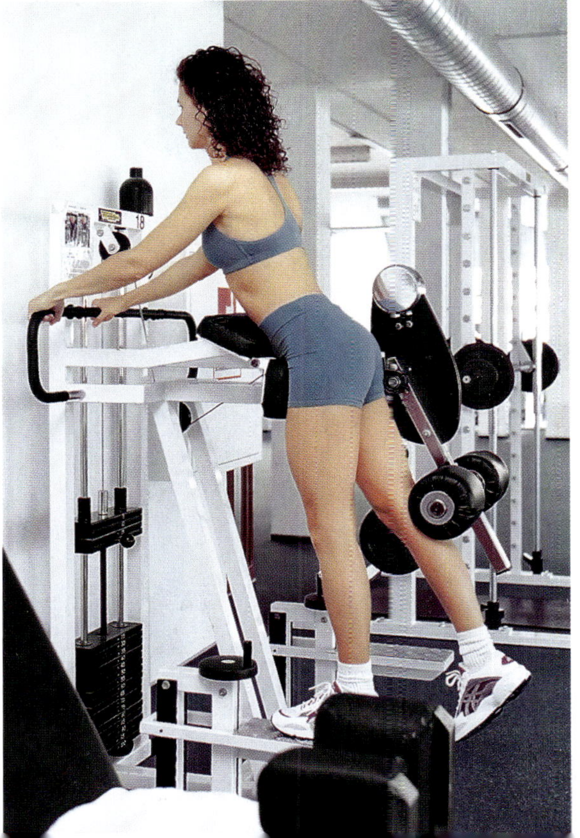

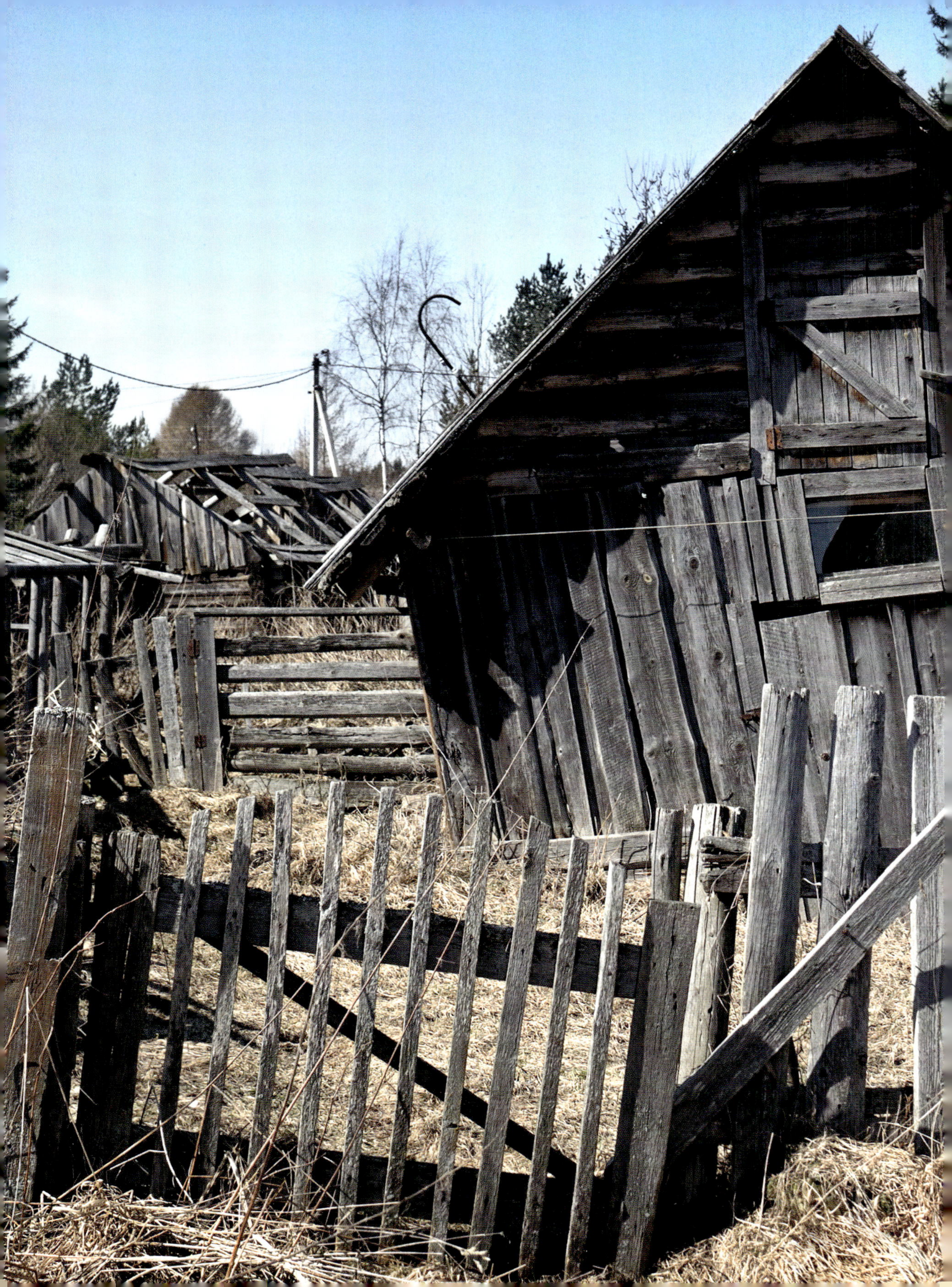

3 Häufige Fehlhaltungen und ihre Korrektur

Die hier besprochenen Fehlhaltungen lassen sich alle durch gezieltes Training verbessern und manchmal ganz heilen, vor allem in Verbindung mit der in Kapitel 6.2 besprochenen Methode der Shén Dào Körperarbeit oder struktureller Bindegewebsmassage.

Im vorigen Kapitel sind die für Sport, Gymnastik und Krafttraining wichtigsten Muskeln und Muskelgruppen in ihrer Anatomie und Funktion beschrieben worden; in diesem Kapitel wird eine Übersicht über die wichtigsten an einer Fehlhaltung ursächlich beteiligten Muskeln gegeben, damit Sie sich einen individuellen Trainingsplan zusammenstellen können. Ein gezieltes, auf anatomischem Verständnis basierendes Training ermöglicht es, jene Muskeln nicht zu trainieren, die Ihre Fehlhaltungen verstärken oder zumindest weiter verfestigen, und jene Muskeln besonders aufzubauen, die eine Fehlhaltung ausgleichen und verringern. Sie erfahren hier außerdem, wie Sie Ihre Muskeln dehnen, die eine Fehlhaltung bedingen oder mitbedingen, weil sie verkürzt sind. Das führt zu einem selektiven und persönlich auf Ihre strukturellen Erfordernisse abgestimmten Trainingsstil, der übrigens eine oft recht beträchtliche Zeitersparnis bedeutet, weil Sie einfach nicht mehr an allen Geräten im Fitness-Center trainieren müssen.

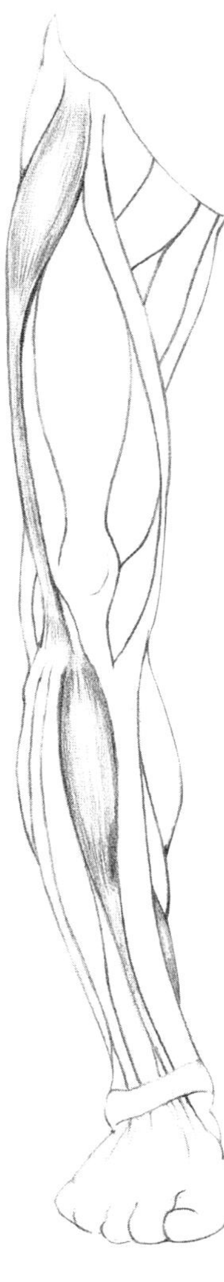

3.1 O-Beine

O-Beine entstehen durch eine fixierte Verkürzung vor allem der Abduktoren des Beins (siehe Kapitel 2.6), aber auch des vorderen und hinteren Schienbeinmuskels *(Musculus tibialis anterior* und *posterior)*. Im Zusammenhang damit sind vor allem die Adduktoren des Beines, aber auch der lange und kurze Wadenbeinmuskel *(Musculus peronaeus longus* und *brevis)* zu schwach oder überdehnt. Um ein strukturelles Verständnis von O-Beinen im Überblick zu ermöglichen, wird der Spannungsverlauf in den Beinen im Folgenden skizziert.

Bei O-Beinen besteht ein zickzackförmiger Spannungsverlauf von unten innen und vorne nach oben außen, das heißt, die Verkürzungen des vorderen und hinteren Schienbeinmuskels wirken zusammen mit denen der Abduktoren. Meist ist es mehr die Verkürzung im hinteren als im vorderen Schienbeinmuskel, die für O-Beine verantwortlich ist.

Wenn Sie die Abduktoren und die Schienbeinmuskeln dehnen und dadurch wieder etwas verlängern und wenn Sie gleichzeitig die Adduktoren und die Peronaeusgruppe durch Aufbautraining stärken und dadurch etwas verkürzen, dann ist es möglich, aus O-Beinen wieder gerade Beine zu machen, ein regelmäßiges Training über einen längeren Zeitraum vorausgesetzt. Die entsprechenden Übungen sind im Kapitel 2.6 beschrieben.

Wenn die O-Beine leicht bis mittelgradig ausgebildet sind, kann das durch die entsprechenden Dehnübungen und ein Aufbautraining der Adduktoren an der Maschine korrigiert werden. Bei stark ausgeprägten O-Beinen wird es erforderlich sein, die Faszien der verkürzten Muskeln durch Shén Dào Körperarbeit zu dehnen – auf diese Methode der strukturellen Faszienbehandlung wird in Kapitel 6.2 näher eingegangen. Erst dann hat es Sinn, mit einem systematischen Beintraining zu beginnen.

Das für O-Beine charakteristische Spannungsmuster verläuft zickzackförmig durch den ganzen Körper – von den Schienbeinmuskeln zu den Abduktoren, in den meisten Fällen weiter zum Zwerchfell, und spiegelt sich oft in hochgezogenen Schultern oder einer „Revolverhaltung" (durch verkürzte mittlere Deltamuskeln) wieder. Häufig ist der Spannungsverlauf einseitig stärker ausgeprägt, was zusätzlich zu einer asymmetrischen Körperform führt. In der Integrationsphase der Shén Dào Körperarbeit (Kapitel 6.2) werden diese die ganze Körperstruktur durchziehenden Spannungsmuster aufgelöst, sodass sich der Körper wieder frei aufrichten und anmutig bewegen kann.

3.2 X-Beine

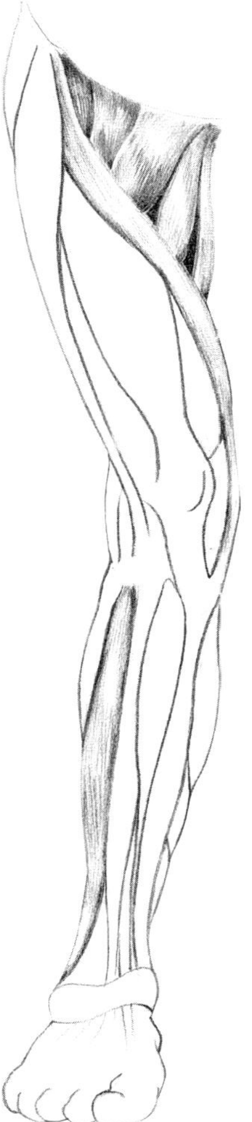

X-Beine sind durch eine chronische Verkürzung vor allem der Adduktoren des Beins, aber auch des langen und kurzen Wadenbeinmuskels bedingt. Als Gegenspieler sind die Abduktoren wie auch der hintere und vordere Schienbeinmuskel zu schwach oder überdehnt.

Bei X-Beinen besteht ein Spannungsverlauf von unten außen nach oben innen, das heißt, die Verkürzungen der Peronaeusgruppe bewirken zusammen mit denen der Adduktoren die Verformung der Beine zu der charakteristischen X-Figur.

Wenn Sie die Adduktoren und die Peronaeusgruppe dehnen und dadurch wieder etwas verlängern und Sie gleichzeitig die Abduktoren und die Schienbeinmuskeln durch Aufbautraining stärken und dadurch etwas verkürzen, ist es möglich, aus X-Beinen wieder gerade Beine zu machen. Wie Sie dabei vorgehen, ist in Kapitel 2.6 beschrieben.

Wenn die X-Beine leicht- bis mittelgradig ausgebildet sind, kann das durch die entsprechenden Dehnübungen und ein Aufbautraining der Abduktoren an der Maschine korrigiert werden. Bei stark ausgeprägten X-Beinen wird es erforderlich sein, die Faszien der verkürzten Muskeln durch Shén Dào Körperarbeit (Kapitel 6.2) zu dehnen. Erst in Kombination mit der spezifischen Dehnung der verkürzten Muskelfaszien hat es Sinn, mit dem systematischen Beintraining zu beginnen.

Das für X-Beine charakteristische Spannungsmuster verläuft zickzackförmig durch den ganzen Körper – von den Wadenbeinmuskeln zu den Adduktoren, in vielen Fällen weiter zum Darmbeinmuskel, dem quadratischen Lendenmuskel und zum Zwerchfell, es spiegelt sich oft in vorgezogenen Schultern und einem allgemein schwachen Brustkorb wieder.

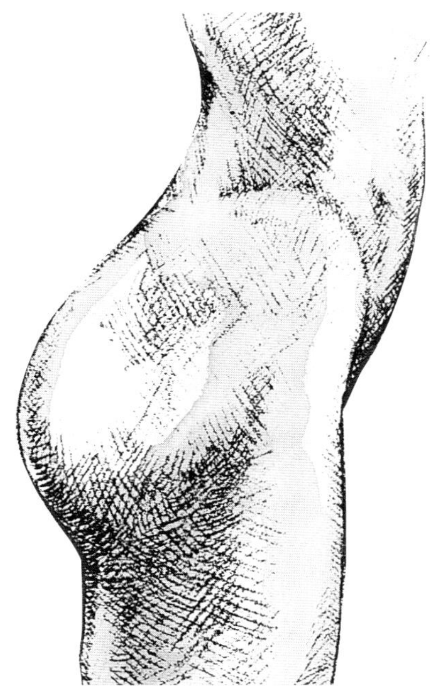

3.3 Hohlkreuz

Für die Ausbildung eines Hohlkreuzes gibt es zwei Ursachen: Die eine ist eine physiologische Schutzhaltung des Organismus bei chronischer Darmentzündung, da sich der Bauchraum beim Hohlkreuz vergrößert, wodurch ein chronisch entzündeter und vielleicht auch aufgetriebener Darm mehr Platz für seine peristaltischen Bewegungen hat. Bei einem chronisch entzündeten Organ schmerzen im Allgemeinen schon leichter Druck und Berührung mit Nachbarorganen und angrenzendem Gewebe, wie sie bei körperlicher Bewegung, aber schon durch die Atmung allein zustande kommen. Andauernde, dumpfe Schmerzen, vor allem wenn sie aus dem Bauchraum oder Becken kommen, werden bis zu einer gewissen Schwelle nicht bewusst erlebt, führen aber schon lange vor ihrer Bewusstwerdung zu selbstheilenden Maßnahmen subkortikaler Hirnzentren, wie zum Beispiel dem Einnehmen einer physiologischen Schutzhaltung. Ein durch eine chronische Darmerkrankung verursachtes Hohlkreuz muss daher zuallererst durch eine Heilung des Darms behandelt werden, wie sie zum Beispiel bei der Darmsanierung nach Franz Xaver Mayr geschieht.

Die zweite Ursache ist die chronische Verkürzung von meist mehreren der folgenden vier Muskeln:

- der gerade Schenkelmuskel *(Musculus rectus femoris)*
- der Spanner der Oberschenkelbinde *(Musculus tensor fasciae latae)*
- die Rückenstrecker *(Musculus erector spinae)*
- der Lendenmuskel *(Musculus iliopsoas)*

Wenn das Hohlkreuz nicht zu sehr ausgeprägt ist, können Sie versuchen, diese Muskeln durch spezifische Übungen zu dehnen. Bei einem ausgeprägten Hohlkreuz, das durch stark verkürzte Muskeln fixiert ist, wird es erforderlich sein, die entsprechenden Muskelfaszien zusätzlich mit Shén Dào Körperarbeit (Kapitel 6.2) oder anderen Formen struktureller Körperarbeit zu dehnen, um eine physiologische Krümmung der Wirbelsäule wieder zu ermöglichen und dadurch Langzeitfolgen wie Verformungen und Vorfälle der Bandscheiben zu vermeiden.

Das Dehnen des geraden Schenkelmuskels

Sie setzen sich im Fersensitz auf den Boden und stützen sich mit den Händen hinter den Füßen am Boden ab. Die Hände sind etwa in Schulterbreite am Boden aufgestellt und die Fingerspitzen zeigen nach hinten. Sie heben das Becken und kippen es dabei nach hinten, sodass Rumpf und Oberschenkel eine gerade Linie bilden. Während Sie tief aus- und einatmen, verharren Sie ungefähr eine Minute lang in dieser Position. Dann lassen Sie sich wieder zurück in den Fersensitz sinken.

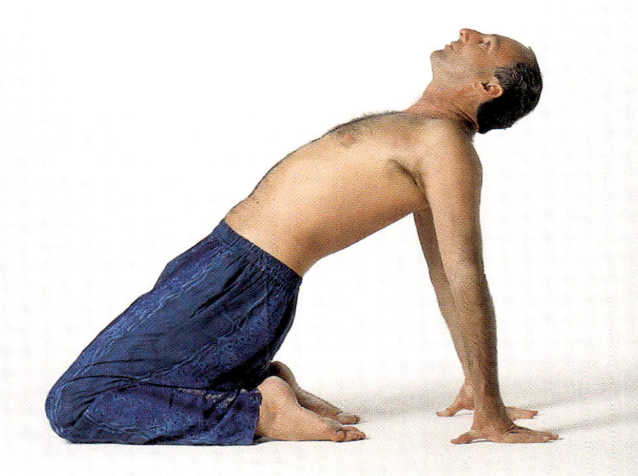

Das Dehnen des geraden Schenkelmuskels

Das Dehnen des geraden Schenkelmuskels (Variante)

Setzen Sie sich mit angewinkelten Beinen auf den Boden, sodass Ihre Füße neben den Hüften liegen. Dann lassen Sie den Oberkörper langsam zurücksinken, bis Sie die Spannung in den Oberschenkeln spüren. Wenn es Ihnen ohne Schmerzen möglich ist, liegen Sie eine halbe Minute oder auch etwas länger mit dem Rücken auf dem Boden und atmen tief ein und aus.

In der chinesischen Medizin dient diese Übung der Aktivierung des Magenmeridians – physiologisch gesehen der Förderung der Verdauung, emotional betrachtet der Stabilisierung, Beruhigung und Erdung.[49]

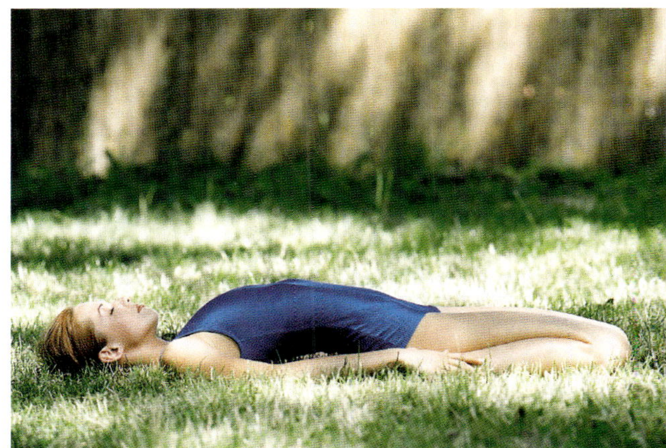

Das Dehnen des geraden Schenkelmuskels

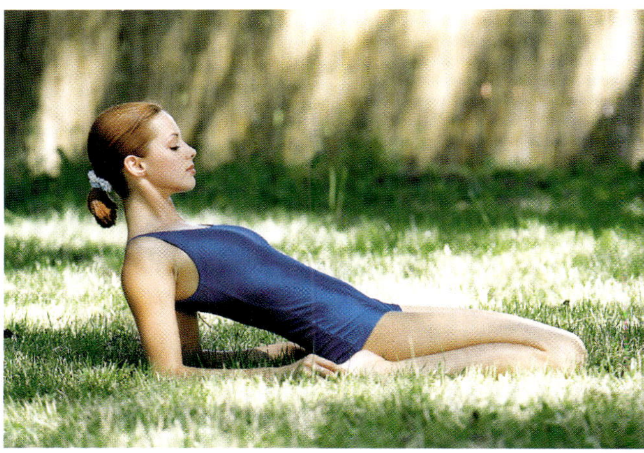

Das Dehnen des geraden Schenkelmuskels

[49] Achim Eckert: „Heilendes Tao" (Müller & Steinicke, München 2008), S. 49 ff

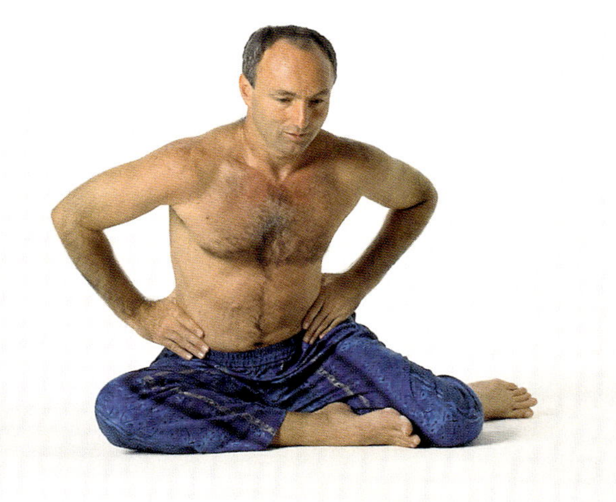

Das Dehnen des Lendenmuskels

Das Dehnen des Lendenmuskels

Setzen Sie sich im „Damensattelsitz" auf den Boden: ein Bein ist angewinkelt und liegt auf der Seite, der Fuß des anderen, ebenfalls angewinkelten Beins ruht dabei vor dem Becken. Nehmen Sie eine aufrechte Haltung ein, Sie können sogar mit dem Oberkörper etwas nach vorne kommen und sich mit den Händen in den Hüften abstützen. Mit dem Einatmen neigen Sie das Becken langsam nach vorn (soweit es geht) und verharren am Endpunkt der Bewegung ein bis fünf Sekunden. Diese Bewegung wird durch eine langsame Kontraktion des Iliopsoas ausgeführt. Mit dem Ausatmen lassen Sie das Becken sich wieder langsam aufrichten und neigen es sogar etwas zurück, sodass der Lendenmuskel gedehnt wird. Die Bewegung wiederholen Sie ungefähr drei Minuten lang. In dieser Position können Sie das Becken nur mit dem Lendenmuskel nach vorne neigen, ohne einen anderen Muskel, wie zum Beispiel den geraden Schenkelmuskel oder den Spanner der Oberschenkelbinde, dabei zu Hilfe zu nehmen. Diese Übung ist daher sowohl für die Dehnung als auch die Aktivierung und Kräftigung des Iliopsoas hervorragend geeignet.

Das Dehnen der Abduktoren im Sitzen

Diese Übung dehnt unter anderem den *Musculus tensor fasciae latae*. In Kapitel 2.6 ist die entsprechende Übung beschrieben.

Dehnung für die Rückseite: Zange (Paschimottasana)

Diese Übung dehnt sowohl die Beinrückseite als auch die Rückenstrecker. Sie wurde im Kapitel 2.4 beschrieben.

Auf jeden Fall müssen Sie alle Geräte und Übungen aus dem Trainingsprogramm weglassen, welche die vier das Hohlkreuz bestimmenden Muskeln beim Aufbautraining zwar kräftigen, aber auch verkürzen. An Geräten im Fitness-Studio sind das vor allem *Knee Extension* für die Kräftigung des Quadrizeps, *Abductors* für das Training des *Musculus tensor fasciae latae* und schließlich alle Geräte und Übungen, welche die unteren Rückenmuskeln stärken. Letztere sind *Lower Back Strech* – ein Gerät, auf dem man waagrecht mit dem Gesicht zum Boden liegt, den Oberkörper nach unten hängen lässt und ihn, mit Hilfe der Rückenstrecker, immer wieder aufrichtet (siehe Kapitel 2.4) – sowie die Yoga Asanas *Kobra* (siehe Seite 81) und *Heuschrecke* (siehe Seite 96).

Was den Iliopsoas betrifft, ist darauf zu achten, dass Sie physiologisch richtig gehen und laufen: Wie in Kapitel 2.6 im Abschnitt über den Hüftlendenmuskel beschrieben, initiiert der Iliopsoas die Gehbewegung und erst danach tritt der gerade Schenkelmuskel in Aktion. Wenn aber der Quadrizeps, der durch manche Sportarten wie Laufen oder Radfahren besonders trainiert wird, stark entwickelt ist, kann es vorkommen, dass der gerade Schenkelmuskel beim Gehen oder Laufen allein die Beugung im Hüftgelenk übernimmt. In diesen Fällen verharrt der Iliopsoas meist starr und unbeweglich, was man an einer hölzernen und steifen Geh- und Laufbewegung erkennt.

Um den Iliopsoas aus seiner rigiden Unbeweglichkeit und Verkürzung zu lösen, die häufig die Hauptursache des Hohlkreuzes ist, ist es wichtig, den im Kapitel 2.6 beschriebenen Psoas-Gang der Zen-Mönche zu üben.

3.4 Rundrücken

Die Wirbelsäule weist im Brustbereich eine physiologische Krümmung nach hinten auf, die als Kyphose[50] bezeichnet wird. Der Rundrücken entsteht durch eine stärkere Krümmung der Brustwirbelsäule nach hinten ohne gleichzeitige Hohlkreuzbildung – das Becken bleibt in einem normalen Winkel geneigt.

Die Ursache ist oft ein muskulär bedingter Haltungsfehler bei chronisch schlechter Sitz- und Lesehaltung und gleichzeitigem Bewegungsmangel. Manchmal ist ein Rundrücken auch durch Morbus Scheuermann bedingt, eine Erkrankung der Wirbelsäule, die in der Sportmedizin Adoleszentenkyphose oder juvenile Kyphose genannt wird.

[50] Der Begriff stammt aus dem Altgriechischen und bedeutet „gebeugt", „gebückt" oder „gekrümmt".

links: normale Haltung
rechts: Rundrücken

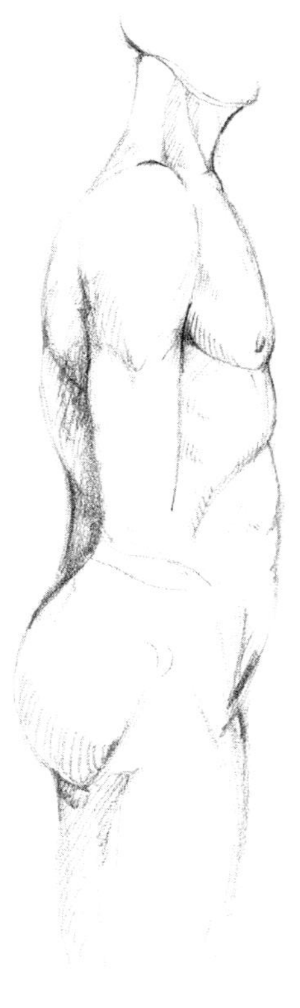

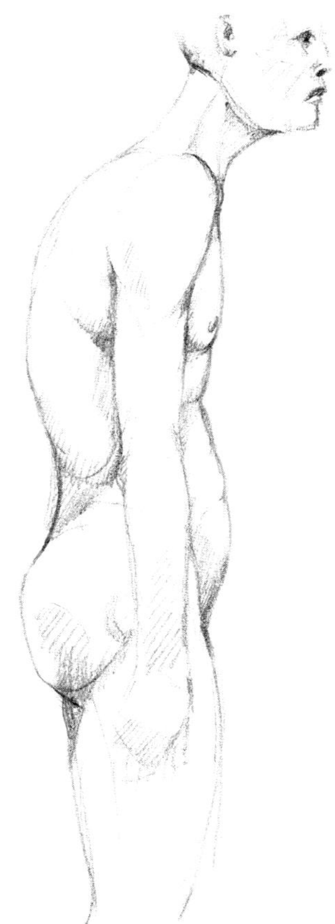

Glücklicherweise kann der Körper die in der Jugend erfolgten Wachstumsstörungen im dritten und vierten Lebensjahrzehnt zum Teil kompensieren, indem die Vorderkante der Keilwirbel mehr als die Hinterkante wächst.[51]

Wenn die biologische Energie im Alter, etwa ab dem sechsten Lebensjahrzehnt, stark abnimmt, kommt es wieder zu einer allgemeinen Verschlechterung – zu einer noch stärkeren Krümmung des Rundrückens und einer Zunahme der damit verbundenen Schmerzen. Für den Krankheitsverlauf ist daher entscheidend, ob der Rücken und insbesondere die Wirbelsäule im mittleren Alter durch leichten Bewegungssport und angemessene Therapien verbessert und gepflegt wird. Vor allem regelmäßige Massage und Akupunktur des Blasen- und Nierenmeridians – Blase und Niere sind die Organe des Wasserelements und dieses Element „regiert" die Knochen – wie auch eine allgemeine strukturelle Verbesserung durch Shén Dào Körperarbeit (Kapitel 6.2) bewirken eine Stabilisierung und teilweise Gesundung des Rückens und der Wirbelsäule, was für den Betroffenen eine aufrechtere Haltung und eine deutliche Verringerung der Schmerzanfälligkeit bedeutet.

[51] B. Heimkes/P. Richter/S. Stotz „Wachstumsvorgänge der Wirbelsäule beim Morbus Scheuermann unter biomechanischen Gesichtspunkten, in: Biomechanik der Wirbelsäule" (Thieme Verlag, Stuttgart 1983, S. 118–123).

MORBUS SCHEUERMANN

Bei dieser Erkrankung kommt es in der Jugend zu Entwicklungsstörungen der Wirbelsäule mit mehr oder weniger ausgeprägten Verknöcherungen der Grund- und Deckplatten der Wirbelkörper, die zur Bildung von sogenannten Keilwirbeln und damit zu einem fixierten Rundrücken führen. Durch Bandscheibeneinbrüche in geschwächte Teile der Wirbelkörper wird die Wirbelsäule weiter geschädigt. Die Betroffenen leiden unter mehr oder weniger ständigen Schmerzen, können nicht lange aufrecht sitzen und müssen vor allem Sportarten mit axialer Belastung, wie zum Beispiel Gewichtheben, Trampolinspringen und Geräteturnen, sowie starke Beuge- und Streckbewegungen, wie Rudern oder Delphinschwimmen, vermeiden. Vorteilhaft dagegen ist eine Kräftigung der Rücken-, Brust- und Bauchmuskulatur, da sie die Wirbelsäule stabilisiert: Zur Entlastung der Wirbelsäule dienen vor allem die Geräte und die Übungen mit Kurzhanteln, bei denen im Liegen oder mit schräg geneigtem Oberkörper trainiert wird.

Einen durch schlechte Haltung und Bewegungsmangel erworbenen Rundrücken kann man auf vielfältige Art und Weise verbessern. Unter den Sportarten sind vor allem Rudern und Delphinschwimmen zu empfehlen, da bei diesen die Wirbelsäule ständig stark gebeugt und gestreckt und dadurch wieder flexibler wird. Als Yoga Asanas sind das *Sonnengebet* (siehe ab Seite 94), die *Kobra* (siehe Seite 81) und die *Heuschrecke* (siehe Seite 96) zu empfehlen, da diese die Wirbelsäule im mittleren Rücken nach hinten strecken; als Dehnungsübungen werden der *Drehsitz* (siehe Seite 97) und die *Wirbelsäulendehnung* (siehe Seite 96) empfohlen. Alle diese Übungen finden Sie im Kapitel 2.4 über den Rücken.

Beim Krafttraining ist vor allem die Stärkung des großen Brustmuskels wichtig, da ein kräftiger Pectoralis das Brustbein und damit den Brustkorb nach vorne und oben hebt, wodurch eine übermäßige Brustkyphose verringert wird.

Unter den alternativen Therapien sind, ebenso wie bei Morbus Scheuermann, Shén Dào Körperarbeit, Meridianmassage und Akupunktur (die beiden letzteren werden im Kapitel 6.1 beschrieben) geeignete Methoden, um die Verhärtungen und Verspannungen der Rückenmuskulatur wieder zu lösen und die im oberen und mittleren Rücken gestaute Lebensenergie wieder zum Fließen zu bringen.

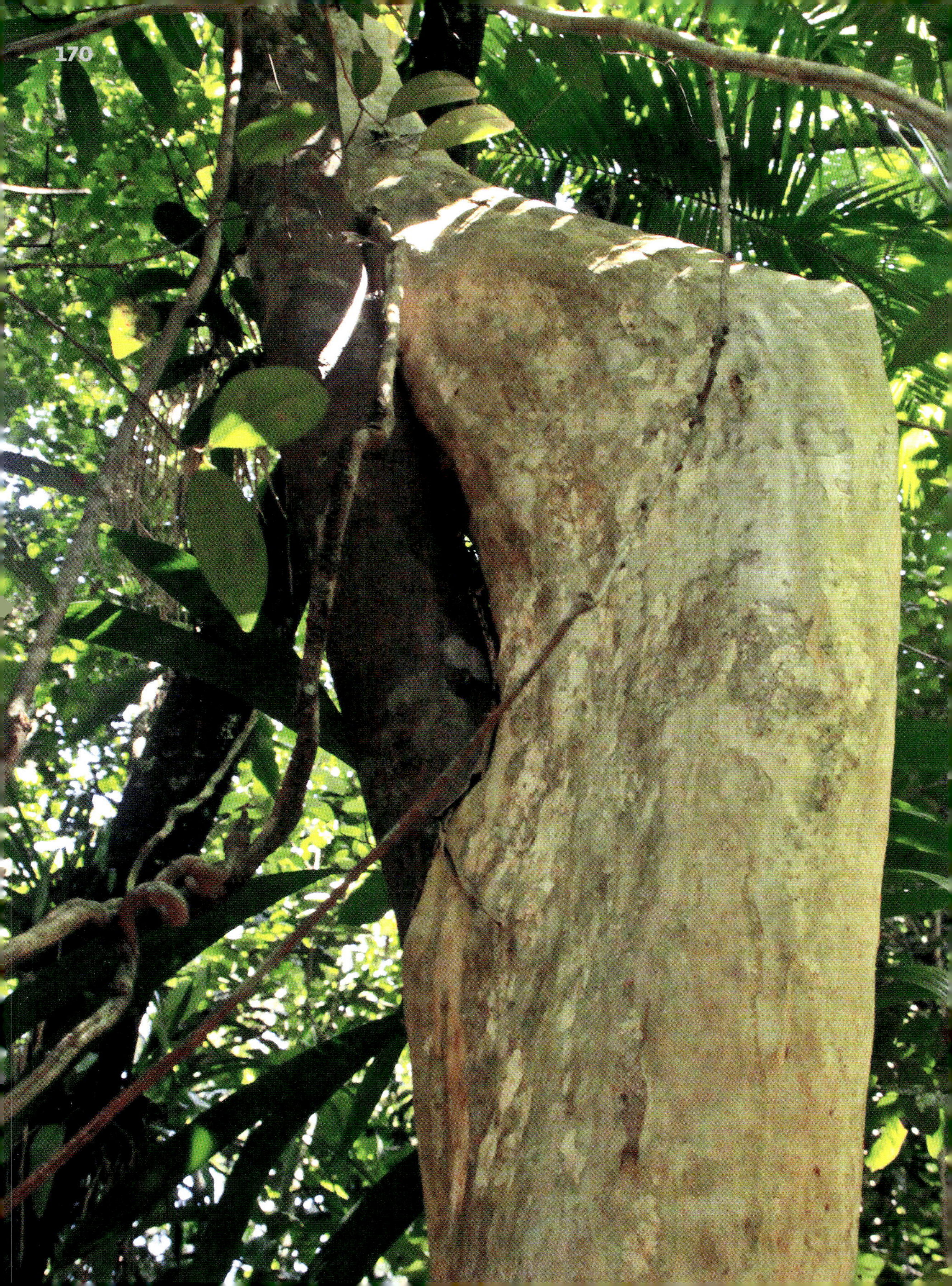

3.5 Der Schulterschiefstand und andere Asymmetrien

Bei einigen Menschen ist eine Schulter höher als die andere. Manchmal rührt das von einem tieferliegenden strukturellen Ungleichgewicht her, zum Beispiel von einem Beckenschiefstand, der wiederum durch verschieden lange Beine verursacht werden kann. In vielen Fällen ist eine Schulter höher als die andere, wenn der Trapezius und manchmal auch der Heber des Schulterblatts *(Musculus levator scapulae)* auf der gleichen Seite verkürzt sind. In beiden Fällen kann ein Schulterschiefstand durch Shén Dào Körperarbeit (Kapitel 6.2) wieder korrigiert werden. Wenn er von einem verkürzten Trapezius herrührt, ist dies einfach, weil nur eine einzige Muskelfaszie gedehnt und verlängert werden muss. Wenn er durch die ganze Körperstruktur bedingt ist, ist es ein längerer Prozess, in dem meist zuerst das Becken wieder gerade gestellt werden muss.

Es ist interessant, dass die höhere Schulter nicht unbedingt auf der Seite zu finden ist, auf der auch der Beckenkamm höher steht, sondern dass oft auch die Schulter auf der Seite hochgezogen ist, an der der Beckenkamm tiefer liegt.

Die letztgenannte Struktur ist komplexer und steht auch oft mit spiraligen Verdrehungen des Körpers in Zusammenhang – bedingt durch einseitige stärkere Verkürzung des Iliopsoas ist die höherstehende Seite des Beckens meist auch weiter nach vorn gezogen, wodurch der Schultergürtel oft kompensatorisch in die Gegenrichtung verdreht ist. Das heißt: Wenn die rechte Beckenseite höher und weiter vorn ist, ist die rechte Schulter meist nach hinten gezogen und die linke Schulter weiter vorn. Für solche Verdrehungen des Rumpfes sind asymmetrische Spannungsmuster der Rückenmuskeln mitverantwortlich; sobald sie stärker werden, ist die Wirbelsäule auch davon betroffen.

Asymmetrien im Körperbau – manche Körperbereiche sind höher/tiefer, weiter vorn/weiter zurück und weiter außen/innen als andere – können durch Methoden der Körperarbeit wie Shén Dào-Körperarbeit, Rolfing und Feldenkrais wieder ausgeglichen werden, sofern sie nicht zu extrem ausgebildet sind. Sogar bei Skoliosen – seitlichen Verbiegungen der Wirbelsäule mit Drehung der einzelnen Wirbelkörper – können gewisse, manchmal sogar recht erstaunliche Erfolge mit diesen organischen Methoden erzielt werden.

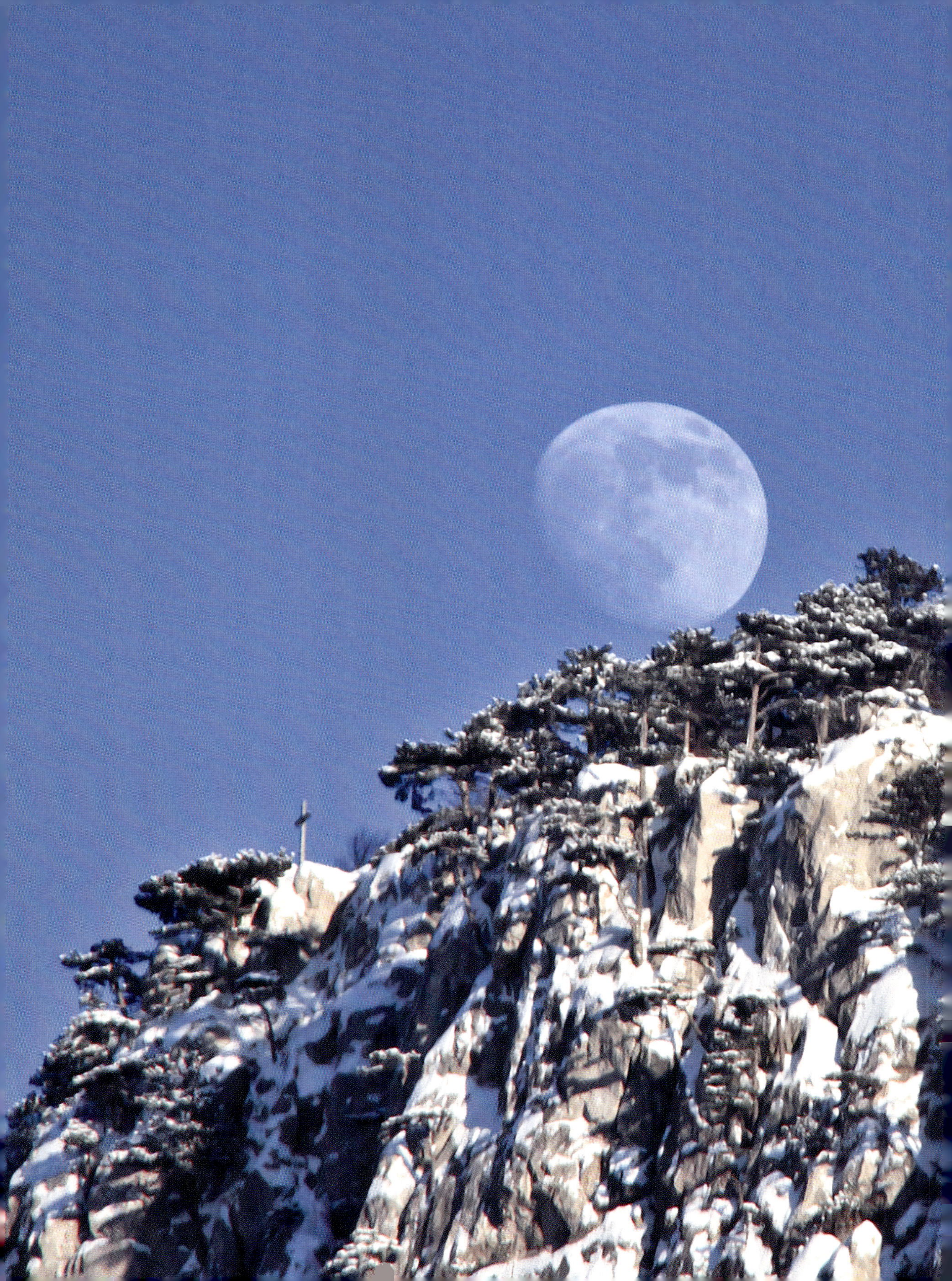

4 Körpertypen

Dieses Kapitel behandelt den Zusammenhang zwischen Körperform und Charakterstruktur. Es mag zwar genetisch angelegt sein, ob jemand dick ist oder dünn, ob jemand breite Schultern hat und schmale Hüften - oder umgekehrt. Aber wie viele der angelegten Faktoren zur Entwicklung kommen, hängt von Elternhaus, Erziehung und Umwelt ab – und schließlich, je älter man wird, umso mehr von einem selbst. Für die meisten, die mit verschiedenen Sportarten und im Fitness-Center trainieren, um ihren Körper kräftiger, ausdauernder und schöner zu machen, ist es selbstverständlich, dass man sich selbst und seinen Körper, bis zu einem gewissen Grad verändern kann.

Es ist jedoch auch wichtig zu verstehen, dass man unter Umständen gegen den eigenen Lebensstrom schwimmt, wenn man den Körper nur physisch trainiert und außer Acht lässt, dass unsere emotionalen und persönlichen Eigenheiten, unsere Gefühle, Verhaltensmuster und Denkgewohnheiten, unseren Körper ständig mitformen. Daher kann es eine bedeutende Kraft- und Zeitersparnis sein, wenn Sie Ihre Persönlichkeit und seelischen Bedürfnisse bei Ihrem Fitness- und Körpertraining berücksichtigen.

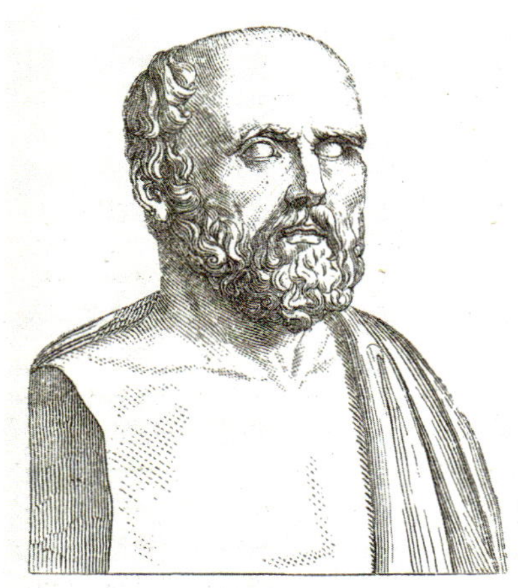

Hippokrates

Schon die Griechen des Altertums wussten, dass es einen Bezug gibt zwischen Persönlichkeit und Verhaltensmustern einerseits und der Gestalt, dem Aussehen und der Funktion des Körpers andererseits. Hippokrates formulierte vier Typen in seiner Charakterlehre: den phlegmatischen, melancholischen, cholerischen und sanguinischen Typus, denen er auch verschiedene körperliche Erscheinungsbilder zuschrieb. Jeder dieser vier Charaktertypen ist einem der vier Elemente – Erde, Wasser, Feuer und Luft – zugeordnet.

Auch die Astrologie kennt von alters her einen Bezug von Sternzeichen zu körperlichen Merkmalen. Vor allem der Aszendent, viel mehr als das Sonnenzeichen, prägt das körperliche Erscheinungsbild. Verschiedene astrologische Konstellationen werden in der modernen Astromedizin zu Rate gezogen, um Gesundheit und Krankheit verstehen zu können.

Seit der Entwicklung der Psychologie als eigenständige Wissenschaft im 19. Jahrhundert haben verschiedene Forscher Lehren über den Zusammenhang von Körperbau und Charaktereigenheiten aufgestellt. Eine der bekannteren Typenlehren war die des Psychiaters und Neurologen Ernst Kretschmer, der einen pyknischen, leptosom-asthenischen und athletischen Körperbau unterschied und diesen den zyklothymen, schizothymen und viskösen Charakter zuordnete.

Eine andere bedeutende Körpertypenlehre, von der sich die verschiedenen heute praktizierten Formen körperorientierter Psychotherapie, wie zum Beispiel Bioenergetik, Biodynamik, Hakomi und Integrale Leibarbeit herleiten, beruht auf der Arbeit des österreichischen Arztes und Psychoanalytikers Wilhelm Reich. 1933 erschien sein Buch „Charakteranalyse", in dem er den Grundstein für die Körpertypenlehre legte, die später von seinen Schülern und Nachfolgern Alexander Lowen, John Pierrakos, David Boadella, Gerda Boyesen und Ron Kurtz ausformuliert und in vielen Details weiterentwickelt wurde.

Charakterstrukturen sind Abwehr- und Schutzsysteme, Verhaltensstrategien, die in der Kindheit entwickelt wurden, um mit Existenzbedrohung, Angst, mangelnder Nahrung und Liebe, Zurückweisung, Stress, Unterdrückung, Demütigung, Manipulation und überhöhten Leistungsanforderungen zurechtzukommen. Diese Abwehr- und Schutzsysteme bewirken auch die Entwicklung des für bestimmte Charakterstrukturen typischen Körperbaus. Wilhelm Reich hat den Begriff des Körperpanzers geprägt, wenn bestimmte Körperregionen durch chronische Muskelanspannungen unempfindlich und der Lebens- und Gefühlsfluss in ihnen blockiert wird, um unerwünschte Gefühle abzuwehren, zu verdrängen und zu unterdrücken. Wenn zum Beispiel das Bedürfnis des Kindes nach Liebe von den Eltern immer wieder zurückgewiesen wird, wird das Kind lernen, seinen Brustkorb so festzuhalten, dass der Gefühlsfluss im Herzbereich verringert wird und zu kontrollieren ist; gleichzeitig wird es lernen, die Rückenstrecker chronisch so anzuspannen, dass Loslassen und Hingabe (die Funktionen des Energieflusses des im Rücken verlaufenden Blasenmeridians) erschwert und behindert werden. Diese Kettenhemdpanzerung, wie sie in der Bioenergetik genannt wird, ist die körperlich-energetische Grundlage einer die Liebe zurückhaltenden Einstellung, um den Schmerz und die Angst vor dem Zurückgewiesenwerden nie mehr spüren zu müssen. Die Anspannung des Herz- und Rückenbereichs ist somit Teil der eigenen Identität. Der Betreffende merkt in seinem Lebensverlauf gar nicht, dass er Liebe und Hingabe meist vermeidet, dass er keine überströmenden Gefühle der Verliebtheit und Liebe zulässt und dass er selbst sexuelle Gefühle nicht zu einem überströmenden Glück im Herzen werden lässt.

Das Kind erlernt den Umgang mit sich und der Welt, indem es das Verhalten der Eltern und Geschwister kopiert. Zusammen mit den Überlebensstrategien, die als Reaktion auf das Verhalten der Eltern und Geschwister aufgebaut werden, bildet die Nachahmung der elterlichen Vorbilder den eigenen Charakter. Die Entwicklung der verschiedenen Verhaltensmuster erfolgt zu einer Zeit, in der das Kind noch keinen Überblick über Leben und Menschsein hat und somit seine Muster nicht reflektieren kann. Erst dem Erwachsenen wird es möglich, eigenes Verhalten zu reflektieren – und dadurch die Wahl zu bekommen, an der Veränderung eigener Charakterstrukturen zu arbeiten.

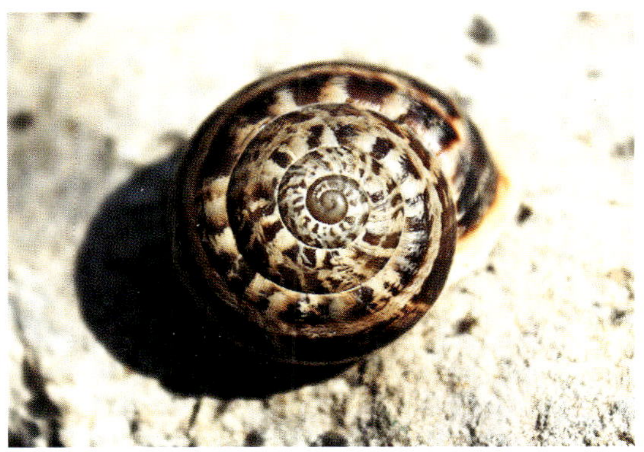

Da die Körpertypenlehre von Reich und Lowen die Dynamiken zwischen Körper und seelischen Strukturen auf eine leicht zu erfassende Weise darstellt, werde ich sie hier in ihren Grundzügen beschreiben. Wichtig ist zu erwähnen, dass kein Mensch einen der dargestellten Charaktere in seiner reinen Form repräsentiert, auch wenn es auf den ersten Blick und bei oberflächlicher Betrachtung so aussehen mag, sondern dass wir alle Mischformen verschiedener Körpertypen sind. Die Assoziation der Charakter- und Körperbilder zu Obst- und Gemüsesorten ist nicht nur dazu gedacht, ein einprägsames Bild des jeweiligen Charakters zu vermitteln, sondern auch um eine weit verbreitete Falle zu vermeiden, von der auch die Reichsche Lehre nicht frei ist: Bei psychologischen Theorien besteht die Gefahr, dass man sich selbst schnell in einer pathologischen Schublade wiederfindet, dass jede Lebensäußerung nicht so sehr als individuelle Eigenart, sondern als Teil eines krankhaften Musters verstanden wird, wohingegen ein Spargel, eine Kartoffel oder eine Birne einfach gut sind, so wie sie sind. Man mag den Geschmack oder man mag ihn eben nicht. Und verschiedene Gemüsesorten, zum Beispiel Spargel und Blumenkohl, brauchen ganz unterschiedliche Zubereitungsarten, um ihr Wesen und ihr Aroma voll entfalten zu können. Es geht hier auch darum, sich mit dem Potenzial anzunehmen, das man hat – entsprechend dem englischen Sprichwort: „Wenn Du eine Banane bist, versuche nicht ein Apfel zu sein – sonst bist Du einfach nur ein zweitklassiger Apfel."

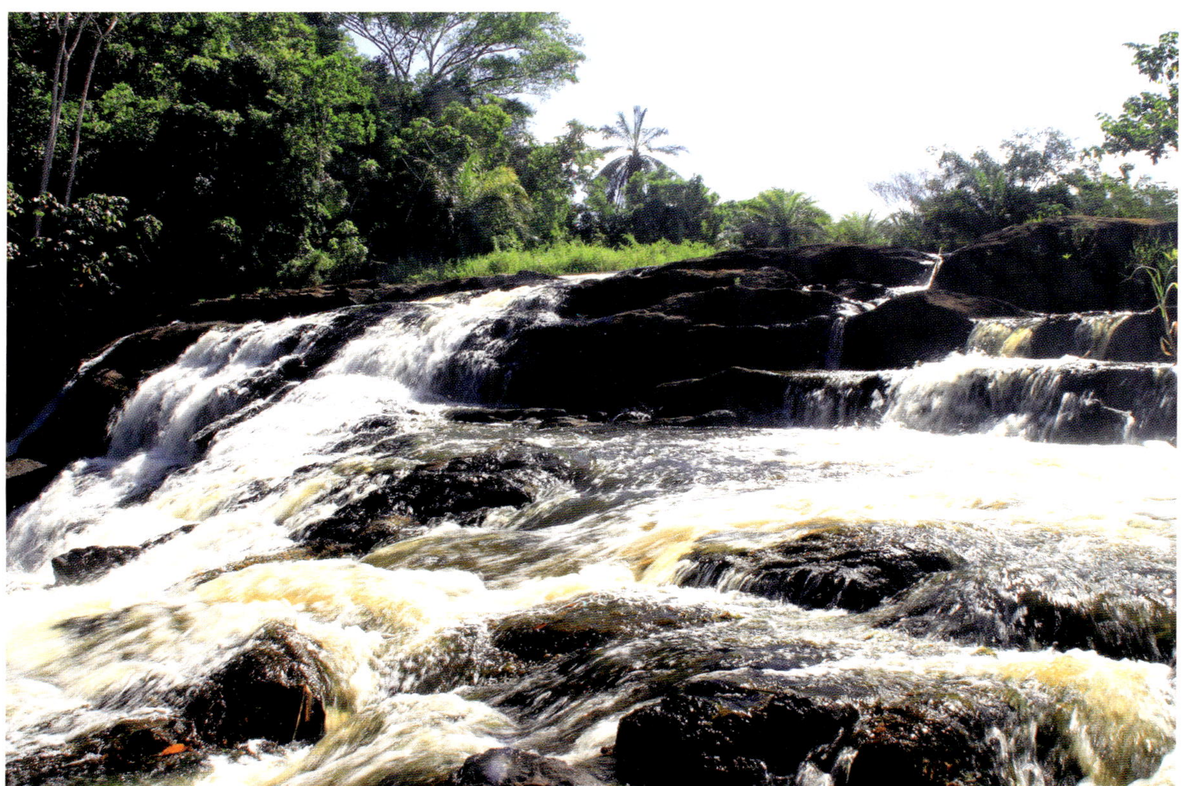

4.1 Der natürliche und lebendige Mensch

Der natürliche und lebendige Mensch kann sich entwickeln, wenn er als Kind alle entwicklungsgeschichtlich wichtigen Phasen und Abschnitte so durchläuft, dass er körperlich und seelisch beweglich, wach, offen und neugierig auf die Welt um ihn herum aufwachsen kann. Er fühlt sich bei seiner Mutter, seinem Vater und seinen Geschwistern und Verwandten geborgen und geliebt, sie sind seine sichere Basis und Anleitung zur Erkundung der Welt. Mit ihnen erfährt er auch Reibung und Grenzen, Auseinandersetzung, Konflikt und Herausforderung, in manchen Situationen auch angemessene Strafe und Frustration, um an diesen spürbaren Grenzen eine anpassungsfähige Persönlichkeit zu entwickeln, die sich in kleinere und größere Gemeinschaften und Ordnungen integrieren kann.

Um so aufzuwachsen, braucht er natürliche und lebendige Eltern, die sich wertschätzen und lieben, die selbstbewusst und natürlich sind in ihrer Körperlichkeit wie in ihrer Emotionalität, die sich weder ihrer Nacktheit noch dem Ausdruck weicher Gefühle wie Bewunderung, Staunen, Liebe und Hingabe schämen. Er braucht Eltern, die ihn mit Achtung und Liebe, mit Besonnenheit, milder Bestimmtheit und Festigkeit erziehen; Eltern, die dem Kind die für das Leben in einer komplexen Kultur erforderlichen Regeln und Grenzen mit Klarheit und liebevollem Verständnis vermitteln; Eltern, die wissen, dass Blühen und Reifen erreicht werden kann, ohne zu schimpfen und zu schreien, ohne zu schlagen, zu peinigen und hart zu strafen, ohne dem Kind Angst zu machen und den Teufel an die Wand zu malen.

Interessant ist, dass in unserer Gesellschaft für fast alles eine Ausbildung verlangt wird, nur nicht im Hinblick auf die Erziehung unserer Kinder und auf die Entwicklung der Liebesfähigkeit in sexuellen sowie im seelischen Bereich. In den Schulen wird zwar viel Wissen angehäuft, aber die Fähigkeit, einen anderen Menschen körperlich und seelisch zu lieben, Taktlosigkeiten zu verzeihen, Neid und Gier bei sich zu erkennen und zu lernen, diese Gefühle in wertschätzende Anerkennung und Bescheidenheit umzuwandeln, werden weder in Sozialkunde noch in Psychologie unterrichtet. So werden Menschen großgezogen, die sich zwar in einer digitalisierten und konsumintensiven Welt zu bewegen wissen, deren Gefühlsrepertoire unter einer glatten und gelackten Zivilisationsoberfläche jedoch recht unkultiviert ist.

Der Körper des natürlichen und lebendigen Menschen ist aufgerichtet, anmutig und kraftvoll.

Seine Augen sind aufmerksam, wach und leuchten, in ihnen wohnen Humor, Geist, Esprit, Gelassenheit. Seine Augen sind durchlässig, er lässt sich in seine Seele blicken, sie verbergen seine wahren Empfindungen nicht.

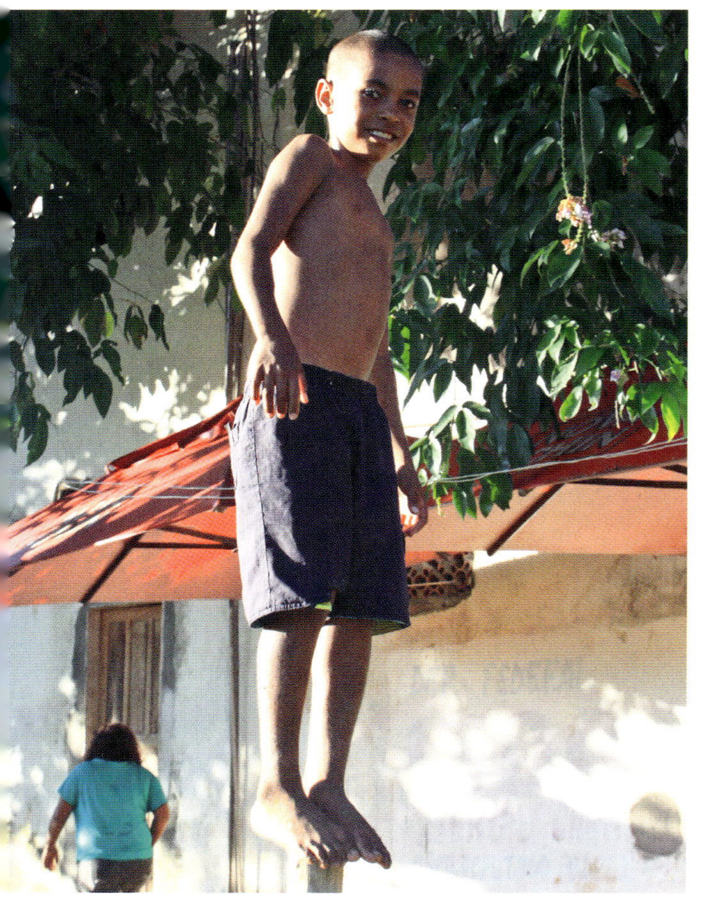

Der Atem des lebendigen Menschen fließt frei. Der Brustkorb ist flexibel, er dehnt sich merklich mit der Einatmung aus und zieht sich mit der Ausatmung zusammen. Der Atem hebt den Bauch und die Brust, er geht in die Lungenspitzen und weitet den oberen Rücken und die Flanken. Der Atemstrom ist variabel den unterschiedlichen Situationen angepasst – er vermag, ausdauernd tief zu atmen, ohne außer Atem zu kommen, wenn eine körperliche Leistung erbracht wird; durch weite Atmung ist er mit dem Raum um sich und durch die gemeinsame Angleichung des Atemrhythmus mit dem anderen verbunden; sein Atem vermag weich und fließend zu sein und kann sich dem Sein in Liebe, Lust und Genuss voll hingeben.

Die Haut des gesunden und lebendigen Menschen ist gut durchblutet, sie lädt ein, berührt zu werden. Der natürliche Mensch berührt gern, sein Körper ist empfindsam und anziehend.

Er lässt sich bis in die Tiefe berühren und ruht doch fest in sich. Er vermag sich körperlich und seelisch voll zuzuwenden – und kann sich aber genauso klar und leicht abgrenzen, wenn er sich schützen mag.

Der lebendige Mensch steht mit beiden Beinen fest im Leben und auf dem Boden der Tatsachen. Er steht und geht auf der Erde als seiner Heimat. Da er sich mit der Erde gut verbunden fühlt, kann er einen festen Standpunkt einnehmen und ihn beibehalten – ihn aber auch wieder aufgeben, wenn es Zeit ist, weiter zu einem anderen Standort zu gehen.

Die Harmonie seiner körperlichen Formen wie des Ausdrucks seiner Gefühle spiegelt die Balance von tun und lassen.

Bücher, die den natürlichen und lebendigen Menschen zeigen

„DER MANN AUS ZELARY“ von Kveta Legátová (dtv, München 2008)
Zu Zeiten des Nationalsozialismus gerät eine junge Ärztin im Protektorat Böhmen und Mähren durch ihre Kurierdienste für eine Widerstandsgruppe in Lebensgefahr und muss untertauchen. Ihr bester Freund organisiert für sie die Heirat mit einem ihrer Patienten – dem Quasimodo eines abgelegenen Bergdorfs.

„PAN AROMA“ von Tom Robbins (Rowohlt, Reinbek 1985)
Der germanische König Alobar und die indische Witwe Kudra haben sich ihre natürliche Sicht der Dinge jeder auf seine Weise bewahrt und wehren sich gegen den ihnen von der Gesellschaft vorbestimmten Tod. Es folgt eine lange Reise durch die Zeit.

„DIE MANDEL“ von Nedjma (Knaur, München 2006)
Die unter Pseudonym erschienene Geschichte einer Marokkanerin – ein Blick in arabische Sinnlichkeit, ein Blick in Liebe und Leid.

„BRIEFE IN DIE CHINESISCHE VERGANGENHEIT“
von Herbert Rosendorfer (dtv, München 1983)
Kao-tai, ein chinesischer Mandarin des 10. Jahrhunderts unserer Zeitrechnung, will mittels eines Zeitreisekompasses in die Zukunft reisen und landet, da er die Erdumdrehung nicht berücksichtigt hat, in der Metropole Min-chen des Landes Ba Yan der 1980er Jahre. Auf Zeitreisepapier beschreibt er seinem Freund Dji-Gu in China, was ihn im Land der Großnasen verwundert und verstört. Ein humorvoller Blick auf die uns selbstverständlich gewordenen Eigenheiten unserer Kultur.

Von den großen Schauspielern, die in unserer Kultur für viele Menschen wichtigere Vorbilder sind als Börsianer, Priester und Politiker, sind Robert Redford, Meryl Streep, Sandrine Bonnaire, Jacques Gamblin, Charlotte Rampling und Gérard Depardieu Beispiele für lebendige und natürliche Menschen, die in vielen ihrer Rollen Großzügigkeit und Liebesfähigkeit, die Fähigkeit, das Wesentliche zu leben, persönliche und soziale Integrität darstellen.

Filme, die den natürlichen und lebendigen Menschen zeigen:

„MADEMOISELLE“, Regie: Philippe Lioret (Frankreich 2000)
Eine Pharmareferentin (Sandrine Bonnaire) und ein mit Improvisationen sein Geld verdienender Schauspieler (Jacques Gamblin) begegnen einander, zwischen einer Pharmavertriebskonferenz und ihrer Abreise zum Gatten und den Kindern. Eine kurze Begegnung, die all die Tiefe und Subtilität des Verliebtseins und der Liebe zeigt – das Kostbarste des Lebens in ein paar Stunden kaleidoskopartig und poetisch erlebt.

„BACKFISCHLIEBE“, Romanze, Regie: Rolf Hädrich (Deutschland 1985)
Deutschland vor 1939. Auf einem idyllischen Landgut in Norddeutschland lernt ein englischer Gastschüler die deutsche Sprache und die zwei reizenden Töchter seines Gastgebers kennen und lieben. Er ist in seinen Gefühlen von einer Wahrhaftigkeit und Lauterkeit, wie sie heute in unserer Gesellschaft kaum mehr gelebt wird.

„BRUBAKER“, Drama, Regie: Stuart Rosenberg (USA 1980)
Henry Brubaker (Robert Redford) wird zum neuen Direktor des Wakefield-Gefängnisses in Arkansas ernannt. Er lässt sich als Häftling in die Anstalt einweisen und erfährt am eigenen Leib, dass Korruption, Vergewaltigung und Folter zum Gefängnisalltag gehören und dass Häftlinge im Gefängnis festgehalten werden, obwohl sie ihre Strafe abgesessen haben. Er nimmt den Kampf gegen den amerikanischen Strafvollzug auf.

4.2 Der schizoide Körpertypus oder die Spargelform

Die in den Entdeckungen von Wilhelm Reich gründende Körpertypenlehre formuliert als früheste Persönlichkeitsstörung den sogenannten schizoiden Charakter, den man an seinem überschlanken, schmalen und eng zusammengezogenen Körper erkennt. Diese Charakterstruktur bildet sich als Reaktion auf Traumata in der Zeit vor der Geburt, während des Geburtsvorganges und während des ersten Lebensjahres. Sie ist eine Persönlichkeitsstörung, die aus einem Lebensabschnitt stammt, in dem das Kind – oder der Embryo – noch nicht zwischen Selbst und anderen differenziert, sondern als, im gesunden Normalfall, untrennbare Einheit mit dem größeren Ganzen (der Mutter) existiert.

Wir können uns den Fötus und das Neugeborene als Bündel reiner Lebensenergie vorstellen, das keinerlei Vorstellungen von der Welt hat, keine Erwartungen, und ursprünglich auch nicht Angst noch Mangel kennt. Sofern die Einheit mit der Mutter gegeben ist, die Mutter gesund und glücklich ist, ihr Blut die erforderlichen Nährstoffe und keine Giftstoffe enthält, welche die Plazentaschranke passieren, ist es das Paradies. Der Fötus braucht nichts zu tun und schwimmt in Seligkeit.

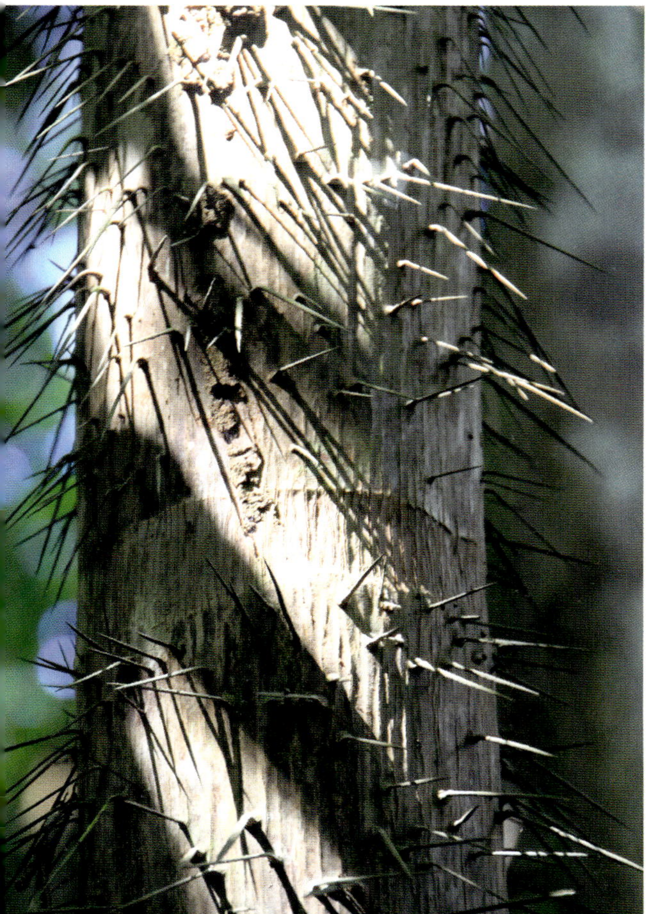

Der Kernausdruck des Fötus wie des Neugeborenen besteht in einem einfachen: „Hier bin ich! Ich existiere!". Sein Leiden beginnt da, wo dieser Ausdruck von Anfang an durch die Mutter in Frage gestellt ist. Wenn die Mutter diesem „Da bin ich!" mit Hass, Ablehnung und Feindseligkeit begegnet, weil sie das Kind nicht wollte oder will, zum Beispiel weil sie vergewaltigt wurde, weil das Kondom platzte oder weil das Kind „gemacht" wurde, um endlich heiraten zu dürfen, ist diese Ablehnung des werdenden Lebens schon im Uterus voll wirksam.

Es ist eine therapeutisch in Tausenden von Fällen erwiesene Tatsache, dass der Fötus gegen ihn gerichtete Gefühle wie Ablehnung, Hass, Gleichgültigkeit und Kälte nicht nur wahrnimmt, sondern er diese Gefühle als Teil seiner Selbst erfährt, weil er ja noch untrennbar mit dem Ganzen verbunden ist.

Es ist bekannt, dass auch eine Abtreibungsdiskussion der Eltern in der Frühphase der Schwangerschaft seine bleibenden und nachvollziehbaren Spuren nicht nur in der Psyche, sondern auch in der körperlichen Konstitution des Kindes hinterlässt. Hinlänglich bekannt ist zudem, dass moderne Krankenhausgeburten die Entstehung der schizoiden Persönlichkeitsstörung in hohem Maße fördern: Das Neugeborene wird abrupt aus seiner dunklen, warmen, pulsierenden Umwelt herausgerissen und grellem Licht, Kälte, kratzigem Stoff und negativen, äußerst disharmonischen Schwingungen (in Form von Hast, Gleichgültigkeit und Stress) ausgesetzt. Das Kind wird sofort von der Mutter getrennt, es wird gemessen, gewogen und damit schockartig in die abstrakte Welt der Ratio und der Zahlen initiiert. Die moderne Krankenhausgeburt ist meist ein Schock fürs Leben, weswegen Frédérick Leboyer seine Methode der sanften Geburt entwickelt hat.[52]

In geringerem Maße entstehen schizoide Charaktermerkmale während des ersten Lebensjahres, wenn die Mutter nicht ablehnend, sondern bloß unempfänglich für die Bedürfnisse des Kindes ist: Sie ist einfach nicht sanft und liebevoll genug, vielleicht ist sie geistig abwesend (da, aber doch nicht da) und zu sehr beschäftigt mit anderen Dingen. Vielleicht ist sie aber auch nur ängstlich und verunsichert, ob sie bei dem kleinen Wesen alles richtig macht, fühlt sich hilflos und unreif. Ihr Verhalten hat jedenfalls zur Folge, dass das Kind sich von der Welt zurückzieht, denn wenn seinem wesentlichen Lebensausdruck mit Unverständnis oder Ablehnung begegnet wird, übernehmen die Kinder in diesem frühen Stadium die wahrgenommene Einstellung der gleichgültigen oder ablehnenden Person – der Mutter.

Ein sich formender Kernsatz aus dieser Zeit könnte etwa so lauten: „Mit mir stimmt etwas nicht, weil ich so schlecht behandelt werde. Ich gehöre nicht hierher; ich bin nicht gewollt." Da die eigene Lebensenergie das Überleben zu bedrohen scheint, treffen diese Kinder die Entscheidung, die eigene Lebenskraft unter Verschluss zu halten. Die Impulse, die eine so negative Reaktion der Umwelt hervorrufen, dass sie als lebensbedrohend empfunden werden, werden unterdrückt. In einem allmählichen Prozess lernt der Schizoide, seine Gefühle abzuschneiden und seine Impulse tief in seinem Inneren zu verbergen. Da primäre Gefühle und Impulse wie Nahrungs- und Schutzsuche sowie Suche nach Geborgenheit mit Todesangst assoziiert werden, schneidet sich der Schizoide in seiner sich entwickelnden mentalen Existenz von seinen Gefühlen so nachhaltig ab, dass sich eine eigene Gefühlswelt im Laufe seines Lebens kaum entfalten und differenzieren kann. Der Terror und das Grauen, das er erfahren hat, ist so tiefliegend, dass er entschieden hat, einfach nicht zu fühlen. Eine E-Motion, also eine Bewegung aus sich heraus, oder auch nur die innere Erkenntnis von Gefühlen könnte zur Vernichtung führen. Daher vermeidet es der Schizoide, mit seinen wirklichen Gefühlen in Kontakt zu kommen, und er vermeidet es auch, im Körper zu sein, denn körperliche Empfindungen führen zu Gefühlen, und umgekehrt. Er lebt daher in einer Welt von meist recht abstrakten Gedanken, Theorien und Ideen. Wenn man ihn fragt, wie er sich fühlt, wird er einem erzählen, was er denkt – er kennt es nicht anders.

Der **Körperbau** des schizoiden Charakters ist schmal und häufig asymmetrisch, er erscheint fragmentiert, die linke und die rechte Hälfte passen nicht so recht zusammen. Auch die einzelnen Körperteile sind nicht in harmonischer Proportion

[52] Frédérick Leboyer: „Geburt ohne Gewalt" (Kösel Verlag, München 1995)

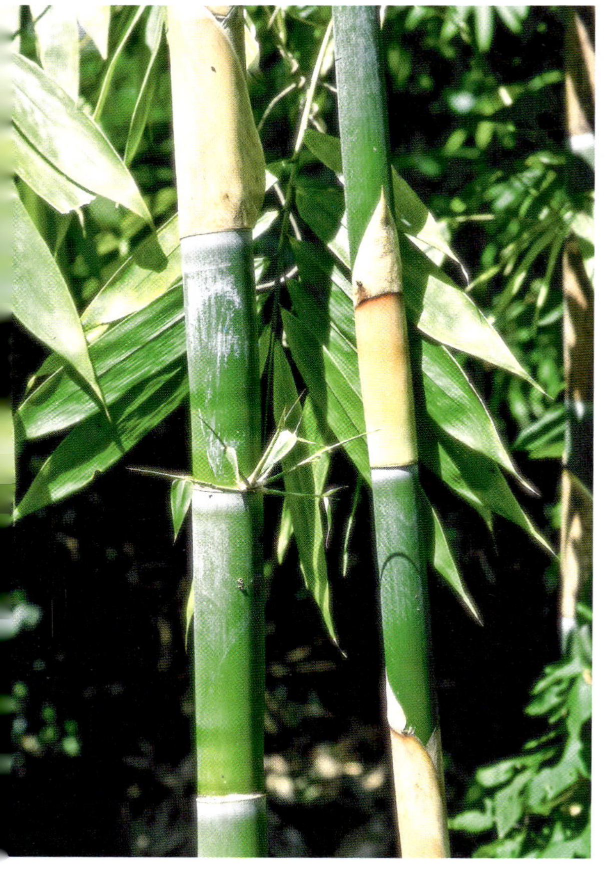

miteinander, sie sind nicht integriert. Kopf, Rumpf und Beine stehen in starken Winkeln zueinander oder voneinander ab. Die Gelenke sind gerötet und gespannt, der Energiefluss ist an den Gelenken blockiert. Das Rückgrat dreht sich nicht frei. Die Atmung ist flach, die Haut blass und kühl.

Der schizoide Körpertypus ist lang und dünn wie ein Spargel; auch die Stauungen an den Gelenken erinnern an die Konsistenz und Verfärbung der Spargelspitzen. Er ist auch blass und außen eher hart und holzig, man muss ihn mit viel Geduld und lange *schälen,* um an die aromatischen und butterweichen Kernschichten zu kommen.

Da er seine Gefühle nicht zeigt und mit seinem Sein nicht im Körperlichen verankert ist, sind seine Bewegungen mechanisch, ungeschickt und oft zusammenhanglos und abrupt. Charly Chaplin hat mit seinen eckigen und linkischen Bewegungen den schizoiden Charakter ins Grotesk-Komische verzerrt dargestellt, auf eine Weise, welche die darunter liegende Tragik immer wieder aufblitzen ließ.

Das Gesicht des Schizoiden ist maskenhaft, Mund, Nase oder Augen oft asymmetrisch. Die Augen sind blank, leer, abwesend und abweisend. Er vermeidet Augenkontakt, solange es irgendwie geht, und wenn, dann schaut er sein Gegenüber nicht direkt an, sondern schaut durch es hindurch. Manchmal hat er ein „teuflisches", manchmal ein ausdrucksloses „Säuglings"-Gesicht. Auf jeden Fall weiß man bei ihm nicht, woran man ist. Das erzeugt bei anderen Menschen oft Unbehagen oder Angst. Da ist jemand, der gehört irgendwie nicht dazu. Da ist jemand, der nicht wie die anderen reagiert, der nicht durch seine Mimik in tausenderlei Varianten Zustimmung oder Ablehnung signalisiert. Das stempelt ihn zum Fremden, zum Einzelgänger, zum Einsamen. Da er der Mehrheit oft Unbehagen bereitet, eignet er sich als Außenseiter zum Sündenbock, wenn sich das Kollektiv von einem Druck befreien will. Er ist die geeignete Person, die in der Schule verlacht, verhöhnt und gequält wird, dem später eine Gewalttat oder ein Verbrechen in die Schuhe geschoben wird, das er gar nicht begangen hat.

Der Schizoide wird von anderen oft als „nicht authentisch" beschrieben. Da er seinen Impulsen nicht vertraut, hat er durch Beobachtung anderer gelernt, wie er sich in der Welt zu verhalten hat. Da er in seinen Bewegungen und in seinem emotionalen Ausdruck andere imitiert, wirkt er niemals ganz echt und die anderen misstrauen seiner Aufrichtigkeit. Er mag innen drinnen von seiner Aufrichtigkeit voll überzeugt sein, und tatsächlich ist er, wenn er später in seinem Leben lernt, den Kontakt zu seinem Gefühlskern herzustellen, aufrichtiger und ehrlicher als die meisten anderen Persönlichkeitsstrukturen. Wahrscheinlich empfindet er auch

Verzweiflung darüber, dass es ihm so schwer fällt, mit anderen zu kommunizieren, und darüber, dass er so oft missverstanden und zum Außenseiter und Prügelknaben gemacht wird. In seinem Leid und in seiner Verzweiflung weiß er aber auch keinen Ausweg aus dem Dilemma, denn er wird sich seiner maskenhaften Mimik meist erst sehr spät im Leben, wenn überhaupt, bewusst. Er hat zudem nur fragmentarische Einsichten in die tiefe Dissoziation von seiner Körperlichkeit und Gefühlsnatur, da die Abspaltung vom emotionalen und lebensbejahenden Kern so früh erfolgte; in einer Zeit des Vor-Bewusstseins, in einer Zeit vegetativer Existenz.

Von dieser frühen Abspaltung hat der schizoide Charakter auch seinen Namen; das griechische Wort „schizein" bedeutet spalten. „Schizoid" bezieht sich auf die primäre Spaltung von Körper und Geist, von Gefühl und Bewusstsein, von Selbst und Welt. Aspekte des Gespaltenseins sind in dieser Persönlichkeitsstruktur vorherrschend.

Die Körperstruktur des Schizoiden hat sich als Reaktion auf die existentielle Bedrohung der Embryonalzeit oder auf ein Geburtstrauma entwickelt. Das in einem frühen Stadium aus Panik erfolgte Zusammenziehen des Körpers bewirkte eine andauernde, allgemein erhöhte Muskelspannung, welche die inneren Organe umklammert und die Energie daran hindert, die Peripherie zu erreichen. Dieses Muster hat zwei Funktionen: Es verhindert sowohl, dass eigene Impulse nach außen dringen, als auch, dass äußere Reize hereinkommen. Der Sinn dieser Körperstruktur ist die Trennung des Schizoiden vom Rest der Welt. Die Energie ist im Kern gefroren. Durch die allgemeine Muskelspannung wird dort eine explosive Ladung festgehalten: Einerseits eine extreme Wut darüber, so rauh behandelt worden zu sein und immer weiter von der Umwelt schlecht behandelt zu werden, ohne dass ein Ende absehbar wäre, andererseits das ursprüngliche Grauen, die ursprüngliche Panik und Todesangst. Dies ist die emotionale Bedeutung des schizoiden Charakterbegriffs – dass der Kernimpuls dieser Persönlichkeit zwischen Angst und Wut gespalten ist. Zeitweise äußert sich die Wut in Form von destruktiven und bösartigen Gedanken oder durch kurze Explosionen und kurzlebige emotionale Ausbrüche, die den Schizoiden selbst erschrecken und überraschen. Denn er ist sich des Ausmaßes seiner angestauten Wut in den seltensten Fällen bewusst. Häufig maskiert sich der Hass und die Wut als Sarkasmus und Zynismus, als menschen- und weltverachtende Attitüde.

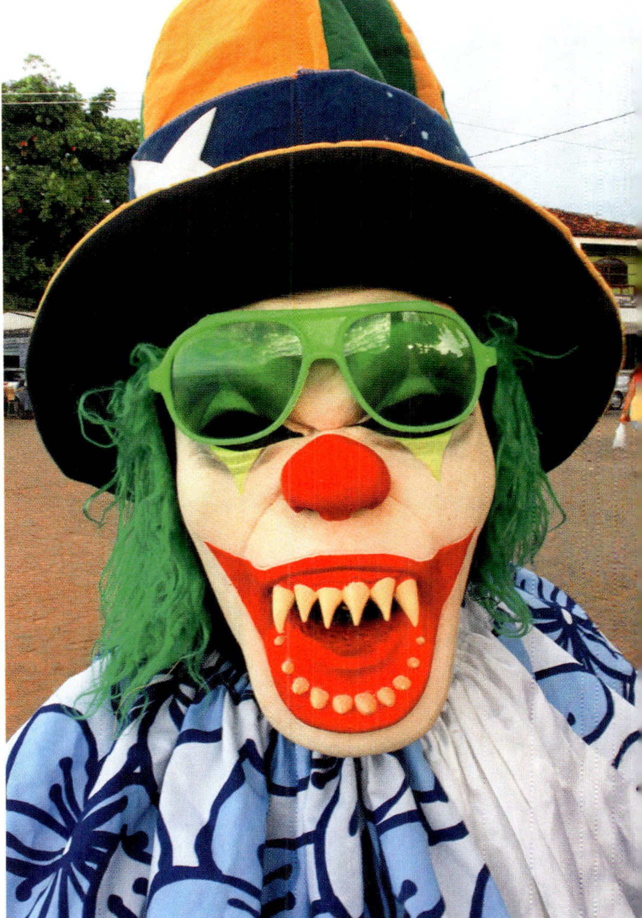

Der Schizoide hat eine hohe kortikale Kontrolle. Die Kopf-Körper-Trennung wird durch die starke Spannung der Nackenmuskulatur an der Schädelbasis aufrechterhalten. Da ein Zusammenhang zwischen der Spannung der Nacken- und der Augenmuskulatur besteht und die Grundspannung der Augenmuskeln oft ein konstituierender Faktor von Fehlsichtigkeit ist, findet man bei Schizoiden häufiger als sonst Sehfehler wie Kurzsichtigkeit und Astigmatismus – die sich manchmal spontan verbessern können, wenn sich die innere Wut in einem körpertherapeutischen oder meditativen Prozess etwas oder teilweise entladen kann. Wenn die Kontrollmechanismen des Schizoiden unter dem Druck einer besonderen Krisensituation jedoch einmal versagen, kann es urplötzlich und für die Umwelt oft überraschend zu Gewalttaten bis hin zu Mord und Totschlag kommen, wenn der gestaute innere Hass eruptiv zum Ausbruch kommt.

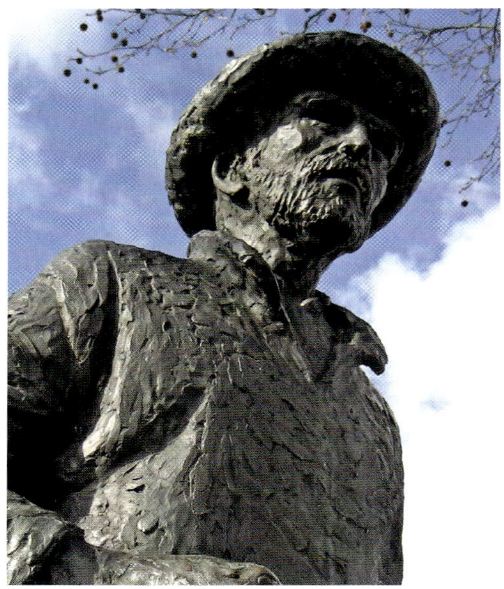

Vincent van Gogh

Der frühe Rückzug und die Introversion der schizoiden Persönlichkeit haben jedoch auch ihre positiven Seiten: eine reiche Innenwelt, eine aktive und erfindungsreiche Vorstellungskraft, künstlerische Fähigkeiten, Phantasie und Kreativität. Der Schizoide hat einen ihm innewohnenden Forscherdrang – er will ja herausfinden, was in der Tiefe eigentlich los ist – und einen guten Zugang zu Mystik und Spiritualität. Schizoide sind daher oft originelle und vielseitige Künstler sowie scharfsinnige Wissenschaftler, Forscher und Entdecker. Es sind Maler wie Vincent van Gogh, Musiker wie Ludwig van Beethoven und Franz Schubert, Dichter wie Georg Trakl, Friedrich Hölderlin und Paul Celan – alles Künstler, deren Genialität und Schaffensdrang untrennbar mit ihrem innerpsychischen Druck und mit dem damit zusammenhängenden, immer wieder durch Kompromisslosigkeit und Kommunikationsunfähigkeit „erschaffenen" äußeren Druck verheiratet und verbunden sind. Die genannten sind natürlich nur die in der Abendsonne verklärt leuchtenden Spitzen der Eisberge, zu deren unsichtbarem Untergrund aber die unzähligen, mit besonderer Sensibilität und Phantasie ausgestatteten Künstlerpersönlichkeiten gehören, die ihren Drang und ihre Schmerzen nicht in ein großes Werk kanalisieren konnten und an der Härte und am Unverständnis ihrer Umgebung namen- und spurenlos zerbrochen sind.

Es sind meist schizoide Forscherpersönlichkeiten – oder zumindest Menschen mit einem signifikanten schizoiden Charakteranteil –, die den *Fort-Schritt* mit all seinen guten, lebenserhaltenden wie schlechten, lebenszerstörenden Seiten ersonnen haben. Zur metaphorischen Ausleuchtung des Gesagten seien Physiker wie Albert Einstein, Robert Oppenheimer und Edward Teller erwähnt, die durch ihren Beitrag zur Entdeckung und Entwicklung der Kernspaltung die Nutzung der tief im Innern des Atoms gefrorenen Explosivkraft zum Grauen von Hiroshima und Nagasaki und zur weiteren grauenhaften Bedrohung seitdem ermöglichten.

Auch in dieser Minute sind irgendwo auf der Welt verschiedenste schizoid-geniale Wissenschaftler und Forscher meist im Über-Ich mit bester Absicht dabei, die industrielle Anwendbarkeit ungeahnter Unmenschlichkeiten und Zerstörungsmöglichkeiten zu entwickeln; darunter sind Virologen und Bakteriologen mit unfassbaren Möglichkeiten für die biologische Kriegsführung, Chemiker, Raketentechniker, Computerspezialisten und auch Gentechniker, die – wissentlich oder unwissentlich – daran arbeiten, uns im nächsten Jahrtausend Armeen aus perfekten, geklonten Soldaten zu bescheren, unverwundbaren und keinem Argument mehr zugänglichen Polizisten und U-Bahn-Kontrolleuren, unermüdlichen Fließbandarbeitern und makellosen Barbiepuppen für den Laufsteg, um nur einige wenige Beispiele aufzugreifen.

Als ein Ergebnis des reduzierten Kontakts zur Umwelt entwickelt der Schizoide häufig Eigenschaften, die ihn aus der Masse herausheben. Er ist auch oft mit außersinnlicher Wahrnehmung begabt und sein tiefsitzendes Misstrauen, dass andere eine Bedrohung darstellen, macht ihn besonders wach und sensibel auf Unehrlichkeiten und Machtgelüste anderer Menschen. Er verhält sich oft wie ein wildes, ängstliches Tier, das auf dem Sprung ist wegzurennen, wenn auch nur der Schatten einer Gefahr droht. Da ihm der Isolationszustand vertrauter ist und sicherer erscheint, scheut er enge Beziehungen und vermeidet Intimität. Er initiiert selten Kontakt und Versuchen von anderen, ihm nahe zu sein, begegnet er erstmal mit Abstand, oft auch mit Misstrauen. Der reine Schizoide zieht es vor, im Hintergrund zu bleiben. Sein Unbehagen und seine Angst vergrößern sich, wenn andere ihm nahe sein wollen und ihm Aufmerksamkeit schenken. Von anderen wegzukommen und allein zu sein, bedeutet Entspannung und Erleichterung. Er hat zwar Sehnsucht nach Nähe und Intimität, kann aber völlig unfähig sein, körperlichen Kontakt zu ertragen, und zuckt oft richtig zurück, wenn er berührt wird. Also bleiben seine Beziehungen meist flach, formal und distanziert.

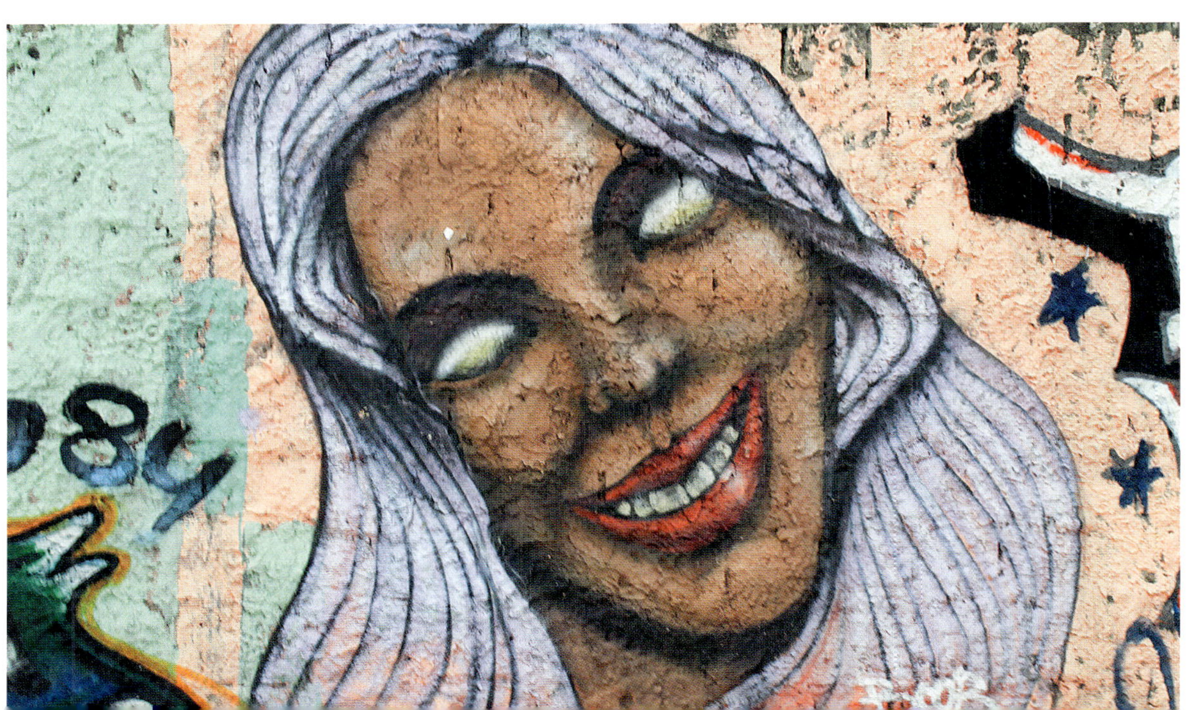

Da der Schizoide im Kopf und nicht im Körper lebt, da der Energiefluss in seinem Körper weitgehend festgefroren und der Beckenbereich blockiert ist, empfindet er in der Sexualität wenig bis nichts. Während des Aktes kreisen tausend beliebige und nicht zur Situation gehörende Gedanken durch den Kopf. Die Frau liegt steif da und rührt sich nicht. Der Mann ist oft impotent oder neigt zu frühzeitiger, gänzlich unbefriedigender Ejakulation und fühlt sich davor und danach nicht „männlich" genug. Meist haben beide eine tiefe Sehnsucht nach Sexualität und da sie eine gute Vorstellungskraft besitzen, neigen sie zu ausschweifenden erotischen Phantasien. Was man in der Wirklichkeit nicht leben kann, das lebt man im Kopf – das gilt für diesen Typus mehr als für jeden anderen Charakter.

Wenn man sich mit dem schizoiden Charakter befasst, erkennt man vielleicht einige Charakterzüge bei sich selbst. Da die Persönlichkeit der meisten Menschen eine Mischform aus verschiedenen Charaktertypen darstellt, ist es nicht allzu unwahrscheinlich, dass man sich mit gewissen Aspekten des schizoiden Charakters identifizieren kann. Vor allem trägt die Kulturentwicklung seit dem Zweiten Weltkrieg sehr zur vermehrten Entstehung von schizoiden Persönlichkeitsmerkmalen bei.

Einer der Hauptgründe sind die schon vorangehend erwähnten modernen, grellen, auf die feinen Empfindungen des Neugeborenen kaum Rücksicht nehmenden Krankenhausgeburten. Obwohl man um ihre schädigende Wirkung schon seit den 1970er Jahren weiß, hat sich in der Routine der Geburtspraxis in den Spitälern seither nichts Wesentliches verändert.

Ein weiterer wichtiger Grund ist die kulturell bedingte Veränderung unserer Wahrnehmungsgewohnheiten und auch Wahrnehmungsfähigkeiten. In diesem Jahrhundert haben wir uns stark zum Visuellen und Virtuellen hin orientiert. Immer mehr Menschen verbringen immer mehr Zeit vor flimmernden Bildschirmen und Monitoren – aus der Sicht der chinesischen Medizin tötet das langsam, aber sicher den Geist, den Shén oder Esprit einer Person. Das bedeutet, dass die Informationen, die wir über den visuellen Sinneskanal empfangen, immer mehr Raum in unserem Bewusstsein einnehmen – und auch in unserem Unbewussten, weil wir uns den visuellen Stimuli, zum Beispiel dem Fernsehen und den Werbeflächen, gewohnheitsmäßig und kulturbedingt vermehrt aussetzen. Das bedeutet aber auch, dass wir weniger Informationen – und Lust sowie Vergnügen und Wissen – über die anderen Sinne aufnehmen: über das Hören, das Riechen, das Schmecken, das Tasten, Empfinden und Fühlen.

Da der Schizoide eher visuell orientiert ist und wenig im Körper lebt, betreibt er nur selten Sport. Von allen Körpertypen ist er am wenigsten im Fitness-Center anzutreffen, sondern viel eher in der Bibliothek, vor dem Computer oder hinter der Kamera. Für ihn können Sport und Krafttraining daher eine grundlegende Transformation seiner Seinsweise bewirken, da sie ihm helfen, sich seines Körpers bewusst zu werden und die ursprünglich mit der physischen Existenz verbundenen Gefühle der Bedrohung und des Terrors in ein positives und angenehmes Körper- und

Lebensgefühl umzuwandeln. Da der Schizoide die meiste Phantasie unter allen Charaktertypen besitzt, kann er, wenn er sich mit seiner Körperlichkeit vertraut macht und anfreundet, den Reichtum der sinnlichen Erfahrungsmöglichkeiten besonders auskosten.

Beim **Körpertraining** mit einem schizoiden Charakter ist die Lockerung der Nacken- und Halsmuskulatur durch langsames Kopfkreisen, Meridianmassage und therapeutische Körperarbeit sehr wichtig, damit die Kopf-Körper-Trennung des Schizoiden verringert wird und er so mehr Körperempfindungen zulassen kann. Langsame Bewegungsformen wie Tài Jí Quán, Qì Gong, Hanteltraining und Power Qì unterstützen ihn dabei, sich seinem Bewusstsein, seinen Muskeln und Gelenken und einer fließenden Bewegungskoordination zuzuwenden. Hanteltraining und Power Qì stärken zusätzlich sein Selbstbewusstsein und die Verbindung zur Wirklichkeit durch die Zunahme an Muskelmasse; sie wirken entschleunigend, erdend und verankern seinen unsteten Geist im Körper.

Ausdruckstanz und Kontaktimprovisation helfen ihm bei der Entwicklung seines Selbstausdrucks. Wenn er in seinen Bewegungen sicherer und koordinierter geworden ist, sind Afrotanz, Salsa, Tango und Walzer zu empfehlen.

Bücher, welche die verschiedenen Spielarten und Schattierungen des schizoiden Charakters beschreiben

„DER STEPPENWOLF" von Hermann Hesse (Suhrkamp, Frankfurt am Main 2008)
Die Geschichte der gespaltenen Persönlichkeit von Harry Haller – er hat eine menschliche, bürgerlich-angepasste Seite und eine steppenwölfische, vereinsamte, sozial- und kulturkritische Persönlichkeit, die sich umbringen möchte – und des Wegs seiner Heilung. Einige Menschen helfen ihm aus seiner Depression. Seine Liebhaberin Hermine zu ihm: „Wie kannst du sagen, du habest dir mit dem Leben Mühe gegeben, wenn du nicht einmal tanzen willst?"

„GLASHAUS" von Charles Stross (Heyne, München 2008)
Ein Science-Fiction-Roman über die Zukunft der Menschheit im 27. Jahrhundert, in der es normal geworden ist, Raum und Zeit zu überbrücken, Sicherheitskopien von sich selbst herzustellen, in mehreren Verkörperungen und Persönlichkeiten zu existieren und seine Erinnerungen ganz oder Großteils löschen zu lassen, um zu vergessen oder auch durch tiefblickende Persönlichkeitsscans bei Identitätskontrollen zu schlüpfen. Ein Kriegsveteran, der seine Erinnerungen und damit seine Persönlichkeit fast vollständig löschen ließ, versucht sich vor einer ständigen unsichtbaren Bedrohung durch seine Verfolger zu schützen, indem er sich in eine der dunklen Epochen der Menschheitsgeschichte, das beginnende 21. Jahrhundert, zurückversetzen lässt.

„DIE VERTAUSCHTEN KÖPFE" von Thomas Mann (S.Fischer, Frankfurt am Main 1993)
Sita liebt die Freunde Shridaman und Nanda – den Kaufmann Shridaman wegen seines klugen Kopfes, den Kuhhirten Nanda wegen seines kräftigen, muskelbepackten Körpers. Dieses Dreieck erfordert das Eingreifen der Götter ... eine indische Legende über die Trennung von Kopf und Körper.

„DEMIAN" von Hermann Hesse (Suhrkamp, Frankfurt am Main 2006)
Die Geschichte der Jugend von Emil Sinclair und seine Auseinandersetzung mit dem Konflikt der braven, hellen, politisch korrekten, bürgerlichen Welt und seinen eigenen dunklen Seiten. Hesse macht in diesem wie in vielen seiner Werke die Spaltung der Persönlichkeit in unserer Kultur durch Verdrängung und Tabus zum Thema.

„ACCELERANDO" von Charles Stross (Heyne, München 2006)
Manfred Macx verkörpert die Allmachtsphantasien eines genialen IT-Schizos – aufgrund seiner Intelligenz und kompromisslosen Zukunftsorientierung agiert er ganz hoch oben in Wirtschaft und Raumfahrt. Typisch für seinen schizoiden Charakter ist auch die Rebellion gegen konservative Zahlungsmittel, Staatsstrukturen und Behörden. „Manchmal ist er nicht sicher, ob er überhaupt noch ein Mensch ist; allzu viele Stränge seines Bewusstseins scheinen außerhalb des Kopfes ein Eigenleben zu führen, um sich zurückzumelden, wenn sie etwas Interessantes entdeckt haben. Manchmal fühlt er sich wie eine Marionette, und das macht ihm Angst, weil es eines der frühen Anzeichen von Schizophrenie ist." Seine Verlobte und Domina dagegen versucht, konservative Werte durchzusetzen, und benützt Liebe und Zeugung kompromisslos dazu, um ihre Macht und Kontrolle über sein Leben zu verstärken – eine charmant-giftige Mischung der dominanten und manipulativen Form des psychopathischen Charakters (siehe Kapitel 4.5). Ein Buch, das zeigt, wie Computerfreaks mit einem Hang zum Größenwahn denken – alles spielt sich zunehmend im virtuellen Raum ab, alles wird heruntergeladen oder besteht aus gigantischen Datenpaketen. Menschen gibt es im eigentlichen Sinne kaum mehr, denn jeder Mensch hat seine virtuellen Agenten und seinen Exocortex, in dem ein Großteil seines Denkens passiert. Biomechanische Replikatoren und Replikanten sind gang und gäbe. Jeder hat alle möglichen Kopien von sich in verschiedenen interstellaren Räumen, jeder kann nach Belieben seinen Phänotyp ändern. Viele Szenen sind voller Zombies, kaum mehr jemand ist Fleisch, Blut und Geruch – und echt. Munter wird in den Science-Fiction-Visionen von der Realität abgespalten – es gibt in den nächsten Jahrzehnten keine Ressourcenknappheit, keinen Treibhauseffekt, keine Polschmelze, keine Klimakatastrophen und Bangladesch mutiert zum Wirtschaftswunderland. Die menschlich-maschinelle Entwicklung folgt dem Prinzip des unbegrenzten Wachstums, die wirtschaftlichen und ökologischen Probleme der Menschheit werden im Handumdrehen gelöst, allen stehen fast unbegrenzt alle Ressourcen zur Verfügung. Mit viel spacetechnischem Hohltalk wird Wall Street Optimismus verkündet, gekleidet in eine quantenverschränkte Version von Star Wars. Das Buch zeigt den Schizoiden als möglicherweise unbewussten Zuarbeiter zur herrschenden Ideologie – ähnlich wie Robert Oppenheimer und andere Physiker, welche die Entwicklung der Atombombe ermöglichten. Ein häufiger Fehler des schizoiden Genies ist, zu denken, dass Wissenschaft oder Intellekt nur für sich selbst besteht, und nicht zu bedenken, dass jedes Wissen dieser Welt von psychopathischen Charakteren gnadenlos benutzt wird, um andere zu unterjochen und auszubeuten.

Mehr als in der Literatur besteht bei Filmen das Diktat, dass der Held oder die Heldin attraktiv sind – oder gänzlich abstoßend. Eine durchschnittliche Unattraktivität mit Pickeln, dicken Oberschenkeln oder dünnen Beinchen wird nicht auf die Leinwand gelassen. Insofern sind die Charaktere der Leinwand immer Mischformen mit Gesundheit oder zumindest rigidem oder psychopathischem Charakter vom Typ II.

Filme, die den schizoiden Charakter in verschiedenen Facetten zeigen

„PI", Regie: Darren Aronofsky (USA 1998)
Kafkaesker Low-Budget-Film um ein Mathematik- und Computergenie namens Max, der es sich zur Lebensaufgabe gemacht hat, einen 216-stelligen Zahlencode zu knacken, mit dem man möglicherweise Ereignisabläufe wie zum Beispiel Kursstürze oder eine Hausse an der Börse voraussagen kann.

„TOMMY" Regie: Ken Russell (Großbritannien 1975)
Durch einen frühen Schock ist Tommy (The-Who-Sänger Roger Daltrey) taub, stumm und blind. Durch die Acid Queen (Tina Turner) wird er aus seiner Gefühlserstarrung befreit. Da ihm Hören und Sehen vergangen sind, sind sein Feingefühl und seine Empfindungsfähigkeit umso größer. Als er durch Zufall an einen Flipperautomaten gerät, wird er zum Star.

„LOLA RENNT", Spielfilm, Regie: Tom Tykwer (Deutschland 1998)
Das Leben nicht als unabänderliche Ereignisfolge, sondern als geistige Möglichkeit und freie Entscheidung – aber man muss sich schnell entscheiden und man muss rennen, um es zu schaffen.

„DER KRIEGER UND DIE KAISERIN", Liebesdrama,
Regie: Tom Tykwer (Deutschland 2000)
Bodo (Benno Fürmann) rettet der Krankenschwester Sissi (Franka Potente) mit einem Luftröhrenschnitt das Leben und verschwindet. Sissi kann ihn nicht vergessen, findet ihn, er weist sie ab ...

„DIE FRAU DES LEUCHTTURMWÄRTERS",
Regie: Philippe Lioret (Frankreich 2004)
1963 auf der winzigen Insel Ouessant vor der bretonischen Küste. Ein meisterhaftes Portrait eines stillen Außenseiters in einer geschlossenen, fremdenfeindlichen Gesellschaft: Antoine (Grégori Derangère) kommt nach 30 Monaten Algerienkrieg auf die Insel, der Leuchtturmwächter Yvon (Philippe Torreton) nimmt ihn als Gehilfen. Seine Frau (Sandrine Bonnaire) verliebt sich in den jungen Mann, der von den meisten Männern der Insel schroff abgelehnt wird. Ein subtiler Liebesfilm, der tiefe Gefühle und ihre Unwegsamkeit in der Sprache zeigt.

„EINIGE TAGE MIT DIR",
Regie: Claude Sautet (Frankreich 1988)
Martial (Daniel Auteuil), der Junior-Chef einer Supermarktkette, verliebt sich auf einer Inspektionsreise in das Dienstmädchen (Sandrine Bonnaire) seines Filialleiters und bittet sie, einige Tage mit ihm in einer eigens angemieteten Wohnung zu verbringen. Eine ungewöhnliche Liebesgeschichte nach Regeln des Herzens, die sowohl die eigene Geschichte spiegeln als auch eine vollständige Hingabe an die Liebe.

„ANGEL EYES“, Liebesgeschichte, Regie: Luis Mandoki (USA 2000)

Steven Lambert (James Caveziel) rettet der Chicagoer Polizistin Sharon Pogue (Jennifer Lopez) das Leben – und verliebt sich in sie. Sie ist männlich hart, er ist ein rätselhafter Einzelgänger ohne festen Job. Sie recherchiert, denn er ist offenbar aus dem Nirgendwo aufgetaucht. Steven ist mit schizoiden und rigiden Zügen gezeichnet – eigenbrötlerisch, sensibel, geheimnisvoll. Ihre Beziehung kommt schwer in die Gänge, weil er etwas verdrängt und Altlasten ihrer Vergangenheit ihr Gefühlsleben einschränken und belasten.

„STRANGE DAYS“, Science-Fiction-Film, Regie: Kathryn Bigelow (USA 1996)

Ein schräger Film über das supercoole, superkaputte Endzeit-Los-Angeles – zu Sylvester 1999. Der Protagonist dealt „Erfahrungs-Clips“ – man setzt sich ein Kopfset mit Elektroden auf, über die man die Sinneseindrücke und Gefühle eines anderen Menschen in einer bestimmten Situation selber erfährt; zum Beispiel die Empfindungen einer Achtzehnjährigen unter der Dusche oder die Eindrücke und Adrenalinstöße eines Einbrechers beim Einsteigen in ein Haus. Eine schizoide Sehnsucht – die Empfindungen der anderen zu erfahren, ohne kommunizieren zu müssen.

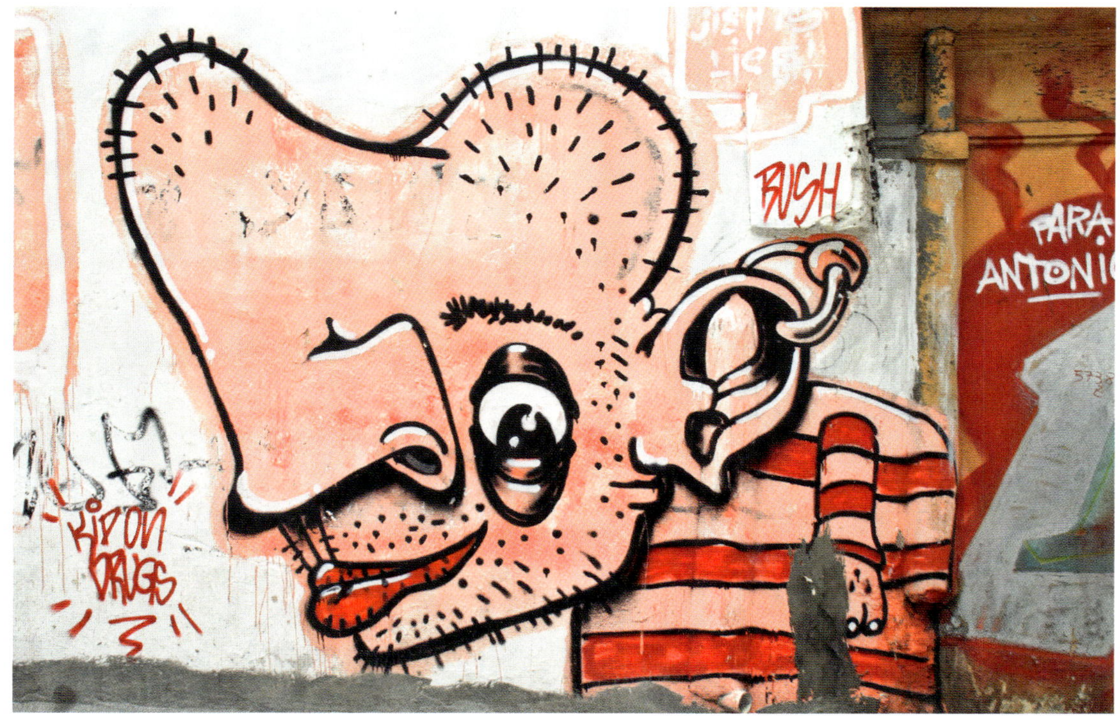

4.3 Der orale Körpertypus oder die Venusfliegenfalle

Wenn während der ersten beiden Lebensjahre die Grundbedürfnisse gut versorgt werden, entwickelt ein Kind das sichere Gefühl, dass die Welt ein stärkender Ort ist und dass seine Bedürfnisse befriedigt werden. Der orale Typus entwickelt sich in dieser Phase, in der seine Grundbedürfnisse – ausreichend ernährt, gehalten, umarmt und trockengelegt zu werden – nicht angemessen erfüllt werden. Mit der Zeit unterdrückt er die Sehnsucht nach der Mutter, da ein Konflikt zwischen seinen Bedürfnissen und der Furcht vor Enttäuschung besteht, wenn die Mutter nicht reagiert. Also stellt das Kind seine Bemühungen ein, wird passiv und beginnt, die Welt als einen nicht unterstützenden Ort zu betrachten. Es fühlt sich sowohl einsam und unerfüllt als auch machtlos und uneffektiv in seinen Bemühungen, Befriedigung zu erreichen. In seinem späteren Leben wird dieser Mensch sich in erster Linie damit beschäftigen, seine Bedürfnisse gestillt zu bekommen. Da er nur an seinen eigenen Gefühlen und Bedürfnissen interessiert ist, entwickelt er eine narzisstische Einstellung. „Ich liebe dich" heißt bei ihm oft „Ich will, dass du mich liebst". Er neigt zu intensiver Eifersucht und will, dass sein Partner immer für ihn da ist – er klammert. Auf einer infantilen Beziehungsbasis ist Sex für ihn ein Weg, gehalten zu werden und jemandem nahe zu sein.

Vielleicht, ohne dass die Mutter es direkt ausgesprochen hätte, empfing das Kind die Botschaft: „Werde erwachsen und stehe auf deinen eigenen Füßen, weil sonst niemand deine Bedürfnisse stillen wird!" Statt dieser Botschaft zu folgen und für sich selbst zu sorgen, bricht der Orale zusammen, weigert sich, „erwachsen zu werden", und setzt hartnäckig seine Versuche fort, andere dazu zu bringen, für ihn zu sorgen. Er erscheint sowohl körperlich als auch emotional schwach und bedürftig, um Unterstützung von anderen zu bekommen. Da der Orale – unbewusst oder nicht – glaubt, dass die Welt ihm den Lebensunterhalt schuldet, kann es ihm schwerfallen, beständig zu arbeiten. Und er möchte sowieso jemanden haben, der ihn vor der Realität beschützt.

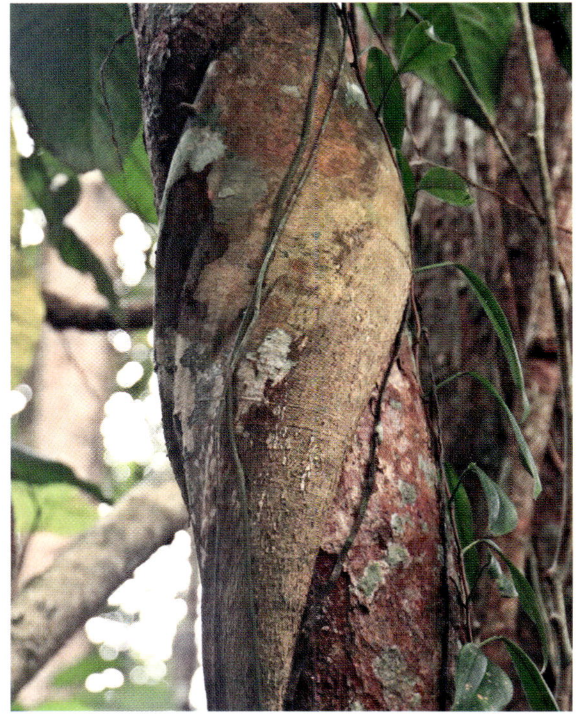

Der Körper des Oralen ist lang und dünn, hager und blass. Er hat eine schlaffe Haltung mit eingesunkener Brust und eine schwache, unterentwickelte Muskulatur. Der Kopf ist ständig nach vorn gereckt, als würde er nach Nahrung verlangen. Er gibt ein bedürftiges und jämmerliches Bild ab. Seine Strategie ist oft, um den kleinen Finger zu bitten und dann die ganze Hand zu nehmen. In früheren Zeiten und in anderen Kulturen ist er der Bettler am Straßenrand, bei uns ist er häufig unter den an ihrer Lage nicht in allen Situationen ganz unschuldigen chronischen Arbeitslosen und Sozialhilfeempfängern zu finden. Natürlich sind nicht alle entlassenen und wegrationalisierten Arbeiter orale Charaktere, doch wenn in einem Unternehmen ein personeller Kahlschlag vorgenommen wird, finden sich meiner Ansicht nach unter den Gekündigten anteilig mehr Schizoide und Orale, denn sie sind weniger überlebenstüchtig und durchsetzungsfähig als die anderen Charaktertypen.

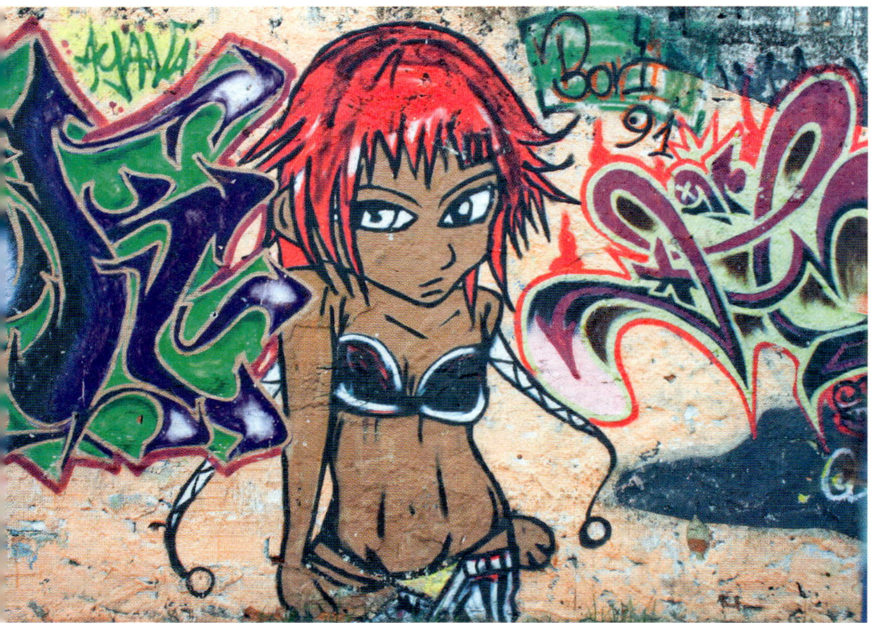

Die weniger ausgeprägte, und daher auch schwerer zu durchschauende Form des oralen Charakters, ist eher hübsch und attraktiv. Dieser Mensch hat ein unschuldiges Gesicht, Schmollmund und große Kinderaugen. Vor allem bei Frauen ist diese Form natürlich ausgeprägt. Solche Frauen haben ein Gesicht, das dem Kindchenschema entspricht, mit riesigen Augen, die fragend, bittend, unschuldig und schwach erscheinen; ihr Ausdruck sagt „Komm, gib mir was!" oder auch „Ich bin so süß und tue niemandem was zu leide.". Ihr Körper erscheint kindlich und bedürftig, damit andere sie nicht verlassen, sondern für sie sorgen. Sie hat ganz putzige kleine Hände und Füße. Man kann sie mit einer Venusfliegenfalle vergleichen, deren schöne Blüte vorbeifliegenden Insekten Nektar und Honig verspricht. Aber bevor man sich's versieht, ist man in die schönen Reize der Blüte verstrickt, wird langsam ausgesaugt und fühlt sich in zunehmendem Maße selbst kraftlos und leer.

Der orale Typus hat ein niedriges Energieniveau und betreibt daher eher selten Sport. Sein Motto ist „Ich kann nicht!".

Wenn man den Oralen zum Sport oder zum Krafttraining motivieren kann, kann das für ihn einen wichtigen Schritt zur Transformation seiner Persönlichkeit bedeuten. Jede Art von körperlicher Bewegung wird ihn dazu bringen, tief durchzuatmen und dadurch sein Atemvolumen zu erweitern. Dadurch hat er mehr Energie zur Verfügung – wogegen er sich ja sonst in seiner Strategie, schwach und kraftlos zu sein, hartnäckig wehrt.

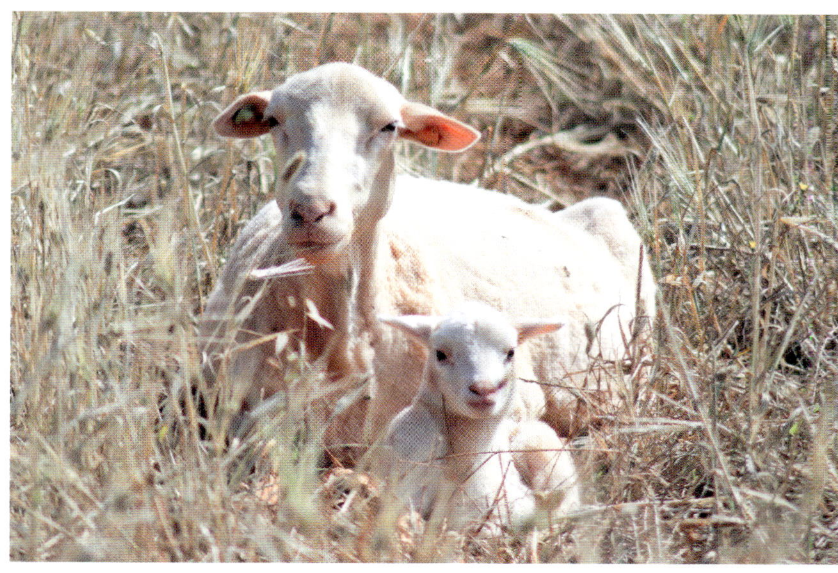

Das Krafttraining an den Geräten hilft ihm zudem noch, seine Muskeln zu kräftigen und zu entwickeln, wodurch sich sein körperliches Erscheinungsbild weitgehend umwandeln kann. Die Frage bei ihm ist nur, ob er auch imstande ist, ein regelmäßiges Training aufrechtzuerhalten. Und das nicht nur weil er sich zu schlapp und kraftlos fühlt um zum Training zu gehen. Der Hauptpunkt wird sein, ob er in seiner seelischen Entwicklung den Mut und die Reife findet, die Strategie der Schwäche und Hilflosigkeit aufzugeben, mit deren Hilfe er bisher überlebt hat. Der entscheidende Schritt wird darin liegen, dass er beginnt, selber für Kraft und Energie zu sorgen – und sich den unbewussten Mechanismus abgewöhnt, auf die Zuwendung anderer zu warten, um ihre Kraft und Energie abzusaugen. Sport und regelmäßiges Krafttraining können den oralen Typus bei diesem entscheidenden Schritt unterstützen.

Die Kräftigung des großen Brustmuskels durch Hanteltraining und Power Qì bewirkt eine Vergrößerung seines Atemvolumens, ermöglicht ihm, tiefer zu atmen und dadurch mehr Energie im Körper zu erzeugen. Die Stärkung des Brustmuskels unterstützt den aktiven Ausdruck von Gefühlen und verringert die orale Neigung, passiv die Gefühle der anderen „anzuziehen". Der Muskelaufbau von Schultern und Armen stärkt seine Fähigkeit, Verantwortung zu übernehmen, zu handeln und sich durchzusetzen. Die Stärkung der Muskeln von Beinen und Po helfen ihm, dynamischer im Leben zu stehen, aktiver seinen Weg zu gehen und *selbst-ständiger* zu sein.

Wenn es diesem Menschen gelingt, seine tief verwurzelte Haltung der Passivität und Bedürftigkeit in eine aktive und gebende Teilnahme am Leben umzuwandeln, können sich seine Stärken voll entfalten: Er hat einen Sinn für Schönheit und Ästhetik; er ist feinfühlig und hat ein gutes Gespür für Stimmungen und den richtigen Zeitpunkt; er ist romantisch, liebevoll, hingabefähig und imstande, die Magie des Hier und Jetzt zu leben.

Ein Buch, das verschiedenste Formen oraler Charaktere beschreibt, deren gemeinsame Wurzel körperliche Schwäche und eine passive Lebensweise sind

„DER ZAUBERBERG“ von Thomas Mann
(Fischer-Taschenbuch, Frankfurt am Main 1991)
Hans Castorp, einziges Kind einer Hamburger Kaufmannsfamilie, reist vor dem geplanten Eintritt als Volontär bei einer Schiffswerft in die Schweiz, um dort im Sanatorium Berghof nahe Davos seinen Vetter zu besuchen. Er beabsichtigt, drei Wochen zu bleiben. Die Atmosphäre der von Hofrat Behrens und dem Psychoanalytiker Dr. Krokowski geleiteten Tuberkulose-Anstalt fasziniert Castorp, er verschiebt seine Abreise immer wieder und verfällt dem Zauberberg. Die Gemeinsamkeit der in diesem Sanatorium versammelten Charaktere ist die Lungenschwäche und die Strategien unterschiedlicher Persönlichkeiten, mit ihr zu leben und sich mit Krankheit, Sehnsucht und Tod auseinanderzusetzen.

Filme, die unterschiedliche Ausformungen und Schattierungen des oralen Charakters zeigen

„DAS TRAUMHOTEL – MALAYSIA“,
Fernsehfilm (Deutschland 2009)
Orale Sehnsüchte vom tropischen Paradies. Alle – mit Ausnahme eines gierigen chinesischen Immobilienhais – sind letztendlich lieb und nett zueinander, und für die nötigen Grundbedürfnisse taucht immer jemand ganz Sympathisches mit den nötigen Millionen im Scheckbuch auf, sodass das Glück und die Liebe unaufhaltsam auf Segeltörn gehen – sogar Klatschpresse und der von ihr paparazzierte sensible Künstler vereinen sich am End, dass einem ganz schwach im Bauch wird!

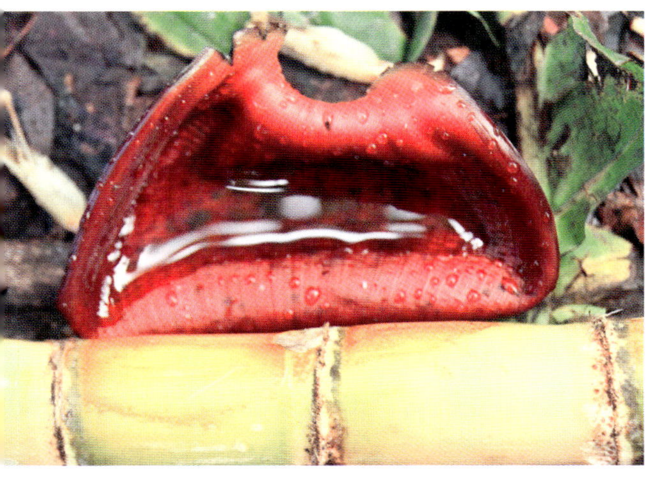

„HAUTNAH“, Beziehungsreigen,
Regie: Mike Nichols
(Originaltitel „Closer", USA 2004)
London. Der Journalist Dan (Jude Law) lernt die Stripperin Alice (Natalie Portman) kennen. Sie leben zusammen, sie inspiriert ihn zu einem Roman. Bei Portraitaufnahmen ist Dan von der Photographin Anna (Julia Roberts) fasziniert. Da sie ihn zurückweist, spielt er ihr einen Streich – und macht sie so mit dem Arzt Larry (Clive Owen) bekannt. Der Film schildert die wechselhaften Beziehungen der vier Personen zueinander über einen längeren Zeitraum – eine zeitgemäße Version der Mozartoper „Così fan tutte". In zwei Schlüsselszenen ein psychologisch meisterhaftes Portrait des oralen Charakters und seiner Grenzen in der Liebe.

„DER MANN OHNE VERGANGENHEIT“,
Tragikkomödie, Regie: Aki Kaurismäki (Finnland/Deutschland/Frankreich, 2002)
Ein Film über das Milieu von Armen und Obdachlosen in einem Industriehafen Finnlands in den 1960er Jahren – ein Bad in der Wirklichkeit. Und wie jemand, der nicht mal einen Namen hat, mit Zuhörenkönnen, Unternehmungsgeist, leidlich guten Manieren und einem trockenen Sinn für Humor seinen Weg geht – ein Kontrapunkt zur vielschichtigen Bedürftigkeit seiner Umgebung.

4.4 Der masochistische Körpertypus oder die Kartoffelform

Der masochistische Charakter entsteht als Reaktion auf elterliche Unterdrückung der Selbstbehauptung und Unabhängigkeitsbestrebungen des Kindes vor allem im dritten und vierten Lebensjahr. Diese Persönlichkeitsstruktur entwickelt sich bei Kindern, die in den ersten Lebensphasen genug Stärkung und Liebe erhalten haben. Die Mutter hat eine enge, herzliche, aber auch sehr besitzergreifende Beziehung zu ihrem Kind. Im Elternhaus stehen materielle Aspekte im Vordergrund: Besitz, pingelige Sauberkeit und Essen bilden den Mittelpunkt des Lebensinteresses. Die reichliche Zuwendung, die das Kind erhält, wird spätestens dann erdrückend, wenn das Kind ab dem Alter von 18 Monaten in das frühe Trotzalter kommt und anfängt, sich selbst zu behaupten und Nein zu sagen. Die Mutter, die meist dem Vater gegenüber unterwürfig ist und ihre eigenen Impulse zurückstellt, hemmt nun ihrerseits die spontanen Regungen und natürlichen Impulse des Kindes. Die Mutter ist unfähig, die Selbstbehauptung des Kindes zu gestatten. Meist hat sie Angst, das Kind, das sie als ihren Besitz betrachtet, zu verlieren – denn meist ist das Kind, das einzige, was sie „hat" und worauf sie im Leben Einfluss nehmen kann. Sie beginnt daher, das Kind herumzuschubsen und kontrolliert es nach den Richtlinien von Gehorsam, Sauberkeit und später Pflichterfüllung. Das Einschränken der Bewegungsfreiheit des Kindes geschieht nicht auf bösartige oder gewalttätige Art und Weise; tatsächlich kann die Mutter übermäßig liebevoll und freundlich sein, sie setzt aber sowohl ihre Liebe als auch Schuldgefühle zur Manipulation ein: „Tu's für Mama; du weißt, dass Mama dich lieb hat. Mama weiß, was am besten für dich ist." oder „Du bringst mich noch ins Grab – dann wird es dir leid tun, dass du so böse zu mir warst" oder „Ein Löffel für die Mama, einen Löffel für die Oma ..." oder „Die armen Kinder in Afrika wären froh, wenn sie so einen feinen Grießbrei bekämen". Die Mutter ist dominierend und selbstaufopfernd. Sie neigt dazu, das Kind zu erdrücken und seine Wünsche und Anstrengungen, sich von ihr zu befreien, zu ersticken. Eine beliebt Strategie ist, das Kind durch Scham und Lächerlichmachen dazu zu bringen, ihrem Willen zu gehorchen. Das Kind lernt, sich lächerlich vorzukommen, und überträgt dann dieses Selbstgefühl seinen Schulkameraden; es wird, meist klein und dick, zum idealen Spottobjekt. Um Liebe von der Mutter zu erhalten, muss das Kind sie erfreuen, ihr gehorchen und seine eigene Selbstbehauptung, seinen eigenen Willen verleugnen. Daher gibt es für diese Liebe seine Würde, Individualität, Selbstbestimmung und Selbstbehauptung preis. Liebe zu empfangen wird damit assoziiert, zu tun, was jemand anderer will, und den damit einhergehenden Gefühlen von übernommener Verpflichtung und abgegebener Verantwortung.

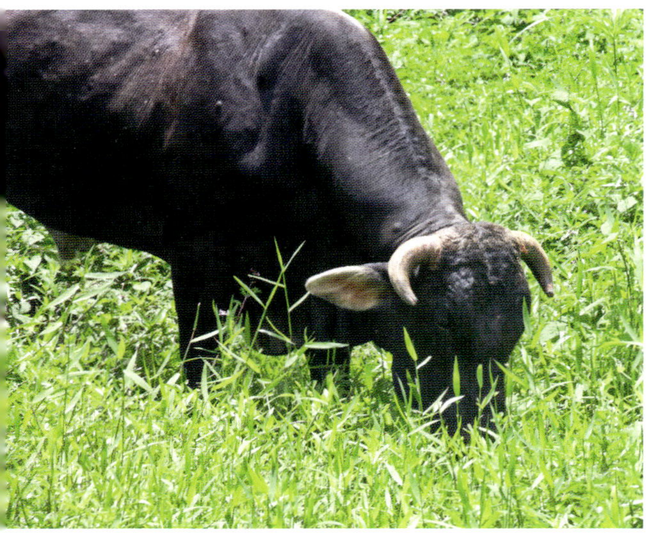

Zunächst ist das Kind über die Forderungen der Mutter offen wütend, aber die Versuche, den Ärger auszudrücken, werden von der Mutter durch verbale Manipulationen wie „Merkst du nicht, dass du mir weh tust!" oder „Da ist der Herrgott ganz traurig!" zunichte gemacht.

Das Kind ist in einem ausweglosen Konflikt. Es kann sich entweder nur behaupten und die Mutter verlieren oder aber ihr gehorchen und sich selbst verlieren. Seine einzige gerade noch akzeptable Zuflucht besteht darin, nach außen hin gehorsam zu sein, aber innerlich Widerstand zu leisten. Es lächelt nach außen, aber trägt ein dickes Nein im Herzen.

Um seinen Selbstverlust zu kompensieren und aus Rachsucht über die ihm angetanen Demütigungen, lernt es dafür zu sorgen, dass auch die Mutter ihre Wünsche nicht befriedigt bekommt: Es lernt, zu sabotieren. „Ich kann zwar nicht sein, was ich will, aber ich will auch nicht sein, was du willst." Seine Strategie besteht im Widerstandleisten, in der Erzeugung von Schwierigkeiten, in der Verzögerung von Handeln. Das Kind lässt die Mutter auf sich warten, während es oberflächlich lieb und kooperativ ist. Das ist der einzige Weg, es ihr heimzuzahlen.

Da der Ärger ja nicht verschwindet, sondern nur internalisiert wird, kann das Kind wegen des ungelösten Ärgers auch seine Liebe zur Mutter nicht mehr ausdrücken. Für das Kind ist es nicht möglich zu verstehen, dass es auf seine Mutter ärgerlich sein und sie dennoch lieben kann. Weil diese Gefühle so viele Konflikte in seinem System erzeugen, hemmt es beide. Schließlich wird der Hemmungsprozess auf alle Gefühle generalisiert und der Masochist wird ziemlich ausdruckslos und affektflach. Er wird zurückhaltend, weil ihm das Gefühl vermittelt wurde, dass seine Impulse schlecht sind. Es fühlt die ständige Erniedrigung, unterwürfig und gehorsam zu sein, woraus sich sein negatives Selbstbild und Minderwertigkeitsgefühl speist.

Der Masochist übernimmt die Rolle des unschuldigen Opfers. Da er tief innen glaubt, dass er wirklich schuldig ist, dass jedes Unglück seiner Mutter sein Fehler war, sucht er sich Situationen, die diese Überzeugung unterstützen. Er richtet es so ein, dass er Misserfolg haben muss und unglücklich wird. Er gibt sein Bestes, aber trotzdem misslingt es ihm. Weil ihm sein automatisches Nein meist nicht bewusst ist, merkt er nicht, dass er sich selbst sabotiert. Er glaubt wirklich, dass ihm schlimme Sachen einfach immerzu passieren, und er sieht seine Rolle bei der Herbeiführung des Misserfolgs nicht. „Ich Armer, schau, wie sehr ich mich bemühe, aber nichts klappt." Auf diese Weise gelingt es ihm, Mitleid von anderen zu bekommen.

Seine unschuldig-nette Art verdeckt die Verachtung und Wut, die er im Inneren fühlt; die Enttäuschung anderer ist seine passiv-aggressive Rache. Heimlich freut er sich, Dinge zu verpfuschen, als einziges sicheres Ventil für seinen Ärger. Nach außen hin ist aber nichts jemals sein Fehler.

Der Masochist provoziert auf vielerlei Weise – in der Hoffnung, dass, wenn der andere explodiert, er selbst die Möglichkeit bekommt, wenigstens einen kleinen Teil seines angestauten Ärgers loswerden zu können. In Gegenwart eines Masochisten können Sie sich ärgerlich und irritiert fühlen, und nicht einmal genau wissen, warum. Oder er wird Sie nerven, indem er sich fortwährend in einer weinerlichen, jammervollen Art beschwert – nicht um ein Problem zu lösen, sondern vielmehr, um mit seinem eigenen Missmut auch die Stimmung anderer Leute herunterzuziehen.

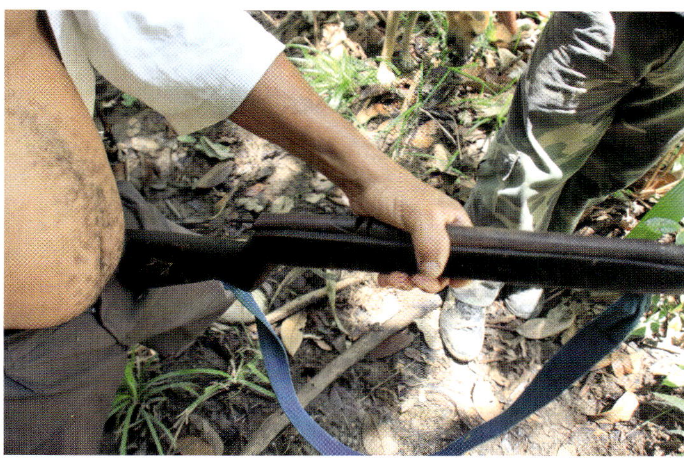

Aber wenn Sie ungeduldig werden und ihm Beine machen wollen oder versuchen, ihm ein besseres Gefühl zu verschaffen, sitzen Sie schon in der Falle, denn der Masochist wird Ihre Anstrengungen mit vielerlei „Ja, aber..." sabotieren.

Selbst ganz normale vernünftige Forderungen, die Sie an einen Masochisten stellen, erinnern ihn unbewusst an das Herumschubsen seiner Mutter, also leistet er Widerstand. Er wird Ihnen nicht geben, was Sie wollen, selbst wenn er es selber will, weil ihn das automatische Nein bestimmt.

Trotz allem sind Masochisten liebevolle Menschen, die ein großes Bedürfnis nach Nähe zu anderen haben. Sie sind loyale und fürsorgliche Freunde und gute Familienmenschen, denn sie haben die Fähigkeit und das Verlangen, in liebevollen Beziehungen zu leben. Sie besitzen enorme Ausdauer und Hartnäckigkeit. Sie schaffen selbst den langweiligsten Job, auch wenn andere schon längst aufgegeben haben. Und sie sind bereit, Beziehungen durchzuhalten, auch wenn die Zeiten schlechter werden und der Partner eine Krise hat.

Da die Entwicklung der Persönlichkeit eines Menschen nicht nur eine seelische und geistige, sondern auch eine körperliche ist, bewirken die den masochistischen Charakter formenden familiären Kräfte auch einen entsprechenden Körperbau. Da Menschen mit dieser Persönlichkeitsstruktur in ihrer Kindheit in ihrer Bewegungsfreiheit gehindert wurden und der Großteil ihrer Impulse im Ausdruck stark eingeschränkt wurde, haben sie einen zusammengepressten, unbeweglichen, meist fetten, manchmal aber auch muskulösen Körper. Der Sinn der Körperstruktur besteht darin, Impulse am Ausdruck zu hindern, aber auch Impulsen von anderen Menschen passiven Widerstand entgegen zu setzen.

Der Kopf duckt sich oft, als ob er einen Schlag erwartet. Der Hals ist kurz und dick, der Unterkiefer gespannt, die Augen weich und traurig und leidend. Das Gesicht drückt Unschuld, manchmal auch Ergebenheit aus.

Die Brust ist zusammengestaucht oder zusammengepresst. Der Bauch ist fett und fest, die Taille dick und kaum vorhanden, der Rumpf im Ganzen unbeweglich.

Die Arme sind stark, meist dick. Die Schultern sind vornüber gerollt und sehen nach Niederlage aus.

Der untere Rücken und das Gesäß sind flach. Man sieht, dass der Masochist schon früh seinen „Schwanz eingezogen hat". Im Gegensatz zum übrigen Körper hat das Becken eine zu schwache energetische Ladung, die frühen sexuellen Impulse des Kindes wurden von Anfang an erfolgreich unterdrückt und in Fressimpulse umgewandelt.

Die Beine sind schwer und kleben am Boden fest, die Kniebeuger sind stark gespannt und verkürzt. Auch in seinen Bewegungen scheint er am Boden festzukleben, im Boden übermäßig verwurzelt zu sein. Er ist energetisch hoch geladen, aber festgehalten und kontrolliert

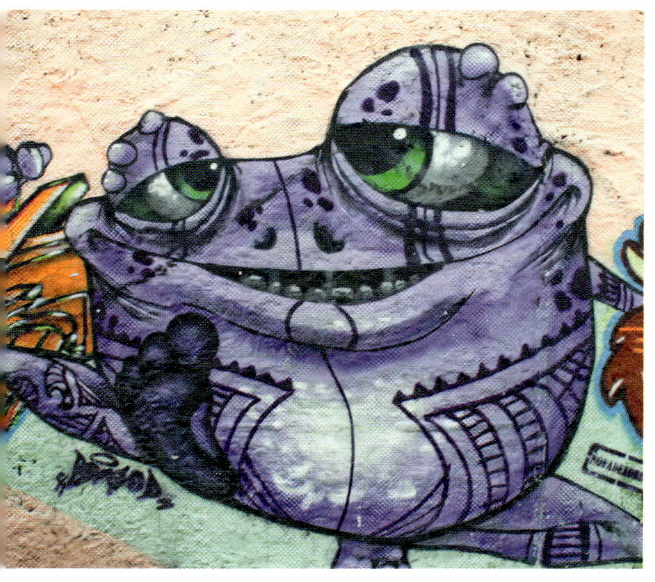

Der masochistische Charakter hat eine starke Körperbehaarung und eine dunkle, bräunliche, großporige Haut. Im Großen und Ganzen hat er einen schweren, in seiner Bewegungsfreiheit gehinderten und würdelosen Körper. In der Welt der Gemüse ist er einer Kartoffel vergleichbar. Wie sie hat seine Körperoberfläche an manchen Stellen Dellen, an manchen Ausbuchtungen und Wellen. Wie sie ist er unspektakulär, bodenständig und erdig – und hat im Alltag großen Nährwert.

Da diese Körperstruktur eine wichtige Funktion erfüllt, nämlich Impulse, vor allem Wut und Zorn und Sexualität, sowohl am Ausdruck wie auch am „Hereindringen" zu hindern, bedeutet regelmäßiges Körpertraining für Menschen mit einer solchen Persönlichkeit viel mehr als einfach abzuspecken und fit und beweglich zu werden. Wenn der Körper weicher, flexibler und durchlässiger wird, ändert das auch seine Emotionalität. Das bedeutet, dass zum Beispiel Unbehagen, Unwillen oder Ärger direkter ausgedrückt werden können. Wenn die dämpfende Fettschicht weniger wird, kommen tiefsitzende emotionale Ladungen und Bedürfnisse an die Oberfläche - und das erzeugt natürlich Widerstand und Angst. Das ist einer der Hauptgründe, warum es recht schwierig ist, den typischen gutmütigen Dicken zu einem regelmäßigen Besuch des Fitness-Centers zu bewegen.

Auch wenn er sehr unter seiner Fülle und seinem Hang zu Schweinsbraten, Bier und Mehlspeisen leidet, hat er ja in seiner Kindheit gelernt, Fremdimpulse möglichst unauffällig, aber perfekt zu sabotieren, und den eigenen Impulsen tief zu misstrauen. Er hat gelernt, keine großen Schritte zu machen und dort zu bleiben, wo er ist. Daher kann man solche Menschen nicht antreiben und nicht drängen – sonst werden sie freundlich lächelnd jede neue Initiative blockieren. Da es um weit mehr geht, als um rank und schlank zu werden, muss man solchen Menschen Zeit lassen.

Es sei noch einmal erwähnt, dass die hier geschilderte Persönlichkeit wie Körperstruktur den masochistischen Charakter und Körperbau in seiner reinen Form darstellt. Beides ist in der Wirklichkeit selten zu finden, da die meisten Personen aus Mischungen verschiedener Charakter- und Körperstrukturen bestehen.

Wenn jemand mit einem signifikanten Anteil an masochistischem Charakter bereit ist, sich zu verändern, können sich die potenziellen Stärken dieses Körpertyps entfalten. Die körperliche Fülle ist die Grundlage und das Gefäß für eine Fülle der Gefühle, eine Fülle an Lebendigkeit und Kraft. Er ist praktisch, gut geerdet und strahlt Ruhe und Harmonie aus. Unter allen Körpertypen kann der Masochist am meisten geben – er gibt auch, ohne gleich etwas zurückerhalten oder nehmen zu wollen. Er ist ein liebevoller Familienmensch, der Hingabe und Geborgenheit sucht und gibt. Zu seinen Freunden und im Beruf ist er loyal, hilfsbereit und ausdauernd –und das auch bei undankbaren Aufgaben.

Da die meisten Masochisten in unserer von schlanken Idealformen televisionär dominierten Kultur unter ihrem Übergewicht leiden, ist es für den masochistischen Körpertypus wichtig zu verstehen, dass jede neue Muskelfaser, die er durch Hanteltraining und Power Qì aufbaut, in der Folge ständig Nahrung braucht – und damit in alle Zukunft von den angelegten Fettreserven knabbert. Ein weiterer wichtiger Punkt für den masochistischen Typus ist, in Bewegung zu kommen und zu lernen, leichtfüßig und spritzig durchs Leben zu tänzeln. In diesem Sinne sind alle Formen des Tanzens für ihn zu empfehlen sowie alle Sportarten und Bewegungsformen, bei denen man hüpfen und springen muss – wie zum Beispiel Trampolinspringen, Step-Aerobic, Badminton, Basketball, Fußball und Tennis.

Filme, welche verschiedene Aspekte des masochistischen Charakters belichten

„DIE ZWEITE FRAU“, Drama, Regie: Hans Steinbichler (Deutschland 2007)
Ein Muttersöhnchen Anfang Vierzig (Matthias Brandt) sucht sich in Rumänien via Heiratsagentur eine Frau (Maria Popistasu). Zuhause kommt es zu Spannungen zwischen der jungen Frau und der Mutter (Monica Bleibtreu), die ihren Sohn nicht teilen möchte. Charakterkino!

„BRIDGET JONES – SCHOKOLADE ZUM FRÜHSTÜCK“, Komödie, Regie: Sharon Maguire (nach dem gleichnamigen Roman von Helen Fielding, Großbritannien 2001)
Bridget Jones (Renée Zellweger) ist über 30, Single, übergewichtig und frustriert. Sie liegt im Kampf gegen zu viele Kilos, zu viele Zigaretten und um einen Mann. Ein Film über die peinlichen Momente des masochistischen Charakters.

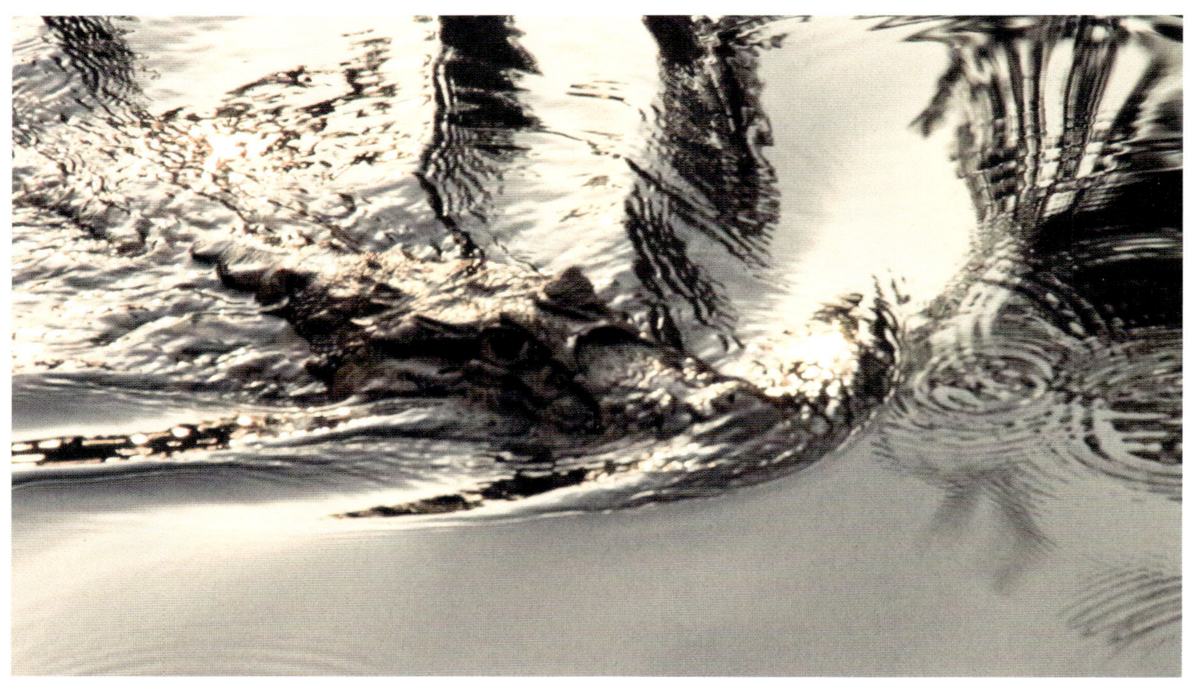

4.5 Die psychopathischen Körpertypen – Kohlkopf und Orchidee

Es gibt zwei psychopathische Körpertypen, die wegen ihrer Entstehungsgeschichte aus einer gemeinsamen Wurzel zusammen beschrieben werden. Beide Charaktere haben die gleiche oder zumindest eine sehr ähnliche Konstellation im Elternhaus, haben aber eine unterschiedliche Strategie gewählt, um damit zurecht zu kommen.

Die dominante Form des psychopathischen Körpertypus ist in der Typologie der Gemüse einem Kohlkopf vergleichbar – robust und zäh. In rohem Zustand und bei empfindlichem Magen verursacht sie leicht Blähungen.

Die auf diesem Charakter beruhende Körperstruktur ist das Vorbild im traditionellen Bodybuilding. Der Körper hat die begehrte V-Form, die viele Frauen schätzen, die sich nach einem starken Mann in ihrem Leben sehnen: eine mächtige Brust, sehr breite und kräftige Schultern und Arme, einen harten Bauch, eine schmale Taille und ein schmales Becken. Im Vergleich zum Oberkörper sind die Beine viel weniger stark, manchmal sogar fast schwächlich. Obwohl die breiten und kräftigen Schultern den Mann seit Urzeiten begehrenswert und als Beschützer und möglichen Vater attraktiv machen, ist die dazugehörige Charakterstruktur eigensinnig patriarchalisch und daher in der modernen, nach Gleichberechtigung strebenden Zeit ein Auslaufmodell.

Die zweite Form des psychopathischen Körpertypus wird die manipulative Form genannt. Der Körper ist hübsch und nicht zu übersehen, verführerisch und gut proportioniert. Dennoch bleibt ein Unterschied zu einem natürlich anmutigen Menschen, der in der Charakterstruktur begründet liegt: unter einer weichen Oberfläche ist die tiefe Muskulatur gespannt und hart, das Gesicht hat einen weichen und nichtssagenden, irgendwie synthetischen Ausdruck, es zeigt nur die ewig gleiche Barbiepuppen-Attraktivität und nicht die wahren Gefühle. Er ist hübsch wie eine Orchidee, attraktiv, und bleibt einem fremd, auch wenn man ihn lange kennt.

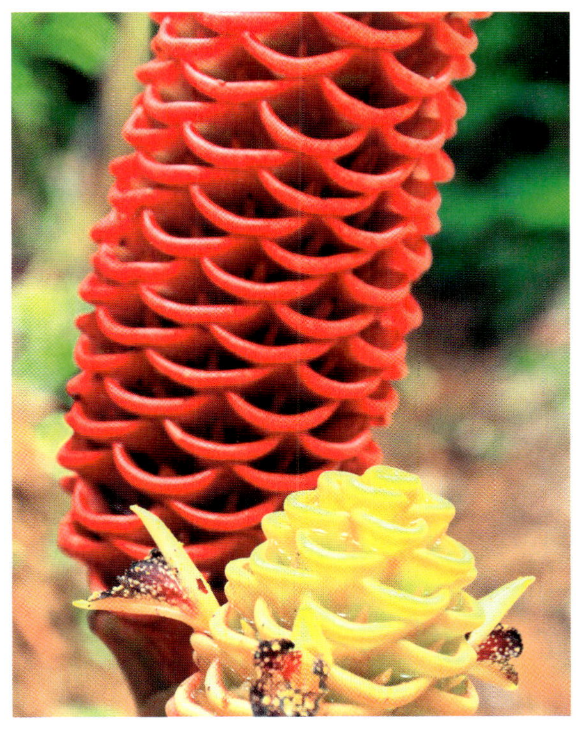

Die psychopathische Charakterstruktur entwickelt sich vor allem im Zeitraum vom zweiten bis zum vierten Lebensjahr. Das Kind fühlt sich herumgestoßen, die Bedürfnisse der Mutter haben Vorrang vor denen des Kindes. Die Mutter ist unfähig oder nicht willens, ihre eigenen Wünsche lange genug beiseite zu stellen, um die Bedürfnisse ihres Kindes zu berücksichtigen und zu erfüllen. Eher benutzt sie das Kind zur Befriedigung ihrer eigenen Wünsche.

Dieser Charakter entsteht, wenn das Kind Kampfmittel der Eltern ist. Die Mutter baut den Sohn zum Konkurrenten des Vaters auf - oder der Vater die Tochter zur Konkurrentin der Mutter. Das Kind identifiziert sich mit dem andersgeschlechtlichen Elternteil und kämpft gegen den gleichgeschlechtlichen. Das Bedürfnis nach echter Nähe zu beiden Elternteilen bleibt dabei auf der Strecke. Häufig versucht die Mutter, das Kind auf indirekte, verführerische Weise an sich zu binden. Statt ihre Wünsche offen und ehrlich zu formulieren, benutzt sie hinterrücks die Bedürfnisse des Kindes, um ihre eigenen zu befriedigen – so, dass sie bekommt, was sie will, zum Beispiel gegenüber dem Vater. Das Kind, das naiv Mitgefühl und Hilfe erwartet, erlebt stattdessen, dass sein Bedürfnis gegen es selbst gewandt und nicht ernst genommen wird. Es erlebt sich als Spielball und fühlt sich verletzt, unwichtig und machtlos.

Dem Kind bleibt nur die Alternative, sich entweder zu unterwerfen und benutzen zu lassen oder die Strategie der Mutter zu übernehmen und raffinierter zu werden als sie, indem es selbst manipuliert, täuscht und lügt. Es lernt, dass es gefährlich ist, seine wahren Gefühle zu zeigen, es lernt seine Gefühle zu verneinen und jedes Zeichen von Schwäche und Verletzlichkeit zu verbergen.

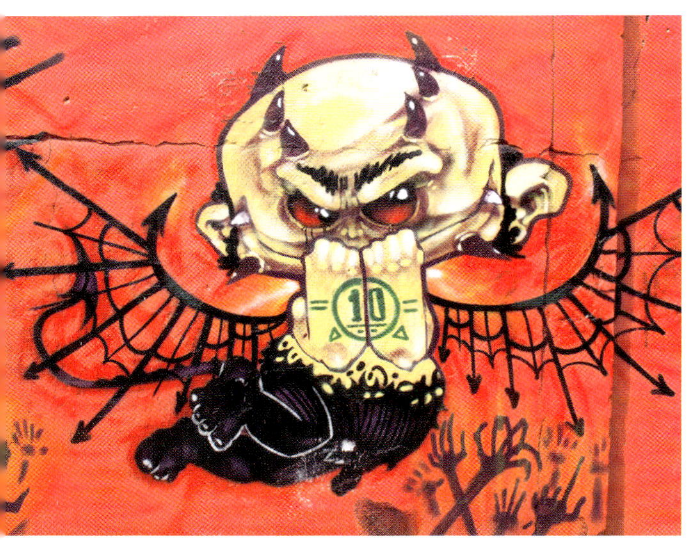

Die dominante Form des psychopathischen Charakters, auch kurz Psychopath I genannt, hat als Vorbild einen tyrannischen, übermächtigen und stark autoritären Elternteil – meist ist es der Vater. Es ist ein klassisches Szenario: Ein cholerischer Vater, häufig noch vom Alkohol enthemmt, der beim geringsten Anlass brüllt und tobt und mit äußerster Strenge kleinste Verfehlungen der Kinder ahndet. Die Mutter duckt sich bei den Wutausbrüchen des Vaters, häufig benützt sie aber auch seine Gewaltbereitschaft den Kindern gegenüber als Druckmittel, um ihre Erziehungsmaßnahmen durchzusetzen. Der Charakter des sich unter solchen Umständen entwickelnden Kindes imitiert, vor allem wenn es ein Bub ist, den autoritären Vater und reagiert nun seinerseits in seinem späteren Leben auf eine bedrohliche Situation, indem er den „starken Mann" spielt und eine Pose von Macht und Stärke einnimmt. Der Psychopath I ist der klassische Türsteher und Rausschmeißer in einem Nachtlokal, in älteren Filmen hat er eine feststehende Rolle als rohe, aber geistig minderbemittelte und oft auch im Grunde gutmütige Hilfskraft des Hauptbösewichts.

Aber abgesehen von diesen schon eher karikaturistischen Formen, ist es wichtig zu verstehen, dass der Psychopath I zwar einen starken Wunsch nach Macht über andere zeigt, es ihm aber in erster Linie nicht um Macht geht, um andere verletzen zu können (er ist kein Sadist!), sondern um sicherzustellen, dass kein anderer Macht über ihn hat. Er verwendet Zwang, sowohl um zu vermeiden, ausgenützt zu werden, als auch, um seine Bedürfnisse zu erfüllen. Diese Strategie hat er von seinem Vater gelernt. Sonst ist er oft sehr großzügig und liebt es, anderen einen Gefallen zu tun, weil eine solche Handlung ihn in eine überlegene Position bringt – der Empfänger seiner Gefälligkeiten steht in seiner Schuld.

Die manipulative Form des psychopathischen Charakters, auch Psychopath II genannt, hat als Vorbild einen verführerischen und manipulativen Elternteil. Dieser Charakter hat in seiner Kindheit gelernt, auf eine (vermeintlich) bedrohliche Situation mit Verführung, Zuvorkommenheit und Charme zu reagieren. Er ist besonders rücksichtsvoll, kooperativ und manchmal übertrieben höflich.

Psychopath I will eine Erscheinung von Bedeutung und Macht projizieren, während der Psychopath II mehr zu einem Image von verführerischer Attraktivität und Jugend neigt.

Der Psychopath fühlt sich niemals sicher dabei, wenn er mit anderen auf der gleichen Ebene eine Beziehung aufnimmt. Deswegen hat er große Schwierigkeiten mit intimen Beziehungen, die ja einen freien und ehrlichen Ausdruck der Gefühle verlangen.

Er umgibt sich oft mit Gefolgsleuten, um Kontakt mit anderen zu erreichen. Aber der Kontakt folgt seinen Bedingungen: Er arrangiert jede Situation so, dass andere ihn brauchen und von ihm abhängig sind. Auf diese Weise braucht er kein eigenes Bedürfnis auszudrücken.

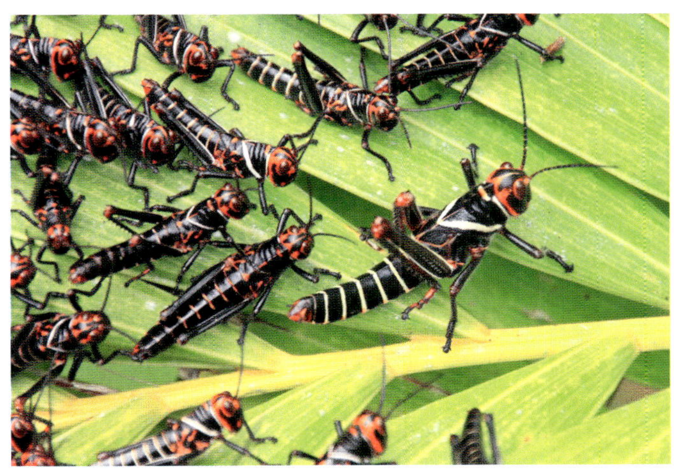

Die ganze psychopathische Strategie ist natürlich eine Abwehr gegen das Gefühl der Schwäche und gegen das Gefühl, überwältigt, ausgenutzt und unwichtig zu sein. Man findet ein Grundgefühl von Oralität und eine Sehnsucht nach Intimität, die er aber niemals zugibt.

Der Psychopath I neigt zu extremem Bodybuilding. Dabei betont er beim Krafttraining vor allem die Muskeln der oberen Körperhälfte – Brust, Schultern, Arme und Rücken. Beim Training kann er eine Veränderung seiner charakterlichen Grundeinstellung, nämlich anderen zu imponieren und sie einzuschüchtern, insofern unterstützen, als er den in vielen Partien starren und harten Körper durch Dehnungsübungen weicher und flexibler zu machen beginnt, mit dem Aufbautraining der oberen Körperhälfte aufhört und mehr, falls für den harmonischen Ausgleich von Oben und Unten erforderlich, die Bein- und Gesäßmuskeln kräftigt. Den umfassendsten, vielseitigsten und gleichzeitig spielerischsten Aufbau der Muskeln der unteren Körperhälfte erreicht er durch Stop-and-Go-Sportarten wie Fußball, Basketball, Badminton, Tennis. Überhaupt sind alle Ballsportarten sowie Inline-Skating und Tanztraining für ihn gut geeignet.

Da der Psychopath II sehr auf sein Äußeres und die jeweilige Mode achtet, immer als erster weiß, was in und was out ist, findet man ihn häufig im Fitness-Center, wo er jeden Trend, von Aerobic und Bauch-Bein-Po zu Step, Low Impact und Bodywork sofort mit Überzeugung mitmacht. Das Training hilft ihm, seinen attraktiven und gut proportionierten Körper in Form zu halten. Wichtig wären für ihn allerdings auch Tätigkeiten, die ihn mehr in Kontakt mit seiner seelischen Wirklichkeit bringen, wie Yoga, Ausdruckstanz, Kontaktimprovisation und überhaupt Workshops, in denen es um die eigene Gefühlswelt geht.

Ein Buch, das die verschiedenen Schattierungen der dominanten wie der manipulativen Form des psychopathischen Charakters beschreibt

„OPERNBALL" von Josef Haslinger
(Fischer-Taschenbuch, Frankfurt am Main 1999)
Ein Roman über Psychodynamik und Werdegang einer rechtsextremen Gruppe – vom Ausländer-Verprügeln bis zum Giftgas-Attentat auf den Opernball, bei dem dreitausend Menschen, darunter die ganze Staatsspitze, sterben. Auch die fünf Attentäter werden in der Kanalisation gefunden – sie hatten von ihren Polizeikontakten Blausäure-Gas statt dem vereinbarten Kohlendioxid-Gemisch bekommen. Der Fernsehjournalist Kurt Fraser recherchiert die Hintergründe: Die Böse-Buben-Rechts-Szene wird geschickt von den braven rechten Hofräten und der Staatspolizei benutzt, um den totalen Überwachungsstaat einzurichten.

Filme, welche die verschiedenen Schattierungen der dominanten wie der manipulativen Form des psychopathischen Charakters belichten

„PLATOON", Kriegsdrama,
Regie: Oliver Stone (USA 1986)
Ein Film über den Vietnamkrieg und wie verschiedene Charaktere damit zurechtkamen – oder starben. Sergeant Barnes (Tom Berenger) ist der Prototyp des dominanten Psychopathen – in der Dynamik und im Chaos des Krieges.

„DIE WUTPROBE", Komödie,
Regie: Peter Segal (USA 2002)
Der gutmütige Dave (Adam Sandler) wird zu einer Aggressionstherapie beim ekligen Aggressionstherapeuten Dr. Rydell (Jack Nicholson) verurteilt. Der durchgeknallte Therapeut nistet sich bei Dave ein – und treibt ihn auf die Palme!

„DER TOD UND DAS MÄDCHEN",
Psychothriller, Regie: Roman Polanski
(USA/Frankreich/Großbritannien 1994)
Fünf Jahre nach dem Ende der Militärdiktatur in einem südamerikanischen Land nimmt der Arzt Dr. Miranda (Ben Kingsley) den Anwalt Escobar bei einer Autopanne mit und bringt ihn in dessen Haus. Escobars Ehefrau Paulina (Sigourney Weaver) erkennt den Fremden an seiner Stimme und seinen Redewendungen – als ihren einstigen Folterer und Vergewaltiger unter der Militärjunta. Nach anfänglicher Bestürzung fesselt sie Dr. Miranda und inszeniert ein Tribunal. Gesteht Dr. Miranda seine Taten und bereut, ist er frei. Sonst wird sie ihn erschießen. Er versucht zu leugnen.

„AMERICAN BEAUTY", Gesellschaftsdrama,
Regie: Sam Mendes (USA 1999)
Eine Bilderbuchfamilie des amerikanischen Traums: erfolgreich, Eigenheim mit grünem Rasen, Tochter, Hypothek. Ins schmucke Nachbarhaus ist eine andere Bilderbuchfamilie des amerikanischen Traums gezogen. Er ist ehemaliger Offizier der US Marines, der seine Familie tyrannisiert. Seine Frau ist unter seiner psychopathisch-rigiden Art zum willen- und ausdruckslosen Schatten geworden. Sohn Tim ist ein Schizo. Er filmt alles, was sich bewegt, vor allem Nachbarstochter Jane, die sich davon genervt, aber auch angezogen fühlt. Zwei Familien als Prototypen für den Bankrott des amerikanischen Traums in seiner Sexualverdrängung, hinter seiner verlogenen Fassade, in seiner Spießigkeit und seinem Show-Off-Leben auf Pump von der Bank.

„LA MALA EDUCACIÓN – SCHLECHTE ERZIEHUNG",
Psychodrama, Regie: Pedro Almodóvar
(Spanien 2004)
Die Geschichte von zwei Freunden, Enrique und Ignacio, in einem streng katholischen Internat in Spanien. Ignacio ist Lieblingsmessdiener von Padre Manolo, ist aber auch in Enrique verliebt. Als er mit seinem Freund im Kino intim wird und Padre Manolo dies erfährt, gibt Ignacio sich dem Padre hin, damit Enrique nicht von der Schule fliegt. Umsonst, der Freund wird von der

Schule verwiesen. Enrique wird später zu einem bekannten Filmregisseur; er ist schwul. Ignacio wird Schauspieler und ist auch schwul. Jahre später taucht Ignacio beim Regisseur auf, als der gerade eine unkreative Phase hat, und legt ihm eine Erzählung vor, die ihre gemeinsame Kindheit in dem Internat beschreibt. Enrique erkennt Ignacio zuerst nicht. Ein meisterhafter Film über sich verschränkende Zeitebenen, über Täuschungen und Intrigen, Betrug, Erpressung und Mord.

„ORIGINAL SIN", Erotikthriller, Regie: Michael Cristofer (USA 2001)
Kuba in den 30er Jahren. Angelina (Jolie) ist Amerikanerin, kommt in Havanna an, um Antonio (Bandeiras) zu heiraten. Er besitzt eine Kaffeeplantage. Sie haben sich per Inserat kennengelernt. Sie ist nicht die Frau auf dem Photo, das er bekam. Sie sagt, sie wolle nicht wegen ihrer Schönheit genommen werden und hätte deshalb ein falsches Photo geschickt. Nach der Heirat verliebt er sich in sie ... doch dann scheint nichts mehr wahr zu sein.

„PAPARAZZO", Fernseh-Thriller, Regie: Stephan Wagner (Deutschland 2007)
Filmfestspiele in Cannes und Nahaufnahme auf zwei Paparazzi – das Geschäft mit den Photos und den Medien. Drogen, Sex, Geld, Ruhm, viel Geld. Lüge, Betrug, Intrige, noch viel mehr Geld – oder gar keines. Einer der Paparazzi ist auch wegen einer gemeinsamen Freundschaft in der Schulzeit hinter einer gefeierten Schauspielerin her. Das wird ihm fast zum Verhängnis.

„DIE BLUME DES BÖSEN", Spielfilm, Regie: Claude Chabrol (Frankreich 2003)
Innenaufnahme einer gut situierten französischen Familie und ihrer dunklen Geheimnisse hinter normaler Fassade. Nuancenreiches Bild eines Familiensystems in seiner Geschichte und Komplexität.

„GROSSE LIEBE WIDER WILLEN", Komödie, Regie: Brigitte Müller (Deutschland 2001)
Bei der Beerdigung ihres Vaters lernt Sarah Kai, den Sohn seiner zweiten Frau, kennen. Der Vater hatte Sarah und ihre Mutter wegen dieser Frau von einem Tag auf den anderen verlassen und ihr damals als kleinem Mädchen viel Schmerz bereitet. Zu ihrer beider Überraschung erben Sarah und Kai Vaters Villa zu gleichen Teilen. Mit der ob der damaligen Trennung verbitterten Mutter im Hintergrund als treibender Kraft versucht sie Kai mit Intrigen und unlauteren Mitteln aus der Villa zu ekeln. Dass der Film als Komödie daherkommt, zeigt, wie sehr Lüge, Täuschung und kunstvolle Strategien, den anderen fertigzumachen, gesellschaftsfähig geworden sind – mit der Illusion obendrauf, dass man dafür nicht bezahlen muss, wenn man nur attraktiv genug ist.

„EIN DORF SIEHT MORD", Thriller, Regie: Walter Weber (Deutschland 2008)
1980 haben friedliche Atomkraftgegner gegen das Endlager Gorleben protestiert, ein Hüttendorf auf dem Gelände errichtet und die „Freie Republik Wendland" ausgerufen. Nachdem die Wortführerin der Atomkraftgegner des Terrorismus bezichtigt wurde, wurde das Dorf gewaltsam geräumt. 28 Jahre später kommt die Photographin Lotte Feininger (Lavinia Wilson) in die Gegend und recherchiert für eine Reisereportage. Als zwei der Männer, die sie interviewt hat, kurz danach tot aufgefunden werden, fällt der Verdacht im Dorf auf sie. Der Schriftsteller Martin Selig (August Zirner), der von der attraktiven Fremden fasziniert ist, will ihre Unschuld beweisen.

„MADEINUSA", Regie: Claudia Llosa (Peru 2006)
In einem abgelegenen Dorf in den Anden feiern die Bewohner die „heilige Zeit" von der Kreuzabnahme des Herrn am Karfreitag bis zu seiner Auferstehung am Ostersonntag. In dieser Zeit ist der Herr tot und sieht ihre Sünden nicht. Alles was von der katholischen Religion sonst verboten ist, ist erlaubt. Salvador (Carlos Juan de la Torre) aus Lima strandet zufällig in dem Dorf und verliebt sich in Madeinusa (Magaly Solier Romero), ein 14-jähriges Indiomädchen, das als heilige Jungfrau die Osterprozession durch das Dorf leitet. Ein Dorf, wie es sich seine Wirklichkeit zurechtlegt, im Spannungsfeld zwischen originaler Indiokultur und der aufoktroyierten Religion der kolonialen Eroberer.

4.6 Der rigide Köpertypus oder die Königskerze

Der Körper des rigiden Typus ist hübsch und attraktiv, gut proportioniert und integriert. Er ist in ständiger Leistungsbereitschaft und für Herausforderungen gut vorbereitet. Er ist, wie der Name sagt, steif und rigide, in manchen Fällen sogar unbeweglich, aber stark. Der rigide Körpertypus ist in permanenter Habtachtstellung, gespannt wie ein Bogen, er hat ein Hohlkreuz und die Rückenstrecker sind immer angespannt. Er hat einen hohen Energiepegel, aber keinen spontanen Fluss. Er hält sich gerade wie eine Königskerze, trägt den Kopf hoch und strahlt Selbstbewusstsein aus.

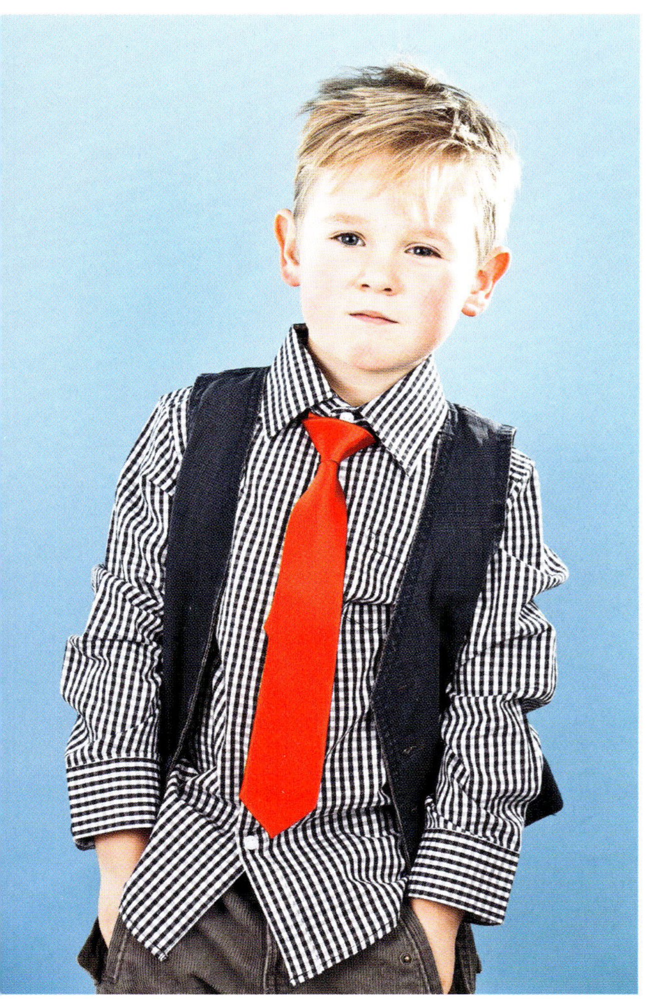

Der rigide Charakter entwickelt sich im Alter zwischen drei und fünf Jahren. In dieser Phase beginnen die präsexuellen Gefühle des Kindes, auch wenn diese Gefühle vom Bewusstsein her noch nicht von liebenden und zärtlichen unterschieden werden können. Der Vater spielt in dieser Entwicklungsphase die Hauptrolle, denn seine traditionelle Rolle ist die Verbindung des Kindes zur Außenwelt. Er führt das Kind in Beziehung mit Menschen außerhalb der Familie ein und bereitet es auf die Arbeitswelt vor. Heutzutage, mit den sich verändernden Männer- und Frauenrollen, kann auch die Mutter an diese Stelle treten.

Das Kind bekam in früheren Jahren die volle Unterstützung der Eltern, meist ist es ein Wunschkind. Es war ausdrucksvoll und liebend, mochte sich selbst und seine Beziehungen in der Familie waren gut. In der genitalen Phase beginnt sich das zu ändern. Der Vater will, dass sein Sohn „ein kleiner Mann" wird und verlangt Leistungen. Er zeigt dem Kind, dass er Liebe und Zuwendung bekommt, wenn er gute Leistungen bringt. Meist will er mehr, als das Kind geben kann, und zeigt sich ungeduldig und enttäuscht, wenn dem Kleinen irgendeine Arbeit nicht gut gelingt. Das Kind lernt, dass es für sein Wesen, seine Gefühle und seine Verspieltheit nicht geachtet und geliebt wird, sondern mehr oder weniger ausschließlich für erfolgsorientiertes Handeln.

Die gleiche Botschaft wird häufig auch indirekt vermittelt, indem der Vater kein Interesse am Kind zeigt und es sogar ignoriert, bis es auf einem Gebiet gute

Leistungen bringt, welches der Vater als wichtig erachtet. „Ich liebe dich, wenn du etwas leistest." Der Sohn wird dazu gedrängt, früh erwachsen zu werden, früh Verantwortung zu übernehmen, er wird ernst, zielstrebig und ehrgeizig. Seine Fähigkeit, sich einfach glücklich zu machen und Freude zu erfahren, ist beschränkt. Freude wird mit Leistung statt mit einem guten Gefühl assoziiert. Schließlich erlebt er Freude nur durch erfolgreiches Handeln, das die Anerkennung von anderen gewinnt.

Ein weiterer Aspekt in der Entwicklung des rigiden Charakters ist die Unempfänglichkeit des Vaters für den Ausdruck der Liebe und der zarten Gefühle des Kindes, für sein Bedürfnis nach Intimität mit dem männlichen Elternteil. Der Junge reagiert auf die Abweisung des Vaters mit Versteifung, er verliert seine Spontaneität im Ausdruck von Zärtlichkeit. Die Versteifung seines Körpers soll verhindern, was ihm Schmerz und Ablehnung bringt – nämlich Äußerungen der Zärtlichkeit und Liebe. „Wenn ich meine zarten Gefühle nicht zeige, dann werde ich mir nicht wehtun."

Die wesentliche Erfahrung für solch ein Kind ist, dass es sich anstrengen muss, um gut genug zu sein, und dass es sein Herz nicht öffnen darf. Es nimmt sich fest vor, nicht nachzugeben oder loszulassen. Das Loslassen wird in zweifacher Weise bedrohlich. Zunächst einmal empfindet es eine gewaltige Furcht davor, von einem mächtigen Gefühl hinweggeschwemmt zu werden und die folgende Verletzung und Ablehnung zu erleben, und dann bedeutet loslassen auch eine Niederlage seines Ichs und seines Stolzes. Also wird es rational, logisch und ernsthaft, um sich gegen das Nachgeben zu schützen.

Der Rigide bemüht sich hartnäckig, Perfektion zu erreichen. Anstatt sich von seinen Gefühlen leiten zu lassen, beschäftigt er sich mit Fakten, Regeln, Resultaten und Details. Da er so leistungsbestimmt ist, kann er sich nur schwer entspannen – denn in der Entspannung beginnen die bedrohlichen Gefühle aufzutauchen.

Der Rigide erlaubt seinen Leistungen nicht, ihn zu stärken, er macht niemals eine Atempause oder fühlt die Befriedigung einer getanen Arbeit. Für ihn gibt es immer noch etwas zu tun. Er glaubt nicht, dass es in Ordnung ist, zu sein und nichts zu tun. Er fühlt sich niemals ganz fertig und im Grunde ständig frustriert. Ganz gleich, wie viel er erreicht, für ihn ist es nicht genug. Anstatt sich zu entspannen und zu entdecken, was sein System wirklich braucht, nimmt

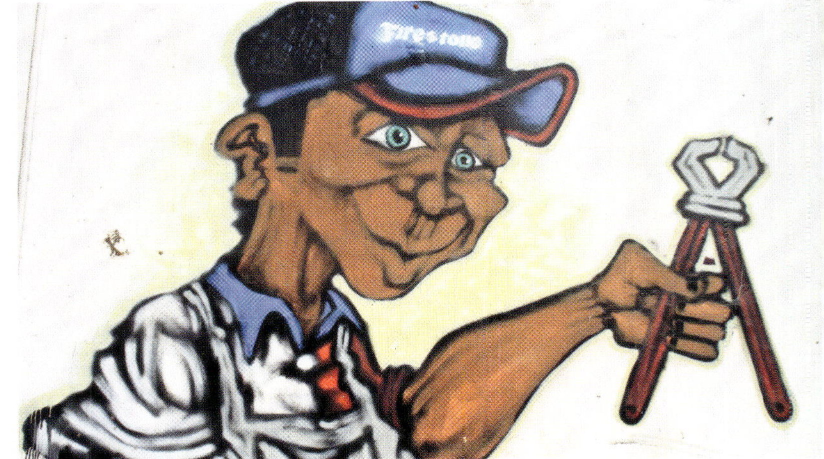

er Zuflucht in Aktion. Für den Rigiden bedeutet Passivität Verletzlichkeit und Handeln bewahrt ihn davor, sich verletzlich oder weich zu fühlen.

Der Rigide hat auch das Gefühl, fortwährend gefordert oder in Frage gestellt zu werden. Er fühlt einen tiefsitzenden Widerwillen dagegen, die Erwartungen der anderen zu erfüllen und niemals Anerkennung und Liebe um seiner selbst willen zu erhalten. Er wird schnell ärgerlich und verhält sich abweisend, nicht so sehr in dem, was er sagt oder tut, sondern in der Art seines Sprechens oder Verhaltens.

Der Rigide ist mehr als die meisten anderen Charaktertypen in der Lage, enge Beziehungen einzugehen. Aber bei aller Intimität bewahrt er Zurückhaltung und weist seine sanften und zarten Gefühle zurück. Er manipuliert nicht, da er gleichberechtigte Beziehungen schätzt und auch verlangt. Er hat auch nicht das Bedürfnis, „überlegen" zu sein. Aber weil er nicht daran gewöhnt ist, nur für sein Selbstsein geliebt zu werden, fühlt er fortwährend, dass er sich Liebe durch Leistungen verdienen muss und hat Probleme damit, sich einfach zu erlauben, geliebt zu werden.

Sexuell ist der Rigide sehr aktiv, weil er fortwährend Bestätigung sucht. Verfolgung und Eroberung sind oft ein allgemeines Muster auf der Suche nach dem „perfekten" Partner, der ihn befriedigen würde. Er merkt nicht, dass seine Frustration in ihm steckt und nicht so sehr von äußeren Gegebenheiten abhängt.

Er ist zwar energetisch voll geladen und hat Freude am Sex, wird aber auch im Bett seinen Leistungsdruck und seine allgemeine Spannung selten los. Er kann auch Schwierigkeiten haben, Liebe und Sex zu integrieren, weil er diese Integration unbewusst als Nachgeben oder Loslassen empfindet.

Für den rigiden Typus ist das Fitness-Center eine ständige Herausforderung, weiter an sich zu arbeiten. Obwohl das physische Training die Vitalität im Allgemeinen fördert und die Stimmung hebt, ist es für den perfektionistischen und zielorientierten rigiden Charakter oft heilsamer, zu lernen sich zu entspannen und die Seele baumeln zu lassen: Musik zu hören, ohne dabei etwas anderes zu tun, eine Massage zu bekommen, zu meditieren, einfach ins Blaue hinein spazieren zu gehen.

Wenn er ein Hohlkreuz hat, ist es für ihn im Studio und in den Bodyworkstunden wichtig, die das Hohlkreuz formenden Muskeln nicht zu trainieren: die Rückenstrecker, die Abduktoren und den Quadrizeps (siehe Kapitel 3.3, Hohlkreuz).

Bücher, die verschiedene Formen des rigiden Charakters beschreiben

„RADETZKYMARSCH“
von Joseph Roth (Kiepenheuer & Witsch, Köln 1994)
Drei Generationen einer österreichischen Offiziersfamilie vor dem Ersten Weltkrieg und der Verlauf eine rigiden Vater-Sohn-Beziehung in der Donaumonarchie.

„DER LIEBHABER“ von Marguerite Duras (Suhrkamp, Frankfurt 1999)
Die Geschichte einer verbotenen Liebe im Saigon der zwanziger Jahre zwischen Marguerite, einer fünfzehnjährigen Französin, und dem Sohn eines steinreichen chinesischen Bauunternehmers vor dem Hintergrund ihrer rigiden Familien – die französische Familie blickt auf Chinesen mit Verachtung herab und in der chinesischen Familie ist eine Heirat des jungen Mannes mit einem standesgemäßen chinesischen Mädchen längst arrangiert.

„MIESES KARMA“ von David Safier (Rowohlt, Reinbek 2009)
Ein Buch über die nicht ganz mühelose und entbehrungsreiche Rückverwandlung eines rigiden und psychopathischen Charakters zu Liebe und Einsicht.

Filme, welche die verschiedenen Ausformungen und Schattierungen des rigiden Charakters belichten

„SETZEN, SECHS!“, Dokumentation, Regie: Dora Henze (Deutschland 2005)
Schulgeschichten aus Deutschland, von der Kaiserzeit über die Reformschulen der Weimarer Republik (mit Sexualkunde und Koedukation) und dem nationalsozialistischen Rassenkunde- und Wehrkunde-Unterricht zum sozialistischen Erziehungssystem der DDR und der über dem Wirtschaftswunder vernachlässigten Bildung in der BRD.

„CHOCOLAT“, Spielfilm, Regie: Lasse Hallström (USA 2000)
Im Frankreich von 1959 wacht Bürgermeister Comte de Reynaud über „seine" Kleinstadt wie früher seine Vorfahren. Nachdem seine Frau ihn verlassen hat, kasteit er sich selbst und verlangt das auch von allen anderen. Als Kontrapunkt zu seiner rigiden Moral und als Ausdruck unzähmbarer Lebensfreude taucht Vianne Rocher (Juliette Binoche) mit ihrer Tochter Anouk in dem Städtchen auf, eröffnet eine Chocolaterie und ist die sündige Verführung während der Fastenzeit – das erfordert durchgreifende Maßnahmen des Comte!

„HAPPY END“, Komödie, Regie: Amos Kollek (USA/Frankreich/Deutschland 2003)
Die 23jährige Französin Val Chipzik (Audrey Tautou) hat ihrer Mutter versprochen, ein Star zu werden. In New York City lebt sie als Obdachlose und finanziert ihre Schauspielstunden mit Aushilfsjobs. Als sie sich im Vorgarten des Hauses von Jack (Justin Theroux) einrichtet, einem Drehbuchautor mit Schreibblockade, inspiriert sie ihn zu einem Drehbuch mit romantischem Touch. Jack vertreibt sie dennoch zuerst, sucht sie aber dann überall. Sie erkennt, dass er sie liebt, er gibt es aber um keinen Preis zu – eine Komödie über Natürlichkeit, Aufrichtigkeit und Spontaneität versus einen rigiden Charakter.

„AEON FLUX“, Science-Fiction-Film, Regie: Karyn Kusama (USA 2005)
Überlebende einer Seuche leben im 25. Jahrhundert in einem Stadtstaat ohne Kriege, ohne Krankheiten – und ohne Freiheit. Natürlich gibt es eine Rebellengruppe: Aeon Flux (Charlize Theron) ist ihre härteste und artistischste Kriegerin. Sie soll den autoritären Präsidenten töten. Als es soweit ist und sie in seine Augen sieht, kann sie es nicht …

„DIE GEISHA", Historiendrama, Regie: Rob Marshall (USA 2005)
Japan vor dem Zweiten Weltkrieg. Die kleine Chiyo wird zusammen mit ihrer Schwester nachts aus einem Fischerdorf geholt und in ein Geishahaus nach Tokyo gebracht. Sie leidet unter den Intrigen einer älteren Konkurrentin. Mit elf begegnet sie einem Mann auf einer Brücke, von dem sie zum ersten Mal Freundlichkeit erfährt – er kauft ihr ein Eis und lobt ihre schönen blauen Augen; er behandelt sie nicht als Dienstmagd, sondern als zukünftige schöne Frau. Dann entschwebt er ins Theater. Von nun an lebt sie ihr Leben, um ihm wieder zu begegnen. Dafür muss sie eine perfekte und begehrte Geisha werden. Die erfahrene Geisha Mameha (Michelle Yeoh) macht aus ihr ein lebendiges Kunstwerk. Unter dem Namen Sayuri gibt Chiyo (Ziyi Zhang) ihr Debüt.

„IM STURM DER LIEBE", Bollywood-Epos, Regie: Kunal Kohli (Indien 2006)
Die blinde Zooni reist als Mitglied eines kaschmirischen Tanzensembles nach Delhi und verliebt sich in den charmanten Reiseführer und poetischen Playboy Rehan (Aamir Khan): „Frauen sind wie Städte – irgendwann muss ich weiterziehen." Nach allerlei rigiden Hindernissen zu Beginn, als zuerst sie und dann er sich nicht einlassen und hingeben wollen, obwohl sie spüren, dass hier die ganz große Liebe ans Tor klopft, verloben sie sich. Rehan bringt sie in eine Klinik, in der ihre Sehkraft durch eine Netzhauttransplantation wiederhergestellt wird. Als sie von der Operation erwacht, soll sie ihn im Leichenschauhaus identifizieren, denn er ist bei einem Sprengstoffattentat am Bahnhof ums Leben gekommen. Sieben Jahre später in Kaschmir rettet ihr Vater einen Schwerverletzten bei einem Schneesturm und bringt ihn nach Hause zur Pflege. Er ist ihr sehr vertraut und als er sich nach einiger Zeit als Rehan zu erkennen gibt, müssen sich beide zwischen Liebe und Pflicht entscheiden.

„BIRTHDAY GIRL", Thrillerkomödie, Regie: Jez Butterworth (Großbritannien/USA 2001)
Per Internet hat sich der britische Bankbeamte John (Ben Chaplin) eine russische Braut über eine Agentur bestellt. Die „sprachgewandte Nichtraucherin" (Nicole Kidman) spricht kein Englisch, raucht Kette – und verführt John, der sie zurückschicken will, wider seinen Willen und nachhaltig. An ihrem Geburtstag tauchen ihr russischer „Cousin" und ein Freund auf, um mit ihnen Geburtstagsparty zu feiern – und ziehen ein. Ein rigider versus drei psychopathische Charaktere – ein dynamisches Quartett.

„GLADIATOR", Historienepos, Regie: Ridley Scott (Großbritannien/USA 2000)
Der Kampf eines rigiden gegen einen psychopathischen Charakter – auf großer Bühne im Rom der Kaiserzeit. Es ist emotional bewegendes Kino in der Tradition von Spartacus, Quo Vadis und Ben Hur. Natürlich ist es kein Film über reale historische Menschen und Ereignisse, sondern über archetypische Personifikationen der dunklen und der lichten Seite der römischen Kultur, die – man denke an Sparta, Herakles, Hephaistos und Athene – den humorlosen und ergebnisorientierten Ahnen des rigiden Charaktertypus als Ideal erfand.

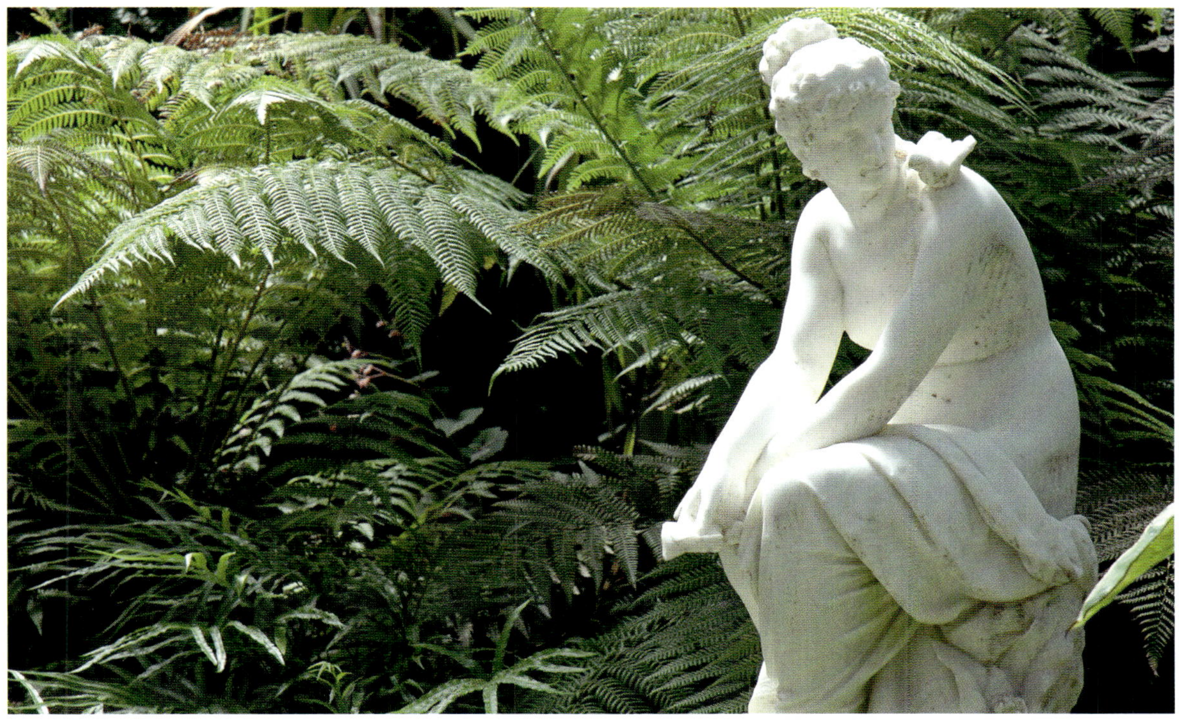

4.7 Der hysterische Körpertypus oder die Birnenform

Der Körper der Hysterikerin – diese Charakterstruktur ist weit häufiger bei Frauen als bei Männern zu finden – zeigt ein deutliches Ungleichgewicht zwischen oberer und unterer Körperhälfte: Ein sehr schmaler, fester und kindlicher Oberkörper mit kleinen Brüsten auf einem eher breiten, weichen und sehr weiblichen Becken. Die Form erinnert an eine Birne. Sie hat eine stolze Kopfhaltung und ein hübsches, manchmal püppchenhaftes Gesicht. Ihre Augen blicken weich und verführerisch, ihr Unterkiefer ist energisch und fest. Die Schultern sind eng und schmal, manchmal knochig und häufig abfallend. Die Arme sind schwach und uneffektiv, der Bauch weich und rund, die Beine starr und schwer, häufig mit Zellulitis an Hüften und Oberschenkeln. Der Sinn dieser Körperstruktur ist es, das Herz durch den engen und unbeweglichen Brustkorb zu schützen. Sie ist eine Kind-Frau, die von ihrem Vater zurückgestoßen und verletzt wurde, was sie noch nicht überwunden hat. Daher erscheint sie sowohl hilfsbedürftig als auch verführerisch.

Die hysterische Strategie entwickelt sich während der genitalen Phase, ab einem Alter von drei Jahren. Da Väter ihre Töchter häufiger und auch grober zurückstoßen und ablehnen (als Mütter ihre Söhne), wenn sie die ersten Zeichen kindlicher Sexualität und weiblichen Flirtverhaltens zeigen, findet man den hysterischen Charakter häufiger bei Frauen. Aber auch unter Männern ist dieser Charakter zu finden, vor allem bei Schauspielern, Künstlern, Modedesignern und anderen, sich gerne selbst darstellenden Personen.

Der hysterische Körpertypus war bei Frauen des Adels und des vornehmen Bürgertums des 18. und 19. Jahrhunderts stark verbreitet; in Zeiten, die von einer puritanischen Sexualmoral geprägt waren, wie das Biedermeier oder die Viktorianische Epoche des ausgehenden 19. Jahrhunderts, stand der hysterische Charakter in seiner Hochblüte, seine Wurzeln reichen jedoch in das Frauenbild der Gotik zurück. Die schmalbrüstigen und breithüftigen Frauenfiguren der Malerei der Gotik und Frührenaissance – man denke an die „Geburt der Venus" von Sandro Botticelli – zeigen den Körperbau der Hysterikerin als kulturelles Ideal, das im klaren Gegensatz zu den ausgewogenen Proportionen der Frauendarstellungen der Antike steht – hier sei an die „Venus von Milo" und die sinnliche Lebendigkeit griechischer Statuen im Allgemeinen erinnert.

Während Sigmund Freuds Patientinnen noch fast ausnahmslos Hysterikerinnen waren, deren Sexualverdrängung zu Zwangsneurosen und in gar nicht seltenen Fällen zu hysterischen Lähmungen führte, verliert der hysterische Charakter im ausgehenden 20. Jahrhundert an Bedeutung. Er stammt als Idealbild der Frau aus einer katholisch geprägten Epoche, in der Länder wie Spanien, Portugal, Italien, Frankreich, Österreich und Bayern den militärischen und kulturellen Ton angaben. Im 20. Jahrhundert jedoch verbreitet sich, unter dem Einfluss des protestantischen Nordamerika auch als kulturelle Weltmacht, der rigide Typus immer mehr, der seinen Ursprung in der protestantischen Leistungsethik eines Martin Luther, eines Johannes Calvin und eines Ulrich Zwingli hat. War der rigide Charakter in vorangehenden Jahrhunderten vor allem unter Soldaten zu finden – Habt Acht! Brust raus, Bauch rein! Rührt euch! Für Ehre und Vaterland! – so ist er in diesem Jahrhundert zum kulturellen Ideal auch der sozialen Elite geworden. Unter Stress zu stehen und arbeitssüchtig zu sein ist ein Kennzeichen des Erfolgs geworden, zum ersten Mal in der Weltgeschichte arbeitet die Oberschicht mindestens genauso hart wie die unteren Schichten der Bevölkerung, wenn auch nicht oft im Schweiße ihres Angesichts, dafür im Dufte ihres Deodorants und unter Kopf- und Kreuzschmerzen. Und das alles verdankt sie den geistigen Vätern von Dagobert Duck und Tick, Trick und Track, gierigen Geldhortern und braven Pfadfinderseelen, die das Hohlkreuz salonfähig gemacht und Siesta und Müßiggang den Kampf angesagt haben: „Donald, du Versager!"

Seit dem zweiten Weltkrieg wird die rigide Strategie auch von Frauen häufiger angewandt. Frauenzeitschriften propagieren unermüdlich die Karrierefrau. Für das Sozialprodukt einer Gesellschaft ist es ein klarer Vorteil, wenn Frauen auch arbeiten, die Produktivität kann sich verdoppeln, dafür bleiben Kinder und die Atmosphäre eines Heims und einer Beziehung auf der Strecke. Während die katholische Religion mit der Madonna noch eine weibliche „Gottheit" verehrt - auch wenn sie der männlichen Dreifaltigkeit klar untergeordnet ist, gibt es im heute vorherrschenden Protestantismus diese Verehrung des Weiblichen überhaupt nicht mehr. Dementsprechend sind auch Eigenschaften, die den Reichtum des hysterischen Charakters ausmachen wie Phantasie, Feinfühligkeit, Andacht und Überfülle der Gefühle, aus der Mode gekommen und rigide Vokabeln wie Erfolg, Leistung, Fortschritt und Produktivität beherrschen die Werteskala.

In der genitalen Entwicklungsphase beginnt das kleine Mädchen, sich seiner Sexualität bewusst zu werden, seine Bindung wechselt von der Mutter auf den Vater. Wilhelm Reich beschreibt den Vater in seinem Buch „Charakteranalyse" als zunächst sehr zärtlich und liebevoll, aber wenn das Kind sich seiner Weiblichkeit bewusst wird, lehnt der Vater es ab. Der Vater fühlt sich von seinen eigenen sexuellen Impulsen dem Kind gegenüber bedroht und zieht sich von ihm zurück, um diese Gefühle zu hemmen und zu verleugnen. Während dieser Phase nimmt das Kind natürlich seine Impulse nach Nähe nicht als sexuell wahr, es erfährt einfach nur Zurückweisung und Verrat. Es fühlt, dass seine Gefühle im Allgemeinen nicht akzeptiert werden.

Reich beschreibt den Vater auch als etwas autoritär, was in dem Kind eine Angstreaktion auslöst. Diese Reaktion wiederum führt zu einer Unterwerfung des Kindes mit den begleitenden Ablehnungs- und Trotzgefühlen. Schließlich entwickelt das Kind ambivalente Gefühle gegenüber Männern im Allgemeinen. Der hysterische Typ will Nähe durch Unterwerfung und nicht durch Selbstbehauptung erreichen; in der Nähe aber beginnt er Trotz zu fühlen, was die Intimität behindert, wenn nicht unmöglich macht.

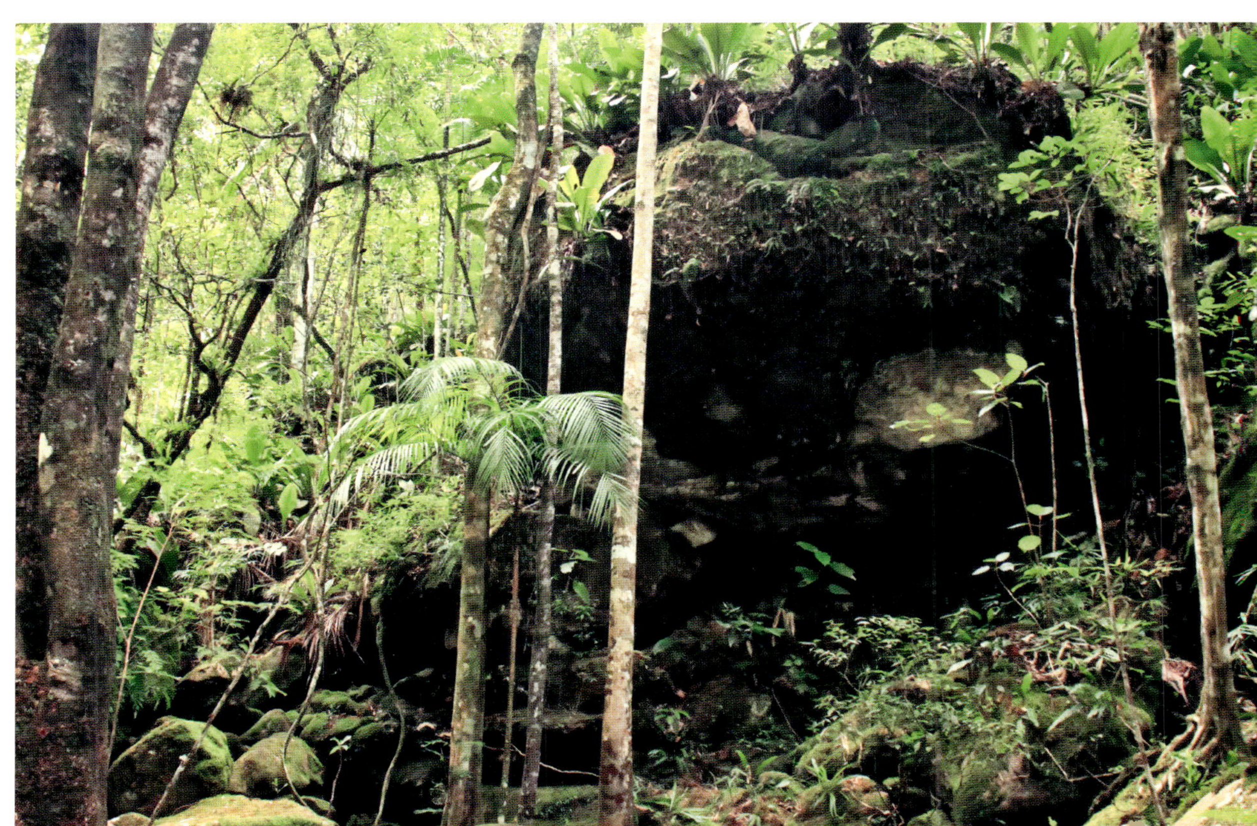

Seit Freuds und Reichs Zeiten haben sich die kulturellen Bedingungen für die Entstehung des hysterischen Charakters ein wenig geändert: die Väter sind etwas weniger steif autoritär geworden und das sexuelle Thema steht nicht mehr so im Vordergrund, seit die religiöse Panik vor der Dreifaltigkeit Teufel, Sex und Weib etwas nachgelassen hat. Nach Ansicht von Ron Kurtz und Pat Ogden können die Eltern, entweder Mutter oder Vater oder beide, einfach nur sehr mit anderen Problemen als der Tochter beschäftigt sein. Wichtig ist, dass das Kind, aus welchen Gründen auch immer, nicht die Aufmerksamkeit seiner Eltern erhält. Wenn das Kind abgelehnt und weggeschickt wird, ist es zwar betroffen, zieht sich aber nicht zurück, sondern macht sich wichtig, bauscht auf, dreht auf, um gehört zu werden.

Die Eltern kümmern sich vielleicht nur dann um das Kind, wenn es sehr nervös oder körperlich verletzt oder krank ist, und ignorieren es, wenn es gesund und zufrieden ist. Das Kind lernt schließlich, dass Aufmerksamkeit nur dann zu bekommen ist, wenn es in seinem Leben eine Krise gibt. Es kreiert die Krisen, um Aufmerksamkeit zu erhalten.

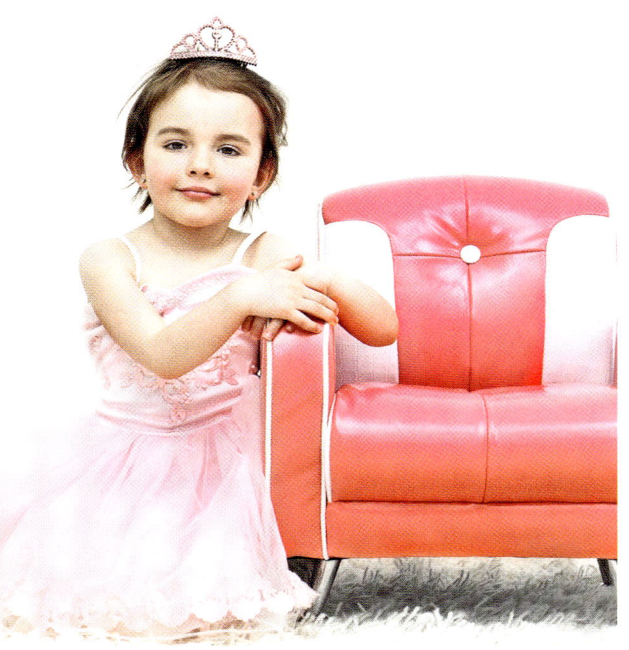

Das Kind fühlt sich verraten und ist enttäuscht, weil sein Gefühlsausdruck früher akzeptiert wurde und jetzt plötzlich aus keinem offensichtlichen Grund zurückgewiesen oder nicht wahrgenommen wird. Daher entwickelt es eine tiefe Furcht vor Verletzungen, besonders von Männern, und sehnt sich zutiefst danach, akzeptiert zu werden. Zur selben Zeit fühlt es Ärger und Trotz. Zusätzlich lernt das Kind, seine Verletzlichkeit zu verringern, indem es sein Herz verschließt: „Du kannst mich nicht mehr verletzen, weil ich mich dir nicht mehr öffnen werde!" So erwächst aus seinem Trotz gegen das Weggestoßenwerden ein Stolz, eine Abwehr gegen Nähe.

Die Hysterikerin hat Angst davor, direkte Forderungen nach Aufmerksamkeit zu stellen, da diese Strategie früher nur zur Zurückweisung geführt hat. Sie tritt nicht für ihre Rechte ein. Stattdessen schafft sie ein Drama, um ihr Leben interessant genug zu machen, sie übertreibt und bauscht auf, damit sie Zuwendung bekommt.

Mit der Zeit wird die Dramatisierung und die Übertreibung von Gefühlen so zur Gewohnheit, dass sie den meisten Hysterikerinnen nicht mehr als Strategien bewusst sind, sondern ihre emotionalen Ausbrüche auch für sie selbst unerwartet kommen. Es ist den meisten Hysterikerinnen auch nicht bewusst, dass diese Gefühle nicht „echt" sind, sondern eine tiefe Traurigkeit und Angst vor Verletzung überdecken. Ihre wirklichen Gefühle wurden nicht ernst genommen, also maskiert sie sie durch Dramatisierung. Hinter all diesem Theater steckt ein sehr erschreckter und verletzter Mensch.

Die Hysterikerin ist hochsuggestibel. Sie kann schnell von etwas überzeugt werden, aber genauso schnell ihre Überzeugung und Meinung ändern: Meist leidet sie an großer Inkonsistenz und mangelnder Konzentrationsfähigkeit auf einen Punkt, sie kann nicht bei der Sache bleiben. Sie besitzt eine starke Fähigkeit zur Imagination und verwechselt ihre Phantasie oft mit der Realität. Das Leben der Hysterikerin kreist um Beziehung, Heim und Familie, und besonders auf diesem Gebiet offenbart sich ihr Charakter. Tief im Inneren ist sie von einer großen Angst vor emotionaler Bindung erfüllt, daher trennt sie in der Liebe die sexuellen von den zärtlichen Gefühlen. Sie hat tiefe, „irrationale" Angst davor, ihre ganze Liebe aus Herz und Becken wieder auf eine Person zu richten, wie sie es in der Kindheit getan hat. Daher wird sie sexuelle Anziehung für den einen und zärtliche Gefühle für den anderen, aber nie beide Arten von Liebe für denselben Mann empfinden. Sie tendiert dazu, ihre Beziehungen mit Männern zu sabotieren.

Sie kann sich zurückziehen, wenn die Beziehung intim zu werden droht, eine Ablenkung in Form eines Dramas kreieren oder ängstlich oder passiv werden. Sie könnte unvernünftige Forderungen an ihren Partner stellen, um so einen „Liebesbeweis" zu erhalten – was auch ihrer romantischen Vorstellung von sich selbst als Prinzessin und ihrem Partner als Ritter, Galan und Minnesänger entspricht. Der Ritter kann dazu aufgefordert werden, Drachen zu töten und andere gefährliche Taten zu begehen, aber vielleicht verlangt sie von ihm nur ausschließliche Aufmerksamkeit und setzt ihn unter Druck, seine Beziehungen mit anderen – auch platonische Beziehungen – abzubrechen.

Die Hysterikerin stellt oft unerfüllbar hohe Erwartungen an ihren Liebhaber oder Ehemann, da sie immer noch versucht, die totale Liebe zu erhalten, die sie von ihrem Vater wollte. Sie klammert sich an das Kindsein, in der Hoffnung, diese Liebe und elterlichen Schutz zu bekommen. Man kann sagen, dass sie in einer gewissen Weise in ihrer Entwicklung als fünf- oder siebenjähriges Mädchen steckengeblieben ist und ihr ganzes Leben lang versucht, in ihren Beziehungen eine Situation wiederherzustellen, die der damaligen traumatischen Situation entspricht – die aber einen glücklichen Ausgang hat: In der sie Kind sein darf, keine Verantwortung übernehmen muss, sich „total aufführen" kann und bedingungslos geliebt wird. Gleichzeitig tut sie alles, um diese Situation zu vermeiden, sie hat Panik davor, wieder zurückgestoßen und verlassen zu werden. Aus Angst vor Enttäuschung bereitet sie sich immer wieder Enttäuschung – diesen Teufelskreis muss der Prinz durchbrechen, diesen Drachen erlegen, will er sie freien.

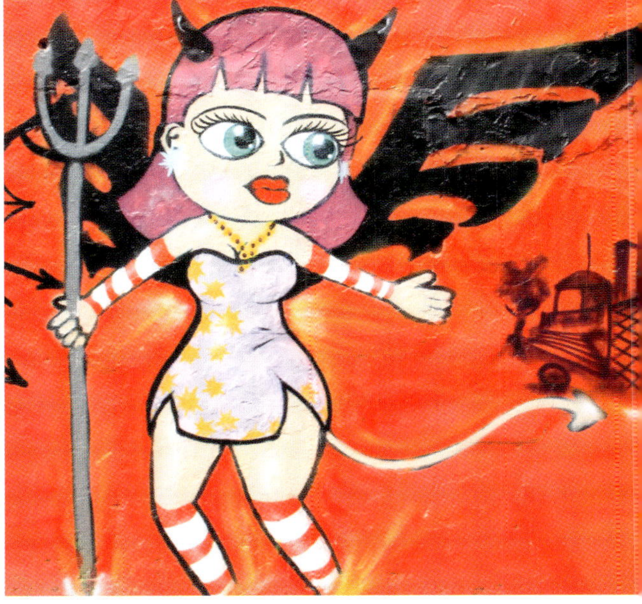

Die Hysterikerin neigt dazu, alle Beziehungen mit dem anderen Geschlecht zu sexualisieren und sie sogar dann als sexuell zu betrachten, wenn sie das gar nicht sind. Und sie tut das Ihre dazu, um sexuell attraktiv zu wirken, sie möchte Bewunderung und sie kleidet sich gut, manchmal erscheint sie verführerisch und aufreizend in Auftreten, Gesten, Kleidung und Sprache – was aber nicht heißen muss, dass sie es ernst meint. Ihre Annäherung ist nicht direkt und sie stellt auch oft Situationen her, in denen sie Männern, die sie zuvor angelockt hat, einen Korb gibt, in denen sie ablehnt, bevor sie abgelehnt wird. Andererseits kann sie auf oberflächliche Weise sexuell promiskuitiv sein, wodurch sie Intimität vermeidet. Sie kann vor starker genitaler Erregung und dem Kontrollverlust Angst bekommen, während sie gleichzeitig nach körperlicher Nähe hungert.

Auf der Gefühlsebene ist sie warm, empfänglich und sehr liebevoll. Da sich ihr Leben um Menschen dreht, häuft sie Aufmerksamkeiten auf ihre Freunde und Liebhaber und gibt ihnen das Gefühl, für sie sehr wichtig zu sein. Probleme können allerdings dann entstehen, wenn ihre Freunde oder Geliebten ihr nicht so nahe sein wollen wie sie ihnen. In einem solchen Fall kann sich ihre Aufmerksamkeit manipulativ anfühlen, sie leidet sehr unter Trennungsangst und kann Probleme kreieren, um den Geliebten dazu zu bringen, sie nicht emotional oder körperlich zu verlassen. Jeder Versuch, sich von ihr zu distanzieren, kann zu weiterem Klammern und Trotz gegen das Loslassen führen, wodurch andere sich unter Druck gesetzt und in der Falle fühlen.

Die Hysterikerin lebt in einem ausgefüllten sozialen Leben auf. Da sie sehr kommunikativ ist und alle Einzelheiten ihres Lebens mit anderen teilen möchte, besteht ihre Reaktion auf Trauer, Furcht oder jedes andere Gefühl darin, jemanden zu finden, mit dem sie sprechen kann. Daher findet sie sich häufig als Dauerklientin in Gesprächstherapien, sie ist das Manna der Psychoanalytiker, es ist kein Zufall, dass Freuds berühmteste Fälle ausnahmslos Hysterikerinnen waren.

Im Berufsleben werden Hysteriker wunderbare Schauspieler, da sie den Applaus, die Aufmerksamkeit und die Wertschätzung genießen, die sie vorher so entbehrt haben. Tatsächlich gibt ihnen die Schauspielkunst eine Chance, aus ihrer Liebe zum Drama und ihrer Fähigkeit, Emotionen auszuagieren, Kapital zu schlagen. Hysteriker können sich tatsächlich wirklicher fühlen, wenn sie schauspielen, als wenn sie wahrhaftig sie selber sind.

Mit Hilfe eines regelmäßigen und gut ausgewählten Trainingsprogrammes kann die Hysterikerin das Ungleichgewicht zwischen ihrer oberen und unteren Körperhälfte wieder ins Lot bringen. Mit Power Qì oder im Fitness-Center kann sie die unterentwickelten Muskeln der Brust, des Rückens, der Schultern und Arme so aufbauen, dass sich der Brustkorb dehnt und Brust, Arme und Rücken voller werden. Es ist eine interessante und empirisch zu überprüfende Tatsache, dass das Aufbautraining von Brust, Schultern und Armen auch Fettabbau und eine Straffung der unteren Körperhälfte bewirkt. Das hat zum einen mit der schon beim masochistischen Charakter beschriebenen physiologischen Tatsache zu tun, dass jede Muskelfaser ständig Nahrung braucht und diese von den angesammelten Fettreserven nimmt, die sich bei der hysterischen Körperform vor allem in Oberschenkeln und Po befinden.

Außerdem stärkt das Training der oberen Körperhälfte die Fähigkeit, die eigenen Wünsche und Bedürfnisse auf eine gleichmäßige und fließende Weise zu äußern, sie so leichter und effektiver in der äußeren Welt durchzusetzen – in der chinesischen Medizin sind die Außenseiten der Oberschenkel als „Sondermülldeponie ungelebter Projekte" bekannt. Die Stärkung der oberen Körperhälfte bringt also nicht nur oben und unten in eine harmonische Proportion zueinander, indem die Schultern breiter und die Arme kräftiger werden, sondern auch indem die Kräftigung der Muskulatur des Schultergürtels einen Abbau der Fettreserven an Oberschenkeln und Po bewirkt. Diese Strategie ist oft wirkungsvoller, als in den Bauch-Bein-Po-Stunden der Studios zu versuchen, die untere Körperhälfte schmelzen zu lassen.

Daher sind auch alle Sportarten, welche die obere Hälfte kräftigen und die Beine schnell und flexibel machen, wie Volleyball, Handball, Basketball und Tennis, sehr heilsam für die Hysterikerin. Zudem helfen ihr solche Sportarten, wie überhaupt regelmäßiges physisches Training, ihre hohe, aber im Allgemeinen ungleichmäßig verteilte und explosive Energie durch körperliche Aktivität zu stabilisieren und zu erden.

Wie auch bei den anderen bisher besprochenen Körpertypen ist die körperliche Form eine Entsprechung des innewohnenden Charakters. Wenn die Hysterikerin – und das ist durch regelmäßigen Muskelaufbau durch Power Qì oder an den Geräten möglich – ihren Oberkörper kräftigt und ihre obere und untere Körperhälften dadurch wieder in eine harmonische Proportion zueinander kommen, bereitet sie damit auch die Grundlage, dass ihr Charakter und ihre Beziehungen beständiger und weniger sprunghaft werden. Durch die Weitung des Brustkorbes wird die enge und starre Schutzmauer, die das Herz bisher umgab, durchlässiger und weicher. Die dazugewonnene Muskulatur der Brust, der Schultern und des oberen Rückens bilden einen neuen und natürlichen Schutz für das Herz, das dadurch mehr Ruhe und Sicherheit bekommt: Die Hysterikerin lernt, auf Liebe und Zuwendung warten zu können, sie nicht erzwingen zu müssen und nicht mehr auf den kleinsten Liebesentzug mit dramatischen Krisen reagieren zu müssen.

Auf jeden Fall bereitet die körperliche Veränderung die charakterliche Transformation vor und bietet die organische Grundlage für einen psychotherapeutischen Prozess, der oft notwendig ist, um in der Familienrekonstruktion tiefe und alte Verletzungen bewusst zu machen, die noch immer aus dem Unterbewussten wirken und von daher das Handeln zwanghaft bestimmen.

Filme, welche die verschiedenen Aspekte des hysterischen Charakters belichten

„Meerjungfrauen küssen besser“, Komödie, Regie: Richard Benjamin (USA 1990)
Der Film spielt in der amerikanischen Provinz von 1963. Mrs. Flax (Cher) hat die ungemütliche Angewohnheit, nach jeder misslungenen Beziehung den Wohnort zu wechseln. Ihre fünfzehnjährige Tochter Charlotte (Winona Ryder) leidet sehr unter dem ausgeflippten Lebenswandel der Mutter. Mom wie Tochter sind typische Hysterikerinnen angelsächsischer Prägung. Auweia. Als Mrs. Flax den Schuhhändler Lou (Bob Hoskins) kennen lernt, scheint der neunzehnte Umzug vorprogrammiert.

„Vicky Cristina Barcelona“, Filmkomödie, Regie: Woody Allen (Spanien/USA 2008)
Der Maler Juan Antonio Gonzalo (Javier Bardem) lernt auf einer Ausstellung in Barcelona die amerikanischen Touristinnen Cristina (Scarlett Johansson) und Vicky (Rebecca Hall) kennen, die ihren Sommerurlaub in Spanien verbringen. Er lädt sie zu einem Wochenende nach Oviedo ein. An diesem Wochenende funkt es zunächst zwischen Cristina und Juan Antonio, dann, als Cristina krank wird, verbringen Vicky und der Maler einen romantischen Abend miteinander.
Zurück in Barcelona entwickelt sich eine Beziehung zwischen Cristina und Juan Antonio, bis ihn ein Anruf aus dem Krankenhaus erreicht. Seine Exfrau María Elena (Penélope Cruz) hat versucht, sich das Leben zu nehmen. Er holt sie aus dem Krankenhaus und quartiert sie bei sich ein – wo mittlerweile auch Cristina wohnt. Maria Elena ist der hysterische Charakter südländischer Prägung, ein Wirbelwind aus Gefühlen und Szenen, der solange Drama und Unruhe in die Beziehung von Juan Antonio und Cristina bringt, bis alle wieder getrennt ihrer Wege gehen.
Im richtigen Leben haben Penélope Cruz und Javier Bardem 2010 geheiratet ...

„Privatleben“, Regie: Louis Malle (Frankreich 1962)
Als die junge Tänzerin Jill (Brigitte Bardot) nach Paris zieht, wird sie in kurzer Zeit zum begehrten Fotomodell und Filmstar, zur Sexgöttin für die einen und zur Skandalfrau für die anderen – und so zum Jagdobjekt für die Presse. Der Regisseur Fabio (Marcello Mastroianni) verliebt sich in sie – die Annäherung der beiden ist ein meisterhaftes psychologisches Portrait der Beziehung der Diva, des Mythos, zu ihrem Ritter, zu ihrem Retter.

„Ein mörderischer Sommer“, Psychothriller, Regie: Jean Becker (Frankreich 1983)
Die 19-jährige Eliane (Isabelle Adjani) verdreht in einem kleinen Ort in der Provence den Männern im Mini, mit provokantem Hüftschwung und mit erotisch aufreizendem Verhalten den Kopf. Von allen Männern erwählt sie den introvertierten Mechaniker Pin Pon (Alain Souchon) und zieht bei seiner Familie gegen den klaren Widerstand der Mutter ein. Eliane spielt die Hysterikerin überzeugend – mit starken psychopathischen Charakteranteilen, denn unter ihren inszenierten Dramen und Gefühlsschwankungen verfolgt sie einen Plan.

„My Summer of Love“, Spielfilm, Regie: Pawel Pawlikowski (Großbritannien 2004)
England. Zwei Mädchen ganz unterschiedlicher Herkunft entdecken ihre Seelenverwandtschaft, verlieben sich ineinander und schwören, einander nie zu verlassen. Die aus der Unterschicht hat einen Bruder, der wegen Gewaltverbrechen im Knast war, und seit seiner Rückkehr seinen Pub in einen Bibelkreis verwandelt. Sie kennt ihn nicht mehr. Die aus der Oberschicht hat einen die Sekretärin vögelnden Vater, eine überdrehte, sich als Schauspielerin wähnende Mutter, und eine an

Magersucht gestorbene Schwester. Und welche ihrer Geschichten sind wahr? Ein Film zwischen Liebe und Phantasie, jugendlicher Rebellion und Ekel vor Lüge und Scheinheiligkeit der Erwachsenen.

„Die Legende von Paul und Paula“,

Regie: Heiner Carow (nach einem Roman von Ulrich Plenzdorf, DDR 1973)

Zwei junge Menschen begegnen sich und wissen, dass sie füreinander bestimmt sind. Dabei wohnen sie seit Jahren im selben Ostberliner Viertel: Verkäuferin Paula (Angelica Domröse), alleinerziehende Mutter zweier Kinder, und Paul (Winfried Glatzeder), unglücklich verheiratet, lernen sich in einer Bar kennen. Sie treffen sich heimlich, ihre Liebe ist ein Strudel in ungeahnte Tiefen. Doch Paul, der in den diplomatischen Dienst eingetreten ist, will seine Karriere nicht durch eine Scheidung gefährden. Er zieht sich zurück, sie leidet. Als er sich ihr wieder öffnet, kommt Paulas kleiner Sohn bei einem Verkehrsunfall ums Leben, worauf sie sich von ihm zurückzieht. Als Bollwerk gegen seine Versuche, sich ihr wieder zu nähern, lässt sie sich mit einem älteren Verehrer ein. Als Paul endlich klar wird, dass seine Ehe ihm nichts mehr bedeutet und er ohne Paula nicht mehr leben will, verbringt er Tage und Nächte wartend vor ihrer Wohnungstür, um zu beweisen, wie ernst es ihm ist. Paula gibt schließlich nach und die Leidenschaft der beiden füreinander blüht erneut auf. Doch Paula stirbt bei der Geburt des gemeinsamen Kindes und lässt Paul allein zurück.

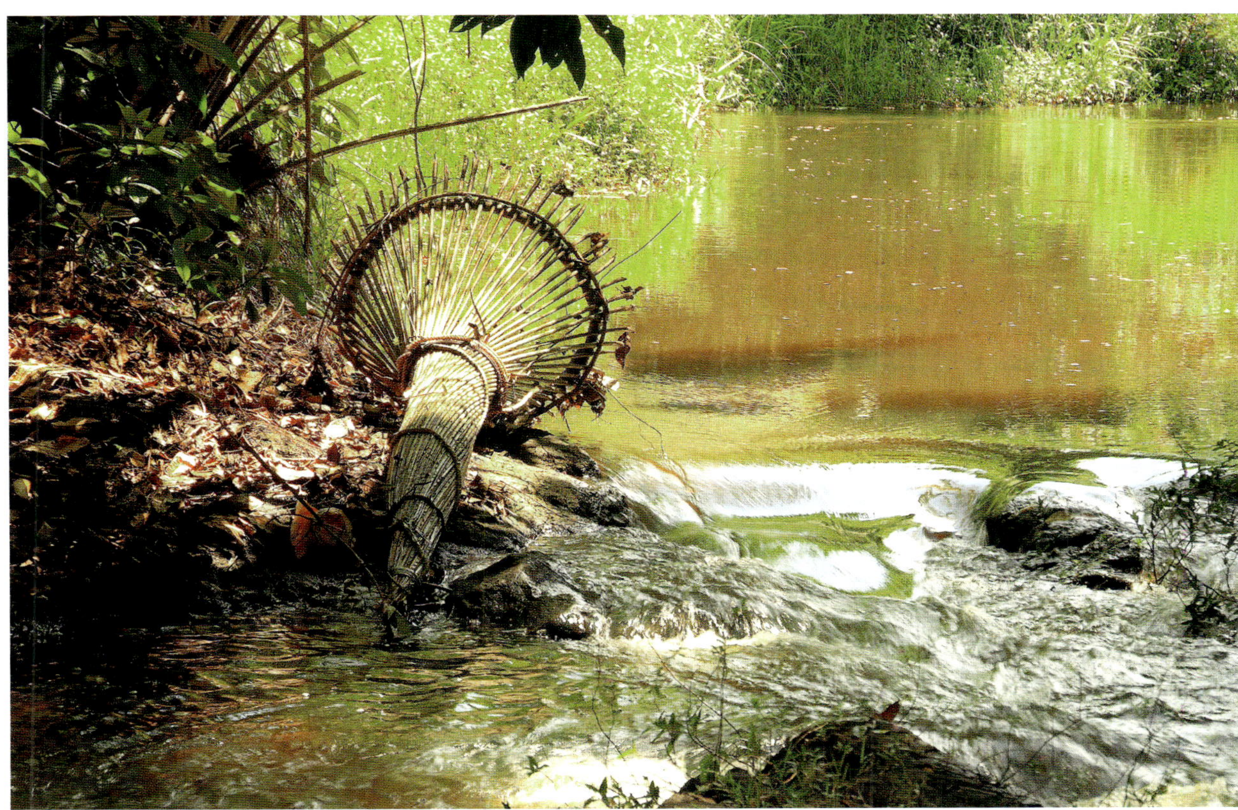

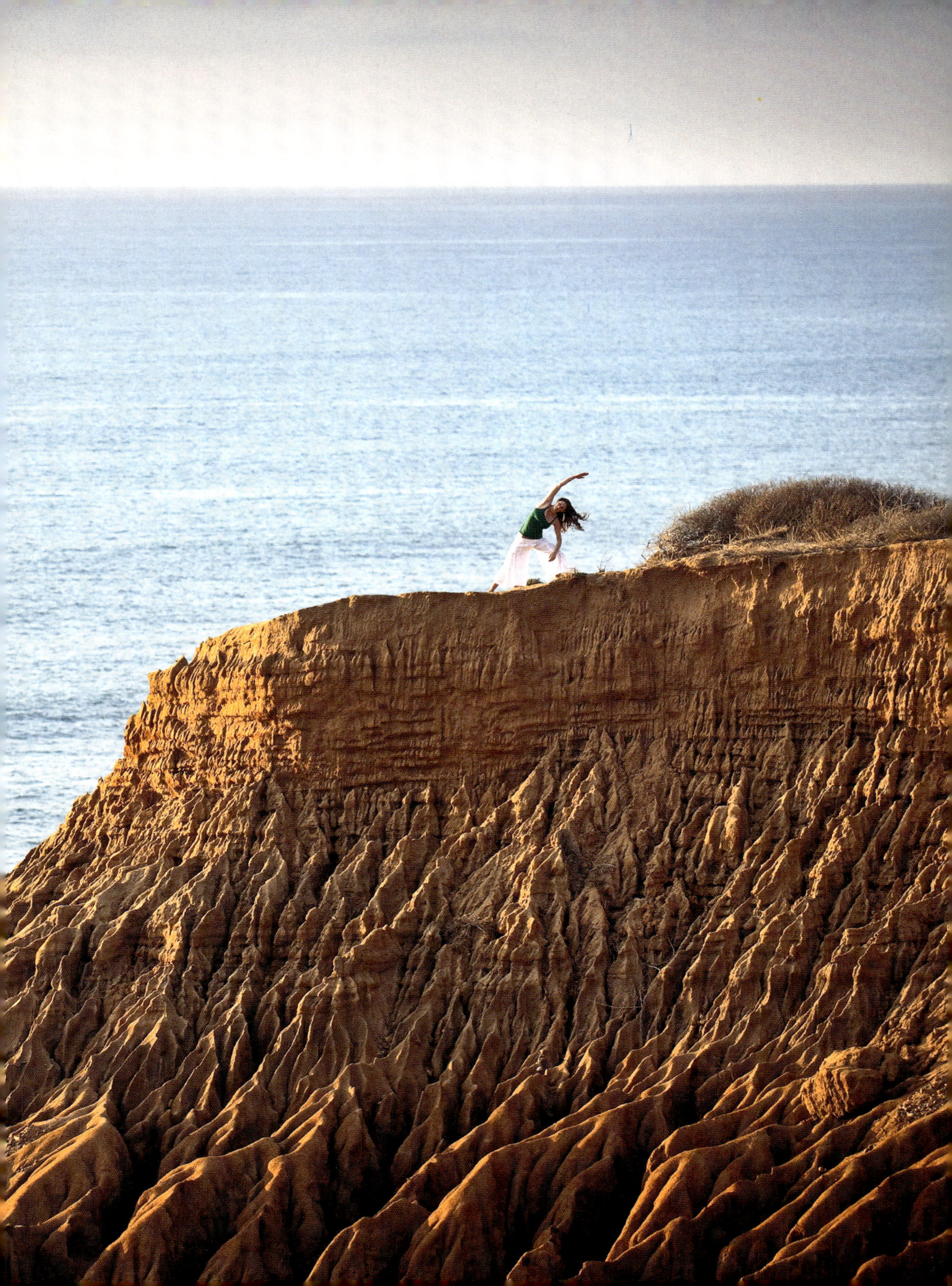

5 Vor- und Nachteile beliebter Sportarten

5.1 Aerobic

Die Vorteile von Aerobic und seine Weiterentwicklungen wie Step und Bodywork liegen darin, dass sie ein ausgeklügeltes System darstellen, wie man innerhalb kurzer Zeit den Kreislauf und die Atmung auf Hochtouren bringt, den Stoffwechsel anregt und eine beachtliche Ausschüttung von Serotonin, Endorphinen und anderen Substanzen anregt, die Glücksgefühle und Euphorie bewirken. Da diese Glücksgefühle bei entsprechender Persönlichkeitsstruktur Suchtpotenzial haben, sagt man zu den Übereifrigen auch Aerobic Junkie. Aerobic und seine Spielarten trainieren differenziert einzelne Muskeln und Muskelgruppen sowie die Bewegungskoordination.

5.2 Asiatische Kampfsportarten

Ähnlich wie Aerobic und Step trainieren asiatische Kampfsportarten wie Judo, Jiujitsu, Karate, Aikido, Tae Kwon-Do und Kung Fu sowohl die körperliche Ausdauer als auch die Fähigkeit, schnell Energie für Hochleistungen zu mobilisieren. Ähnlich wie bei Aerobic werden auch einzelne Muskeln und Muskelgruppen sowie die Bewegungskoordination trainiert.

Im Unterschied zu Aerobic stellen die asiatischen Kampfsportarten – im Idealfall, wenn sie in traditioneller Weise unterrichtet werden – aber ein viel umfassenderes und ganzheitlicheres Schulungssystem dar: In ihnen wird, neben Reaktionsschnelligkeit und Anpassungsfähigkeit an einen Gegner, auch viel Augenmerk auf Psychologie, Beherrschung der Emotionen, Ausschalten von störenden Gedanken, meditative Konzentration und Einfühlungsvermögen in den Geist des Gegners gelehrt. Die Bewegungsfolgen haben auch nicht nur den Zweck, schlank, gesund und attraktiv zu werden, sondern sind Teil eines komplexen Systems der Selbstverteidigung und Kampftechnik. Da das Ziel der erfolgreiche Umgang mit eigener Furcht und Aggression und die Entwicklung des Selbstvertrauens, sich vor Attacken von anderen zu schützen, ist, schulen asiatische Kampfsportarten nicht nur körperliche Fitness, sondern auch die Persönlichkeit mit ihren emotionalen Schwächen und Stärken.

5.3 Ballsportarten

In Europa sind die beliebtesten Ballsportarten Fußball, Basketball, Handball und Volleyball. Sie trainieren antrittsschnelles Laufen und Springen, die Kondition, Bewegungskoordination und Reaktionsvermögen. Der Nachteil liegt wie bei allen Mannschaftssportarten darin, dass ernsthaftes Training nur zu festgesetzten Zeiten möglich ist und man in seiner Ausübung davon abhängig ist, dass die anderen des Teams ebenfalls Zeit haben.

Durch die ständige Aktivierungsbereitschaft und Anspannung der Abduktoren bilden sich vor allem beim Fußball, wenn man viel und vor allem schon in früher Jugend spielt, oft O-Beine aus. Bei diesem Sport liegt auch die größte Verletzungsgefahr, besonders bei den meist mit gegenseitiger Körperberührung ausgetragenen Zweikämpfen.

5.4 Bergwandern und Bergsteigen

Für die meisten, die auf einen Berg gehen, bedeutet das, neben der körperlichen Ertüchtigung, vor allem Erlebnis von Naturschönheit und Verbindung zur Ursprünglichkeit der Natur. Auf den Berg zu gehen ist eine Möglichkeit, der Zivilisation in den Tälern für eine Weile zu entkommen und wieder einmal Bäume und Pflanzen zu sehen, wie sie in natürlicher Harmonie mit Fels und Bach und Erde entstanden sind. Einen weiten Himmel über sich zu spüren und eine reine Luft zu atmen.

Vom Trainingsaspekt her wird der gesamte Körper beim Bergwandern und Bergsteigen gefordert. Bei jedem Schritt muss man die Muskeln der Beine und Füße anders einsetzen, um sich dem wechselnden Boden anzupassen, bei jedem Schritt werden unterschiedliche Fasern der Muskeln des Rumpfes und auch der Arme gebraucht, um den Körper aufrecht und im Gleichgewicht zu halten. Da die meisten Berge nicht im Handumdrehen zu erklimmen sind, man viele Stunden mit Gehen und Steigen verbringt und die Atemprozesse durch die frische Luft besonders angeregt werden, sind Bergsteigen und Bergwandern ein ideales Konditions- und Fitnesstraining. Der einzige, nur bei Vorschädigung der Gelenke auftretende Nachteil ist eine gewisse Belastung der Knie-, Fuß- und Hüftgelenke, wenn man den Berg wieder abwärts steigt.

5.5 Eislaufen

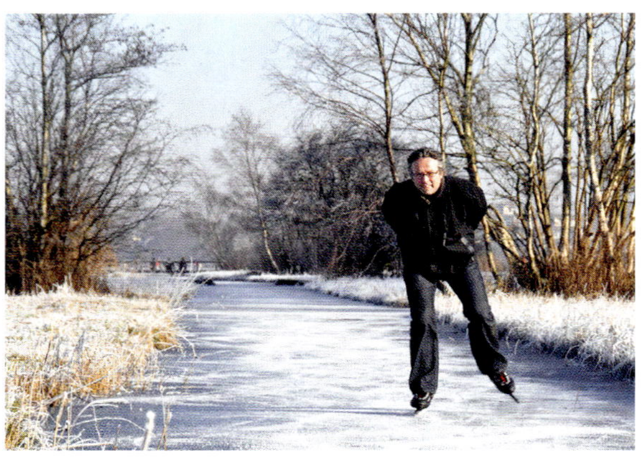

Bei Sportarten wie Eislaufen, Skifahren, Inline-Skating und Surfen, aber auch beim Geländelauf und beim Bergsteigen, trainiert man eine Menge Beinmuskeln, die beim Laufen oder Radfahren nicht besonders wichtig sind. Es sind dies alle Muskeln, die bei den raschen Pronations- und Supinationsbewegungen des Fußes beteiligt sind: die Adduktoren und Abduktoren des Oberschenkels, die Schienbeinmuskeln *(Musculi tibiales anterior* und *posterior)* und Wadenbeinmuskeln *(Musculi peronei longus* und *brevis)* des Unterschenkels. Alle diese Sportarten fördern daher eine differenzierte Ausbildung der Beinmuskulatur – und natürlich Reaktionsschnelligkeit und Gleichgewicht.

Da man schnell fällt, besteht eine gewisse Verletzungsgefahr – Prellungen, Verstauchungen, Blutergüsse, Knochenbrüche.

5.6 Inline-Skating

Die moderne Version des Rollschuhfahrens hätte fast zum neuen Verkehrsmittel der Jugend in den Städten werden können – schnell, ökologisch, autonom. Sicherheitsbedürfnis, körperliche Trägheit und die Vorliebe für modisches Styling, das sich nicht gut mit Knie- und Ellbogenschützern vorführen lässt, haben es verhindert. Für Ungeschulte ist allerdings die Verletzungsgefahr recht hoch; dennoch schützen sich Skater durch Handschuhe, Knie- und Ellbogenschützer im Allgemeinen besser als Skifahrer oder Eisläufer. Da Beton ein wirklich krasser Untergrund ist, sind sich Skater der Gefahr mehr bewusst.

5.7 Klettern

Eine natürliche Fortbewegungsart für alle, die in den Bergen jagen, nach entlaufenen Ziegen suchen oder ihr High auf den Gipfeln genießen wollen. Für alle Menschen, die in den Bergen gelebt haben und leben, eine wichtige Eigenschaft im Kampf ums Überleben – genauso wie Laufen und Gehen. Eine Art Yoga am Felsen, bei dem der ganze Körper gestählt wird. Eine alte Leidenschaft für alle, die gerne die Grauzonen zwischen Tod und Leben erforschen.

Klettern ist eine sehr gute Methode um ins Hier und Jetzt zu kommen. Man muss sich auf jeden Handgriff konzentrieren und kann die Gedanken nicht über die Täler schweifen lassen, sonst stürzt man ab. Eine gute Sportart für alle jene, die eine starke Neigung zum Tagträumen haben und wacher die Realität des gegenwärtigen Augenblicks erleben möchten.

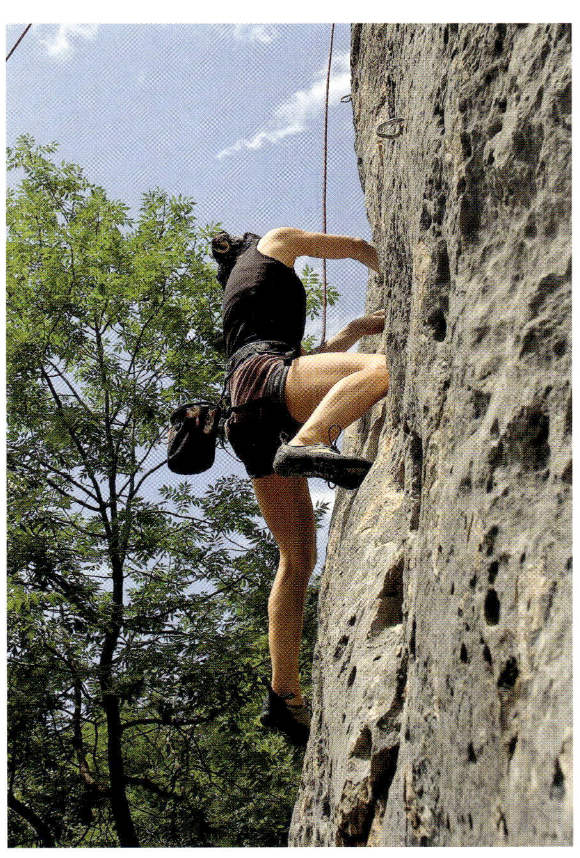

Für andere ist das Klettern eine gute Gelegenheit, ihrer Angst zu begegnen und sie zu überwinden. Da in unserer nach allen Seiten hin abgefederten westlichen Zivilisation primäre Emotionen wie Angst, Fluchtimpuls, Aggression und Kampf ums Überleben aus dem Erleben der meisten Menschen weitgehend verschwunden sind und der virtuelle Ersatz dieser Gefühle in Film und Fernsehen nur ein kleiner Ersatz für eigenes Erleben ist, ist man beim Klettern mit dieser primären Wirklichkeit von Angst, höchster Wachsamkeit und Sicherung des eigenen Überlebens konfrontiert.

Ein weiterer Aspekt des Kletterns ist die Wiederentdeckung der Notwendigkeit, sich auf den anderen, der einen an der Wand sichert, hundertprozentig verlassen zu können – ebenso wie die Stärkung der Fähigkeit, für die Sicherheit und das Überleben des anderen die volle Verantwortung zu übernehmen.

In letzter Zeit auch immer mehr eine Modesportart für jene, die so cool geworden sind, dass sie einen extremen Kick brauchen, um sich lebendig zu fühlen. Starker Adrenalin- und Endorphinschub, wenn man mit den Füßen über dem Abgrund baumelt. Legale Drogenbeschaffung – aber auch nicht ungefährlich. Jeder Kick hat seinen Preis.

5.8 Laufen

Die natürlichen Fortbewegungsarten des Menschen wie Krabbeln, Gehen und Laufen kann man nur als Sport bezeichnen, wenn man nicht berücksichtigt, dass es eine Zeitepoche vor der Erfindung des Autos gegeben hat, in der man nicht gelaufen ist, um überflüssige Kilos loszuwerden oder Kondition zu bekommen oder sich nach einem anstrengenden Bürotag Bewegung zu verschaffen, sondern um zu jagen, zu kämpfen, vor übermächtigen Gefahren Reißaus zu nehmen oder eine Botschaft von einem Ort zum anderen zu bringen – zum Beispiel von einem Sieg bei Marathon zu den versammelten Honoratioren und Presseleuten am Marktplatz von Athen (um die attischen Börsenkurse vor einem Absturz zu bewahren, musste die Botschaft rasch überbracht werden, sonst wären die Phönizier wieder zu sehr im Geschäft gewesen).

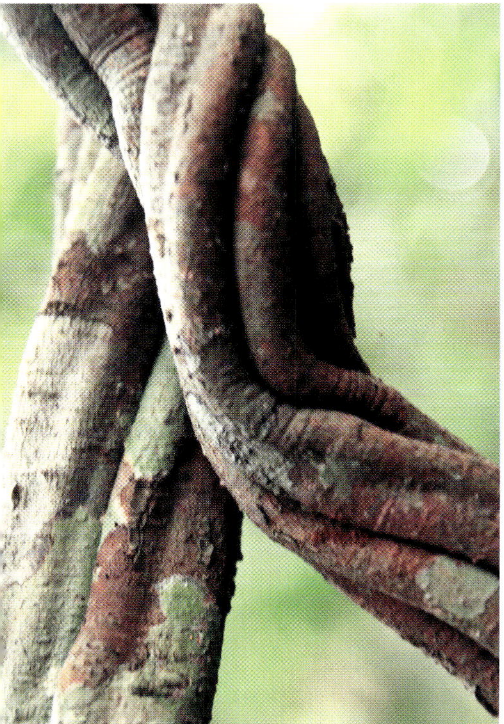

Die Fähigkeit, lang und ausdauernd zu gehen und zu laufen war den Großteil der Menschheitsgeschichte hindurch eine unserer wichtigsten Eignungen im Kampf ums Überleben. Ein Lauftraining bringt uns daher in Verbindung mit unseren archaischen Schichten und Instinkten, vor allem wenn wir in freier Natur und im Gelände laufen – und nicht au dem Laufband.

Da das Laufen nicht nur die schnelle Fortbewegungsart des Menschen, sondern der meisten Säugetiere und auch einiger Vögel (man denke an den Emu und den Strauß) ist, ist es durch die Evolution seit ungefähr 225 Millionen Jahren (dem Auftreten der ersten Säugetiere im Trias) unzählige Male verbessert und zu höchster Leistungsfähigkeit selektiert worden. Gerade das Laufen ist daher untrennbar mit der Entwicklung von allen körperlichen und in weiterer Folge auch seelischen und geistigen Mechanismen zu verstehen, die bei Gefahr, im Stress und bei hoher Anforderung ein Höchstmaß an Energie in sehr kurzer Zeit, aber auch manchmal konstant über einen längeren Zeitraum beim Dauerlauf, mobilisieren müssen. Die Tätigkeit des sympathischen Nervensystems mit all seinen Erfolgsorganen – besonders die Aktivierung des Herzens und die Engerstellung der Gefäße durch Adrenalin und Noradrenalin – hat vor allem den Zweck, auf der Jagd, im Kampf oder auf der Flucht schnellstmöglich Energie zum Laufen, Brüllen und Reißen zur Verfügung zu stellen.

Daneben gibt es noch andere Mechanismen, die bei Dauerleistung oder bei Schmerzen aktiviert werden, wie zum Beispiel die Ausschüttung von Serotonin und Endorphinen, die für unsere Glücksgefühle verantwortlich sind, wenn man sich beim Training an der Leistungsgrenze bewegt. Sie sind mitverantwortlich für das Phänomen des *second wind* – den Energie- und Euphorieschub, den man bekommt, wenn der Totpunkt überwunden ist. Aus dem Gesagten wird verständlich, warum Dauer- und Marathonläufer jene Sportler sind, die am besten über die Gesetzmäßigkeiten des second wind Bescheid wissen und am häufigsten von meditativen und manchmal mystischen Erfahrungen berichten.

Laufen gibt Ausdauer und Kondition, es hat eine beruhigende und klärende Wirkung auf den Geist: Während wir laufen, können wir vergangene Ereignisse verarbeiten, Gedanken können ins Bewusstsein treten, für die wir vorher keine Zeit und Aufmerksamkeit hatten, und wir können Handlungen planen und eine Vision entwickeln für das, was uns bevorsteht. Bei vielen ursprünglichen Völkern sind Wandern, Laufen und Fasten die wichtigsten Elemente einer Visionssuche des jungen Menschen an der Schwelle zum Erwachsenwerden. Von alters her hat Laufen eine spirituelle Funktion – man findet seinen Weg, den man im Leben gehen möchte oder den man aufgrund seiner Anlagen zu gehen hat.

Laufen macht schlanke und, bei relativ geringem Volumen, sehr effektive Muskeln. Wenn man viel läuft, verbrennt der Körper möglichst viel Fett nicht nur zur Energiegewinnung, sondern auch um unnötigen Ballast loszuwerden. Der Körper des Läufers ist meist schlank und drahtig, manchmal tendiert er auch zu Magerkeit und einer Schwäche der Muskulatur der oberen Körperhälfte. Wenn man einen gut geformten Körper haben möchte, ist es sicher notwendig, auch andere Sportarten zum Ausgleich zu betreiben, die Brust und Rücken stärken, zum Beispiel Schwimmen und Rudern. Am zeitsparendsten und effizientesten ist es, die Brust- und Rückenmuskeln im Fitness-Center aufzubauen.

Es macht einen großen Unterschied, ob man im Gelände oder auf einer ebenen Fläche läuft. Der Bau der Knochen und Gelenke und die Laufmuskulatur der verschiedenen Tiere und dann in weiterer Folge der Menschen hat sich in Jahrmillionen entwickelt, um sich auf Gras, Erde oder Stein, auf unebenem, aber doch meist eher weichem und bei jedem Schritt leicht nachgebenden Terrain möglichst schnell fortbewegen zu können. Auf unebenem Boden im Gelände beanspruchen wir den Körper vielfältiger, und das bedeutet: weniger einseitig. Wenn wir auf einer Kunststoffbahn oder gar Asphaltstraße laufen, brauchen wir vor allem die Beuger und Strecker der Hüft-, Knie- und Fußgelenke, jedoch in immer gleicher Weise. Daher werden bestimmte Muskelfasern sehr, andere wieder überhaupt nicht trainiert. Außerdem werden die Gelenkflächen der Hüft-, Knie- und Fußgelenke bei jedem Schritt in gleicher Weise belastet, was zu einer rascheren Abnützung führt. Daher beansprucht der moderne Asphaltjogger seine Gelenke in viel höherer Weise als der Geländeläufer. Beim Laufen am Strand oder auf Gras und Erde werden auch all jene Muskeln angesprochen, welche die Pronations- und Supinationsbewegungen der Füße bewirken – daher werden die Beine in ihren vielfältigen Bewegungsmöglichkeiten gefordert und der Körper seiner natürlichen Bewegungsanlage entsprechend trainiert.

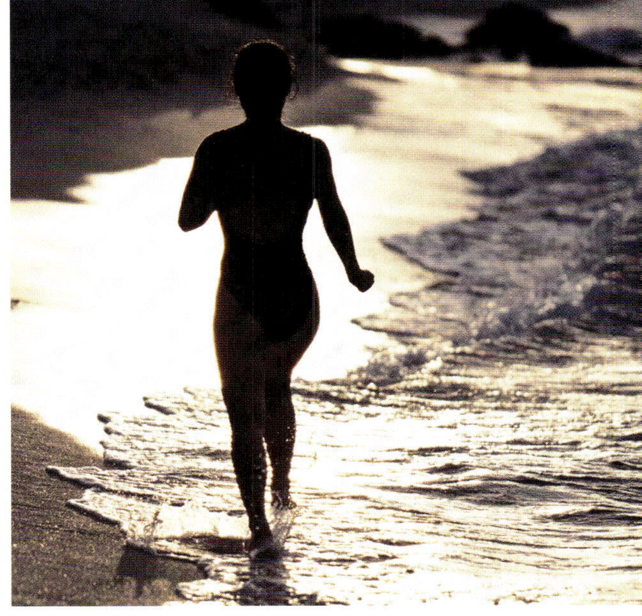

5.9 Mountainbiking

Die Idee, in knallbunten Synthetikklamotten auf Eisengestellen durch die Wälder zu rasen, die Grasnarbe zu zerstören und das Wild zu verschrecken, ist psychisch denaturiert wie so vieles in unserer Zivilisation. Mountainbiking ist eine typische Erfindung der Sportindustrie. Das Prozedere, mit dem Mountainbike auf dem Dachgepäckträger des Autos übers Wochenende in romantische Berggegenden zu fahren, sich dort mit der Seilbahn zum Gipfel bringen zu lassen und sich dann talwärts zu stürzen, dem nächsten Adrenalinkick entgegen, ist nun mal nicht so ökologisch wie am Wochenende aus der Stadt ins Umland zu radeln und dort auf Forst- und Radwegen die Natur zu genießen.

5.10 Radfahren

Das Fahrrad ist eines der wichtigsten Fortbewegungsmittel vor allem in Ländern der dritten Welt. Zu Ende des zweiten Jahrtausends bestand zum Beispiel der öffentliche Verkehr in Bangladesh noch zu über achtzig Prozent aus Fahrrädern und zu circa fünfzehn Prozent aus Lastwagen. Und einer der schönsten Songs von Katie Melua heißt: „9 million bicycles in Beijing". Das Fahrrad ist ein billiges und ökologisches Transportmittel, das die Umwelt kaum belastet und das für die breite Bevölkerung in Ländern wie Indien und China gerade noch erschwinglich ist. Bei dem zunehmenden Verkehrskollaps in den Großstädten der ganzen Welt wird das Fahrrad aber auch immer mehr als praktisches und flexibles Transportmittel von Leuten entdeckt, die aus Bequemlichkeit eher mit dem Auto oder dem Bus fahren würden, wenn man darin nur vorankäme, ganz zu schweigen von der oft langwierigen oder gar aussichtslosen Parkplatzsuche am Zielort.

In der Innenstadt ist man mit dem Fahrrad besser drauf. Statt zum Parkplatz des eigenen Autos zu pilgern, den Einbahnstraßen folgend Schlangenlinien zum Zielort zu mäandern und dort wieder auf mühsame Parkplatzsuche zu gehen, deren Dauer manchmal die Wegezeit übertrifft, kann man mit dem Fahrrad die gleiche Distanz in der gleichen oder sogar kürzeren Zeit zurücklegen. Dabei hat man endlich wieder den Kopf unter dem Himmel und nicht unter einem Blechdach. 15 bis 30 Minuten Radfahren sind eine Körper und Geist erfrischende Regenerationszeit an einem mit Terminen vollgepflasterten Arbeitstag – viel besser, als wenn zum Arbeitsstress noch der Stress im Stau dazukommt, den man im Auto sitzend nicht so abbauen kann, wie wenn man in die Pedale tritt.

Eine kleine Radstrecke zwischendurch lässt den Geist wieder im Körper landen, man spürt die Beine, die Atmung, den Fahrtwind; man riecht die Umgebung, man ist wieder in sinnlichem Kontakt mit der Welt – wohingegen man in der Blechbüse weiter in seinem eigenen Saft schmort. Beim Radfahren sieht man die Fußgänger und die Menschen an den Bus- und Straßenbahnhaltestellen genauer, man entdeckt Geschäfte und Winkel der Stadt, an denen man im Auto sonst vorüberbraust.

Radfahren macht sinnlich und sexy – jemand, der sich vom Sattel schwingt, hat gegenüber einem, der aus dem Auto steigt, die energetische Überlegenheit einer vertieften Atmung und eines pochenden Herzens, den Vorteil des fließenden Qì.

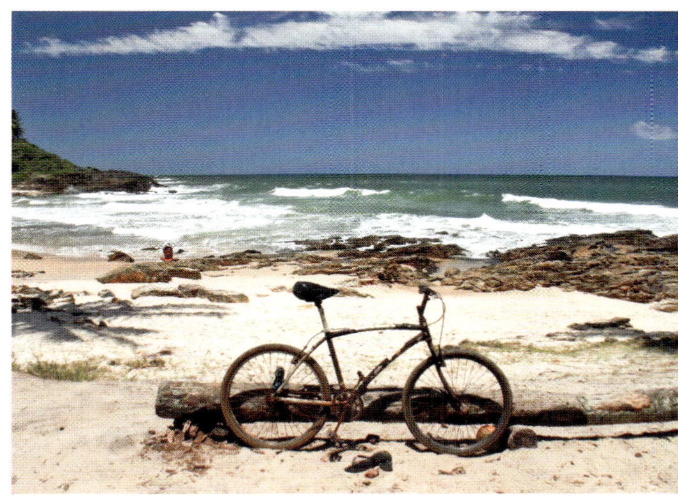

Radfahren trainiert in geradezu idealer Weise die Kondition; es baut die Beuger und Strecker der Beine auf. Im Vergleich zu Sportarten wie Inline-Skating oder Skifahren werden aber viele Beinmuskeln kaum beansprucht, vor allem die Adduktoren und Abduktoren des Oberschenkels. Wenn man weite Strecken und häufig radfährt, ist es wichtig, den Oberkörper zum Ausgleich durch Sportarten wie Schwimmen oder an den Geräten zu trainieren.

Genauso wie Laufen und Wandern hat Radfahren den Vorteil, dass es nicht einfach nur eine Sportart ist, mit der wir unsere Kondition stärken, sondern auch eine, die uns in die frische Luft und freie Natur führen kann. Radfahren unter freiem Himmel ist natürlich unvergleichlich besser als das Radfahren im Fitness-Center, wo es als Sport auf die Fettverbrennung und den Konditionsaspekt reduziert ist, man sich wieder in geschlossenen Räumen aufhält und verbrauchte Luft einatmet. Die Entspannung des Geistes wird in besser ausgestatteten Studios erfolgreich verhindert, wenn vor und über den Fahrrädern und Laufbändern Kabelfernsehen läuft – damit man ja nicht zur Ruhe kommt und gar mit dem eigenen Inneren konfrontiert wird. Das eigene Innere ist sowas von out!

5.11 Reiten

Vor der Erfindung des Fahrrads, des Autos und der Bahn das wichtigste Fortbewegungsmittel, um weite Strecken zurückzulegen und Lasten zu befördern. Die Kulturgeschichte des Menschen ist ohne das Pferd nicht denkbar. Viele Reiche stützten ihre militärische Überlegenheit auf die Kampfkraft ihrer Streitwagen und Reiter – schon die Assyrer, Sumerer, Ägypter und Griechen, später im Mittelalter die Sarazenen und Ritter, die Mongolen und Tartaren. In der Neuzeit gab es bis zum ersten Weltkrieg vielfältigste Formen der Kavallerie in Europa wie Amerika, die den Ausgang der Schlachten bestimmten, wie zum Beispiel die Kosaken, Ulanen, Husaren, Kürassiere und Dragoner. Aber auch der Austausch der Waren und die Entwicklung des Handels über größere Strecken kamen vor allem mit Hilfe der Pferde zustande. Erst in diesem Jahrhundert ist das Reiten zu einem Sport und einer Freizeitbeschäftigung geworden, werden die ursprünglichen Funktionen des Reitens wie Reisen, das Beaufsichtigen von Herden, Jagen und Kämpfen in weiten Teilen der Erde nicht mehr genutzt.

Reiten stärkt die Naturverbundenheit und schult den Instinkt. Es ist mehr eine Kunst als ein Sport. Die Kunst besteht darin, dass der Reiter auf die Seele des Pferdes eingeht und eine Bewegungsgemeinschaft, ein Team mit dem Pferd bildet. Er lernt, die Triebe, Impulse und Instinkte des Pferds zu achten und mit seinem eigenen Vorhaben, seinem eigenen Willen zu integrieren – sonst wird er nicht weit kommen. Er muss das Pferd lenken, sich aber auch in vielen Situationen von der instinktiven Überlegenheit des Pferds lenken lassen. Reiten entwickelt Feinfühligkeit und Fingerspitzengefühl.

Da Reiten eine sehr vielfältige Bewegungsform ist, trainiert es alle Muskeln des Körpers, am meisten natürlich die Adduktoren der Beine. Die einzigen Nachteile liegen in der Sturzgefahr, dem damit verbundenen Verletzungsrisiko und, wenn man viel und vor allem in jungen Jahren reitet, in der Entwicklung von O-Beinen. Für den Reiter wiegt das wenig im Vergleich zum Hochgefühl, welches das Reiten über Berg und Tal mit sich bringt.

5.12 Rudern

Diese Sportart trainiert den Körper sehr umfassend. Rudern macht einen breiten Rücken und kräftige Arme, aber auch die Muskulatur von Brust, Bauch, Po und Beinen wird beansprucht und aufgebaut. Der Bauch wird gestrafft. Ähnlich wie vom Langstreckenlaufen und Schwimmen bekommt man vom Rudern Ausdauer und Kondition.

Ein wesentlicher Vorteil des Ruderns liegt auch darin, dass es Gelenke und Bänder wie nur wenige andere Sportarten schont. Außerdem gehört das Rudern zu den *natürlichen Sportarten* – das sind alle Sportarten, die sich aus ursprünglichen Bewegungsformen und schon seit Jahrtausenden bestehenden Fortbewegungsarten des Menschen entwickelt haben. Dazu gehören einerseits Laufen, Bergwandern, Klettern und Schwimmen und andererseits Reiten und Rudern. Mit einem Boot oder Kanu auf einem See, Fluss oder Wildwasser zu paddeln und zu rudern ist daher mehr als ein die Kondition und den Körper stählender Sport: Rudern und Paddeln lassen uns Naturschönheiten und Abenteuer erleben, wir können mit einem Boot oder Kajak die letzten Gegenden unberührter Wildnis, zum Beispiel in Kanada oder am Amazonas, erkunden. Für viele Menschen in Küstengebieten ist Rudern nach wie vor eine Fertigkeit, die für den Alltag und die Arbeit auf dem Wasser große praktische Bedeutung hat und die bei Überschwemmungen und Schiffshavarien fürs Überleben wichtig ist.

Es gilt das Gleiche wie fürs Radfahren: Rudern im Fitness-Center, wo es meist zum Aufwärmen benützt und auf den Konditionsaspekt reduziert wird, ist ein ungenügender Ersatz für Atmen und Rudern auf dem Wasser und unter freiem Himmel.

5.13 Salsa

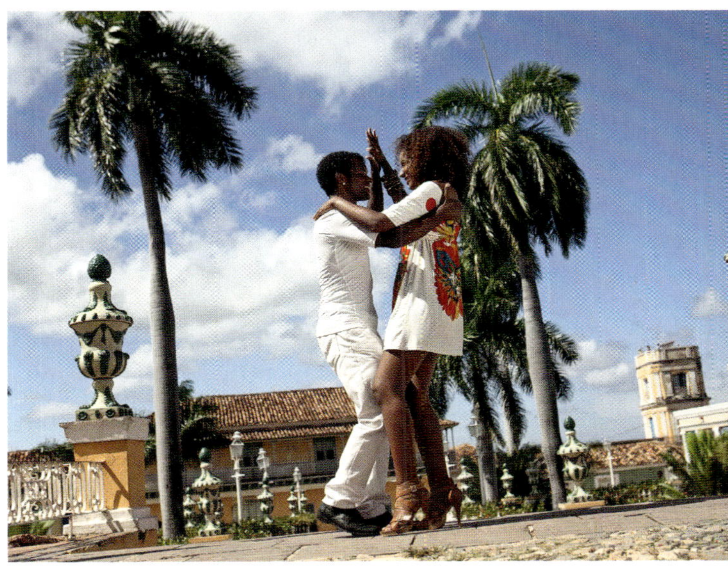

Salsa ist ein lateinamerikanischer Paartanz. Seine Ursprünge stammen aus dem englischen *Contredance* des 17. Jahrhunderts in Verbindung mit afrokaribischen Elementen. Salsa wird im 4/4-Takt getanzt. Charakteristisch ist eine Pause auf den jeweils vierten Schlag eines Taktes. Wie bei vielen anderen Gesellschaftstänzen steht sich das Paar in einer Tanzhaltung gegenüber, bei der die Frau ihre linke Hand auf die Schulter des Mannes legt, der Mann mit seiner rechten Hand ihre Hüfte umfasst und die freien Hände sich in der Luft treffen.

Die häufigsten bei uns getanzten Formen sind der eher geradlinige LA-Style und die Salsa Cubana, bei der Mann und Frau vielfältig sich umkreisende Figuren ausführen.

Salsa macht ähnlich fit wie Laufen oder eine Ballsportart – und dazu eine Musik, die leicht und fröhlich stimmt und dynamisch macht. Gleichzeitig ist Salsa wie auch andere Gesellschaftstänze eine ursprüngliche Form des Werbens und Geworbenwerdens und so weitaus echter und gesünder als auf Singlebörsen im Internet verbrachte Abend- und Nachtstunden.

5.14 Schwimmen

Schwimmen ist eine der natürlichen Sport- und Fortbewegungsarten, die den Körper ähnlich wie Rudern in sehr umfassender Weise trainiert, da beim Schwimmen fast alle Muskeln beansprucht werden. Durch die horizontale Lage im Wasser werden die Wirbelsäule entlastet und die Bandscheiben geschont, was das Schwimmen zu einer der gesündesten Sportarten überhaupt macht. Nur bei langen Trainingseinheiten können Gelenksbelastungen auftreten: bei langem Brustschwimmen werden die Kniegelenke und bei Delphin der untere Rücken strapaziert.

Durch die Beanspruchung der gesamten Muskulatur entwickeln Schwimmer einen Körper mit ästhetischen Proportionen, ihre Körper entwickeln sich in Richtung Stromlinienform. Der einzige Wermutstropfen beim Schwimmen in öffentlichen Bädern ist das Aufweichen der Haut und die Reizung der Bindehaut des Auges durch das chlorierte Wasser.

5.15 Skifahren

Skifahren ist der in alpinen Regionen mit Abstand beliebteste Wintersport und eine der in Mitteleuropa und Nordamerika am weitesten verbreiteten Sportarten überhaupt. Es gibt zwar sehr viele Menschen, die Fußball spielen oder laufen, aber es gibt kaum eine andere Sportart, mit Ausnahme vielleicht von Radfahren, die derart unterschiedliche Menschen anspricht: Mann und Frau, alt und jung, Athleten und Bewegungsmuffel. Es gibt auch keine andere Sportart, die für eine derart große Masse an Menschen im Zentrum ihres Urlaubs steht und die sie drei bis sechs Stunden am Tag ein oder zwei Wochen lang beschäftigt.

Das liegt zum Großteil an dem natürlichen Hoch, das man in der Höhe bei sportlicher Betätigung und dünnerer Luft auf relativ einfache Weise bekommt – wofür man nicht einmal sehr viel aus eigener Kraft tun muss, da man von Liften wie von Zauberhand in die Höhe getragen oder geschleppt wird. Man braucht dann gar nichts weiter zu tun als abwärts zu gleiten, was aber den untrainierten Städter und Stubenhocker schon an den Rand seiner konditionellen Möglichkeiten bringt und diese daher mit jeder Abfahrt ein wenig erweitert. Was hat man denn schon für Alternativen, wenn man oben an der Piste steht? Es geht abwärts, man folgt der Schwerkraft (das Image erlaubt es kaum, dass man wieder mit der Seilbahn hinunterfährt) und unten kann man sich ja zum Ausruhen in den Liftsessel fallen lassen – und schon geht's wieder hinauf.

Skifahren ist in den letzten 30 Jahren zum Massensport geworden, was eine erhebliche Naturzerstörung mit sich gebracht hat. Viele Bergwälder sind durch Kahlschlag zu Pisten umgewandelt worden. Der Wald, der das Regenwasser hielt, ist auf vielen Bergen in Skigebieten so ausgedünnt, dass der Wasserkreislauf gestört ist. Einerseits trocknen die Berge aus, dadurch kommt es zur Verkarstung und es fehlt in Trockenperioden an Feuchtigkeit, andererseits kommt es bei starkem Niederschlag leichter zu Überschwemmungen in den Tälern sowie zu Muren und Lawinen.

Zudem ist das Skifahren sehr konsumintensiv geworden. Man braucht eine relativ teure Ausrüstung, die Wintersportler lassen sich Jahr für Jahr von den breit angelegten Werbekampagnen der Ski- und Skimode-Firmen blenden, die ihnen suggerieren, sie müssten aus modischen (und aus Sicherheitsgründen sowieso) immer auf dem letzten Stand sein. Es gibt daher auch Leute, die gerne Skifahren, aber es sich aus ökonomischen Gründen nicht leisten können oder aus ökologischen darauf verzichten.

In einem typischen Skiland wie beispielsweise Österreich steht ein Drittel der Bevölkerung jährlich auf den Brettern (Snowboard und Carving-Ski eingerechnet). In der Wintersaison 2008/2009 gab es in Österreich 1000 Skiunfälle pro Tag, in der gesamten Skisaison etwa 60.000. Bei einem Viertel der Unfälle waren die Verletzungen so schwer, dass die Verunglückten abtransportiert werden mussten. Die häufigsten Unfälle betreffen die Knie, in zweiter Linie die Schultern und Arme. Interessant ist, dass die Skiunfall-Statistik deutliche geschlechtsspezifische Unterschiede aufweist: Frauen verletzen sich häufiger am Knie und bei Kollisionen, Männer im Arm- und Schulterbereich und bei Aufprallsituationen – an Bäumen, Liftmasten und Felsen; Kinder und Jugendliche an Unterschenkeln und Knöcheln.

Seit das Ski fahren ein Massensport geworden ist, hat es viel von seiner ursprünglichen Romantik eingebüßt. Kaum fällt „a bisserl a Schnee", werden die Hänge von den Pistenraupen plattgewalzt; abseits der abgesteckten Ski-Autobahnen darf man nicht fahren. Und der Schnee hat in den immer wärmer werdenden Wintern der letzten Jahre nur noch äußerst selten eine flockige, staubende Pulver-Qualität (außer in der Werbung im Fernsehen – aber was im TV gezeigt wird, halten viele Menschen ja zunehmend für Wirklichkeit).

Durch die Klimaerwärmung muss immer mehr Kunstschnee produziert werden. Schneekanonen können Kunstschnee ohne chemische Zusätze bis zu einer maximalen Temperatur von plus einem Grad Celsius produzieren – bei optimaler Luftfeuchtigkeit. Die neuen Snowmakers können Schnee auch bei höheren Temperaturen erzeugen. Die Anschaffung dieser Schneekanonen kostet ein bis eineinhalb Millionen Euro für eine einfache Piste entlang eines Lifts von mittlerer Länge – und der Schnee muss mit Förderbändern zu den gewünschten Stellen, zum Beispiel zum Gletscherrand, gebracht werden. Nicht nur die Anschaffung der Schneekanonen wird immer kostspieliger, auch die Stromkosten sind horrend. Ein Kubikmeter Schnee kostete 2010 rund vier Euro, Tendenz stark steigend. Skifahren ist wunderbar, wenn man mit den Skiern auf dem Rücken auf den Berg geht und im Tiefschnee zu Tal fährt. Wenn man die Anlagen des touristisch voll durchorganisierten Skizirkus wie entwaldete Berghänge, Lifte und niedergewalzte Pisten benützt, ist Skifahren heute ein hoffentlich bald aussterbender Dinosaurier der Naturzerstörung und Energievernichtung. Der Energieverbrauch, der für die Aufrechterhaltung der Pisten eine ganze Wintersaison lang erforderlich ist, ist mit ökologischen Gesichtspunkten nicht vereinbar, wenn eine Gesellschaft ernstlich daran denkt, CO_2-Emissionen zu reduzieren.

5.16 Skilanglauf

Skilanglauf ist eine sehr gesunde Sportart an der frischen Luft. Doch der durch den Klimawandel bedingte Schneemangel betrifft die Loipen in den Tälern umso mehr. So handelt es sich auch um einen Sport, den man immer seltener ausüben kann – außer es wird in West- und Mitteleuropa durch das Versiegen des Golfstroms wieder eisiger und kälter. Wenn die Tourismusindustrie dann auch darauf verfällt, die Loipen durch Schneekanonen befahrbar zu halten, sollte man diese Wintersportorte aus ökologischem Verantwortungsbewusstsein nicht besuchen.

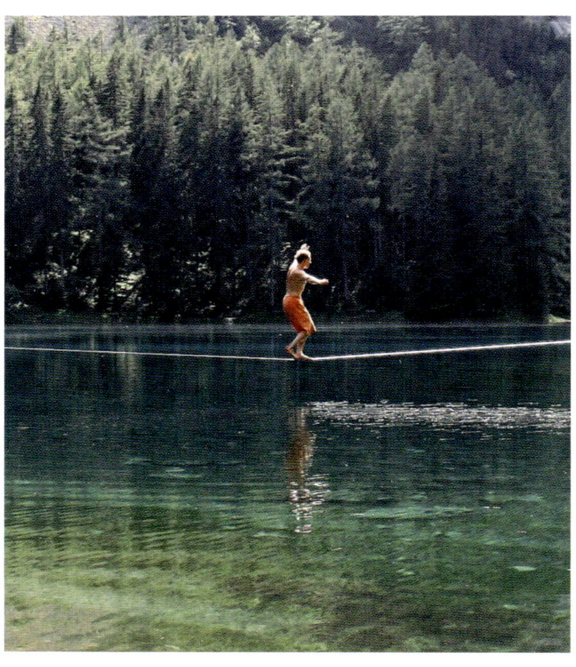

5.17 Slacklining

Diese junge Sportart ist die moderne Version des Seiltanzens. Statt auf einem Seil balanciert man auf einem Band oder breiten Gurt, der zwischen zwei Befestigungspunkten gespannt ist. Wenn das Band zwischen Felsen gespannt ist, balanciert man mit einer Sicherung über den Gurt. Oft ist das Band auch über einen Fluss oder See gespannt und man wird nur nass, wenn man fällt. Slacklining erfordert und trainiert mentale Konzentration, Gleichgewichtsgefühl und muskuläre Koordination. Es eignet sich auch gut als Zusatztraining oder Vorbereitung für alle Sportarten, die eine gute Balance erfordern, wie Surfen, Windsurfen, Akrobatik, Kampfsport, Reiten, Voltigieren, Skifahren und Klettern.

5.18 Snowboarden

Eine Sportart, die sich vor allem seit den 1980er Jahren entwickelte und viele begeisterte Anhänger in der jungen Generation hat. Mehr als auf zwei Skiern bekommt man beim Fahren auf einem Brett ein Gefühl des Gleitens, das dem Sucht erzeugenden Gleitgefühl des Windsurfens und Wellenreitens verwandt ist.

Am Anfang fühlt man sich aber noch unsicherer als das erste Mal auf zwei Skiern – festgeschnallt auf ein Brett mit der wunderbaren Alternative, entweder zur einen oder zur anderen Seite kippen zu können. Wenn man den Bogen raus hat, macht man harmonisch schwingende Bewegungen mit dem ganzen Körper, vor allem mit Becken und Bauch. Snowboarden fördert Gleichgewichtssinn und Kondition; besonders aufgebaut wird der vierköpfige Oberschenkelmuskel (Quadrizeps). Es belastet die Knie; wirklich bruchgefährdet bei den Stürzen sind Handwurzel und Handgelenk.

Da es für den Snowboarder schwieriger ist, das Gleichgewicht zu halten, fährt er meist langsamer, reiht Schwung an Schwung und gefährdet dadurch andere viel weniger als der (vor allem männliche) Skifahrer, der, den Rausch der Geschwindigkeit voll auskostend, sich in der *Direttissima* zu Tal stürzt.

5.19 Squash

Dieser sehr schnelle Sport, bei dem man sich in kürzester Zeit austoben und abreagieren kann, wurde angeblich von Häftlingen entwickelt, die ihren Freigang im Gefängnishof dazu nützten, ihre Wut und Aggression in Spiel und High umzusetzen.

Squash fordert den Körper sehr stark. Es braucht viel Kondition, eine Stunde in vollem Tempo durchzuhalten; man schwitzt extrem viel aus. Squash trainiert das Reaktionsvermögen und die Bewegungsschnelligkeit. Die Gelenke, besonders die Hand-, Fuß- und Kniegelenke, werden durch die raschen Turns, Stop-and-Go-Bewegungen aber auch stark belastet und weisen, wenn man viel spielt, bald Abnutzungserscheinungen auf. Ein entscheidender Nachteil, da abgenutzter Gelenkknorpel nicht nachwächst und zu schmerzhaften Bewegungseinschränkungen im Alter führt.

Vom ästhetischen Standpunkt ist es nicht jedermanns Sache, mit einer Gummikugel auf eine Betonwand einzudreschen. Es ist nicht unbedingt ein Sport, bei dem sich Natur und Bewegung anmutig verbinden und bei dem man einen weiteren Horizont bekommt wie beim Laufen, Segeln oder Reiten. Wenn man den Großteil seines Lebens in geschlossenen Räumen verbringt, ist der Erholungswert eines Sports zumindest zu hinterfragen, bei dem man wieder nur von Beton und Plexiglas umgeben ist, auch wenn „Großstadthäftlinge" gar nichts anderes mehr gewohnt sind.

Im Unterschied zu Tennis ist es aufgrund seiner Schnelligkeit mehr ein Spiel aus dem Bauch und dem Instinkt, weniger aus dem Kopf und mit mentaler Kraft.

5.20 Tài Jí Quán

Bei dieser Kampfkunst steht der kontemplative Aspekt und das Empfinden und Entstauen der Lebensenergie Qì durch langsam fließende Bewegungen mehr im Vordergrund als körperliche Fitness und Schlagkraft. Tài Jí Quán lehrt das Wahrnehmen der Energieströme im eigenen Körper, das Wartenkönnen auf den Energiefluss, der durch Entspannung aus der eigenen Tiefe kommt und nicht zu kontrollieren, sondern nur zu erfahren ist. Dadurch bewirkt Tài Jí Quán Entschleunigung und ist daher ein idealer Ausgleich für Menschen, die den Dingen nicht ihren Lauf lassen und ihre Zeit geben können.

5.21 Tango Argentino

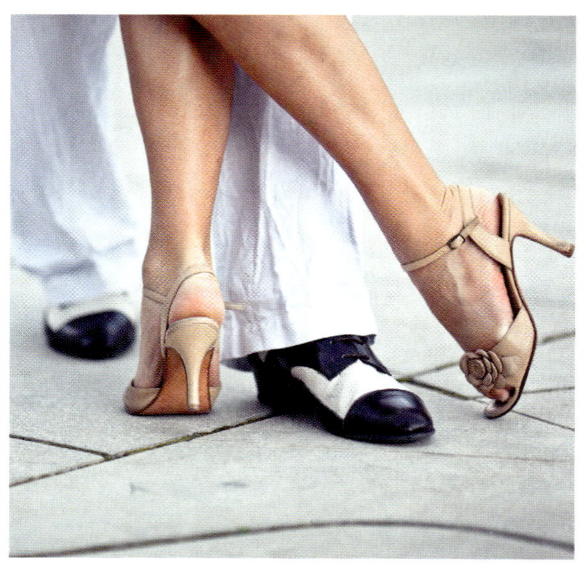

Das Wort Tango bedeutet ursprünglich „Versammlung der aus Afrika neu angekommenen Neger, bei der diese zum Klang ihrer Trommeln und Pauken (tambores y atabales) tanzen." Die Frühform des Tangos ist die Milonga, eine Tanzveranstaltung in Buenos Aires im ausgehenden 19. Jahrhundert, bei der zu verschiedenen Rhythmen getanzt wurde. Milonga und Tango waren das Tanzvergnügen der armen Einwanderer, die vor allem aus Südeuropa, aber auch aus Afrika, Polen und Deutschland nach Argentinien gekommen waren, um dort ihr Glück zu machen und dann in Fleischfabriken für wenig Lohn zu schuften. Der Tango ist eine Tanzform mit vielen verschiedenen Wurzeln – dem afrikanischen Candombe, der kubanischen Habanera, der polnischen Mazurka, der böhmischen Polka, dem deutschen Ländler und Walzer. Anfangs wurden Milonga und Tango auf Flöte, Geige und Gitarre gespielt, später auf Klavier und Bandoneon.

Der Tango ist ein Improvisationstanz, bei dem verschiedene Bewegungselemente miteinander kombiniert werden. Die Oberkörper bleiben in engem Kontakt, während die Hüften sich bewegen, die Beine gehen, sich drehen, kreuzen oder Achten auf den Boden malen. Ein typisches Merkmal des Tango Argentino ist eine Tanzhaltung, bei der auf der umarmenden Seite ein enger Kontakt besteht und an der gegenüber liegenden Seite ein gewisser Abstand bleibt; von oben betrachtet sind die Oberkörper in einer V-förmigen Anordnung, von der Seite betrachtet eine Pyramide. Durch den engen Körperkontakt und die vielfältigen Bewegungselemente erfordert der Tango Argentino ein großes Einfühlungsvermögen von der Frau in den Mann und seine feinen Bewegungsimpulse, vom Mann ein klares Führen und ein großes Einfühlungsvermögen in die Frau und ihre momentanen Bewegungsmöglichkeiten, um gemeinsam eine elegante Linie zu tanzen.

Durch die ständig aufrechtzuerhaltende Konzentration auf feine Bewegungsfolgen und den Partner macht Tango ähnlich fit wie eine Ballsportart – als Zugabe gibt es diese Musik, welche die Seele wärmt und loslöst aus den Ecken und Kanten des Tages.

5.22 Tennis

Dieser vielseitige Sport hat sich im England des 19. Jahrhunderts entwickelt. Es ist ein Spiel – und gleichzeitig ein Zweikampf, der vom Sportsgeist und Fairnessbegriff der britischen Upper Class geprägt ist. Man kämpft miteinander, kommt sich dabei aber nicht zu nah; es gibt keinen Körperkontakt, daher auch keine Fouls; der Kampf findet nicht nur auf körperlicher, sondern auch auf mentaler und psychischer Ebene statt. In dieser Komplexität hat Tennis Parallelen zu den asiatischen Kampfsportarten, bei denen ebenfalls nicht nur körperliche Fitness, Reaktionsvermögen und Schlagtechnik den Verlauf eines Kampfes bestimmen, sondern in ebenso hohem Maße mentale Stärke, meditative Konzentration und Einfühlungsvermögen in die Persönlichkeit des Gegners.

Auf Wettkampfebene ist Tennis die moderne Version der Ritterturniere des Mittelalters, und der Florett- und Degenkämpfe der Renaissance und des Barock. Für eine positive Entwicklung der Kulturgeschichte des Abendlandes spricht, dass Tennis ein Zweikampfritual ist, bei dem sich die Gegner beim Turnier miteinander messen können, ohne sich physische Verletzungen zuzufügen.

Tennis stellt vielseitige Anforderungen an die Spieler: Es braucht gute Laufarbeit und Kondition, Reaktionsschnelligkeit und Bewegungskoordination. Es hat eine ausgefeilte, sich ständig weiterentwickelnde Schlag- und Bewegungstechnik. Gute Beinarbeit ist die Grundlage jedes noch so einfachen Schlages und genauso wichtig wie Ballgefühl – das heißt, dass ein Tennismatch genauso von der Schnelligkeit und Dynamik der Beine und Hüften entschieden wird wie von kräftigen und geschickten Schultern und Armen.

Dazu kommen die schon angesprochenen mentalen Fähigkeiten: Ein guter Tennisspieler lässt sich von Vorteil oder Rückstand in seiner Spielweise wenig bis gar nicht beeinflussen, er spielt jeden Ball im Hier und Jetzt. Er weiß, dass es nur diesen einen Ball jetzt in der Gegenwart gibt und dass er, wenn er auf das vorausgedachte Endergebnis schielt, einer vergebenen Chance nachtrauert oder mit einer Schiedsrichterentscheidung hadert, die ihm zur Verfügung stehende mentale Kraft zu sehr zersplittert, sodass ihm die Konzentration fehlt, den momentanen Ball perfekt zu spielen.

Tennis ist daher ein Training des Geistes, sich nicht mit der Vergangenheit und mit dem Vorausdenken und Vorausberechnen der Zukunft aufzuhalten, weil man dabei die Gegenwart verpasst – und die Gegenwart dauert immer nur den kleinen Bruchteil einer Sekunde gerade jetzt. Zudem schult es das Einfühlungsvermögen in den anderen und die Intuition – bei schnellen Ballwechseln braucht man eine hoch entwickelte sensorische und auch telepathische Fähigkeit, die Intentionen des Gegners im Moment ihres Entstehens wahrzunehmen und so imstande zu sein, sich bereits in die richtige Ecke zu bewegen, während der Gegner den Ball noch spielt.

Beim Tennis wird die Muskulatur reaktionsschnell, ausdauernd und effizient. Wie beim Laufen entwickelt sich aber keine besondere Muskelmasse. Muskeln mit viel Substanz und Gewicht sind nicht erforderlich, da die Wucht und Präzision eines Schlags mehr von der Technik und Gesamtkörperbewegung abhängt als von der reinen Muskelkraft. Große und schwere Muskeln sind eher ein Nachteil, da Tennis ja aus unzähligen kleinen Sprints besteht und ein guter Sprinter einen drahtigen, schlanken Körper hat, da es zuviel Kraft braucht, viel Gewicht ständig abzustoppen und wieder in Bewegung zu setzen.

Bei moderatem Spiel sind die Nachteile von Tennis gering. Wenn man viel spielt, stellen sich allerdings manchmal bestimmte Beschwerden ein. Typisch ist der Tennisellbogen oder Tennisarm, bei dem es sich nicht um eine Erkrankung des Ellbogengelenks, sondern um eine Tendopathie an der gemeinsamen Ursprungszone zweier Muskeln, des gemeinsamen Fingerstreckers *(Musculus extensor digitorum communis)* und des langen radialen Handstreckers *(Musculus extensor carpi radialis longus),* handelt. Tendopathie bedeutet, dass die Sehnenursprünge durch ständige Überbelastung, Mikrotraumen und damit einhergehende kleine Sehneneinrisse, pathologisch verändert sind, was zu einem lokalen Druckschmerz und, bei Anspannung der betroffenen Muskeln, zu einem meist nach distal ausstrahlenden Bewegungsschmerz führt. Eine solche Tendopathie kann aber auch bei anderen Muskeln auftreten, zum Beispiel an der Ursprungssehne des Deltamuskels, was zu chronischen Schmerzen in der Schulter führt.

Wie auch bei anderen Stop-and-Go-Sportarten, zum Beispiel beim Fußball oder Basketball, werden die Knie- und Fußgelenke belastet, besonders wenn man viel auf Hartplatz spielt. Dort kann es auf Dauer auch zu einer Achillessehnenreizung kommen, bei unaufgewärmten Spielern zu einer Adduktorenzerrung. Es gilt das gleiche wie auch bei vielen anderen Sportarten: wenn man auf den Körper hört, hört man rechtzeitig auf zu spielen und bleibt gesund und unbehelligt; wenn man ehrgeizig ist und die Warnsignale ignoriert, fügt man sich Verletzungen und chronische Beschwerden zu.

5.23 Treppensteigen

Eine der einfachsten Formen, den Kreislauf fit zu halten und gleichzeitig Beine und Po zu trainieren, ist Treppen zu steigen. Genauso wie Radfahren über kurze Strecken, ist es ein kleines Körpertraining zwischendurch; man braucht nicht eigens ins Fitness-Center, um tief durchzuatmen und seinen Kreislauf in Schwung zu bringen, man steigt die Treppen hinauf und hinunter, die sich einem bieten. Gleichzeitig handelt man ökologisch, denn, wenn man täglich einige Male mit dem Lift fährt, verbraucht man mit Sicherheit mehr Strom als den ganzen Tag über in der eigenen Wohnung – Kühlschrank, Fernseher, Computer und Beleuchtung inbegriffen.

Einmal besuchte ich ein zweistöckiges Fitness-Center in São Paulo: Die Leute fuhren mit dem Lift in die Step-Stunde im zweiten Stock, und dann mit dem Lift wieder hinunter in die Garderobe – Bewegung als Statussymbol, aber ohne Sinn für Bewegung!

5.24 Windsurfen

Ab Windstärke 5 stellt sich das schon beim Snowboarden erwähnte „Sucht erzeugende" Gleitgefühl ein, das dem wahren Adepten mehr bedeutet als fester Wohnort, festes Einkommen und sicherer Sex. Windsurfen ist naturverbunden, man hängt am Wimpernschlag des Windes und flitzt über den Wellenschlag des Meeres. Die Wellenmuster sind immer neu und einzigartig – die Art, wie sich das Licht in ihnen bricht.

Beim Windsurfen baut man vor allem den Oberkörper auf: den Rücken (Trapezius, Latissimus), die Schultern (Deltoideus) und Arme (Bizeps). Es entwickelt sich die vor allem bei Männern begehrte V-Form des Körpers. Anfangs verspannt sich der Schultergürtel meist fürchterlich – bis man die Kunst erlernt, das Körpergewicht richtig einzusetzen. Der größte Risikofaktor beim Windsurfen sind aber nicht Schulterverspannungen und ein eisenharter Rücken, sondern Unterkühlungen von Niere und Blase, die zu chronischen Erkrankungen dieser Organe, zum Beispiel immer wiederkehrenden Blasenentzündungen, führen können.

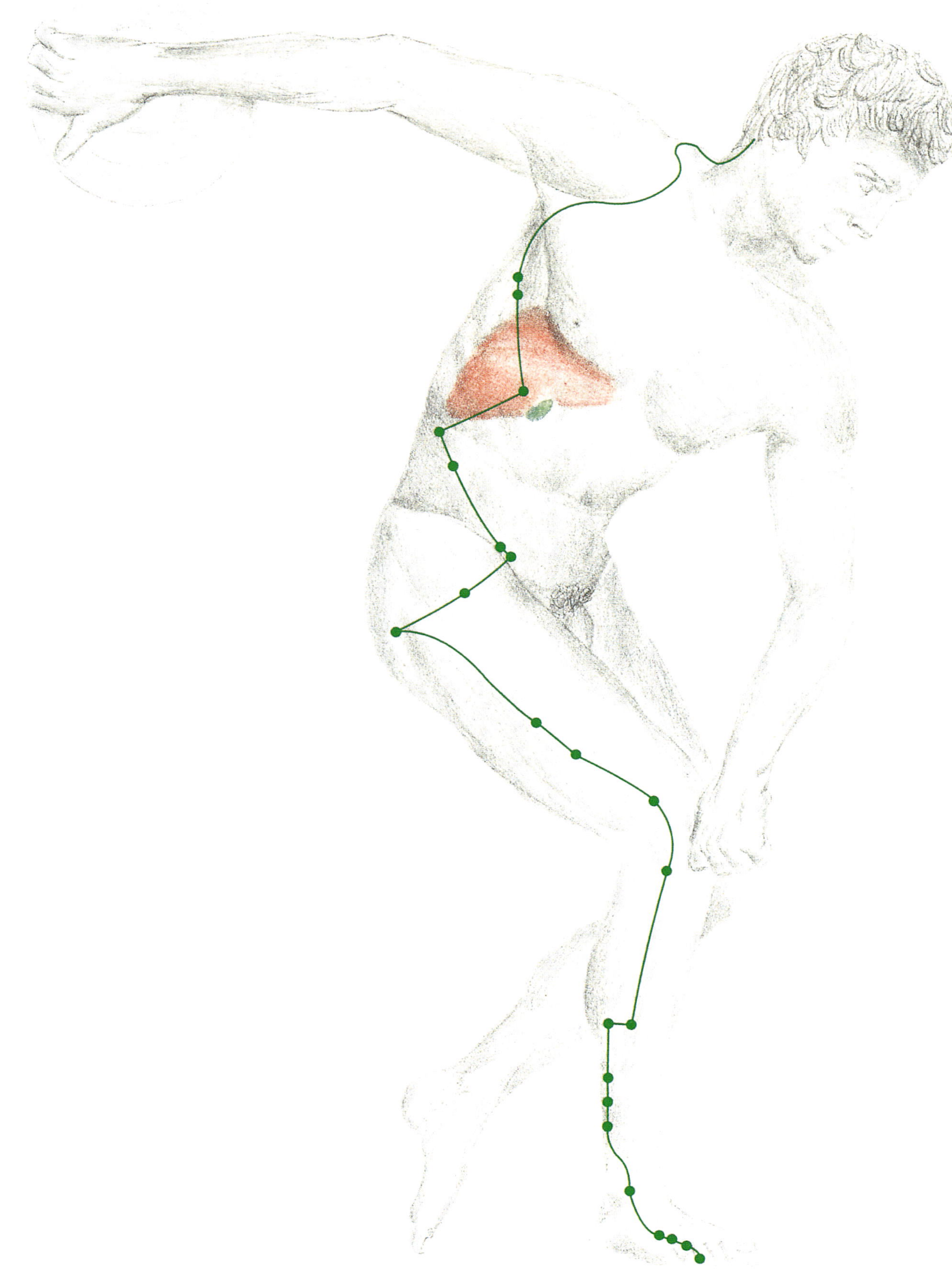

6 Weitere Formen des Tao Trainings

6.1 Akupressur, Meridianmassage und Shiatsu

Massagetechniken, die den Fluss der Lebensenergie *Qì* in den Meridianen oder Energiebahnen des Körpers anregen, sind in Asien seit Jahrtausenden verbreitet. Im Unterschied zu der im Abendland entstandenen „Klassischen Massage", bei der die Entspannung und Entkrampfung der Muskeln sowie die Förderung des Lymphflusses und des Blutkreislaufs im Vordergrund stehen, zielen **Meridianmassage** und **Akupressur** in erster Linie auf die Harmonisierung des Energiekreislaufs im Körper ab. Die fernöstlichen Massagetechniken entspannen und entgiften Haut, Bindegewebe und Muskulatur wie die westliche Massage, das von ihnen zum Fließen gebrachte *Qì* reguliert und harmonisiert aber auch das autonome Nervensystem, den Stoffwechsel und die Funktionen der inneren Organe.

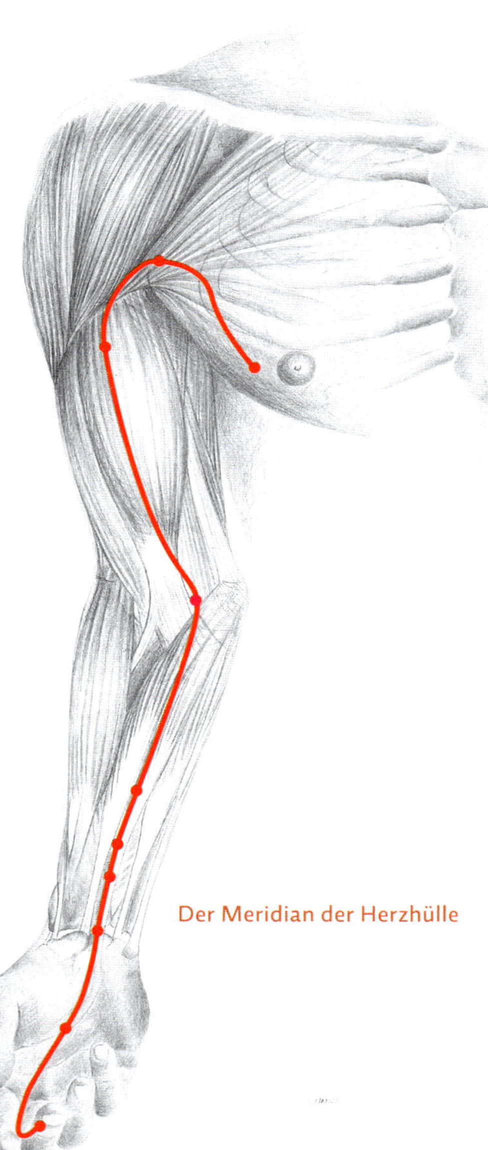

Der Meridian der Herzhülle

Ein Grundkonzept der chinesischen Medizin besteht darin, dass sowohl die verschiedensten Gefühle und Emotionen als auch Gedanken und geistige Funktionen in den zwölf inneren Organen ihren Sitz und Ursprung haben – und dass die dem jeweiligen Organ zugeordneten Gefühle und Denkstile genau wie seine physiologischen Funktionen vom Fluss des *Qì* in diesem Organ und seinem zugehörigen Meridian abhängen. Meridianmassage und Akupressur wirkt daher nicht nur regenerierend und vitalisierend auf den Körper, sondern auch auf unseren Geist und unsere Emotionen – vor allem unsere tieferen, vom Alltag oft überlagerten Gefühle werden uns wieder deutlicher bewusst. Die Anregung des *Qì* Flusses durch Meridianmassage, Akupressur, Shiatsu oder Akupunktur hat eine umfassende und ganzheitliche Wirkung auf unsere Gesundheit und unser Lebensgefühl und ist daher eine ideale Vervollständigung eines Fitness- und Wellness-Programms.

Akupressur ist die gezielte Massage von Hautarealen, die sich durch eine erhöhte elektrische Leitfähigkeit auszeichnet. Die einfachste Form der Akupressur ist leichter, mittlerer oder fester Druck mit der Fingerkuppe des Daumens, Zeige- oder Mittelfingers auf den Akupressurpunkt. Die nötige Druckstärke ist bei den einzelnen Punkten von Mensch zu Mensch verschieden. Es ist Sache des Fingerspitzengefühls, die Druckstärke bei einem bestimmten Punkt herauszufinden, bei dem das *Qì* am besten fließt. Den *Qì* Fluss kann man als ein Strömen oder Ziehen in der Fingerkuppe spüren, welches sich nach und nach auf die ganze Hand, den Arm und andere Körperbereiche ausbreiten kann. Die Lebensenergie *Qì* ist also nicht mysteriöses spirituelles Konzept oder theoretisches Postulat, sondern eine mit den Sinnen erfassbare, in letzter Zeit sogar dem naturwissenschaftlichen Experiment zugängliche physikalische Größe. Mit ein wenig Anleitung und Training kann fast jeder lernen, den Fluss des *Qì* zu spüren, was bedeutet, dass man die Wirkungen der Akupressur bei sich und bei anderen spüren kann.

Unter **Meridianmassage** versteht man eine Massagetechnik, die den Fluss des *Qì* in den Meridianen anregt und fördert und den Energiefluss in den Meridianabschnitten wiederherstellt, in welchen er durch Verspannungen und Verhärtungen des Bindegewebes und der Muskelfaszien vermindert, verlangsamt, blockiert oder ganz unterbrochen ist.

Im verhärteten Bindegewebe und in angespannter Muskulatur staut sich das *Qì* und wird wie das Strömen des Wassers in einem Fluss durch einen Damm oder ein großes Hindernis verlangsamt, vermindert oder ganz aufgestaut, wodurch sich flussabwärts nur ein Rinnsal und ein Überlauf findet und die umliegenden Landstriche von Austrocknung bedroht sind. Vor allem zwischen miteinander verklebten Faszien benachbarter Muskeln und im Bereich der Gelenke finden sich häufig Blockadestellen des *Qì*. Bei körperlichen Fehlhaltungen, die fast immer durch Verkürzungen, Verhärtungen und Verklebungen bestimmter Muskeln und Muskelgruppen sowie durch Überdehnung oder Erschlaffung der Antagonisten[53] bedingt sind, werden meist weite Meridianabschnitte, das umliegende Gewebe und in der Folge oft auch die dazugehörigen inneren Organe nicht genügend mit *Qì* versorgt.

Wird der *Qì* Fluss in einem Meridian durch Verspannungen und Haltungsschäden behindert oder ganz unterbrochen, ist auch häufig der im großen Kreislauf nachfolgende Meridian kaum mit *Qì* versorgt. So vermindern zum Beispiel Verspannungen im Nacken und im Rücken, im Gesäß, an der Rückseite der Oberschenkel und in den Kniebeugen nicht nur den Energiefluss im Blasenmeridian, sondern ebenso das für Gesundheit und Vitalität unerlässliche *Qì* in der Blase, der Niere und im Nierenmeridian. Bei längerem Fortbestehen von Blockaden im Bereich des Blasenmeridians werden die Harn- und Geschlechtsorgane anfällig für Funktionsstörungen und Infektionen; Regelstörungen, Blasenentzündungen, Nierensteine, Geschlechtskälte und Impotenz können die Folge sein. Die Lebenslust schwindet und macht leichter Erschöpfbarkeit und chronischer Müdigkeit Platz. Später weitet sich der Energiemangel auch auf die nachfolgenden Meridiane der Herzhülle und des Dreifachen Erwärmers aus.[54]

[53] Gegenspieler

[54] siehe Feuer-Kapitel in „Das heilende Tao" von Achim Eckert (Müller & Steinicke, München 2008)

Es ist daher in jedem Falle sinnvoll, die Meridiane in ihrem zyklischen Zusammenhang zu massieren, von einem Meridian mit Energiefülle zu einem Meridian mit Energieleere, vom Überschuss zum Mangel.

Auf diese Weise gleicht man Fülle und Leere der einzelnen Meridiane und Organe untereinander aus und kann so den Boden für eine wirksame Akupressur- und Akupunkturbehandlung bereiten.

Hauptanwendungsgebiete der **Akupressur** sind leichte Schmerzen und Beeinträchtigungen des körperlichen und seelischen Wohlbefindens. Im Allgemeinen sprechen vegetativ-funktionale Störungen und psychische Beschwerden besser als organische Erkrankungen auf Akupressur an. Bei schon eingetretenen organischen Veränderungen, wie sie zum Beispiel eine Bronchitis, ein Ekzem oder eine Lymphknotenschwellung darstellen, ist die Akupunktur weitaus wirksamer und daher vorzuziehen.

Die häufigsten Indikationen für Meridianmassage und Akupressur sind im körperlichen Bereich Kopfschmerzen und Migräne, Zahnschmerzen, Schnupfen und Husten, Verspannungen und Schmerzen im Nacken, in den Schultern und am Rücken, Ischias und Hexenschuss, Regelbeschwerden und Geschlechtskälte, Verdauungsstörungen wie Verstopfung, Übelkeit, Brechreiz und Seekrankheit sowie Notfälle wie Atemnot, Schwindel, Ohnmacht und Kreislaufkollaps.

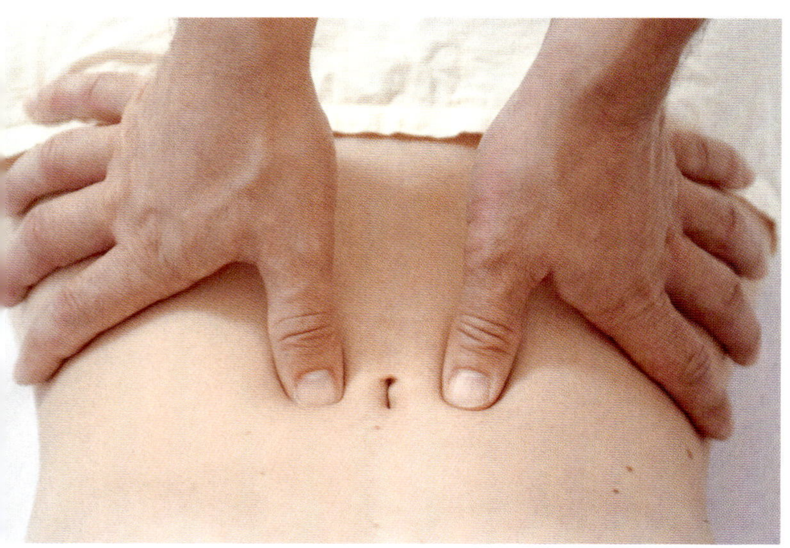

Im psychischen Bereich hilft Akupressur vor allem bei innerer Unruhe und Nervosität, Schlaflosigkeit, Lampenfieber und Prüfungsangst, Konzentrationsschwäche, Reizbarkeit, Missmut und Freudlosigkeit, Erschöpfung, Stress und mangelnder Antriebsdynamik.

Meridianmassage und Akupressur sind aber nicht nur geeignet, leichtere Schmerzen und Beschwerden zu lindern und zu heilen. Sie können uns auch einen Zugang zur Innenwelt eröffnen, einen Zugang zu Bereichen des Geists und der Seele, die sich uns sonst nur in tief entspannten Momenten, in Träumen und in Trancezuständen eröffnen und die unserem Alltagsbewusstsein normalerweise verborgen sind. Die Akupressurpunkte und Meridiane stellen eine Landkarte der Seele auf der Oberfläche des Körpers dar, die es uns ermöglicht, ganz unterschiedliche Teile unseres Selbst kennen zu lernen. Bei manchen Punkten tauchen Erinnerungen unserer persönlichen Geschichte auf, die manchmal bis in unsere frühe Kindheit zurückreichen, bei anderen haben wir schamanistische Visionen und mystische Erfahrungen, bei wieder anderen tauchen wir in Archetypen des kollektiven Unbewussten ein, ähnlich wie es Carl Gustav Jung[55] beschrieben hat.

Shiatsu ist das japanische Wort für Fingerdruckmassage oder Fingerdrucktherapie – „shi" bedeutet Finger und „atsu" bedeutet Druck. Nach der Definition des japanischen Gesundheitsministeriums ist Shiatsu „eine Form von manueller Behandlung, ausgeführt mit den Daumen, anderen Fingern und den Handflächen ohne Zuhilfenahme irgendwelcher Instrumente. Durch Druck auf die menschliche Haut beseitigt sie innere Störungen und behandelt spezielle Beschwerden".

Shiatsu in seiner jetzigen Form entwickelte sich in den letzten hundert Jahren aus Anma, der japanischen Massage, die heute eher als Verwöhnmassage denn als Therapie gegeben wird, sowie manuellen Methoden und Behandlungsprinzipien der chinesischen Medizin. Es verbindet das jahrtausendealte Wissen über Akupressur mit verschiedenen fernöstlichen Massagetechniken.

Es gibt zwei Hauptrichtungen im Shiatsu. Die eine wurde von Tokujiro Namikoshi begründet, der das Shiatsu nach dem 2. Weltkrieg in die USA brachte. Die zweite leitet sich von Shizuto Masunaga her, dessen Shiatsu stark in den radikalen Ideen der Makrobiotik über Ernährung und Lebensführung wurzelt. Der wesentliche Unterschied zwischen diesen Schulen liegt darin, dass die Shiatsugriffe bei Masunaga durch die Kleidung erfolgen, wogegen beim Namikoshi Shiatsu wie bei der abendländischen Heilmassage der Körper direkt berührt wird – wodurch sich das *Qì* in den einzelnen Punkten und Meridianen sowohl leichter vom Praktiker erfühlen als auch wirkungsvoller anregen lässt. Außerdem eröffnet sich bei direkter Berührung eines Punkts auf der Haut viel leichter der Zugang zur Psyche und zur Bilderwelt der Seele: Wenn man von einem anderen Menschen an der Haut berührt und massiert wird, hat das eine tiefere Bedeutung und einen stärkeren Energieaustausch zur Folge, als wenn man über die Kleider angefasst wird. Für Wohlgefühl und Heilung ist der Austausch von *Qì* und energetischer Information, die bei Berührung am Körper mehr als bei Berührung an der Kleidung oder beim Gespräch stattfindet, wesentlicher als die Punkte und Meridiane richtig zu treffen – idealerweise verfügt ein Behandler über die verschiedenen Arten des *Qì* in kräftiger, reiner Form und leitet sie über die Punkte, die wiederum die Orte der besten Leitfähigkeit des *Qì* an der Körperoberfläche sind, zu den für den individuellen Heilprozess wichtigen Meridianen, Geweben und Organen.[56]

---

[55] Nach dem Schweizer Psychoanalytiker C.G.Jung sind Archetypen Urbilder in der Seele aller Menschen – Vorstellungen vom Leben und vom Tod – unabhängig von ihrer Geschichte und Kultur

[56] Die verschiedenen Formen des Qì werden in dem Buch „Acht Wundermeridiane" von Achim Eckert (Eigenverlag 2006) im Kapitel 1.2 über chinesische Energie- und Substanzenlehre ausführlich beschrieben.

6.2 Shén Dào Körperarbeit

Die Körpertherapien, ausgehend von Wilhelm Reich, über die Bioenergetik bis zu Core-Energetik und Hakomi, gründen auf der Beobachtung, dass der Körper, seine Proportionen, seine Haltung und seine Bewegungen Ausdruck und Grundlage dafür sind, wie wir uns fühlen, wie wir denken, wie wir im Leben sind. Ist der Muskeltonus eines Menschen ausgeglichen, sitzen Kopf, Schultern, Brust, Becken und Beine senkrecht übereinander, sind seine Bewegungen leicht und symmetrisch, dann kann der Atem frei fließen und wir fühlen uns frei, lebendig, sicher und balanciert.

Shén Dào ist eine Methode ganzheitlicher Körperarbeit, die von mir als Synthese von struktureller Körperarbeit im Sinne des Rolfing mit dem chinesischen Meridiansystem und den diagnostischen und therapeutischen Möglichkeiten Reichscher Charakteranalyse, Atemarbeit und Vegetotherapie in den 1980er Jahren entwickelt wurde.

Unter Körperarbeit versteht man manuelle Methoden, bei denen chronische Muskelverspannungen aufgelöst werden, das Körperbewusstsein erweitert, die Atmung vertieft und blockierte sowie unterdrückte Gefühle freigesetzt werden. In der Folge fühlt man sich vitaler und die Lebensgrundstimmung wandelt sich zum Positiven. Im Unterschied zur klassischen Massage ist die aktive Teilnahme des Klienten an dem Prozess der Körperarbeit erforderlich, um diese Resultate zu erzielen. Es genügt nicht, sich einfach hinzulegen und an sich arbeiten zu lassen – man muss sich als Klient selber bemühen, ein wenig tiefer zu atmen und gewisse Muskeln anzuspannen oder loszulassen.

Unter ganzheitlich versteht man, dass Shén Dào an der Veränderung der körperlichen, seelischen und geistigen Haltung arbeitet und dass, wenn der Körper sich entspannt und aufrichtet, man wieder mehr Energie zum Leben zur Verfügung hat. Die körperlichen Veränderungen bilden die Grundlage für eine Entspannung der Gefühlswelt und eine Klärung des Geistes.

Das chinesische Schriftzeichen *shén* bedeutet *Bewusstsein, Gott, göttlich* und *Geist* im Sinne von *Esprit.*

Das chinesische Zeichen *dào* bedeutet *Weg* und *Pfad* – und das ist sowohl in der Alltagsbedeutung von Weg und Straße, als auch im übertragenen Sinne als Lebensweg zu verstehen. Das Schriftzeichen *dào* ist aus zwei Zeichen zusammengesetzt. Das eine stellt einen Kopf mit Haaren dar und bedeutet *Kopf* oder *Meister.* Das andere Zeichen stellt *gehen* dar. Zusammen bedeuten sie den Weg der Tugend – Kopf und Füße wandeln auf dem gleichen Pfad. Da das zwar einfach, aber deshalb selten ist, heißt es: „An das Dào zu glauben ist leicht; das Dào zu leben ist schwierig."

Mit Shén Dào wird auch der Punkt Du 11 unter dem Dornfortsatz des fünften Brustwirbels bezeichnet. Er ist der Zugang zur unbewussten Seite des Herzens – zur Rumpelkammer des Herzens, in der viele unserer fehlgeschlagenen Versuche, zu lieben und geliebt zu werden, gespeichert sind. Shén Dào ist das rückwärtige Tor zum Chakra oder Energierad des Herzens.

Shén Dào Körperarbeit wird in einer Serie von zehn bis fünfzehn Einzelbehandlungen von ein- bis eineinhalbstündiger Dauer gegeben, am besten einmal pro Woche. Der Shén Dào Praktiker arbeitet nach einer Analyse der Körperhaltung mit ganz unterschiedlichem Einsatz der Hände, Fingerknöchel, Unterarme und Ellbogen am Bindegewebe, um den Körper neu zu modellieren. Durch die vertiefte Atmung des Klienten tauchen aus der Tiefe des Körpers manchmal verdrängte Gefühle auf. Wenn der Körper systematisch Schicht für Schicht durchgearbeitet wird, können während der Behandlung und auch in den Tagen danach prägende Erlebnisse unserer Vergangenheit bewusst und dann auch losgelassen werden, sodass wir wieder ein Stückchen freier werden für das Hier und Jetzt. Der Atem fließt tiefer, wir fühlen uns kräftiger und lebendiger und können wieder mehr die Botschaften unseres Körpers hören.

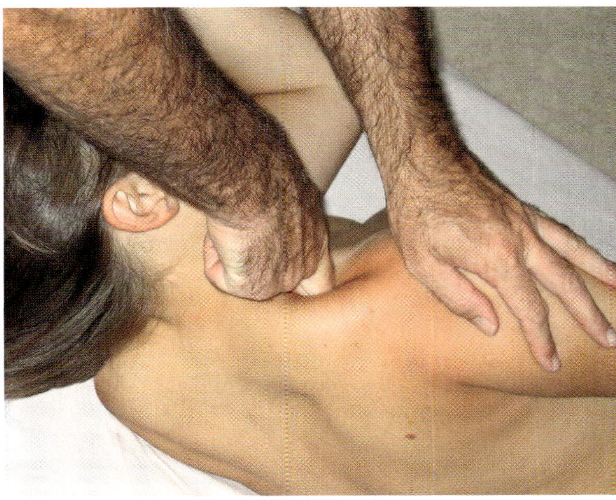

Da in chronischen Verspannungen und körperlichen sowie emotionalen Blockaden viel Energie gebunden ist, nimmt die Antriebskraft und Dynamik einer Person im Verlauf eines solchen Prozesses meist deutlich zu. Da mehr Energie zur Verfügung steht, kann man Projekte und Ziele in Angriff nehmen und Wünsche verwirklichen, von denen man vorher nur träumen konnte, für die einem aber die Kraft fehlte.

Der Unterschied von Shén Dào und anderen Methoden der Körperarbeit zu Sport und Gymnastik, durch die der Körper ja auch kraftvoller, geschmeidiger und dynamischer wird und die ebenfalls Freude bereiten und das Lebensgefühl heben, liegt darin, dass die Verbindung von Körper, Gefühlswelt und hemmenden oder unterstützenden Gedankenmustern mehr im Zentrum der Aufmerksamkeit steht. Dadurch können unterdrückte Anteile oder Schattenbereiche unserer Persönlichkeit bewusst gemacht und integriert werden, wogegen beim Sport die Gefahr besteht, dass man sich zwar für einen gewissen Zeitraum seine Glückshormone verschaffen und ihn erfolgreich als Ventil für angestauten Frust und Ärger benützen kann, dass man dadurch aber nicht unbedingt fähiger wird, die in Liebe und Beruf anstehenden Probleme zu lösen.

Shén Dào[57] ist ein Weg, Körper, Seele und Geist als Einheit zu erleben und zu einer größeren Klarheit im Denken, Fühlen und Handeln zu gelangen.

[57] Detaillierte Inhalte der dreijährigen Ausbildung zum Shén Dào Praktiker finden Sie auf www.taotraining.at.

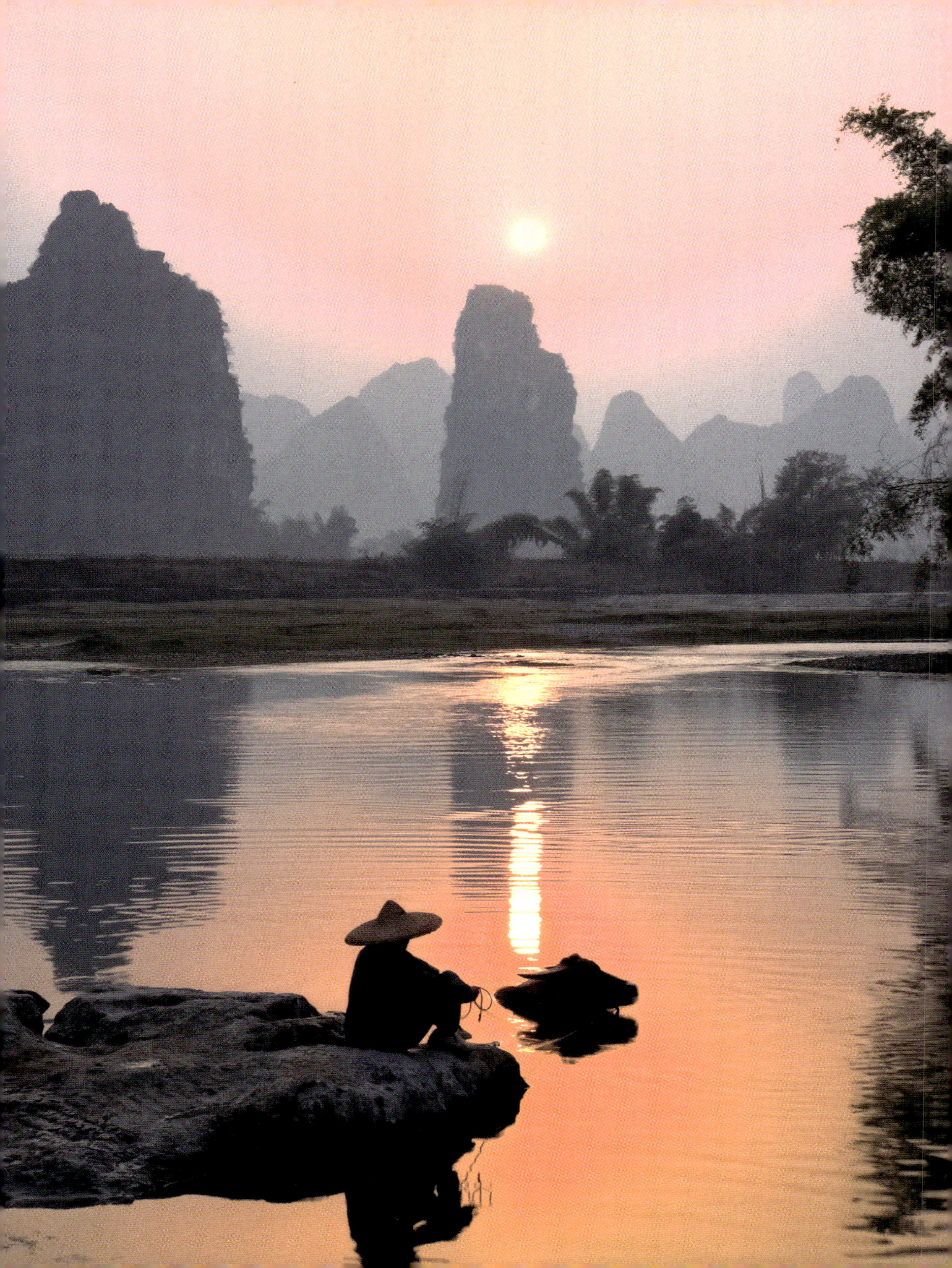

7 Tao Training – Schönheit ohne Chirurgie

2009 gaben Deutsche über fünf Milliarden Euro für Schönheitsoperationen aus. Das Motiv für die Mehrzahl der Operationen ist mangelndes Selbstbewusstsein und ein Gefühl, dass man sich körperlich nicht so ganz wohl in seiner Haut fühlt. Selbstbewusstsein und Wohlgefühl werden in den meisten Fällen – wenn es sich nicht um eine rekonstruierende Operation nach einem schweren Unfall handelt – durch körperliche Bewegung und Sport grundlegender und dauerhafter gestärkt, als eine Operation zu leisten vermag. Das Glücksempfinden ist im Kopf – oder auch im Körper, aber der muss nicht unbedingt perfekt sein. Lottogewinner sind ein Jahr nach dem großen Los genauso glücklich oder unglücklich wie zuvor. Ausreichende Bewegung ist eine der Hauptgrundlagen für subjektives Glück. Und bei kosmetischen Operationen werden die vielfachen Folgen und Nebenwirkungen des jeweiligen Eingriffs selten ausreichend dargestellt.

7.1 Fettabsaugung (Liposuktion)

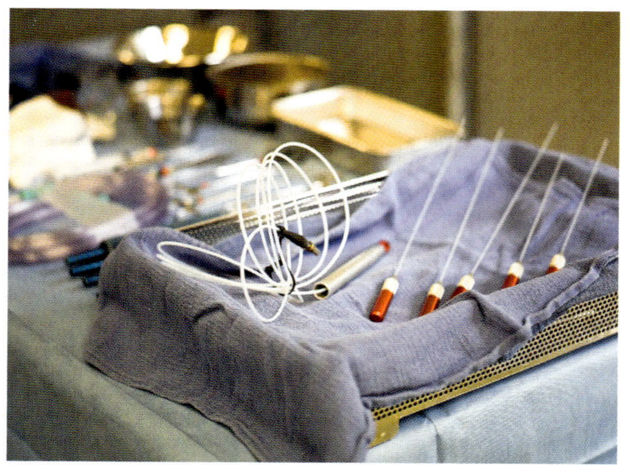

International steht die Fettabsaugung an erster Stelle der durchgeführten ästhetisch-chirurgischen Eingriffe. Liposuktionen werden durchgeführt, um Fettdepots am Bauch und an der Taille, an Hüften und Oberschenkeln, am Rücken und am Gesäß abzusaugen. Diese Eingriffe werden heute meist ambulant durchgeführt. Zu Beginn wird eine Tumeszenzlösung in das Unterhautfettgewebe der schlanker gewünschten Körperpartie gespritzt. Diese besteht aus einer Kochsalzlösung, einem Lokalanästhetikum und einer gefäßverengenden Substanz. Durch die Tumeszenzlösung werden viele Fettzellen zum Platzen gebracht, was das Absaugen des Fettes erleichtert. Dann werden dünne Saugkanülen durch kleine Schnitte unter die Haut geschoben und das Fett mit einer Vakuumpumpe abgesaugt. Die Kanülen müssen während des Absaugvorganges immer wieder bewegt werden, um das verflüssigte Fett möglichst gleichmäßig aus der angezeichneten Körperregion zu entfernen. Auf diese Weise können innerhalb von zwei bis drei Stunden bis zu drei Liter Fett entfernt werden.

Die Hautschnitte müssen nach dem Eingriff vernäht werden, es bleiben kleine Narben zurück. In letzter Zeit werden Mikrokanülen verwendet, bei denen man die Hautschnitte nicht mehr vernähen muss.

Nach der Operation muss der Patient für mindestens zehn Wochen ein Kompressionsmieder oder einen Kompressionsverband an der behandelten Körperregion tragen, damit sich die Hautschichten wieder fest aufeinander legen können und sich keine großen Schwellungen bilden. In dieser Zeit darf der Patient keine anstrengende körperliche Tätigkeit verrichten und muss sich schonen.

Nach der Liposuktion hat der Patient in vielen Fällen leichte Schmerzen und manchmal auch Blutergüsse. Schmerzen, Schwellungen und Blutergüsse können einige Wochen anhalten. Manchmal kommt es auch zu Sensibilitätsstörungen im behandelten Bereich. Wenn das Fett aus der behandelten Körperpartie nicht gleichmäßig abgesaugt wurde, kann es zu Konturunregelmäßigkeiten der entsprechenden Körperpartie kommen, wodurch der gewünschte kosmetische Effekt nicht nur ausbleibt, sondern sich auch in sein Gegenteil verkehrt – in manchen Fällen sieht die behandelte Körperstelle hässlicher aus als vor dem Eingriff.

Ein ernstes Operationsrisiko ist die Fettembolie. Wird durch die Absaugkanüle ein Blutgefäß verletzt, kann das verflüssigte Fett über die Blutbahn in die Lunge oder ins Gehirn wandern, was in manchen Fällen tödlich sein kann.

Bei der Ultraschall-Liposuktion werden zusätzlich zur Tumeszenzflüssigkeit Ultraschallwellen verwendet, um die Fettzellen zu zerstören und das darin enthaltene Fett freizusetzen. Durch die Ultraschallwellen wird aber auch gesundes Gewebe zerstört, es können sich Wundsekret und Hämatome bilden.

Wenn man alle diese Nebenwirkungen zusammenzählt, kann man sich vorstellen, dass manche Patienten nach der Operation keine guten vier Wochen haben: Sie dürfen nichts Schweres heben, keinen Sport treiben, müssen ein die Bewegungsfreiheit minderndes Kompressionsmieder tragen, und haben eine Zeit lang vielleicht auch Schmerzen. An Sonnenbaden oder Sex ist in dieser Zeit nicht zu denken. Da Menschen, wenn sie sich unglücklich fühlen, dazu neigen, ihren Frust durch Gaumenfreuden zu kompensieren und die Verbrennungsmöglichkeiten der zusätzlich aufgenommenen Kalorien in dieser Heilungsphase stark verringert sind, ist es leicht möglich, dass der Patient das abgesaugte Fett in diesem Zeitraum sich wieder angegessen hat, wenn er sich nicht gleichzeitig einer drastischen Diät unterzieht. Das würde bedeuten, dass er in seiner Persönlichkeitsstruktur über große Selbstdisziplin verfügt. Wenn dem so ist: Wieso hat er nicht mit eben dieser Selbstdisziplin die drastische Diät kombiniert mit ausreichend körperlicher Bewegung schon viel früher durchgeführt, um das Entstehen von Schwimmreifen um Bauch und Taille und Reiterhosen genannte Oberschenkel zu verhindern?

Abgesehen von den unerwünschten Risiken und Nebenwirkungen der Liposuktion, löst dieser Eingriff das grundlegende Problem nicht – das Missverhältnis zwischen Aufnahme und Verbrennung von Kalorien. Dieses Missverhältnis liegt in der Lebensweise des Patienten begründet, der mehr isst, als sein Körper benötigt, und sich offenbar nicht genug bewegt. Deshalb müssen Fettabsaugungen alle paar Jahre wiederholt werden, da sich die entsprechenden Fettdepots wieder bilden. Bei der Liposuktion werden zwar Fettzellen zerstört und entfernt, aber die verbliebenen Fettzellen speichern in der Folge umso mehr Fett. Was als Schlussfolgerung zurück bleibt ist, dass ein vierwöchiges intensives Bewegungsprogramm kombiniert mit karger Nahrungszufuhr in den meisten Fällen einen weitaus positiveren Effekt für Fitness und Figur des Patienten bewirkt hätte als eine Liposuktion. Drei Kilo in vier Wochen bei intensivem Sport und spartanischer Lebensführung abzunehmen ist wahrlich keine Hexerei. Am Ende eines solchen vierwöchigen Programms, bei dem man sich möglichst viel an der frischen Luft bewegt, ist man sonnengebräunt und fit, fühlt sich leicht und sorgenfrei – zumindest was die Fettpölsterchen angeht. Nach einer vierwöchigen Untätigkeitsphase mit Kompressionsmieder und gar noch Schmerzen fühlt man sich dagegen sicher nicht fit und leicht, sondern eher schwer und dumpf.

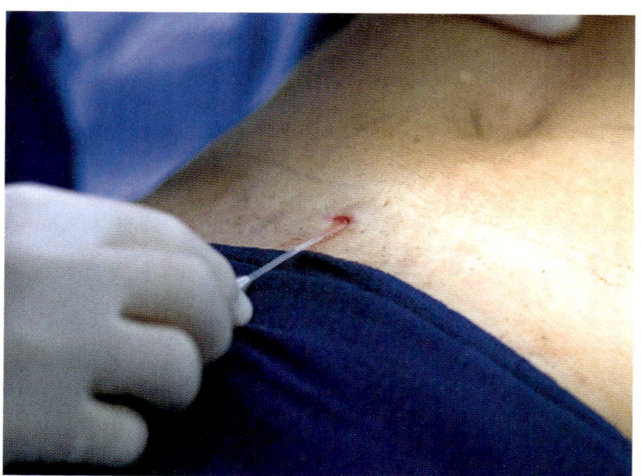

BAUCH

Bei kosmetisch-chirurgischen Eingriffen, sind 90% der Patienten Frauen. Nur bei Liposuktionen am Bauch ist der Männeranteil höher, denn Männer lagern Fett mehr am Bauch als in anderen Körperregionen an. Die durch chronischen Abusus von Bier und deftiger Kost entstandenen Schwimmringe können nur durch ein sehr umfassendes und regelmäßig durchgeführtes Trainingsprogramm bei gleichzeitig genau kontrollierter Nahrungsaufnahme abgebaut werden. Eine hier besonders wirkungsvolle Sportart ist Rudern. Intensive Ballsportarten wie Fußball oder Basketball, am besten in Verbindung mit täglich durchgeführten Sit-Ups, sind sicher auch geeignet, einen muskulösen Waschbrettbauch zu gestalten, nur Tennisspielen und Bauchmuskelübungen alleine sind es sicher nicht. Wenn Mann oder Frau einen schlanken Bauch zurückgewinnen möchte, bedeutet das auf jeden Fall einen einschneidenden Wechsel in der Lebensführung – deutlich mehr Bewegung und deutlich weniger essen am Abend und vor dem Schlafengehen. Ohne Diziplin geht hier nichts!

HÜFTE UND OBERSCHENKEL

Frauen haben mehr Fettzellen als Männer und speichern überschüssige Energien auch leichter in dieser Form – vor allem an den Hüften und Oberschenkeln, am Bauch und an den Oberarmen. In der chinesischen Medizin werden die Hüfte und die Außenseite der Oberschenkel von der Gallenblase und ihrem Meridian regiert. Gallenblase und Leber sind die beiden Organe des Elements Holz, dem als Jahreszeit das Frühjahr und als Klima der Wind, als Geschmack sauer und als Körpergewebe Muskel und Sehnen zugeordnet sind. Im ursprünglichen chinesischen

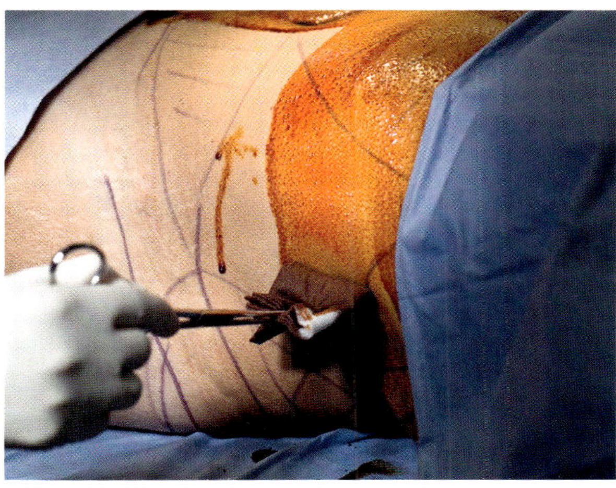

Verständnis von Körper und Seele bringen die einzelnen Organe und nicht der Kopf Gefühle und geistige Haltungen hervor. Das ist nur ein scheinbarer Widerspruch zu der westlichen Anatomie und Physiologie, denn die Organe wurden in der alten fernöstlichen Kultur als energetische Funktionseinheiten gesehen, die nicht nur Stoffwechselaufgaben erfüllen, sondern auch Gefühle und Gedanken erzeugen – deren Funktionen sich also bis in spezifische Teile des Gehirns erstrecken. Die Leber wird als der Architekt des Lebens gesehen, als das Organ, das die von unseren Vorfahren ererbten Bilder von unserem Lebensweg enthält. Die Gallenblase wird als der Baumeister des Architekten angesehen, als das Organ, das uns die Kraft zur Verfügung stellt, uns durchzusetzen und unsere Ziele zu erreichen. Unbefriedigte Lebenswünsche und nicht verwirklichte Projekte weisen auf eine Schwäche der Gallenblase hin. Anstatt die Wünsche seines Herzens und die Bilder seiner Leber im Außen zu verwirklichen, sammelt sich die nicht in Handeln umgesetzte Energie in Form von Ablagerungen und Fett besonders an Hüften und Oberschenkeln an – eben im Bereich des Gallenblasenmeridians. Der Bereich an der Außenseite der Oberschenkel wird in der chinesischen Medizin daher auch als Sondermülldeponie bezeichnet, als Friedhof ungelebter Projekte.

Daraus ergibt sich, dass Fettansammlungen an der Außenseite der Oberschenkel ein klarer Hinweis darauf sind mehr für die Verwirklichung der Herzenswünsche in der äußeren Wirklichkeit zu tun und nicht in Frust und Resignation zu verharren. Hier liegt die Aufgabe des Trainers oder Therapeuten, dem Klienten bei der Bewusstmachung seiner oft schon längst vergessenen und ad acta gelegten Lebensziele zu helfen und bei der Entwicklung von Strategien zu ihrer Verwirklichung zu unterstützen.

Regelmäßiges Laufen und alle intensiven Ballsportarten verbrennen Fett und machen muskulöse Beine. Unterstützen kann man die Aufnahme eines Laufprogramms und den Drang, sich sportlich zu betätigen, durch Massage, Moxibustion[58] und Akupunktur der Meridiane von Gallenblase und Leber sowie des Wundermeridians Yáng Qiao Mài.

[58] Das Abbrennen von langsam glimmenden Moxakegeln auf Akupunkturpunkten, um sie zu aktivieren.

7.2 Brustoperationen

Nach Liposuktionen sind Brustoperationen bei Frauen die häufigsten chirurgisch-ästhetischen Eingriffe.

BRUSTVERGRÖSSERUNG

Von allen Brustoperationen wird die Brustvergrößerung am meisten durchgeführt. Die heute verwendeten Silikonimplantate enthalten kohäsives Silikongel und haben mehrwandige Hüllen, sodass das Gel, wenn das Implantat zum Beispiel bei einem Unfall platzen sollte, nicht in das umliegende Gewebe fließt.

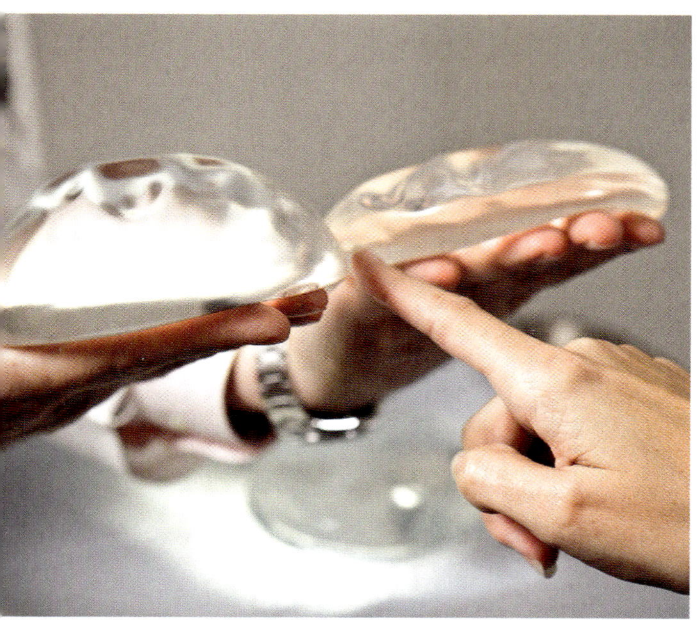

Neben Silikon werden auch häufig mit Kochsalzlösung gefüllte Implantate verwendet. Diese haben den Vorteil, dass nur kleine Schnitte notwendig sind, um das Implantat in der Brust zu platzieren – die Kochsalzlösung wird dann über ein Ventil in das Implantat injiziert. Da diese Ventile im Laufe der Zeit aber manchmal undicht werden, wird eine neue Operation erforderlich. Der Vorteil dieser Implantate ist, das Kochsalz vom Körper vollständig resorbiert wird und ihn daher keinesfalls belastet. Ihr Nachteil ist, dass sie sich noch künstlich praller anfühlen als Silikon.

In den Tagen nach der Operation sind die Brüste leicht geschwollen und tun ein wenig weh. Für eine Woche muss ein Stützverband getragen werden, um zu verhindern, dass sich die Implantate verschieben. Schwere körperliche Arbeit oder Sport ist erst nach sechs bis acht Wochen wieder möglich.

Wie nach jeder Operation muss mit leichteren oder stärkeren Schmerzen, Schwellungen, Blutergüssen und manchmal auch mit Fieber gerechnet werden. Bei ca. 2% der operierten Frauen gibt es eine Infektion, die in manchen Fällen sogar das Entfernen des Implantats erforderlich macht. Bei circa jeder achten Frau verhärtet sich das Gewebe um das Implantat herum, es entsteht eine schmerzende Kapselfibrose. Die heutzutage verwendeten Implantate müssen nach zehn bis fünfzehn Jahren erneuert werden.

Bei vielen Frauen ist sicherlich das Hauptmotiv für eine Brustvergrößerung der Wunsch, sexuell attraktiver und begehrenswerter zu sein. Vielleicht haben einige von ihnen die Erfahrung gemacht, dass für manche Männer ein schön geformter Busen ein wichtiges Auswahlkriterium bei der Partnerwahl ist. Manche Frauen wollen auch einfach dem in der westlichen Kultur propagierten Idealbild der Frau mit prallem Busen, schlanker Taille und endlos langen Beinen als Barbie oder Tank Girl möglichst nahe kommen, um ihr Selbstwertgefühl zu erhöhen.

Anthropologischen Forschungen zu Folge ist der Wunsch schön zu sein so alt wie die Menschheit selbst. Dem Menschen wohnt ein Gefühl für Schönheit, Harmonie und Proportion inne. Dieser Sinn für Ästhetik zieht sich durch alle Kulturen, auch wenn die vorherrschenden Schönheitsideale im Lauf der Zeiten immer wieder stark gewechselt haben. In vielen Kulturen, sowohl bei den alten Griechen und Römern, im alten China und Japan wie im Europa des 19. Jahrhunderts, war es klar, dass man Energie aufwenden muss, dass man Anstrengungen machen muss, um Dinge oder auch sich selbst in eine schöne Form zu bringen, um Harmonie und Proportion zu erringen. Ein verstimmtes Instrument muss gestimmt werden. Unsere modernen medizinisch-technischen Möglichkeiten verführen uns in unserer gegenwärtigen Kultur zur Illusion, dass man keine Anstrengung unternehmen muss für Harmonie und Proportion. Wenn der Körper einer 35-jährigen Frau nicht mehr die Silhouette einer Sechzehnjährigen zeigt – flugs wird er operiert und die Schwachstellen sind kaschiert. Wie viele wissen ist das ein Trugschluss. Ein mit Silikon oder Kochsalz gefüllter Busen ist nun mal nicht anmutig, sondern künstlich; für einen halbwegs sensiblen Mann kann er sich beim Liebesspiel wie eine Trennwand anfühlen, ein Fremdkörper eben zwischen sich und der Partnerin. Ich zögere hier zu schreiben „zwischen sich und der Geliebten", denn – ist eine atemlose, von Erröten eingeleitete und natürliche Liebe noch möglich, wenn man doch irgendwo weiß, der andere hat seine sekundären Geschlechtsmerkmale zurechtoperiert? Ein künstlich vergrößerter Busen ist optisch sicher attraktiv, aber nur solang die Frau noch angezogen ist.

In unserer gegenwärtigen Zivilisation, in der die meisten Tätigkeiten und Berufe unseren Körper physisch nicht so fordern, wie er es bräuchte, um gesund, schlank und fit zu bleiben, ist es klar, dass wir Sport treiben müssen, um uns in körperlich und seelisch guter Verfassung zu halten. Wenn man einige Abstriche von dem in unserer Kultur vorherrschenden Jugendwahn macht, kann eine Frau viel dafür tun, dass ihre Brust straff und fest bleibt. Das Wichtigste ist das Aufbautraining des großen Brustmuskels. Die Form der Brust wird stark bestimmt von der Länge der Haut zwischen Schlüsselbein und Brustwarze. In Schwangerschaft und Stillzeit wird die Brust größer, die Haut dehnt sich aus. Nach dem Abstillen bildet sich viel Brustdrüsengewebe zurück, der Busen sinkt in vielen Fällen mehr oder weniger ab. Wenn man den großen Brustmuskel trainiert, hat das einen doppelten Effekt. Zum einen füllt der Muskel zunehmend den Raum unter der Haut im oberen Brustbereich aus. Zum anderen erweitert ein Aufbautraining des großen Brustmuskels den Brustkorb, da dieser Muskel der wichtigste Atemhilfsmuskel ist. Je stärker seine Muskelfasern sind, desto mehr ziehen sie das Brustbein und die oberen Rippen nach oben, nach vorne und zur Seite. Sowohl durch die Vergrößerung des Brustmuskels selbst, als auch durch die vom ständigen Zug des Muskels erfolgende Erweiterung des Brustkorbes wölbt sich die Brust wieder mehr und Brustwarzen und Brust heben sich, da die Hautlänge ja – zumindest für einen gewissen Zeitraum – gleich bleibt. Wichtig bei dieser Art des kosmetischen Brusttrainings ist vor allem die Übung „Einarmiger Bandit" (siehe Kapitel 2.1), damit sich die Brust gleichmäßig nach vorne und oben wölbt und der Busen eine anmutige Form bekommt.

Ein anderer wichtiger Faktor, damit die Brust lange fest und anmutig bleibt, ist, sich Zeit für die Liebe zu nehmen. Die Brustdrüse wird von Sexualhormonen zum Wachstum angeregt und es ist klar, dass, wenn eine Frau über viele Jahre hinweg das Arbeitsleben eines Mannes führt und sich ihre Interessen nicht auf Liebe, Kinderkriegen und Familienglück richten, ihre Brüste weniger von ihren Östrogenen stimuliert werden – weil sie dann auch weniger Östrogene hat. Der Organismus ist anpassungsfähig und arbeitet rationell. Wozu die Brust am Blühen halten, wenn die Blüte nicht gebraucht wird? Das gleiche ist bei Sportlerinnen zu beobachten, die über Jahre hinweg ein Trainingspensum bewältigen, das ursprünglich für die physiologischen Eigenschaften des Mannes und sein spezifisch männliches Wettkampfverhalten konzipiert wurde. Natürlich nimmt dadurch ihr Testosteronspiegel zu und ihr Östrogenpegel ab – folglich nehmen Größe und Rundung ihres Busens meist ab.

In Kulturen, in denen für junge Mädchen und junge Frauen Liebe, Kinderkriegen und Familienglück die Priorität vor beruflicher Selbstständigkeit darstellen, ist es daher nicht verwunderlich, dass die Mädchen und Frauen üppigere Brüste haben (wie zum Beispiel in Brasilien oder Kolumbien) als in Ländern, in denen sie ihr Studium und ihre Selbständigkeit erst einmal als vorrangig betrachten (wie zum Beispiel in Deutschland oder Österreich).

Eine weitere Möglichkeit, die Brust zu pflegen und straff und fest zu erhalten, ist eine regelmäßige Brustmassage mit das Wachstum der Brustdrüse stimulierenden ätherischen Ölen und Essenzen (siehe Kap. 2.1).

BRUSTSTRAFFUNG

Wenn das alters- und schwangerschaftsbedingte Absinken der Brust noch nicht weit vorangeschritten ist, gilt als natürliche Methode der Bruststraffung das Gleiche, wie das bei der Brustvergrößerung Gesagte.

BRUSTVERKLEINERUNG

Ein sehr großer Busen verursacht durch sein Gewicht oft Rückenschmerzen und kann einer Frau insofern Schwierigkeiten bereiten, als sie von Männern besonders stark beachtet und angesprochen wird. Eine häufig aus diesem Grund von jungen Mädchen eingenommene Haltung ist der Rundrücken mit vorgezogenen Schultern, um die Fülle zu verstecken. Gegen die Rückenschmerzen hilft ein körperliches Aufbautraining der Brust, der Schultern, der Arme und des Rückens. Mit entsprechender Muskelkraft werden schwerere Lasten getragen als ein großer Busen – abgesehen von den natürlich immer wieder vorkommenden Extremfällen. Bei Schwierigkeiten, von Männern immer wieder angestarrt oder auch belästigt zu werden, hilft Tao Training, ein körperorientierter Psychotherapeut oder ein Selbstverteidigungskurs. Der körperorientierte Psychotherapeut kann der Frau helfen, das entsprechende Selbstwertgefühl und die damit einhergehende Souveränität zu entwickeln, die sie braucht, um mit den verschiedenen Reaktionen der Männerwelt auf ihr *hervor-ragendes* Geschlechtsmerkmal umzugehen.

Vor- und Nachteile einer chirurgischen Brustverkleinerung sind jedenfalls genau abzuwägen. Bei dieser Operation werden häufig mit einem Elektromesser Keile aus der Brustdrüse herausgeschnitten. Der durch das Messer fließende Strom koaguliert das Gewebe an den Schnittflächen, sodass die Blutgefäße verödet werden. Dadurch wird die in diesem stark durchbluteten Drüsengewebe sonst auftretende Blutung gestoppt und die Nerven werden abgetötet. Nachdem aus der Brustdrüse mehrere solche Keile herausgeschnitten worden sind, wird die Brust neu geformt und wieder neu zusammengenäht. Nach der Operation werden Drainageschläuche zum Abfluss von Blut und Wundsekret gelegt. Diese werden nach ein bis zwei Tagen wieder entfernt. Für etwas drei Wochen muss ein Kompressionsverband getragen werden, sodass die Brust heilen kann.

Ich erinnere mich an einen Fall, als ich bei einer Brustverkleinerung auf der plastischen Chirurgie assistierte. Die Patientin war Anfang zwanzig und hatte sich aus Unsicherheit und Schüchternheit, also aus psychologischen Gründen, zu dieser Operation entschlossen. Der Hausarzt hatte es ihr verschrieben, sodass sie es von der Krankenkasse bezahlt bekam. Da sie unsicher war, ob sie die Operation wirklich wollte, sagte er ihr, dass der behandelnde Arzt mit ihr vor der Operation ein aufklärendes Gespräch über Vor- und Nachteile führen würde. Nach dem Gespräch könne sie sich dann entschließen, ob sie operiert werden wolle oder nicht.

Die junge Frau wurde stationär aufgenommen. Tag für Tag wartete sie auf den Arzt, um über alle Risiken und Nebenwirkungen aufgeklärt zu werden. Alle routinemäßigen Untersuchungen wie Blutproben wurden an ihr durchgeführt, jedoch erschien kein Arzt, um mit ihr zu sprechen. Aus eben der Unsicherheit, die der Beweggrund für ihren Wunsch zur Brustverkleinerung gewesen war, wagte sie nicht, gegen den Gang der Dinge zu rebellieren. Sie fügte sich und ließ sich operieren.

Das Elektromesser verbrannte das Fleisch, es roch verkohlt, wie wenn man Fleisch auf dem Holzkohlegrill vergessen hat. Da, wo das Elektromesser die Keile herausgeschnitten hat, bleibt das Gewebe in der gesamten Länge eine Narbe. Dort wachsen kein Nerv und kein Blutgefäß mehr. Da einige solcher Keile bei einer großen Brust entfernt werden müssen, wird eine Vielzahl von Nerven getötet. Natürlich ist dann die Sensibilität des Busens vermindert. Das kann die betreffende Frau dann beim Liebesspiel oder beim Stillen zu spüren – oder eben nicht zu spüren - bekommen. Müsste man das einer 20-jährigen nicht sagen, dass ihr Busen vielleicht deutlich an Empfindsamkeit einbüßt?

Die tiefen, senkrechten Narben im Inneren der Brustdrüse vermindern ihre Durchblutung in alle Zukunft. Das bedeutet, dass Nährstoffe, Antikörper und Abwehrzellen nicht so flexibel innerhalb der Brustdrüse verteilt werden können, wie es für eine optimale Funktion physiologisch gerade notwendig ist. Natürlich ist eine derartig traumatisierte Brustdrüse anfälliger für spätere Beschwerden und Erkrankungen – zum Beispiel Brustdrüsenentzündung während der Schwangerschaft und Stillperiode – als unbeschädigte Brüste. Müsste man das einer 20-jährigen nicht ausreichend klar machen, bevor man ihr die Vollnarkose gibt?

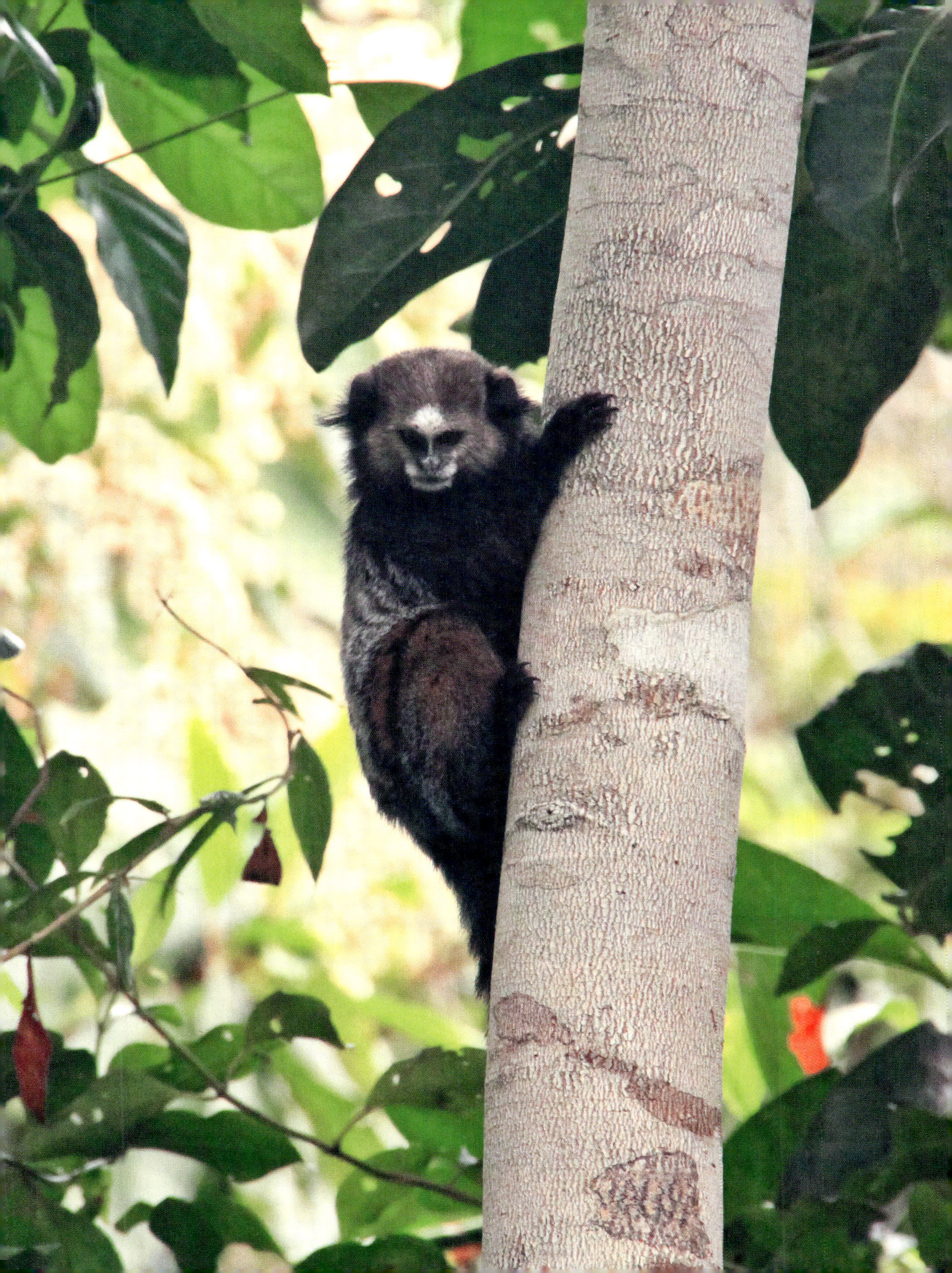

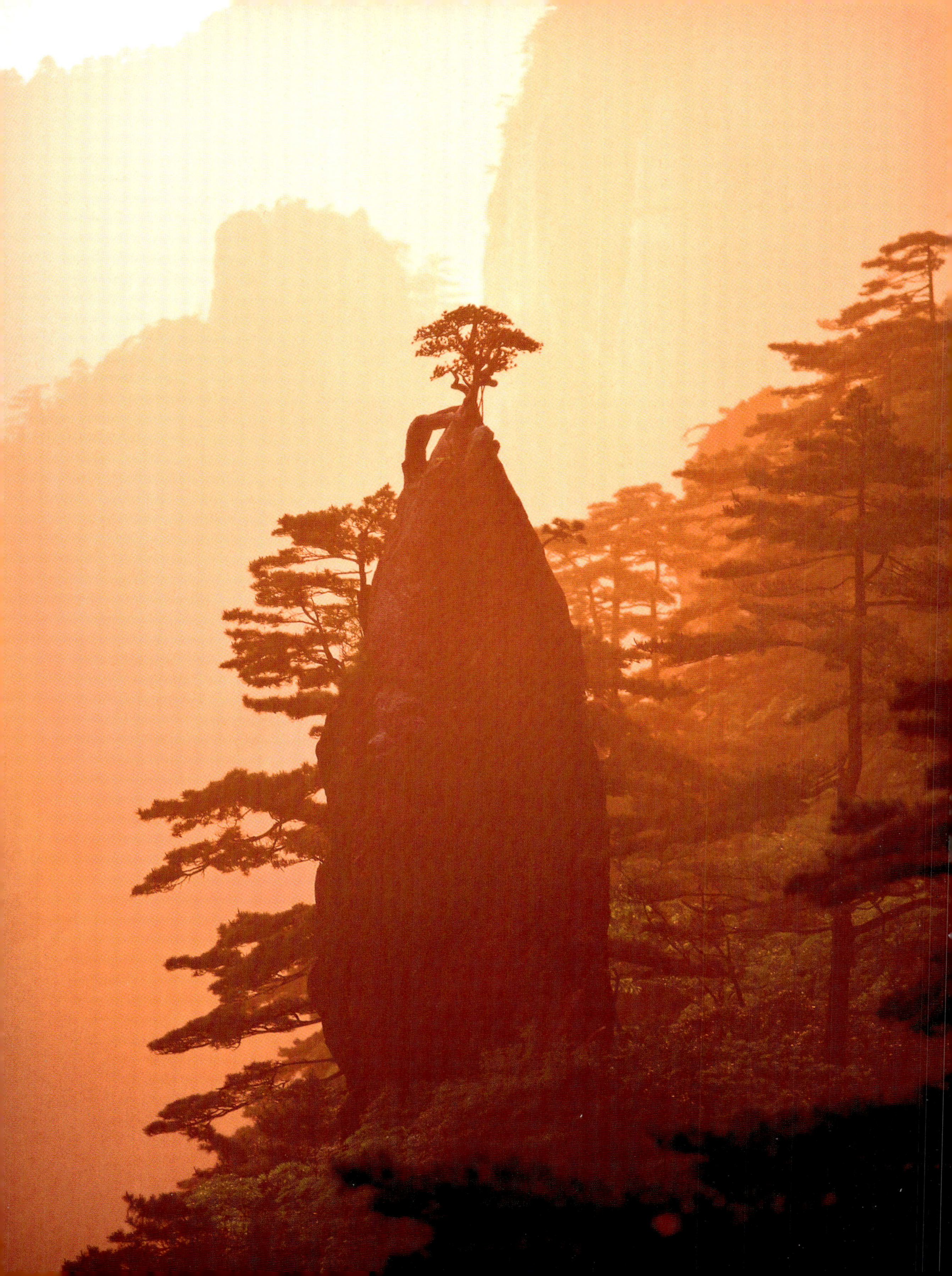

Anhang

Anatomischer Überblick der wichtigsten Muskeln und Knochen

Die Vorderansicht des Körpers

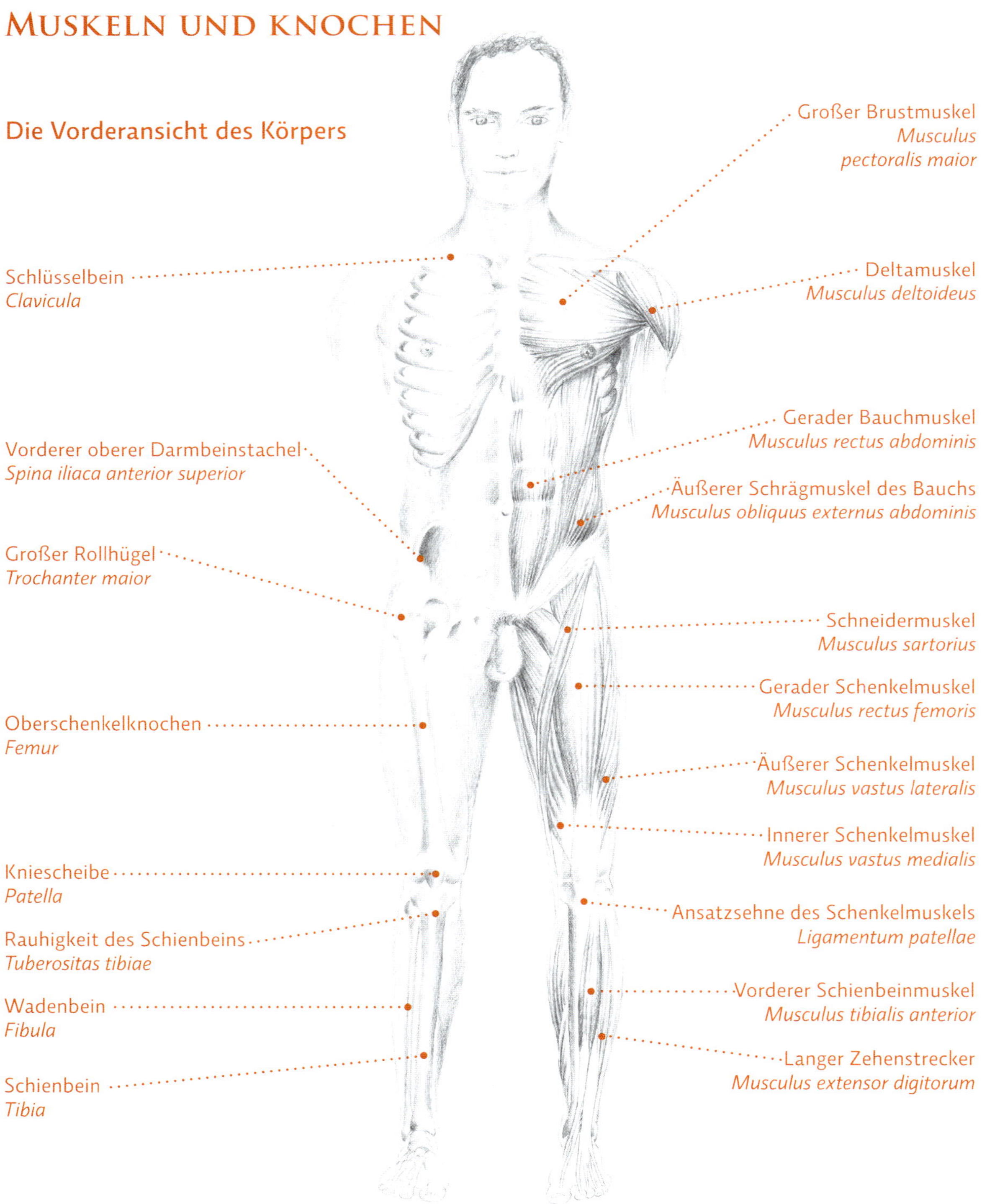

Die Rückansicht des Körpers

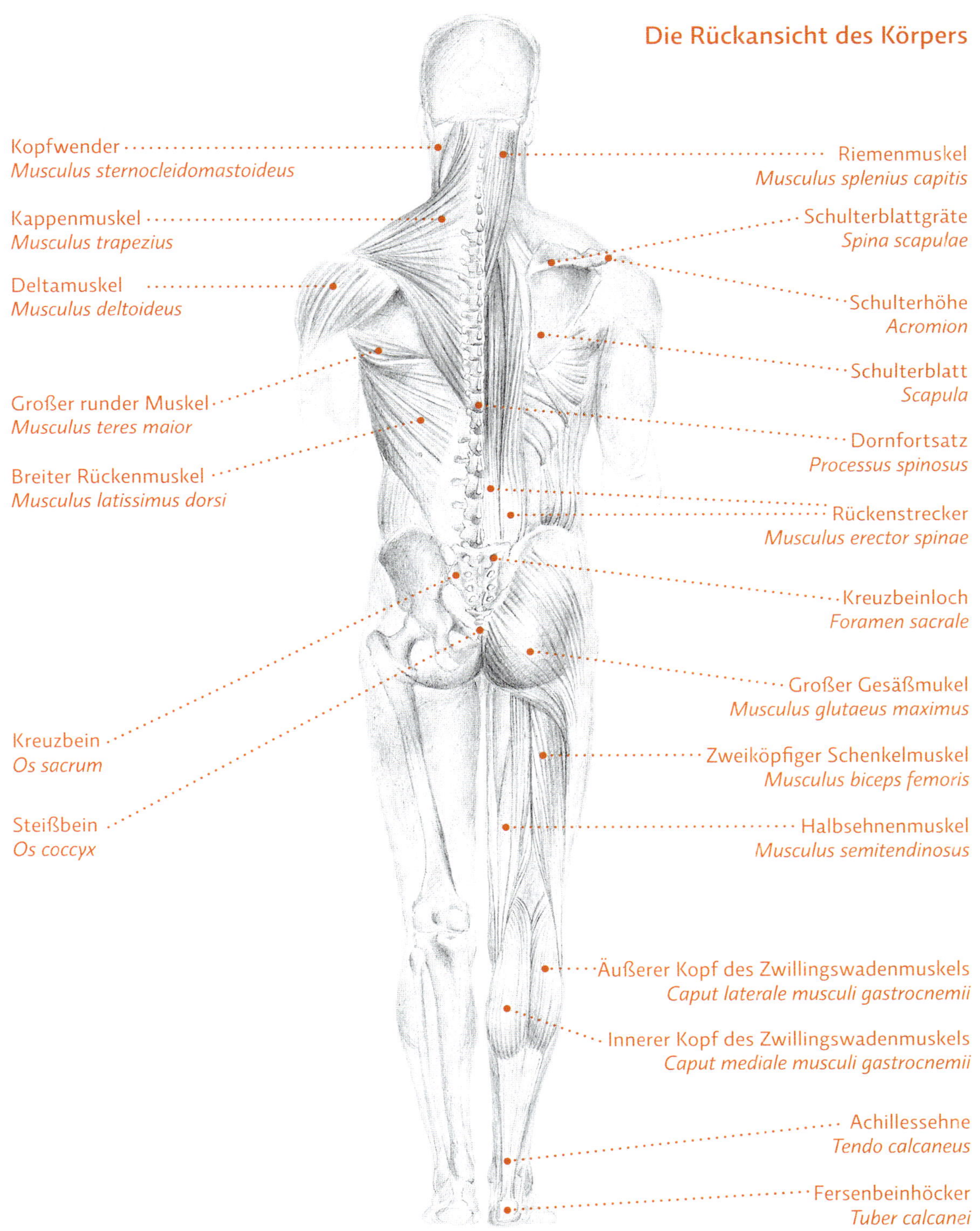

Bibliographie

Bäurle, R.: Körpertypen, Simon und Leutner, Berlin 1999
Dychtwald, K.: KörperBewusstsein, Synthesis, Essen 1996
Dietrich, R.: Das Labyrinth der fünf Charakterstrukturen, Dietrich Verlag, Elixhausen
Eckert, A.: Das heilende Tao, Die Lehre der fünf Elemente – Basiswissen für Shiatsu und Akupunktur, Qì Gong, Tai Ji und Feng Shui, Müller und Steinicke, 11. Auflage, München 2008
Eckert, A.: Das Tao der Akupressur und Akupunktur, 4. Auflage, Medizinverlage Stuttgart 2009
Eckert, A.: Acht Wundermeridiane, Eigenverlag, Wien 2006
Kahle, W./Leonhardt, H./Platzer, W.: Taschenatlas der Anatomie, Band 1: Bewegungsapparat, Thieme, Stuttgart 2005
Keleman, S.: Verkörperte Gefühle, Kösel, München 1992
Köster, W.: Spiegelungen zwischen Körper und Seele, Haug, Heidelberg 2001
Kurtz, R.: Hakomi – eine körperorientierte Psychotherapie, Kösel, München 1994
Lowen, A.: Bioenergetik, rororo, Reinbek 2008
Middendorf, I.: Der Erfahrbare Atem – Eine Atemlehre, Junfermann Verlag, 2007
Osho: Das orangene Buch, Meditationstechniken, Osho Verlag, Köln 1994
Reich, W.: Charakteranalyse, Fischer, Frankfurt am Main 1973
Rhyner, H.: Richtig Yoga, BLV, München 1993
Schwäbisch, L./Siems, M.: Selbstentfaltung durch Meditation. Eine praktische Anleitung. Schirner, Darmstadt 2006
Spitzer, M.: Glück ist … Audiobook, Galila Hörbücher
Treutlein G./Funke, J./Sperle N.: Körpererfahrung im Sport, Meyer & Meyer, Aachen 1992
Weineck J.: Sportanatomie, Perimed-Spitta Verlag, Erlangen 1996

Über den Autor

Achim Eckert, Dr. med., Ph. D., in Baden bei Wien geboren, lernte Meditation, Shiatsu und chinesische Medizin 1978–1981 in Asien. Von 1979 bis 1980 wurde er in der Akupunkturklinik des Colombo South Hospitals in Sri Lanka in moderner chinesischer Medizin ausgebildet. Danach lernte er Fünf-Elemente-Akupunktur von verschiedenen internationalen Lehrern in Indien. Diese unterscheidet sich von der derzeit im Westen gängigen TCM durch genaue Beachtung der Sieben Stufen des Heilens – so sind Anleitungen zu Meditation, Atemarbeit, Atemtechniken, ausreichende körperliche Bewegung sowie Shiatsu und Meridianmassage wichtige Stufen des Heilungsprozesses zur Aktivierung des Qì Flusses, bevor man mit Akupunkturbehandlungen beginnt. Im Buch „Das heilende Tao", das bei Müller & Steinicke in München erscheint, beschreibt er die Lehre der Fünf Elemente, mit der man auf pragmatische und schlüssige Art und Weise die materiellen, geistigen und energetischen Phänomene der verschiedenen Lebenswirklichkeiten miteinander in Beziehung setzen kann. Hauptthema des Buches sind die psychosomatischen Entsprechungen von Organen und Geweben einerseits und von Gefühlen und intellektuellen und psychischen Funktionen andererseits. Der praktische Teil enthält geistige und körperliche Übungen, um die Elementkräfte zu entwickeln, unter anderem jeweils zwei Übungen zur Aktivierung des Qì Flusses in jedem der zwölf Organe. „Das heilende Tao" gilt als Standardwerk über die Lehre der Fünf Elemente und wurde bisher in acht Fremdsprachen übersetzt.

Nach den Jahren in Asien lebte Dr. Achim Eckert in den USA und wurde dort in Postural Integration ausgebildet - einer Methode, mit der sich erstarrte Strukturen im Körper wieder auflösen und Fehlhaltungen lindern oder ganz beheben lassen. Die von ihm entwickelte Shén Dào Körperarbeit ist eine Synthese aus Rolfing (der Urform struktureller Bindegewebs- und Faszienmassage), Postural Integration, Bioenergetik (einer Weiterentwicklung der von Wilhelm Reich begründeten Körper- und Charakterarbeit), Shiatsu und Tui Ná (chinesischer Meridianmassage). Sowohl sein anatomisches und physiologisches Wissen als Trainer für Shén Dào Körperarbeit als auch seine langjährigen Erfahrungen beim Training in europäischen und amerikanischen Fitness-Studios haben ihn dazu inspiriert, die hier in diesem Buch dargestellte Trainingsmethode zu entwickeln.

Informationen über Seminare und Ausbildungen in Tao Training, Power Qì, Chinesischer Medizin, Meridianmassage und Shén Dào Körperarbeit erhalten Sie bei:

Dr. Achim Eckert
Josefstädterstr. 43/1
1080 Wien/Österreich
Tel.: +43-1-4052328
E-mail: achim.eckert@gmx.net
Website: www.taotraining.at

In den Jahren 1992–1995 leitete er ein Forschungsprojekt, in dem er die genaue Lokalisation der klassischen 361 Meridianpunkte testete und sie auf ihr geistiges, emotionales und energetisches Wirkungsspektrum bei Akupressur und Akupunktur hin untersuchte. Die Ergebnisse dieser Forschungen wurden im Buch „Tao der Akupressur und Akupunktur" (Medizinverlage Stuttgart, 4. Auflage 2009) veröffentlicht. In den darauf folgenden Jahren erforschte er in analoger Weise das Wirkungsspektrum der Acht Außerordentlichen Gefäße und publizierte die Resultate 2006 im eigenen Dào Verlag im Buch „Acht Wundermeridiane."

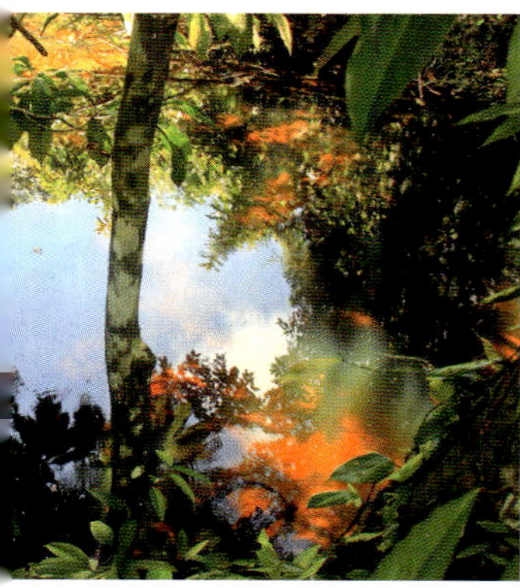

Glossar

Richtungen

medial zur Mitte, näher zur Mitte des Körpers oder einer Struktur gelegen, einwärts
lateral von der Mitte weg, seitlich, seitwärts, auswärts, weiter von der Mittellinie des Körpers oder einer Struktur weg
ventral bauchwärts
dorsal rückenwärts, rückseitig
proximal näher zur Körpermitte (dem Solarplexus) gelegener Teil einer Extremität
distal weiter von der Körpermitte (dem Solarplexus) entfernter Teil einer Extremität
superior nach oben, weiter oben gelegen, in Richtung des Kopfes, der obere von zwei Teilen
inferior nach unten, weiter unten gelegen, der untere Teil einer Struktur, weiter vom Kopf weg, näher zu den Füßen
anterior nach vorne, weiter vorne, näher zur Vorderseite gelegen, an der Körpervorderseite
posterior nach hinten, weiter hinten, näher zur Rückseite gelegen, auf der Körperrückseite, auf dem Fußrücken

Achsen

vertikal von oben nach unten (Lot)
horizontal von rechts nach links (Horizont)
sagittal von vorne nach hinten (Schwert)

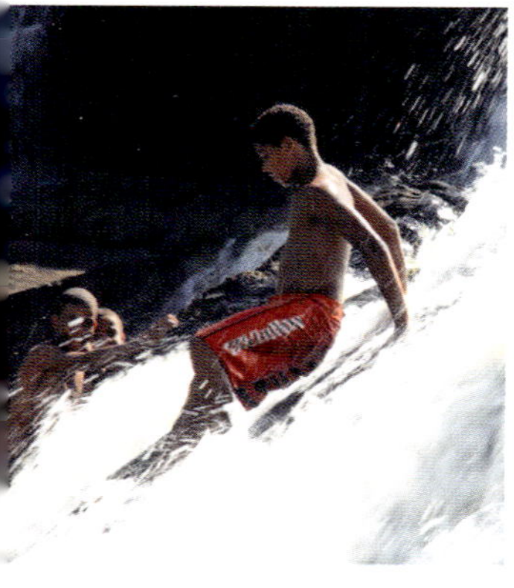

Bewegungen

Flexion Beugung, Beugen oder den Winkel zwischen Körperteilen verringern
Extension Streckung, Strecken oder den Winkel zwischen Körperteilen vergrößern
Abduktion Bewegung von der Hauptachse des Körpers weg
Adduktion Bewegung zur Hauptachse des Körpers hin
Rotation Drehung, Rollen
Inversion Heben der Innenkante des Fußes, sodass sich die Fußsohle beim Stehen nach medial wendet.
Eversion Heben der Außenkante des Fußes, sodass sich die Fußsohle beim Stehen nach lateral wendet.
Plantarflexion Beugung in Richtung Fußsohle, Abwärtsbewegung der Fußsohle
Pronation Einwärtsdrehung, Innenrotation des Unterarmes, sodass die Handfläche sich nach unten oder hinten dreht
Supination Auswärtsdrehung, Außenrotation des Unterarmes, sodass sich die Handfläche nach oben oder vorne dreht

Anatomische Begriffe

Abdomen Bauch
Agonist Muskel, der eine Bewegung nur dann ausführen kann, wenn sich sein Antagonist (Gegenspieler) entspannt.
Ansatz die distale Fixierungsstelle eines Muskels am Knochen oder einer Faszie
Aponeurose Flächenhafte, kräftige Sehen, die sowohl als Ursprung und Ansatz mehrerer Muskeln als auch als Schutzhülle darunterliegender Organe (z. B. der Nieren) dient.

Axilla Achselhöhle
Condylus (Knorren) große Verdickung eines Knochens am Gelenkende
Costa Rippe
Crista vorspringender Grat oder Kamm, Leiste an einem Knochen
Digitus Finger, Zeh
Epicondylus kleinere Erhebung eines Condylus
externus (weiter) außen gelegen an der Oberfläche des Körpers
Fascia (Faszie) Hülle einzelner Organe oder Muskeln
Femur Oberschenkelknochen
Fibula Wadenbein
Fossa Grube, Grübchen, Vertiefung an einem Knochen
Humerus Oberarmknochen
hyper- über (hinaus), oberhalb, zu viel
hypo- unter, unterhalb, zu wenig
inter- zwischen
internus innerer, im Inneren des Körpers gelegen
intra- innen, innerhalb
Kyphose Buckel, nach dorsal konvexe Krümmung der Brustwirbelsäule
Ligamentum Band (Abkürzung: Lig.)
Linea schmale Knochenleiste, weniger vorspringend als die Crista
Lordose physiologische Krümmung der Lendenwirbelsäule nach vorne; wird die Krümmung durch Verspannungen stärker, wird sie zum Hohlkreuz (Hyperlordose)
maior größer(er), mehr
Malleolus hammerförmiger Verdickung am Ende eines Knochens
Malleolus externus (Außenknöchel) das hammerförmige untere Ende des Wadenbeins
Malleolus internus (Innenknöchel) das hammerförmige untere Ende des Schienbeins
Margo Rand
minor kleiner(er), weniger
obliquus schräg
Processus kleinerer Knochenvorsprung (Abkürzung: proc.)
Processus spinosus Dornfortsatz bei Wirbeln
Propriozeptoren Sinnesorgane in Muskeln, Sehnen und Gelenkkapseln, mit deren Hilfe wir die Stellung und Bewegung des Körpers im Raum wahrnehmen
Radius Speiche, einer der zwei Knochen des Unterarms
Rinne Furche im Knochen als Führungsschiene einer weichen Struktur, wie etwa eines Blutgefäßes, eines Nervs oder einer Sehne
Skoliose seitliche, versteifte Verbiegung der Wirbelsäule, manchmal mit fixierter Drehung einzelner Wirbelkörper
supra- oberhalb, über
Tendo Sehne
Tibia Schienbein
Trochanter Rollhügel
Trochanter maior großer Knorren am proximalen lateralen Ende des Oberschenkelknochens
Trochanter minor kleinerer Vorsprung an der medialen Innenkante des Oberschenkelknochens
Tuber Höcker, größerer Knochenvorsprung
Tuberculum Höckerchen, etwas kleinerer Knochenvorsprung
Tuberositas Rauhigkeit an der Knochenoberfläche, um guten Halt für die Fixierung einer Sehne am Knochen zu ermöglichen.
Ulna Elle, einer der zwei Knochen des Unterarms
Ursprung die proximale Fixierungsstelle eines Muskels am Knochen oder einer Faszie

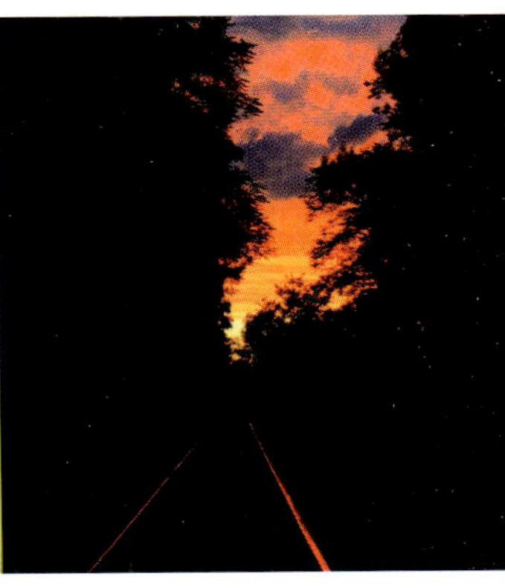

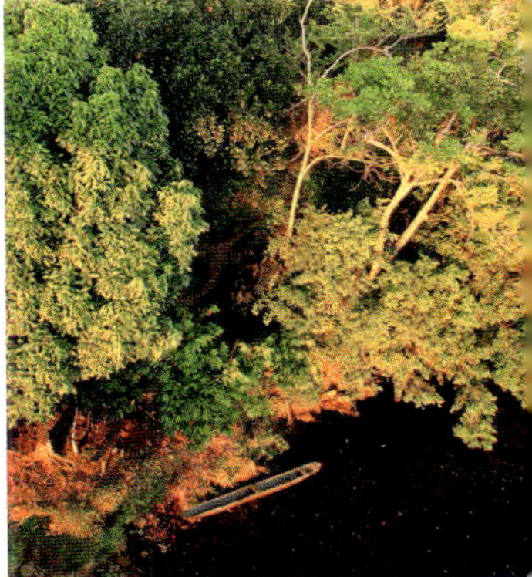

Register

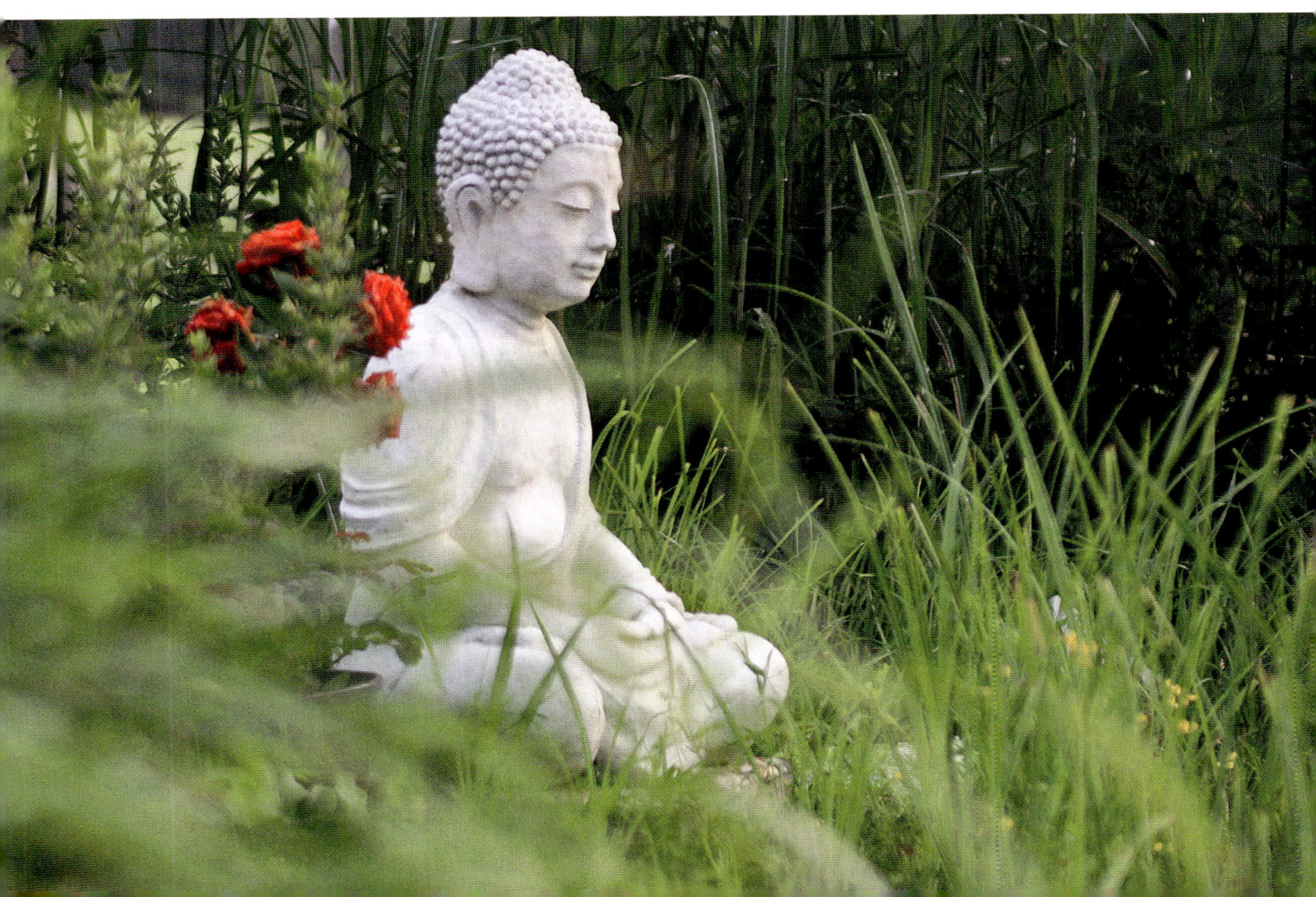

LESERSERVICE

Weitere Informationen über unser Buchangebot erhalten Sie kostenlos bei der NaturaViva Verlags GmbH, Postfach 1203, 71256 Weil der Stadt/Deutschland, Fax +49 (0) 70 33 / 138 08 17.

Weitere Bücher des Autors

Jedes der fünf Elemente manifestiert sich in bestimmten Organen und Geweben sowie in bestimmten Gefühlen und intellektuellen und psychischen Funktionen. Der praktische Teil dieses Standardwerks enthält geistige und körperliche Übungen, um die Elementkräfte zu entwickeln, unter anderem jeweils zwei Übungen zur Aktivierung des Qi-Flusses in jedem der zwölf Organe.

Die Lehre der fünf Elemente ist die geistige Wurzel aller Erscheinungsformen der klassischen chinesischen Kultur; auf ihr beruhen nicht nur Akupunktur, Shiatsu und Tui Ná, sondern auch Feng Shui, das Wissen vom harmonischen und kraftspendenden Wohnen, die energetisierenden Körperübungen des Qi Gong und Tài Jí, die verschiedenen Selbstverteidigungsformen des Gong Fu und die Rezepte chinesischer Kräuterheilkunde und Küche.

Das heilende TAO
Die Lehre der fünf Elemente. Basiswissen für Shiatsu und Akupunktur, Qi Gong, Tai Ji und Feng Shui
161 Seiten, Müller & Steinicke, München (11. überarbeitete Auflage 2008), ISBN 978-3-87569-201-3

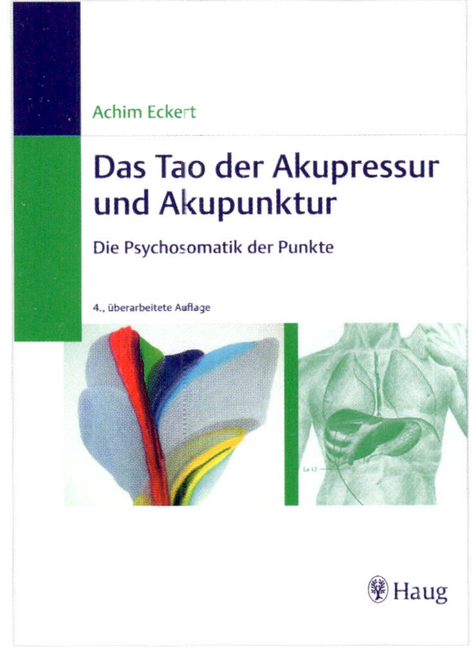

„Das Tao der Akupressur und Akupunktur" ist das weltweit ausführlichste Werk über das psychische Wirkungsspektrum der 361 klassischen Punkte; diese werden sowohl mit ihren medizinischen Indikationen beschrieben als auch in ihrer positiven Wirkung auf unseren Körper, unser Gefühlsleben, unseren Intellekt und Esprit. Diese Punkte sind nicht nur dazu da, Beschwerden zu lindern und Erkrankungen zu heilen, sondern auch um uns gesund, vital und glücklich zu machen, harmonisch und gelassen, liebevoll und kreativ, phantasievoll und tolerant.

Das Tao der Akupressur und Akupunktur
Die Psychosomatik der Punkte
344 Seiten, mit vollständiger und anatomisch genauer Darstellung der 12 Organmeridiane und der 361 klassischen Akupressur- und Akupunktur-Punkte,
Haug/Medizinverlage Stuttgart (4. überarbeitete Auflage 2009), ISBN 978-3-8304-7307-7

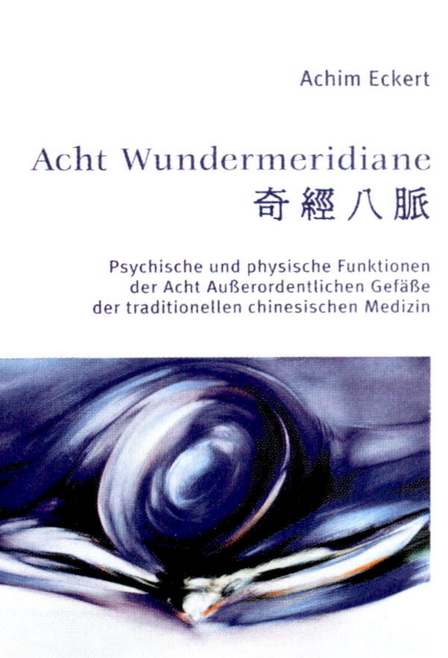

Acht Wundermeridiane
Psychische und physische Funktionen der Acht Außergewöhnlichen Gefäße der traditionellen chinesischen Medizin
362 Seiten, Eigenverlag des Autors,
Wien (2006),
Leseprobe und Bestellmöglichkeit auf
www.taotraining.at

Die traditionelle chinesische Medizin kennt zwölf Energiebahnen oder Meridiane im Körper, die zwölf Organen zugeordnet sind.
Diesen zwölf Organmeridianen sind acht Außerordentliche Energiebahnen oder Wundermeridiane übergeordnet, die das Ausmaß an Qì regulieren, das in den Organmeridianen fließt. Man kann die außerordentlichen Gefäße auch transpersonale Meridiane nennen, da sie, neben ihrer physiologischen Wirksamkeit, umfassende Wirkungen auf tiefere Schichten der Persönlichkeit haben, die unter dem Alltagsbewusstsein liegen.
Die Wundermeridiane in der Mittellinie des Körpers haben eigene Punkte. Du Mài auf der Rückseite ist das Hauptreservoir des Yáng Qì, der Yáng-Energie des Organismus. Der Begriff des Yáng Qì entspricht der Wirkung des Sympathikus, der Körper und Geist für Arbeit und Leistung aktiviert – Muskeln werden aktionsbereit, die Sinne werden geschärft, der Geist wird aufmerksam und wach.
Rèn Mài auf der Vorderseite ist das Sammelgefäß des Yin Qì, der Yin-Energie des Körpers. Das Yin Qì entspricht der Wirkung des Parasympathikus, der Verdauungs- und Regenerationsprozesse anregt und Körper und Geist entspannt.
Die anderen sechs Wundermeridiane haben keine eigenen Punkte. Sie kreuzen die Organmeridiane an verschiedenen Stellen, an denen man auf sie einwirken kann. Vier dieser Wundermeridiane sind ebenfalls in Yin-Yáng-Paaren angeordnet. Der Yáng Wéi Mài verbindet die sechs Yáng-Organmeridiane miteinander; der Yáng Qiao Mài aktiviert das Yáng. Der Yin Wéi Mài verbindet die sechs Yin-Organmeridiane miteinander; der Yin Qiao Mài vermehrt das Yin.
Durch Akupressur und Akupunktur von Du Mài, Yáng Wéi Mài und Yáng Qiao Mài kann man Körper und Geist aktivieren:
Man fühlt eine angenehme geistige Leere, da „offene Dateien" und kreisende Gedankenschleifen geschlossen wurden – dadurch ist man aufnahmebereit für Neues, für neue Impulse von außen; man hört und sieht besser. Man fühlt sich wach und fit, man fühlt sich präsent im Hier und Jetzt. Man fühlt Ausgeglichenheit, Kraft und Energie – oft ist man danach animiert, sich zu bewegen, zu tanzen oder Sport zu treiben.
Durch Akupressur und Akupuktur von Rèn Mài, Yin Wéi Mài und Yin Qiao Mài kann man Körper und Geist entspannen:
Bei Erschöpfung und Übermüdung erholt man sich rascher als sonst, Fruchtbarkeit und Sexualität werden angeregt, Lebensfreude und Zufriedenheit kehren zurück.
Da die Wundermeridiane weitaus weniger Punkte als die Organmeridiane haben, kann man diese wunderbaren Regulierungspunkte der Energie leicht erlernen – und dennoch tiefgreifende Wirkungen erzielen.